근거기반
보건의료

Evidence-based Healthcare

대표저자 박병주

박영사

근거중심보건의료 머리말

현대 의학의 발전으로 인하여 질병을 조기에 정확하게 진단하고 효과적으로 치료할 수 있게 됨으로써 우리나라 국민들의 평균수명이 획기적으로 연장되는 긍정적인 변화를 초래함과 동시에 만성질환의 증가로 인한 의료수요도 급증하고 있다. 사회가 발전함에 따라 국민들의 의료에 대한 기대수준도 높아져 더욱 신속하고 정확한 진단을 내려주고 효과가 좋으면서 안전하고 저렴한 치료를 해주기를 요구하게 되었다.

최근에 새로운 진단법과 치료법들이 활발히 개발되어 건강보험 적용을 요청하는 사례가 급증하고 있고, 의료비의 급증으로 인하여 현재 보편적으로 시행되고 있는 임상진료 가운데 객관적인 근거를 확보하지 못하고 있는 것들을 과학적으로 평가하여 옥석을 가려야 하는 필요성이 커지고 있으며, 인터넷의 광범위한 보급으로 인하여 범람하는 잘못된 의료정보들로 인한 피해가 증가하는 등 보건의료분야에서 객관적이고 과학적인 근거를 기반으로 하는 의사결정의 필요성이 날로 커지고 있다.

보건의료분야에 종사하는 정책결정자와 의료종사자들이 의료기술에 대한 합리적인 의사결정을 내리는데 도움을 줄 수 있도록 근거중심보건의료 분야에 대한 이해를 높이고 실제 적용할 수 있는 교육을 수행하는데 길잡이 역할을 할 근거중심보건의료학 개론서를 발간하기로 뜻있는 몇몇 학자들이 중심이 되어 2007년 말에 결정하고 일 년이 넘도록 발간 작업을 추진하여 이제 그 결실을 보게 되었다.

저서의 내용은 크게 세 분야로 나누어 첫 번째 분야인 총론에서 근거중심보건의료의 정의와 발전배경, 보건의료에서 근거의 평가와 의사결정에 대하여 다루었고, 두 번째 분야인 각론에서는 근거확보를 위한 임상연구설계, 임상연구의 비판적 평가와 결과에 대한 이해, 체계적 문헌고찰, 경제성 평가, 의료기술평가, 임상진료지침 및 성과연구 등을 다루었고, 세 번째 분야인 적용편에서는 외국의 근거중심의사결정체계를 소개하고 이어서 우리나라 실정에 맞는 효과적인 근거중심보건의료체계를 구축하기 위한 방안을 제시하였다. 본 저서를 통하여 근거중심보건의료학의 기초부터 임상적용, 보건의료계 적용 및 정책 결정에 이르기까지 다양한 분야들을 빠짐없이 다루되 각 분야별로 비교적 간략하고 이해하기 쉽게 기술하였고, 더 깊이 공부할 사람들을 위하여 관련되는 주요 참고문헌과 웹사이트에 관한 정보를 제공하였다.

이제 우리나라의 보건의료를 선진화하기 위하여 근거중심의 의사결정이 보편적으로 이루어지는 사회로 진화하기 위한 첫 걸음을 뗀 느낌이 든다. 근거중심보건의료를 서둘러 정착시켜야 겠다는 의욕이 앞서 서둘러 본 초판을 편찬하느라 관련 전문가들을 모두 모시지 못하였다. 초판 발간에 이어 이번에 저자로 모시지 못하였던 여러 전문가들의 도움을 받아 지속적으로 내용을 수정 보완함으로써 보건의료 관계자들에게 실질적인 도움을 드릴 수 있는 지침서로 계속 발전시켜나갈 것을 다짐한다.

본 저서를 편찬하는데 실무적으로 도움을 준 서울의대 예방의학교실의 이중엽선생과 고려의학 관계자들에게 진심으로 감사드린다.

2009년 2월
연건캠퍼스 연구실에서
대표저자 박병주

근거기반보건의료 발간사

　　우리나라 보건의료 수준을 선진화하는데 일조하자는 열정으로 뜻있는 소수의 학자들이 의기투합하여 "근거중심 보건의료"라는 제목으로 책자를 발간한 지 어느새 9년의 세월이 흘렀다. 책자 발간을 계기로 보건복지부 산하에 한국보건의료연구원이라는 공공기관이 설립되어 공동저자 중 한 분이 초대원장을 맡아 이론을 현실에 구현하는 역할을 담당하여 신설 기관의 토대를 구축한 것은 대단히 의미있는 일로 생각된다. 지난 9년동안 국내외 보건의료 여건에 많은 변화가 있었다. 급격하게 발전하고 변화하는 보건의료 분야의 상황을 반영하기 위하여 9년 전에 발간한 저서의 내용을 대폭 수정 보완하여야 겠다는 생각을 하면서도 바쁘다는 핑계로 착수하지 못하고 차일피일 미루어왔다. 그러다가 2017년 초에 드디어 지난 번 저서 발간에 참여하였던 공동저자에 추가로 관련 전문가들을 몇 분 더 영입하여 함께 개정판을 발간하기로 합의하였다. 일 년 가까운 시간을 투자하면서 체제를 다듬고 내용을 수정 보완하여 드디어 개정판이 빛을 보게 되니 감개가 무량하다.

　　'Evidence-based Healthcare'를 '근거중심 보건의료'라고 번역하여 사용하였던 초판의 제목 보다는 '근거기반 보건의료'라는 제목이 더 적절하다는 공동저자들의 합의하에 개정판의 제목을 변경하였다. 본 개정판의 내용은 크게 세 부분으로 구성되었는데, 첫 번째 부분인 총론에서는 근거기반 보건의료의 개념과 발전배경을 다루었고, 두 번째 부분인 각론에서는 근거확보를 위한 방법론으로 근거생성을 위한 임상연구설계, 임상연구의 비판적 평가, 체계적 문헌고찰, 및 경제성 평가 등을 다루었고, 세 번째 부분인 근거의 활용편에서는 임상진료지침과 근거기반 의사결정의 실제를 소개하면서 외국의 근거기반의사결정 체계, 우리나라 근거기반의사결정과 장애요인, 진료지침의 보급과 우리나라에서의 과제, 경제성평가 기반 정책결정, 및 근거기반의사결정의 도전적 측면 등을 제시하였다.

　　근거기반보건의료를 서둘러 정착시켜야 겠다는 의욕이 앞서 서둘러 발간한 초판은 나름의 역할을 충실히 수행하고 절판되었다. 이번에 발간되는 개정판은 우리나라 보건의료 수준의 향상에 어떤 기여를 하게 될 지 궁금해진다. 본 저서가 정부와 국회에 전파되어 선진국형 보건의료체계를 구축하기 위하여 필요한 법과 제도 및 정책이 마련되는데 기여하고, 의료인을 양성하는 교육과정에 교재로 널리 사용되고, 실제 의료에 종사하고 있는

의료인들에게 널리 읽혀 우리나라 보건의료의 발전에 실질적으로 기여하길 기대해본다. 본 저서를 편찬하는데 간사를 맡아 헌신적으로 봉사해준 서울의대 이중엽교수와 짧은 기간에 훌륭한 책자로 발간될 수 있도록 노력해준 박영사 관계자들에게 진심으로 감사드린다.

2018년 2월
연건캠퍼스 연구실에서
대표저자 박병주

🌿 축사

　　우리나라뿐만 아니라 세계의 모든 나라에서 보건의 중요성은 날이 갈수록 더욱 강조되고 있습니다. 인류의 건강이야말로 지구상의 모든 사람이 추구하는 절대적인 욕망이라고 아니할 수 없습니다. 일반적으로 우리나라 국민들은 보건에 관한 이해와 인식이 충분치 못하였다는 사실을 부인할 수는 없을 것입니다. 그러나 최근 20~30년 사이에 빠른 경제성장으로 생활환경이 개선되면서 건강에 관한 관심도 빠르게 높아지고 있습니다. 오히려 각종 매체를 통하여 검증되지 않은 건강정보들이 홍수처럼 터져 나오는 것을 우려할 지경에 이르렀습니다. 앞으로 우리 대한보건협회가 더욱 적극적으로 활동하여 국민들의 보건의식을 고양하고 건강증진에 이바지해야 한다고 생각합니다. 그리고 보건분야는 예방의학과 공중보건학으로 구성되어 있는데 대단히 광범위한 전문분야들이 포함되어 있어 우리나라 보건문제에 대한 진단과 처방이 다양할 수밖에 없습니다. 그렇기 때문에 보건정책을 수립하고 집행하는 보건복지부는 의사결정을 내리는데 대단한 어려움을 겪을 수밖에 없는 것이 현실입니다.

　　이런 상황에서 '근거기반 보건의료'라는 책자가 발간되는 것은 대단히 중요한 의미가 있다고 생각합니다. 보건복지부를 비롯한 정부기관에서 우리나라 국민보건수준 향상을 위하여 필요한 정책들을 수립하면서 과학적 근거에 기반하여 의사결정을 내리는 것만이 다양한 이해관계자들의 상충되는 의견을 조율할 수 있는 유일한 방법이라 생각합니다. 따라서 본 저서가 보건복지부를 비롯한 관련 정부기관들과 국회 보건복지위원회는 물론 보건의료분야의 다양한 단체들에 널리 보급되어 근거에 기반한 의사결정에 대한 개념을 공유하게 되길 기대합니다. 그 결과로 보건문제에 대한 해결방안을 논의할 때 자신이 속한 단체나 개인적 견해가 아닌 객관적이고 과학적인 근거에 기반하여 국민들에게 최대한 혜택을 줄 수 있는 방안을 합의하여 도출하는 선진화된 보건의료정책 수립이 원활하게 이루어지는 날이 앞당겨지기를 기대합니다.

　　그동안 귀중한 저서를 발간하느라 노고를 아끼지 않은 박병주 대한보건협회장과 공동저자로 참여해주신 15분의 전문가들에게 존경의 뜻을 올립니다. '근거기반 보건의료'의 출간을 다시 한 번 축하드리며, 본 저서가 우리나라 공중보건의 발전에 크게 기여하길 축원합니다.

대한보건협회 명예회장 권이혁

🌿 축사

먼저 지난 2009년에 발간되었던'근거중심 보건의료'의 내용을 지난 9년간 국내외 보건의료분야가 빠르게 발전한 내용을 반영한 개정판으로'근거기반 보건의료'가 출판된 것을 진심으로 기쁘게 생각합니다. 제가 2009년부터 세계보건기구 서태평양 사무처(WHO WPRO)의 사무처장으로 재임하며 동아시아를 비롯한 오세아니아 및 태평양의 37개 국가와 지역주민들의 건강향상을 위한 보건의료사업을 추진하고, 현안문제들을 해결하며, 긴급한 보건위기에 신속하고 효과적으로 대응하는 등의 지원을 해오면서 우리나라 보건의료분야의 발전성과에 더욱 큰 자부심을 갖게 되었습니다.

지금 세계는 그 동안 모든 개발도상국들이 공동으로 달성하기 위하여 노력해왔던 새천년개발목표(MDGs)를 이어받아 2016년부터 유엔총회의 결의 하에 개발도상국가뿐만 아니라 모든 유엔회원국들의 참여 하에 2030년까지 지속가능발전목표(SDGs)를 수립하고 경제, 사회, 보건, 환경 등의 지속적 발전을 통한 경제사회양극화, 사회불평등, 지구환경파괴 등과 같은 부정적 요인들을 해소하기 위한 노력을 기울이고 있습니다. 특히 보건의료분야 문제들의 해결은 SDGs의 핵심요소로 부각되고 있습니다. 우리나라는 아직도 건강격차, 신종감염병, 치매 등 보건영역의 당면한 과제와 함께 높은 자살률, 교통사고율, 노인빈곤과 같이 국민보건에 지대한 영향을 미치는 많은 사회적 문제들을 직면하고 있습니다. 또한 지역·계층·분야에 관계없이 보편적인 의료이용을 보장하고 건강을 보호·증진하기 위한 공공의료의 확충에 대한 국민적 요구도 높아지고 있습니다. 국민건강에 지대한 영향을 미치는 보건·의료정책들을 정부가 공공성에 바탕을 두고 일관성 있게 추진하려면 복잡한 이해관계를 지닌 보건의료분야 각종 이익단체들과의 활발한 소통과 함께 객관적 근거에 기반한 의사결정이 무엇보다 중요하게 되었습니다. 이러한 시기에 객관적 근거에 기반한 의사결정의 개념과 필요성에 대한 이해를 높이고, 객관적 근거를 생성하는 연구방법을 알려주며, 그러한 근거를 어떻게 의사결정에 활용하는 지를 구체적인 사례를 통하여 제시하는 내용을 담은 본 책자의 발간은 대단히 시의적절하고 중요한 의미를 가진다고 생각합니다.

본 책자를 발간하기 위하여 대표저자로 수고해준 서울의대 박병주 교수를 비롯하여 알찬 내용의 원고를 작성해준 15명 전문가들의 노고에 감사드립니다. 앞으로 본 책자가 보건복지부를 포함한 정부부처 공무원들과 국회의원들 및 보건의료분야 모든 학생들에게 널리 읽혀 우리나라 보건의료분야의 선진화에 크게 기여할 것을 기대합니다.

세계보건기구 서태평양지역 사무처장 신영수

추천사

    우리나라는 1977년 정부 주도의 직장의료보험과 1989년 전국민의료보험 시행으로 놀라운 의료의 양적 성장을 이루어왔다. 특히 21세기를 전후하여 세계적인 수준의 의료 교류와 최첨단 영상장비 및 시술 기구, 의료 로봇의 발전, 그리고 유전자 치료 등은 질병의 치료를 넘어선 예방과 재활을 통한 맞춤 정밀의학시대를 선언하고 있다. 이러한 의료의 발전으로 우리나라의 질병 양상 역시 열악한 환경에서 비롯된 전염성 질환에서 이제는 고령사회를 대변하는 만성질환으로 바뀌어 가고 있다. 보건의료 영역은 중증질환 치료를 위한 기술력 향상과 더불어 효과적인 질병 예방과 만성질환 관리를 위하여 새로운 시스템적 접근을 시도하고자 노력하고 있으며 이는 보건의료시스템 이용을 결정하는 소비자인 국민들의 폭넓은 관심거리가 되어가고 있다.

    정보통신기술의 발달과 의료분쟁조정제도 등으로 질병을 진단하고 치료하는 과정은 더욱 투명하고 직접적으로 드러날 수밖에 없기 때문에 개인의 경험에 의한 치료보다는 입증된 근거에 기반한 접근이 필수적인 시대이다. 정보의 홍수시대를 살아가는 국민은 누구든지 관심만 갖는다면 보건의료의 냉철한 관찰자이며 심판자가 될 수도 있다. 여기서 우리는 매의 눈을 가진 소비자, 즉 환자와 그 가족의 욕구가 과연 무엇인 지를 고민해보게 되고 결국은 질병을 치유하기 위하여 객관적으로 받아들여질 수 있는 수준의 치료방침을 만들어내야 한다는 책임감을 갖게 된다. 즉 양적 의료의 성장이 질적 의료의 성장으로 이어져야 하는 시대가 된 것이다.

    새로운 의료 진단과 치료기술 그리고 신약의 도입은 지금까지 희귀난치라고 생각했던 질환에 대한 획기적인 치료를 이루어가고 있지만 대부분 비급여 행위로 경제적인 부담을 수반한다. 그러나 철저한 과학적 자료 분석과 객관적 결과 도출을 통한 근거기반의 치료방침은 합리적인 의료수가 생성으로 이어져 보건의료를 더욱 효율적으로 운용할 수 있는 근거로 작용하게 될 것이다. 이는 국민보건 향상의 초석이 될 것이며 우리나라 보건의료를 균형적으로 발전시켜 나가는데도 매우 중요한 역할을 할 것이다.

    따라서 박병주 교수님을 비롯한 여러 공저자들께서 근거기반 보건의료 분야에 대한 이해를 높이고 실제 적용할 수 있는 길라잡이 역할을 할 수 있도록 근거기반 보건의료학 개론서 제2판을 발간하여 주신데 의학한림원을 대표하여 깊은 감사를 드린다. 이 책자를 통하여 근거기반 보건의료가 일부 전문가들에 의하여 다루어지는 주제가 아니라 의료의 다방면에 보편적으로 이용될 수 있도록 많은 의료인에게 알려질 수 있기를 바란다. 또한 보건의료 연구자들뿐만 아리나 정책 입안 관련자들의 실무에도 도움이 되기를 기대한다.

대한민국의학한림원 회장 정남식

추천사

　지난 2009년 발간되어 한국보건의료연구원 설립의 근거로 작용했던 '근거중심 보건의료'의 내용을 대폭 수정 보완한 '근거기반 보건의료'가 출판된 것을 진심으로 축하합니다.

　임상에서 환자를 진료할 때 객관적인 근거에 입각해 의사(意思)가 결정되어야 한다는 근거기반의학(Evidence-based Medicine)은 의학의 근간을 이루고 있습니다. 그리고 의학뿐만 아니라 보건의료의 상황을 파악하고 문제를 해결하기 위한 각종 보건의료제도와 정책에 있어서도 객관적인 근거에 기반하여 의사결정이 이루어져야 합니다. 또 의료행위의 적절성에 대한 기준 및 건강보험의 급여기준 등에 대한 이해 당사자 사이의 의견 불일치로 의료제도와 진료현장 사이에는 많은 갈등이 불거지고, 이로 인해 국민들은 큰 혼란을 겪기도 합니다.

　전 세계적으로 '근거기반 보건의료'의 중요성이 지속적으로 대두되어 온 것도 불합리한 정책을 줄이고자 하는 노력의 하나라고 생각합니다. 이에 따라 지난 2007년 관련분야 전문가들이 근거기반보건의료체계의 확립에 기여할 개론서 발간의 필요성에 뜻을 같이 하여 2009년 '근거중심 보건의료'가 발간되었으며, 이번에 그 내용을 보강한 '근거기반 보건의료'가 다시 빛을 보게 되었습니다.

　이 책에는 근거기반 보건의료의 기초부터 임상적용, 보건의료계 적용 및 정책 결정에 이르기까지 다양한 분야를 빠짐없이 다루고 있습니다. ▲근거기반 의사결정의 개념 ▲근거확보를 위한 방법론 ▲근거의 활용 등 크게 세 분야로 나뉘어져 있으며, 세부적으로는 근거기반 보건의료의 발전배경과 기본개념, 근거생성을 위한 임상연구설계와 체계적 문헌고찰, 근거기반 의사결정의 실제 등을 다루고 있습니다. 특히 각 분야별로 간략하고 이해하기 쉬운 설명을 덧붙이고 있으며, 전문적인 지식을 위해 주요 참고문헌과 웹사이트 정보를 제공하는 배려도 잊지 않고 있습니다.

　끝으로 근거기반 보건의료의 개념부터 실제까지 이해하기 쉽고 명쾌하게 저술하신 대표저자 박병주 서울의대 교수님을 비롯한 집필진 여러분의 노고에 감사드립니다. 아울러 이 책이 우리나라의 보건의료를 선진화하기 위하여 근거중심의 의사결정이 보편적으로 이루어지는 사회로 발전하는데 크게 기여할 것으로 기대합니다.

대한의사협회 회장 추무진

🌿 추천사

보건의료기술의 혁신적 발전과 평균수명 연장 등으로 의료수요가 증가하고, 사회가 발전할수록 건강하고 안전한 의료 서비스에 대한 요구도 늘어나고 있습니다. 여기에 정보통신기술의 발달로 누구나 다양한 정보를 쉽게 접할 수 있게 되면서 양질의 보건의료 정보를 얻고자 하는 수요 또한 날로 커지고 있습니다. 어떤 국가, 어떤 사회에서도 건강과 수명을 연장하기 위한 새로운 의료기술에 대한 열망, 그리고 국민에게 그것을 적용할 때 근거에 기반한 의사결정이 필요하다는 것에는 이견이 없으리라 생각합니다. 이러한 보건의료 환경 속에서 지속가능한 보건의료체계를 유지하고, 한정된 의료자원을 합리적이고 효율적으로 이용하기 위하여 "근거기반 보건의료(Evidence-based Healthcare)"가 갖는 의미는 더욱 커질 것입니다.

이 책의 초판이 발행된 시기는 한국보건의료연구원(NECA)이 설립되기 전이었으나, 이번 개정판에서 근거기반 의사결정의 실제를 기술함에 있어 한국보건의료연구원의 기능과 역할, 주요 사업 및 여러 성과들이 소개된 것을 보니 수 년 간의 고민과 노력들이 보건의료 발전에 조금이나마 보탬이 된 것 같아 마음이 뜨거워집니다. 그동안 국내외 보건의료계에 커다란 변화와 혁신을 가져올 사안들이 많았지만, 다가올 도전적 이슈들에 대한 준비가 더욱 중요하다고 생각합니다. 증가하는 의료비와 비효율적 의료자원의 낭비, 고가의 신의료기술 도입의 불확실한 가치, 방대한 의료기술관련 정보, 전문가들 간의 합의 부족, 불확실성이 존재하는 의료기술의 폐해와 같은 문제점을 해결하기 위한 다양한 노력이 필요한 때입니다. 뿐만 아니라 의학적 판단을 내리는 과정에서 환자의 선호가 중시되고 있으므로, 과학적 근거를 바탕으로 환자의 가치를 고려하여 최선의 의사결정이 이루어질 수 있도록 해야 합니다.

비판적 고찰을 통하여 보건의료분야 발전을 위한 지혜로운 해법들을 찾아내고, 우리나라에서 근거기반 보건의료제도를 공고히 하는 데에도 힘을 기울여야 합니다. 현실주의적 고찰, 가치기반 보건의료, 다기준 의사결정, 숙의모형 등과 같은 방법론과의 융합은 물론, 일차 연구결과물 공개, 공공데이터 및 실제임상자료의 연계·활용, 공익적 임상연구 서비스지원 플랫폼 구축 등도 고려하여야 할 것입니다. 이러한 노력들은 절차적 투명성 및 정당성 확보 논란을 최소화할 수 있을 뿐 아니라, 객관적 정보 제시를 통해 궁극적으로 의료소비자의 요구를 충족시키고, 환자 맞춤형 의료기술에 대한 선택권을 확대하는 등 공공의료 강화 및 보장성 확대에 기여할 수 있을 것입니다.

이 책은 근거기반 보건의료의 발전배경, 관련 연구방법론 및 실제 의사결정에 활용되기까지 다양한 내용들이 포함되어 있어, 보건의료분야에 종사하는 정책결정자와 의료종사자들이 의료기술에 대한 합리적인 의사결정을 내리는데 도움을 줄 수 있도록 근거기반 보건의료에 대한 이해를 높이고 실제 적용하기에 용이합니다. 더불어 이 책이 보건의료분야에 입문하는 학생들뿐만 아니라 임상현장에 근무하시는 보건의료 인력과 연구자들, 관련 정책을 입안하시는 정부관계자분들에 이르기까지 많은 분들에게 훌륭한 지침서가 될 것으로 기대합니다.

한국보건의료연구원 원장 이영성

Contents

PART 3

근거의 활용

CHAPTER 7 임상진료지침

CHAPTER 8 근거기반의사결정의 실제

PART 01

근거기반
의사결정의
개념

CHAPTER 1

근거기반보건의료의 배경

① 근거기반보건의료의 필요성

지난 수천 년간 의료행위는 각 의료인의 개인적인 경험을 바탕으로 이루어졌다. 경험의학에 의존하다보니 발전에 한계가 있을 수밖에 없었고, 때로는 무속과 구분하기 어려운 요소가 의료에 포함되어 있었다. 19세기 현미경을 통해 병리학이 정립되고, 전염병의 원인으로 세균이 하나씩 확인되면서, 과학의 발전이 의학연구에 본격적으로 활용되어 실험의학의 틀이 확립되면서 비로소 과학적 근거에 대한 생각이 자리잡기 시작하였다.

실험의학은 과학적으로 병의 원인을 밝히고 치료법을 개발하는 것과 함께, 대조군과 비교하여 실험군이 더 우수하다는 것을 임상연구로 밝히는 영역까지 확대되어 나갔다.

이러한 의학의 발전에도 불구하고, 진료현장에서는 근거가 없는 의료행위로 피해를 입는 환자가 여전히 많다는 문제 제기가 1960년대부터 지속적으로 이루어졌다. 의료인들이 과학적 근거를 바탕으로 환자를 진료하도록 의학교육을 개편해야 한다는 움직임이 체계화되면서 '근거기반의학'운동이 시작되었다.

그리고 환자와 의사간의 양자관계에서 개인적으로 이루어지던 의료행위가 국민건강보험이라는 공적자원의 대상이 되면서, 많은 국민을 대상으로 이루어지는 거시적 의료정책에 근거기반의학을 적용해야 한다는 주장이 '근거기반보건의료'를 탄생시켰다.

의료인과 의료기관마다 제공하는 의료서비스의 편차가 크지 않도록 의료서비스의 질을 표준화하고, 의학적 근거가 없는 의료행위로 피해를 보는 일이 없도록 관리하는 것은 근거기반의학을 통해서만 가능하기 때문이다.

의료제도에서 상수도사업과 같은 개념이 근거기반보건의료라고 볼 수 있다. 과거에는 우물물이든 샘물이든 개인의 오랜 경험에 근거하여 안전하다고 판단되는 물을 식수로 이용했다. 그러나 도시화가 진행되면서 많은 인구가 좁은 지역에 모여 살게 되어, 오폐수가 우물이나 샘을 오염시킬 위험이 높아졌다. 그래서 전 국민의 건강과 생명을 지키기 위해, 국가 차원에서 상수도를 안전하게 관리하여 깨끗한 물을 공급하는 것이 필수적인 일이 되었다.

우리나라의 경제수준이 높아지고 인구가 고령화되면서 의료가 생활에서 차지하는 비중은 더욱 커지고 있다. 국민건강보험이라는 공적자원으로 의료서비스의 대부분이 이루어지고, 대다수 국민들의 삶이 병원에서 시작하여 병원에서 끝나는 오늘날, '근거기반보건의료'는 신뢰할 수 있는 의료정보, 안전한 의료서비스를 국민에게 공급함으로써 의료보장이라는 사회복지에 안전장치 역할을 하여야 한다.

그러나 근거기반보건의료는 상수도사업에 비해 훨씬 복잡하고 어려운 일이다. 의료기술의 발전으로 다양한 치료법이 개발되어 어떤 것이 최선인 지를 판단하는 일이 점점 더 어려워지고, 공적인 의료자원을 어떤 우선순위로 분배하는 것이 적절한 지에 대한 논쟁은 끊임없이 발생하고 있다. 또한 의료에 대한 잘못된 정보와 정책은 물이 오염된 것 이상으로 사회의 혼란을 야기한다. 근거기반보건의료에 대한 연구와 체계 확립은 이런 문제를 해결하는데 방향을 제시할 것이다.

1.1 의료기술의 발전이 가져온 선택의 딜레마

의료기술이 빠른 속도로 발전하면서, 다양한 검사법과 치료법의 이용이 가능해졌다. 과거에 비하여 사용할 수 있는 의료기술이 많아졌다는 긍정적인 측면과는 반대로, 너무 많은 선택이 가능하다는 것이 오히려 혼란을 초래하기도 한다.

한 예로 전립선암의 경우, 병기 등 위험요인에 따라 가장 적절한 치료법을 선택하는 것이 원칙이지만 동일한 위험군내에도 수술, 방사선치료, 항암제치료 등 다양한 치료법이 존재한다. 수술방법에도 로봇을 이용한 수술을 할지 전통적인 수술을 할지의 선택이 필요하고, 방사선치료도 일반적인 방사선치료를 할지 양성자치료와 같은 고에너지 치료법이 필요한지 결정해야 한다. 항암제 역시 다양한 약제가 개발되어 있고 사용법도 다양하다.[1]

의료기술에 대한 전문정보가 인터넷을 통해 쉽게 확산되면서 환자들은 많은 정보 중 어떤 것을 믿어야할지 혼란에 빠지고, 잘못된 정보로 인해 적절한 치료를 받지 못하는 일도 발생한다. 의료정보 홍수 속에 의료인 역시 동일한 질병에 대해서 다른 주장을 하는 정보의 과

---

1 http://blog.naver.com/dsheokr/10106808241

다현상으로 의학적 판단이 어려운 경우가 늘어나고 있다.

환자에게 진단을 내리고 치료를 하는 것은 의사의 고유한 전문영역이지만 쏟아지듯 나오고 있는 신기술과 신약 중에는 개발자의 주장과 달리 과학적 근거가 충분하지 않은 것도 많이 있으며, 이러한 것들이 환자에게 도움이 아닌 피해를 줄 수 있다. 따라서 개발된 치료법들의 효과를 비교평가하여 최선의 치료가 무엇인가를 공신력이 있는 연구기관이 발표해서 정리해주는 근거기반보건의료가 필요하다.

1.2 한정된 의료자원과 분배의 정의

2016년 건강보험을 통해 지급된 의료비가 64조원을 넘어섰고, 법정본인 부담금과 비급여 의료비까지 합산하면 한국인의 연간 의료비가 100조원을 상회하고 있으나, 간병과 같은 필수 의료는 예산상의 이유로 건강보험의 지원을 아직 충분히 받지 못하고 있다.

소수의 환자가 효과가 낮음에도 지나치게 높은 비용의 의료기술로 많은 건강보험 재원을 낭비하고 있는 반면, 상대적으로 저비용이며 다수의 환자가 필요로 하는 필수의료서비스에는 건강보험을 지원하지 않는다면 해당 의료행위에 대한 경제성 평가연구를 통해 보건정책의 균형을 잡아야 할 것이다.

어떤 질환에 의료자원을 우선적으로 배정할 것인가 하는 문제는 나라마다 큰 쟁점이다. 환자들은 본인이 앓고 있는 질환이 가장 중요하다고 각자 주장하고, 제약회사들은 자신들이 개발한 약을 우선적으로 판매하기 위해 온갖 노력을 한다.

공리주의적 관점에서 보면 제한된 의료자원으로 가능한 많은 사람에게 혜택을 제공하는 것이 바람직하고, 의료자원을 합리적으로 분배하기 위해서는 투입된 비용대비 편익이 최대가 되도록 하는 것이 이상적일 것이다.

일반적으로 사회적 수요, 임상효과, 사회계층간 평등성 등을 고려하여 의료자원 배분의 우선순위가 결정되고 있으나, 객관적인 자료보다는 주관적인 판단이 개입되는 경우가 있어 논란이 끊임없이 발생한다.

새로운 약이나 의료기술의 안전성과 효능을 평가할 때, 몇 %의 효과를 보일 때 새로운 치료법을 근거가 있는 것으로 판정할 것인가? 만약 30% 이상 효과를 보인 경우에만 인정한다면, 30% 이하 영역에서 효과를 보일 가능성이 있는 환자들에게는 불만족스럽다. 그러나 5% 효과를 보인 경우까지 근거가 있다고 인정한다면, 이로 인하여 효과는 없이 불필요한 부작용에 노출되는 환자가 증가하고, 사회적으로 큰 비용부담이 발생한다(허, 2013).

국가적으로 재정이 넉넉하다면, 상대적으로 근거 수준이 낮은 치료에도 급여 혜택을 줄 수 있다. 그러나 제한된 의료자원을 나누어 사용하여야 하는 한계 속에 우선순위를 결정하는 것은 쉬운 일이 아니다. 이런 결정에는 객관적인 근거와 함께 사회가 가지는 가치관 등도 영향을 끼치기 때문이다.

동일한 근거자료도 사회적 또는 문화적 관점에 따라 다르게 해석될 수 있다. 특히 윤리적 문제까지 얽혀 있는 경우, 사회적 합의에 도달하기 힘들고 정책 결정도 쉽지 않다. 의료기술에 대한 경제성 평가 문제에서 이해당사자들의 입장은 극명하게 차이를 보이는데 한 조사에 의하면 1년간의 생명 연장을 위해 암환자는 1억 5천만원을 지불할 의사가 있다고 답한 반면 (Oh, 2012), 건강보험이 지불할 수 있는 비용에 대하여는 정책결정자(2,600만원), 의사(7,400만원), 제약회사(1억 2천만원)의 의견이 모두 달랐다.[2]

최근 개발된 신약이나 신의료기술들 중에서 기존치료법으로 대체할 수 없는 혁신적인 효과를 보이고 있는 경우는 드물다. 오히려, 기존치료법의 효능을 조금 향상시키거나, 부작용을 약간 감소시킨 것이 대부분이지만 기존치료법에 비하여 가격은 현저히 비싸다. 건강보험제도가 신약과 신의료기술에 대한 재정부담을 모두 감당하기에는 한계가 있어, 보험급여에 포함하지 못하고 있는 것으로 인해 의료현장에서 많은 갈등이 야기되고 있다.

보건의료분야에서 정책을 결정하고 관리하는데 있어 근거자료가 없이 대중인기에 영합하는 것은 위험한 일이다. 합리적 근거가 없는 정책은 임시방편은 될 수 있으나, 지속가능한 방향을 제시할 수 없기 때문이다.

인구가 고령화되고 있는 현실은 건강보험재원을 채워줄 사람은 줄고 건강보험재원을 쓰는 사람은 늘어나고 있는 우리의 미래이다. 의료의 경제효율성을 최대한 높이기 위한 노력의 일환으로 근거기반보건의료는 필요하다.

1.3 근거 없는 정보로 인한 사회혼란

2009년 세계적으로 공포를 유발했던 신종플루(H1N1)가 우리나라에도 퍼지자 정부는 매일 바이러스 감염 확진환자수와 사망자수를 발표하였고 언론이 이를 집중보도하면서 국민들은 수개월간 극도의 불안에 시달렸었다.

그러나 사태가 진정된 후 자료를 분석해 본 결과 신종플루와 연관된 사망자 수는 1년간 263명으로 집계되었고, 평소에 계절독감으로 인해 매년 사망했던 환자 수 2,369명(2005~8년도 3년간 독감으로 인한 사망자 분석)과 비교할 때 신종플루가 일반적인 계절 독감보다 더 위험하다

---

2 http://news.joins.com/article/4671931

는 근거는 없었다(한국보건의료연구원, 2010).

2010년 이후에도 신종플루와 연관하여 발생한 사망자가 있었으나, 한국보건의료연구원의 연구결과를 근거로 2009년과 달리 정부가 별도로 대응하지 않았다.

2015년 한국사회를 공포에 떨게 했던 중동호흡기증후군(MERS)은 5월 20일 첫 확진자가 나온 뒤, 12월 23일 보건당국이 메르스 감염이 종식되었다고 선언할 때까지 7개월 동안 186명이 감염되었고, 이중 38명이 사망하였다. 이 사건도 근거자료를 체계적으로 분석하여 대처하지 못하여 사회 혼란이 증폭된 면이 있다.

과학적 근거 기반에서 보면, 한국에서 신종플루나 메르스보다 더 심각한 질환은 '결핵'이다. 한국이 OECD 34개 국가 중 결핵 발생률, 유병률, 사망률뿐만 아니라, 다제내성결핵환자 비율이 단연 1등이다.

2014년 43,088명의 환자가 진단되었고, 1년간 2,305명이 사망하였다. 결핵은 공기감염으로 전파되는 대표적인 전염병으로 매일 100명이 결핵에 새로 감염되고, 6~7명이 사망하고 있다. 전염성이 높은 결핵균 보균자가 전국에 흩어져 살면서 자유롭게 이동하고 있으나, 대부분의 국민들은 그런 사실조차 모르고 생활하고 있는 것과 달리, 신종플루와 메르스 환자에 대해서는 모든 언론이 나서 행적을 추적하여 보도했다.[3]

2008년에 발생한 광우병사태도 1996년 이후 전 세계 사망자수가 200여명에 불과한 질환에 대한 근거 없는 두려움에서 촉발되었다. 과학적 근거를 바탕으로 한 정보가 부족하거나, 정보의 전달이 충분히 이루어지지 않은 상황에서 갑자기 위급한 보건의료문제가 발생하면, 어떤 결과가 발생할지 모른다는 불확실성 때문에 많은 사람들이 불안과 공포에 빠진다.

과학적 근거보다 감성을 자극하는 언론 보도가 사회를 걷잡을 수 없는 혼란으로 이끌어간 경험을 우리는 이미 수차례 하였다. 이러한 사태의 재발을 막기 위해서 전문가의 연구를 통한 근거기반보건의료 제도를 확립해야 한다.

2 근거기반보건의료의 개념과 배경

2.1 근거기반보건의료의 개념

근거기반보건의료는 근거기반의학의 원리를 보건의료분야에 확대 적용한 개념이다. 따라

3 http://blog.naver.com/dsheokr/220383456651

서 이를 이해하기 위해서는 근거기반의학의 원리를 이해하는 것이 선행될 필요가 있는데 "근거기반의학은 현존하는 최상의 근거를 성실하고 명료하며 현명하게 사용하여 개개의 환자들의 치료에 대한 의사결정을 하는 것이다. 이에 대한 실행은 체계적인 연구를 통해 얻어진 최상의 외적 임상근거를 각 임상가의 전문적 식견과 통합함으로 이루어질 수 있다."라는 사켓(1996) 박사의 근거기반의학에 대한 정의가 보편적으로 받아들여지고 있다. 실제 수행은 로젠버그(Rosenberg, 1995)가 네 단계로 핵심적인 부분을 잘 제시하고 있는데, 첫째는 환자의 문제점으로부터 명료한 임상질문을 파악하고, 둘째는 이에 상응하는 임상연구문헌을 찾고, 셋째는 해당문헌의 타당도와 유용성에 대한 비평적 평가를 수행하여, 마지막으로 임상실무에서 찾아진 유용한 내용을 적용하는 것이라고 주장하였다.

근거기반의학의 이러한 원칙은 합리적이며 보편성을 가지고 있어 근거기반치과학, 근거기반간호학, 근거기반약학과 같이 급속도로 보건의료계 전반에 걸쳐 도입되었고 공적의료보장체계에서의 의사결정이나 사적 의료보험의 급여 여부 결정에도 근거기반 급여기준설정이라는 말까지 사용되게 되었다.

이렇게 근거기반의학의 기본개념이 확장되어 보건의료분야의 의사결정에 도입된 바 근거기반보건의료의 개념 설정이 필요하게 되었는데, 첫째 북유럽워크숍에서는[4] 근거기반보건의료를 '개별적인 환자나 의료서비스를 제공하는 의사결정에 있어서 현재의 최상의 근거를 성실히 사용하는 것'이라고 정의하며 '현재의 근거'는 서로 다른 형태의 보건의료의 영향, 특정 약품에 노출됨에 따른 위해의 잠재성, 진단검사의 정밀도, 예후인자의 예측력 등에 대해 상응하는 타당한 연구를 통해 얻어진 최신의 정보라고 정의하였다. 다시 말하면 근거기반보건의료라는 말은 보건의료분야에서 거시적, 중시적 및 미시적 수준과 같은 다양한 수준의 의사결정에 있어 전문적 식견을 가진 의사결정자들이 현존하는, 과학적이며 체계적인 방식으로 찾고 비평적으로 평가하여 얻은 최신의 최상의 근거를 사용하여 합리적인 의사결정을 하는 것이라고 말할 수 있다.

또한 과거에는 의사 자신이 전문가적 식견을 가지고 최신 문헌들을 주관적인 방식으로 이해한 후 일방적으로 의사결정을 내렸던 것에 반해, 근거기반의학의 적용은 환자나 보호자와의 대화를 통한 선택에 있어서 객관적 자료를 의사가 제시하고 의사결정은 공동으로 할 수 있게 되어 환자나 보호자의 의사결정 참여가 비교적 쉬워졌다. 더 나아가 근거기반보건의료의 경우 의료인에게 주로 전문적으로 이해되어 왔던 폐쇄적인 지식들이 보다 객관화되

---

4 First annual nordic workshop on how to critically appraise and use evidence in decisions about healthcare, National Institute of Public Health, Oslo, Norway, 1996.

고 보건의료분야의 정책결정자들이 듣고 쉽게 이해할 수 있는 언어로 표현되어 의사결정과정에 사용된다는 점에서 근거기반보건의료는 의료전문가들 만이 아닌 그들과 사회가 서로 소통할 수 있는 분야가 되었다. 실제 수많은 의학연구의 결과 데이터가 넘쳐나지만 그 자료들을 다 개인적으로 소화할 수 있는 의학전문가는 없으며 양에 있어서나 그 내용에 있어 의료인은 물론 비의료인들은 더욱 접근할 수 없는 영역이 되었다. 이 수많은 자료들 중에서 나에게 현재 필요한 질문에 어떤 답을 줄 수 있는 지 지식화하는 과정이 필요하다. 사람의 생각을 연구하는 학자들에 따르면 자료 간에 관련성을 이해하면 정보가 되고 정보를 통해 유형을 이해하면 지식이 되며 지식에서 원리를 이해하면 지혜가 된다고 한다. 개개의 임상연구들은 일종의 자료가 되며 각 자료 간에는 각양각색의 결과들을 보고하고 있으므로 일반적으로 이러한 자료들을 접근하였을 때 어떤 객관적인 결론을 도출하기는 어렵다. 따라서 보다 체계적인 방식으로 각 임상연구문헌들에 대한 비평적 접근을 통해 분석하고 평가해볼 때 비로소 객관적인 정보를 생성해 낼 수 있다. 이런 과정이 근거기반보건의료에서는 체계적 문헌고찰의 과정을 통해 이루어지게 된다. 이러한 정보들을 사용하여 잘 구성된 팀이나 위원회에서 가치와 현실을 고려한 권고를 하게 된다면 근거에 입각한 임상진료지침이나 근거에 입각하여 가치를 고려한 급여지침이 될 것이다. 그러나 이것만으로 매 현장에서 다양한 환자들을 보는 임상의사들이 수학적 공식을 적용하듯 의사결정을 할 수는 없으며, 지금까지 전문가로서의 식견을 갖고 이렇게 제시된 권고안을 중심으로 하여 지혜롭게 환자들 개개인에 적합한 최선의 의사결정을 하여야 할 것이다. 또한 이렇게 진료한 내역을 평가하거나 심사하는 경우에 있어서도 마찬가지로 수학적인 잣대로 심의할 것이 아니라 지혜를 가지고 여러 관련 사항들을 충분히 고려하여야 합리적인 판단이 가능해지고 그 결과 임상진료를 왜곡시키지 않게 될 것이다.

2.2 근거기반보건의료가 대두된 배경

사회가 발전함에 따라 국민의 안전하고 효과적인 치료를 받을 권리에 대한 요구가 높아지고, 보편적으로 행하여지는 진료 중 일부에 있어서 과학적 근거나 효과가 부족하다는 지적이 있었으며, 일부 임상진료의 내용이 적절한 이유없이 서로 다르다는 것과 일관성이 없거나 부적절하다는 비판이 제기되어 왔다. 또한 우리나라의 현 건강보험제도 하에서 의사결정과정에 안전성 및 유효성에 대한 자료가 부족하거나 학회 또는 전문가들 간의 의견차로 신의료기술 인정과정에서 의사결정이 지연되는 것이 문제였다. 그 외에도 우리나라를 포함한 세계 각국에서 의료비 지출이 지속적으로 증가하고 있고, 환자가 필요로 하는 모든 진료를 다 보장할 수 있는 나라는 전 세계적으로도 없다는 점, 새로 개발 도입되는 특정 의료기술이 기존의 기술과 비교해볼 때 사회적으로 수용하기에 유효한 기술이냐 라는 문제 등에 대한 논란이 제기되는 등 다양한 이유로 객관적으로 의료기술에 대한 평가가 이루어져야 한다는 요구에 따라 세계 각국에서는 보건의료분야에서 근거기반의 의사결정을 제도화해왔다. 보건의료분야에서 근거기반의사결정의 필요성이 대두되게 된 몇 가지 배경을 소개하도록 하겠다.

2.2.1 안전하고, 효과적인 치료를 받을 환자의 권리

임상시험 단계가 아닌 보편적인 진료로써 일상적인 의료현장에서 행해지는 의료기술이라면 안전성과 효과가 입증된 것이라야 한다는 것은 일반인에게 당연한 일로 극히 상식적인 것이라고 할 수 있으며, 캐슬러는(Casler, 2003) 새로운 외과적 시술에 대하여 오랜 기간에 걸쳐 안전성과 유효성을 충분히 평가하는 연구를 거치지 않고 임상에 사용하게 될 때 환자들이 미지의 위험에 노출되게 될 것을 지적한 바 있다. 또한 실제 진료현장에서 의료기술이 가지고 있는 실체와는 다르게 적용되거나 왜곡되는 경우가 드물지 않아 사회적으로 의료기술의 관리 부실로 오는 문제점이 제기되기도 하였다. 비만환자에게 시행되는 수술을 예로 들면, 위축소 수술이 우리나라에서 수 년전 사망 및 합병증 사례가 발생하여 사회적으로 문제가 된 적이 있었다. 동 시술에 대해서는 외국의 경우 도입 초기부터 사회적 관심을 가지고, 1992년 미국국립보건원에서 합의안 프로그램을 통해 동 기술에 대한 합의를 하였고, 그 이후 캐나다, 영국, 스웨덴, 호주의 의료기술평가기구에서 동 시술을 평가하는 등 큰 관심을 가져 왔으나 우리나라에서는 객관적이고 독립적인 평가기구 없이 방치되어 있어 국민들은 미용수술로 알고, 체중감량 목적으로 시술을 받는 경우도 있었다. 동 시술은 미용수술이 아닌 수술 후 사망률이 0.1~2%나 되는 대수술이다. 주된 합병증은 폐전색증, 호흡부전, 스테이플이나 봉합부위가 터져 새어 나온 경우, 수술 입구부위의 폐색 또는 협착, 출혈 등 중대한 합병증이 발생할 가능성 있으므로 기대되는 이득이 예견되는 위해보다 크다고 판단될 때 수행하는 것이 좋다고 평가되었다. 따라서 체질량지수가 40이거나 체질량지수가 35~40 사이의 경우에는 체중감량으로 개선될 가능성이 있는 동반된 합병증이 있는 경우에 수술을 권하는 것으로 대부분 평가되고 있다. 그러나 우리나라의 경우 이를 평가하고, 관리하며, 국민들에게 올바른 의료지식을 제시해주는 국가기관의 부재로 사회문제가 대두된 이후에야 언론에 보도되고, 그 이후 아무런 대책도 수립되지 않은 채 사람들의 기억 속에 사라져 버려 근본적인 관리가 안되고 있는 상태이다. 이에 대해 안전하고, 효과적인 치료를 받을 환자의 권리가 소홀히 여겨지고 있다는 지적이 있다.

미국 외과학회에서는 새로운 외과적 의료기술을 환자진료에 사용하기 전에 고려해야 할 점들에 대한 공식입장을 밝힌 바 있는데, 첫째로 이러한 신기술이 안전성과 유효성 면에서 적절하게 임상시험을 거쳐 평가되었는가 하는 점을 고려해야 하는데, 이에 대한 의학정보들은 주의깊은 무작위배정비교임상시험이나 관찰적 연구에 기초를 한 것인 지 따져보아야 하며, 그 결과가 동료심사를 거친 의학학술지에 게재된 것인 지를 중시하고 있다. 둘째로는 신기술이 최소한 기존에 존재하는 기술에 비해 더 안전하고, 효과적인 지를 확인해보아야 하며, 기존의 기술을 대체할 수 있는 지 결정을 내리기 위해서는 주의깊은 임상시험과 출판된 논문들을 검색해보는 것이 필수적이라고 말하고 있다. 세 번째로는 신기술이 적합한 환자에게 적용되어야 한다는 것이고, 시술할 의료인이나 의료진이 충분한 자격을 갖추었느냐 하는 점을 고려해야 하며, 마지막으로는 비용－효과적인지 고려해보아야 한다고 선언하고 있다.

2.2.2 신의료기술의 건강보험 등재과정에서의 지연처리와 갈등

우리나라의 건강보험에서는 최근 신약을 제외하고는 비급여로 고시된 진료 외에는 모든 진료를 급여하겠다는 것이 급여정책의 원칙이다. 따라서 보험급여의 의사결정을 위해 새로운 의료가 신청된 경우 효과적이며 비용－경제적이라 판단되는 진료는 급여로 결정하면 되지만, 그렇지 못한 경우 중 효과적인지 아닌지 불분명하고 학회 간에도 이견이 있는 경우 급여는 하지 못한다. 그렇더라도 비급여로 결정하게 되면 불확실한 의료를 국가가 환자들에게 비용을 지불하도록 공식적으로 인정하는 것이 되므로 이를 결정하는 위원회에서는 비급여 결정도 내리기 힘들다. 일 예로 항암제에 대한 실험실내 감수성을 보는 검사법에 대해서 동 검사의 결과에 따라 항암제를 맞추어 투여하였을 때 더 효과적인지에 대한 연구결과가 충분하지 않아 한 학회에서는 임상적으로 유용하지 않다고 의견을 피력하였으나 다른 학회에서는 유효하다는 의견을 제출하여 위원회에서는 처음에 반려로 결정하여 비급여로도 사용하지 못하게 되었고 그러자 다른 학회에서 반발하였다. 다른 예로 컴퓨터제어장치가 있는 비수술적 척추감압술의 경우 동 치료장비가 급속도로 판매되었는데 실제 기존의 고식적 척추감압술과 직접 비교한 연구가 없어 동 치료법이 기존의 저렴한 치료법에 비해 효과 측면에서 더 좋은지 근거가 분명하지 못하여 기존의 진료비 외에 추가적으로 비용을 지불할 수 없도록 결정되자 이에 대한 반발이 적지 않았다. 이미 고가의 장비를 구입한 상태에서 추가적 비용을 환자들에게서 받지 못하게 된 것에 대한 자연스러운 불만이었다. 하지만 의사결정과정에서 기존의 저렴한 진료에 비해 비용을 추가적으로 지불할 만큼 효과가 더 탁월한 지 비교되지 않은 기술을 장비의 값이 비싸다고 해서 추가적인 비용을 인정하는 것도 무리이므로 갈등이 야기되었던 예이다. 충분한 의학적 효과에 대한 평가없이 고가의 장비를 사용하는 새로운 시술을 도입하는 관행이 사회적 의사결정과정에서 어려움을 초래한 것이었다. 이와 같은 이유를 포함하여 여러 문제로 2006년 의료법에 근거기반의사결정체계를 도입한 신의료기술평가제도에 대한 신설조항이 생기게 되었다.

2.2.3 합리적 보건의료자원 사용에 대한 요구

총 의료비 지출의 증가는 전 세계적인 추세로 OECD 국가의 경우 2003~2009년 1인당 건강관련지출이 평균 3.6% 증가하였고, 2009~2016년 사이에는 1.4% 증가하였는데, 우리나라의 경우 2003~2009년 8.5%, 2009~2016년 5.7%로 OECD 평균보다 크게 높다(〈그림 1-1〉).[5]

그림 1-1   OECD 국가들의 연평균 1인당 의료비 지출 증가율 (2003-2016)

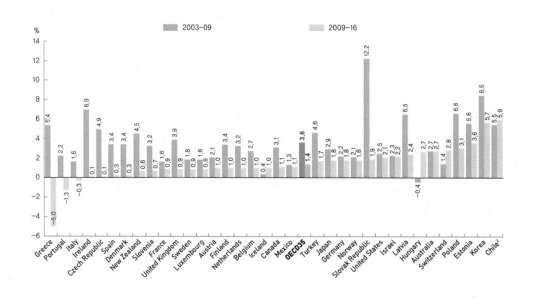

또한 Gray 박사는 어느 나라도 의료인이나 환자들이 요구하는 모든 진료를 다 보장해줄 수 있는 나라는 없다고 주장한다. 또한 어떤 의료기술의 비용 증가가 일률적으로 환자건강상태의 증진을 동반하는 것은 아니다. 따라서 어떠한 의료기술이 사회적 비용을 지불하기에 안전하고, 효과적이며, 비용-효과적인지 객관적으로 판단할 수 있는 자료에 대한 요구가 커지

---

5 http://www.oecd-ilibrary.org/docserver/download/8117301e.pdf?expires=1516941622&id=id&accname=guest&checksum=3897775DD7F7DA6E9F52A934BAAB0E4A

고 있다. 또한 제한된 보건의료자원을 어떻게 효율적으로 분배할 것인 지에 대한 의사결정이 각 나라마다 중요한 사회적 이슈가 되고, 의사결정을 둘러싼 다양한 이익주체들이 유형, 무형 의 압력들을 행사하므로 의사결정과정의 과학성, 객관성, 투명성에 대한 요구가 높아지게 되 었다. 이러한 사회적 욕구를 충족시키기 위하여 근거기반의사결정이 환영받게 되었다.

2.2.4 근거나 효과가 불확실한 일부 보편화된 의료기술

근거가 없거나 효과적이지 않다고 알려진 내용이 실제 현장에서 시행되고 있다는 보고가 제시되었는데, 미국 의회의 OTA[6]가 1983년에 보고한 내용에 따르면 10~20%가 임상시험에 서 입증된 증거가 있다고 추정하였다. 그러나 이러한 연구는 과장된 경향이 있어 Ellis(1995)가 영국에서 수행한 일반진료에 대한 조사에 따르면 근거없는 진료행위는 18% 정도를 차지한다 고 하였다. 우리나라에서 수행된 연구(당장리, 2002)에서도 1개 대학병원 가정의학과 외래진료 중 총 179 예의 일차진단명 – 일차치료의 짝을 분석한 결과 효과가 입증된 치료는 69.8%(125 예), 무작위배정비교임상시험의 결과가 없어 전문가 자문을 얻어 근거있다고 판정한 예 10.6% (19예), 치료에 근거없다고 보고된 예 19.6%(35예)이었다. 경인지역 일부 일차진료의원을 대상 으로 외래에서 행하여진 진료행위 중 일차 중재적 행위에 대한 조사(장정애, 2001)는 총 410개 의 일차진료 – 일차치료 짝 연구이며, 58.3%(239예)가 근거에 기초를 둔 치료였고, 이중 44.6% 는 한 개 이상 무작위배정비교임상시험으로 효과가 입증된 예이고, 13.7%는 전문가 판단에 의해 효과가 있다고 판단된 예였다. 근거가 불충분하거나 1개 이상의 무작위배정비교임상시 험에서 치료효과가 없다고 나온 것은 5.4%(22예)였고, 표준교과서, 컴퓨터를 통한 문헌검색에 서 정보를 찾을 수 없는 것은 36.3%(149예)이었다고 발표한 바 있다. 근거가 없거나 효과적이 지 않다고 알려진 내용이 실제 현장에서 시행되고 있다는 보고가 제시됨에 따라 환자에게 일 상적인 치료로 사용하게 될 때 충분한 임상시험을 거쳐 안전성과 효과성 내지 비용 – 효과성 을 검증하여 근거를 갖고 치료를 해야 한다는 주장이 설득력을 얻어 왔다.

2.2.5 전문가 의견에 의존한 의사결정의 한계

최근까지 공식적 의사결정에 있어서 주로 학회 의견과 이를 토대로 한 전문가들의 의견 을 중심으로 한 의사결정과정을 운영해왔지만 학회에서 공식적 의견을 주는 방식이 표준화되 어 있지 않고 동일한 사항에 대해서 학회 간에 다른 의견을 주는 경우도 드물지 않으며 전문 가들의 의견을 충분히 수렴하여 결정한 경우에도 다른 전문가들은 이를 납득하지 못하고 반

---

6 Office of Technology Assessment, OTA

발하는 경우도 적지 않았다. 이는 전문가들마다 바라보는 시각에 차이가 있고, 특정 의료기술에 대한 편견을 갖고 있을 수도 있기 때문이다. 또한 전문학자라면 자신이 연구하는 분야에 대해 열정을 갖고 있고, 그러한 열정은 학문 발전의 원동력이 되는 적극적인 요소이다. 반면 그로 인해 객관성을 잃게 될 가능성도 있다. 예를 들면, 노벨상 수상자인 라이너스 폴링은 비타민 C 예찬론자였다. 그는 실제 비타민 C에 절어 살 정도였고, 한 번도 감기에 걸린 적이 없다고 주장했다. 그는 30여 편의 논문을 인용하며, 비타민 C와 감기에 대한 자신의 주장을 말하였다. 그러나 닙쉴드 등(Knipschild, 1994)의 연구에 의하면 체계적인 문헌고찰을 통하여 논문의 취사선택을 연구자 임의로 하지 않고, 미리 정해진 원칙에 따라 논문을 찾고, 연구한 결과 비타민 C가 감기를 예방할 수는 없으며, 감기에 이미 걸렸다면 다량을 복용해야 감기 증세의 기간과 심한 정도를 약간 감소시킬 수 있다는 것을 발견하였다. 즉 폴링 박사는 자신의 비타민 C에 대한 열정으로 자기의 주장에 부합하는 논문을 주로 선택하여 인용함으로써 실제 사실에서 벗어난 주장을 펴게 된 것이다. 이 사례는 어떤 한 개인적인 전문가의 의견만으로 의학적인 결정을 내리는 데에는 무리가 따를 수 있다는 것을 보여 준다. 실제로 공적 급여 여부의 결정과정에서 전문가단체의 대표로 구성된 위원회를 통해 결정된 내용에 대해 다른 전문가들이 납득하지 못하고 갈등을 빚는 경우가 드물지 않다.

2.2.6 임상연구의 질에 따라 다르게 결론이 도출될 수 있음

임상시험의 설계나 수행의 질에 따라 결론의 설득력은 변할 수 있고, 높은 질의 임상시험이 더 객관적인 사실에 접근하게 된다. 무릎 관절에 생긴 골관절염 치료로서 관절경하수술은 미국의 경우 매년 최소 65만 건이 시행되고, 대략 건당 5,000달러 정도의 진료비가 지불되어 매년 3조 9천억원 정도가 지불되고 있었다. 이 시술의 안전성과 유효성을 평가하기 위한 무작위배정비교임상시험은 수행된 적이 없었고, 관찰적 연구에서 시술 후 50% 정도에서 통증이 완화되었다는 보고들이 있었으며, 국제적으로 사용되는 내과교과서에도 진통제등 내과적 치료에도 불구하고, 통증 조절이 안되는 환자에 대하여 관절강경을 통한 섬유소, 연골 파편, 부스러기 등을 충분히 세척할 경우 수 개월간 통증완화에 도움을 줄 수도 있다고 언급하고 있었다. 그런데 모슬리 등(Mosely, 2002)이 수행한 무작위배정비교임상시험에서 총 180명의 무릎골관절염환자를 대상으로 관절경하에 지저분한 조직을 제거해준 군, 관절경하에 관절내부를 세척만 한 군, 겉모양수술(sham operation)만 한 군으로 나누어 자가 측정(증세에 관한 세 가지, 기능에 대한 두 가지 척도)과 객관적 측정(걷고 계단 오르기 1가지 척도)에 대해 24개월 넘게 추적관찰한 결과 동 시술이 겉모양수술보다 효과가 더 낫지 못하다는 사실이 관찰되었다. 이 내용이 그 후 개정된 동일 내과 교과서에도 관절경적 시술은 겉모양수술에 비해 더 효과적이지 않았다는 것이 언급되었다. 즉 연구설계나 수행과정에 따라 효과있는 것처럼 관찰되지만 좀 더 비뚤림을 체계적으로 줄인 잘 설계된 연구, 즉 질적으로 월등한 연구에서는 그 결과가 달라질 수 있으므로 어떠한 의학적인 결정을 내려야 할 때 근거의 수준을 파악하는 것은 중요한 일이라 하겠다.

2.2.7 대리결과변수의 문제점

지질강하제의 치료목적은 지질을 강하시킴으로써 고지혈증과 연관된 심혈관질환의 발생을 줄이고 궁극적으로는 이 질환들로 인한 합병증과 사망률을 줄이는 데 있다. 이러한 일차결과들을 보는 데에는 다수의 환자들을 대상으로 한 장기간에 걸친 연구들이 필요하기 때문에 대리결과변수(surrogate endpoint)인 혈중 지질농도의 감소를 그 효과로 측정하여 발표하는 경우가 흔하며 실제 그 효과만으로 시장에 진입하여 사용하는 데에는 현재도 큰 무리는 없다. 그러나 장기간에 걸친 일차결과를 보는 연구들에서 문제점이 발생하여 시장에서 방출되거나 사용적응증이 축소되는 경우도 드물지 않게 나타났다. WHO임상시험에서 클로피브레이트(clofibrate)의 경우 혈중콜레스테롤의 농도는 유의하게 떨어뜨렸으나 총사망률은 증가시킨 것으로 나타나 현재는 중성지질혈증환자와 같이 이득이 해로움을 상회할 것으로 보이는 경우에 제한하여 사용하도록 하고 있다. 많은 신약들이 그 특성상 사망률과 같은 일차건강결과에 대한 충분한 근거없이 이차대리결과들로 그 효과를 주장하며 처음 시장에 진입하게 되나 이러한 이차대리변수들이 항상 성공적으로 참된 효과를 보장해주는 것은 아니므로 장기간에 걸친 후속연구들을 통하여 일차결과에 미치는 영향들을 추가적으로 분석하고 이에 따른 가치를 판단하여 의사결정에 사용할 필요가 있다.

2.2.8 확산이 지연된 양질의 진료

근거가 부족한 진료가 확산되는 것도 문제이지만 치료효과가 뚜렷한 의료기술의 확산이 지연되는 것도 문제이다. 전 세계에 걸쳐 자발적으로 과학적 근거를 평가하는 코크란연합에서의 한 연구가 그 단적인 예를 제공해준다. 조산에 따른 호흡부전증후군은 신생아시기의 사망률과 합병증을 유발하는 심각한 상태이다. 1969년 리긴스는 새끼 양에 스테로이드를 주사하면 폐 성숙을 강화시킨다는 것을 발견하였고, 이후 1970~1980년대에 걸쳐 무작위배정비교임상시험에서 사람에게서도 스테로이드치료가 신생아호흡부전증후군의 발병빈도를 줄인다는 보고를 하였다. 하지만 10여 년 넘도록 이 치료법은 보편적으로 받아들여지지 않았고, 크롤리는(Crowley, 1996) 조산 전에 태아의 폐성숙을 가속화시키기 위해 산모에게 스테로이드 투여요법의 효과와 위해를 살펴볼 목적으로 체계적 문헌고찰을 실시하였다. 무작위배정 및 준무작위배정비교임상시험들을 대상으로 하였고, 적절한 임상결과를 보고한 문헌을 포함하여 검색한 결과 무작위배정비교임상시험 총 8편에 3,700명의 아기를 대상으로 시행된 자료가 확인되었다. 결과적으로 조산이 예견되는 산모에서 스테로이드제제의 투여로 신생아의 사망률, 호흡부전증후군 및 뇌실내출혈을 줄였고 부작용은 발견되지 않았다. 이 연구결과로 조산을 하는 경우에는 출산 전에 스테로이드제제를 투여하여야 한다고 주장하였다. 여기에 포함되었던 연구들의 메타분석 그림이 현재의 코크란연합의 로고가 되었다.

이미 잘 효과가 잘 알려진 치료가 사용되는 비율이 만족스럽지 못하다는 것은 엘리자베스(McGlynn, 2003)의 연구에서도 관찰되는데, 미국의 12개 대도시에 거주하는 성인환자들을 대상으로 한 연구에서 30개 급·만성 질환에서 439개 진료의 질을 측정하는 도구를 사용하여 연구한 결과 오직 55%만이 권고되는 진료를 받고 있다는 결과가 발표되었다. 이 평가도구에는 천식에서 스테로이드 흡입제 사용, 뇌순환계질환 중 뇌경색증환자에서의 항혈소판제 복용, 울혈성 심부전환자와 단백뇨가 동반된 당뇨병환자에서의 안지오텐신전환효소억제제 사용 등 근거에 입각하여 권고되는 치료법 등이 포함되어 있는데 이 질환군에서 권고되는 진료를 받는 율이 55~65% 정도밖에 되지 않았다.

2.2.9 정보의 홍수

매년 출간되는 의학문헌의 양은 전문가가 개인적으로 처리할 수 있는 한계를 벗어나고 있다. 안형식(안형식, 2001)에 따르면 현재 가장 보편적으로 사용되고 있는 의학문헌검색원인 Medline에 등재되는 논문만 연간 40만여 편이 되며, 국내 의학잡지에서도 2만여 편의 논문이 발표되고 있다. 매년 발간되는 의학 관련 논문 중 Medline에 등재되는 것만 쌓아도 서해대교 주탑 높이만할 정도의 방대한 양이 쏟아져 나오고 있다. 전문가 개인이 이러한 방대한 정보를 처리하고 최신 의학지식을 습득하고 따라가는 것은 불가능한 일이 되어가고 있다. 체계적으로 문헌을 고찰하고 연구하는 평가자들과 관련 전문가들과의 다학제적 접근이 보다 객관적이고, 포괄적인 문헌을 고찰하고 근거를 찾아내는 방법으로 제시되고 있다.

③ 근거기반보건의료의 활용분야

3.1 임상진료현장

근거기반의학이 임상현장에서 환자의 가치를 고려하여 최상의 연구결과들을 전문가가 통

합하여 의사를 결정하는 것으로 소개된 만큼(Sackett, 2000) 임상분야에서의 활용이 근거기반의
학의 일차 목표가 되는 것은 자연스러운 일이다. 근거기반의학이 소개된 이후로 근거기반 약
학, 근거기반간호실무 등 근거기반의학이 임상 의학, 약학, 간호학, 치과학 및 한의학분야에
미친 영향은 지대하다. 근거기반의학의 도입과 확산에 선도적 역할을 하고 있는 유수한 의학
학술지들은 JAMA, BMJ, Annals of Internal Medicine, Clinical Epidemiology, the Lancet,
Clinical Chemistry 등이 있다. 초기 근거기반의학에 대한 오해로 보편화되는데 다소 장애가
있었지만 이제는 근거기반의학개념의 수용 자체에 대한 논란 보다는 어떻게 바쁜 임상의사들
이 근거기반의학에 입각한 의사결정을 하도록 도울 것인가가 더 중요한 이슈이다. 개개의 임
상 의사들이 근거기반의학이 제시하는 5단계의 실행을 하기는 현실적으로 어려우므로 다수의
의료인들은 기왕의 제작된 근거기반임상진료지침을 활용하는 것을 선호하며 ACP journal
club, Bandolier, Cochrane library와 같은 근거기반의학에서 사용되는 비평적 평가를 거친 주
제들을 제시하는 요약문들도 활용될 수 있다(Ghosh, 2007). 궁극적으로는 이러한 평가된 양질
의 근거에 대한 정보들이 임상의사의 진료현장에서 컴퓨터 등 시스템적 도움으로 즉각 환자
에 필요한 의사결정을 내리는데 사용되도록 하는 것이며 환자의 가치를 고려한 의사결정이
되도록 그래픽을 이용하여 쉽게 설명된 자료를 사용하여 공유된 의사결정에 도달하는 것이다
(Guyatt, 2003). 이러한 개념은 〈그림 1-2〉와 같이 최상의 근거를 찾는 5S 모델에서 제시되는
데 피라미드 제일 아래로부터 위로 기술하면 Studies(개개의 일차 임상연구문헌들), Synthesis
(Cochrane과 같이 체계적 문헌고찰을 통하여 근거 합성된 문헌들), Synopsis(ACP Journal club에서 제공
하는 자료들과 같은 EBM abstracts로서 합성된 근거에 관해 핵심적인 내용들을 기술하여 가독성을 높인 자
료들), Summaries (UpToDate 같이 어떤 건강문제에 대해 그 범주에 기 합성된 자료를 종합적으로 제시
하는 근거기반교과서 같은 자료), Systems(환자의 개별 특성과 이에 상응하는 근거를 통합적으로 볼 수
있도록 하는 컴퓨터지지 시스템)과 같은 형태이다. 또한 근거기반의학의 정의에 포함되는 환자의
가치를 반영하려는 움직임도 발전해나가고 있어서 치료의 과정에서 공유된 의사결정을 돕도
록 〈그림 1-3〉과 같이 알기 쉽게 그래픽하게 만들어진 자료들을 활용하거나(Mullan, 2009), 진
료현장에서 임상결과를 한 페이지 정도 분량으로 환자에게 시행될 치료나 진단법에 대한 이
득과 해로움을 그래픽하게 요약하여 설명해주려는 노력도 기울여지고 있다(Giguere, 2012).

그림 1-2   의학적 근거 제공 체계와 활용에 관한 5S 모델

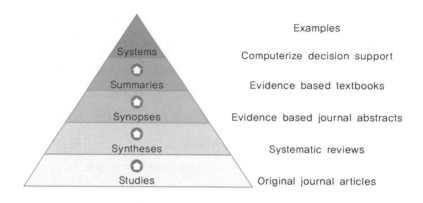

출처: Haynes, 2006.

그림 1-3   당뇨병 약제 선택에 관한 공유된 의사결정을 위한 그래픽 도구

출처: Mullan, 2009.

3.2 임상진료지침의 제작

임상진료현장에 개별적인 의료인들이 모든 근거를 찾고 비평적 평가를 해서 균형 잡힌 정보화하는 작업은 현실적으로 불가능하므로 여러 전문가들이 함께 이러한 과정을 거쳐 완성

도 높은 임상진료지침을 만들려는 노력이 기울여져 왔다. 그러나 다양한 형태와 질적 수준으로 인해 임상진료지침에 대해 신뢰할 수 있는 지에 대한 질문이 제기되었으며 이에 대해서는 EBM의 도전적 이슈에서 기술하도록 하겠다.

임상진료지침은 임상진료에 더 강력한 과학적 근거를 제공하고, 일관성, 효과성 및 효율성을 제고하며 진료의 더 나은 질과 안전을 도모할 수 있으며 진료행태의 불필요한 차이를 줄여주고 지속적 의학교육에 중점을 제공해주며 효율적 자원사용을 유도할 수 있을 것으로 기대되므로 전 세계적으로 이러한 활동들이 장려되어 왔다(Timmermans, 2005).[7] 환자 측면에서도 진료의 효과적인 것들을 증명해주고 효과적이지 않은 것들을 피하도록 하여 환자의 치료결과를 개선할 여지가 있으며 진료의 일관성을 증가시켜 불필요한 혼란과 의문을 감소시키고 환자용 지침을 활용하여 의료인들과 공유된 의사결정을 하는데 도움을 받을 수 있어 유용할 수 있다(Woolf, 1999).

임상진료지침의 주된 독자는 물론 해당 분야의 실제 진료를 하는 의료인일 것이고 환자를 위한 별도의 지침형태를 발간할 경우 환자들도 도움을 받을 것이며 학회차원으로 제작된 임상진료지침의 경우 해당 시점의 의학적 표준으로 받아들여질 수 있어 급여결정자들과 법조인들도 이러한 지침의 독자들이 될 수 있다. 임상진료지침 제작의 주된 주체는 해당 분야의 의료인들이지만 정부나 국가보건의료시스템운영자들이 전체적인 제작프로그램을 진행하며 해당 분야 전문가들이 이 프로그램에 참여하여 임상진료지침을 제작하기도 하는데 영국의 NICE[8]의 임상진료지침프로그램이 그 대표적인 예라고 할 수 있다. 미국의 경우 국가가 주도적으로 제작프로그램을 운영하지는 않지만 비교적 신뢰할 만한 최소 조건을 갖춘 임상진료지침의 집배(集配)센터(clearing house)를 운영하기도 하는데 AHRQ[9]의 National Guideline Clearinghouse가 그 예이다. 검색 및 각 지침에 대한 상세 요약과 지침 간 비교를 제공한다.

실제 목적과 같이 임상진료지침은 임상진료의 질적 수준을 높였을까? 임상진료지침의 건강결과에 대한 연구 9편에 대한 분석에 따르면(Lugtenberg, 2009) 6편의 연구에서 적어도 부분적인 건강결과 이상에서 지침의 도입에 따라 개선이 관찰되었다고 하며 3편의 연구에서는 별다른 개선이 관찰되지 않았다고 한다. 미국심장학회의 급성심근경색질환의 임상진료지침의 도입에 따른 건강결과에 대한 연구에서 도입후 원내 사망률과 30일 및 1년 사망률 모두 의미 있는 개선을 초래한 것으로 연구된 바 있고(Eagle, 2005), 근거기반지침에 따른 고혈압약제로

---

7 OpenClinical, http://www.openclinical.org/guidelines.html#fieldandlohr

8 National Institute for health and Care Excellence, NICE

9 Agency for Healthcare Research and Quality, AHRQ

재청구시 100억원 정도의 재정 절감을 가져올 수 있다는 시뮬레이션 연구가 발표되기도 하였다(Fischer, 2004). 모든 경우는 아니지만 적어도 잘 제작된 임상진료지침의 도입에 따른 질적 효율적 개선이 기대되는 것은 사실이라 할 수 있다.

IOM[10]의 임상진료지침의 정의에 따르면 임상진료지침이란 환자진료를 최적화할 의도로 체계적 문헌고찰로 얻어진 근거와 선택 가능한 진료 선택들에 대한 유익과 해로움에 대한 평가에 의해 주어지는 정보에 따른 권고문으로 요약된다(Institute of Medicine, 2011). 이러한 임상진료지침은 엄밀한 과정을 거쳐 찾아진 의학적 근거와 이를 기반으로 한 의학적 권고문으로 구성된다고 해도 과언이 아니다.

그러나 비뚤어진 임상진료지침(biased guideline)의 경우 대량으로 잘못된 진료를 유도할 가능성이 있는데 전문가의 개인적 주관에 의한 오류는 그 전문가에 국한되어 영향을 주지만 임상진료지침으로 만들어지면 이에 따르지 않으면 표준적인 진료를 하지 않는 것이고 그럴 경우 의료과오로 취급될까 두려워 개인적 의사 소신을 따르지 않고 비뚤어진 지침을 따라 다수가 행하게 됨으로 그 폐해는 더 큰 규모로 발생할 수 있으므로 신뢰할만한 임상진료지침의 제작이 관건이라 할 수 있겠다.

따라서 핵심은 신뢰성 높은 임상진료지침 제작에 있으며 IOM은 이에 대해 8가지 권고를 하고 있다(Fischer, 2004).

건강보험권에서 의사결정에 기 제작되고 배포된 임상진료지침들을 활용하게 되는 경우가 많아졌는데 이 과정에서 필연적으로 고려해야할 것이 해당 임상진료지침의 질적 수준에 관한 것이다. 임상진료지침이 제작과정에서 자칫 이해당사자들의 이익에 영향을 받을 수 있으므로 임상진료지침에 대해서도 비평적 평가가 필요하다. 질적인 면에서 현재 국제적으로 받아들여지고 있는 도구 중 하나는 AGREE[11] II 인데[12] 이 역시 한계가 있으므로 해당 지침만 가지고 의사결정하기 보다는 의료기술평가 자료와 근거기반 평가 정보, 임상연구문헌들을 동시에 고려하여 판단하는 것이 바람직하다.

3.3 의료기술평가와 근거기반 급여기준의사결정

현존하는 사용가능한 모든 의료기술을 전 국민에게 보장할 수 있는 나라는 없다. 따라서

---

10 Institute Of Medicine, IOM

11 Appraisal of Guidelines for Research & Evaluation, AGREE

12 AGREE II, http://www.agreetrust.org/agree-ii/

공적이든 사적이든 의료보장체계에서 제공할 대상 의료기술의 선정은 우선순위에 대한 고려를 통해 결정하게 되는데 이 과정에서 의사결정의 과정에 따라 많은 논란이 발생하기도 한다. 관련된 이해당사자들이 많기 때문이다. 따라서 의사결정과정에 있어서 과정의 투명성, 의사결정 근거 정보 수집 및 분석에 있어서의 엄밀성, 의사결정의 원칙과 방향성에 있어서의 일관성이 요구된다.

최근 이러한 의사결정과정을 보다 객관적이고 합리적으로 하기 위한 학문적 접근들도 있다. GRADE 그룹에서 제안하는 EtD[13] framework이 대표적인 것이다(Alonso-Coello, 2016). 임상진료지침이나 급여의사결정이나 근거기반의사결정의 측면에서 볼 때 두 가지 과정으로 구성된다고 할 수 있다. 첫 번째 과정은 의사결정의 근거가 되는 정보이다. 일반적으로는 이러한 자료들은 임상진료지침의 경우 체계적 문헌고찰을 통하여 해당 의학적 개입에 따른 이득과 해로움에 대한 판단을 할 효과에 대한 종합적 분석정보가 필요하며 그 후 여러 가치 판단을 통해 권고를 하게 될 것이다. 급여의사결정의 경우 전자의 경우 효과뿐 아니라 경제성에 대한 추가적인 연구결과를 더 요구할 수 있으며 후자의 경우 보장의 범위의 사회적 측면에서의 보다 폭 넓은 가치판단을 요하는데 이러한 과정을 표준화하려는 노력의 일환이다. 가치판단의 과정에서 EtD는 다음과 같은 12가지 질문을 고려하도록 한다. 이 문제가 우선시할 방면이 있는가? 기대되는 효과가 얼마나 큰가? 예견되는 해로움이 어느 정도인가? 효과의 근거가 전체적으로 어느 정도 확실성이 있는가? 주된 결과가 어느 정도인지 평가하는데 있어서 상당한 불확실성이나 편차가 존재하는가? 바람직한 결과가 그렇지 못한 결과를 능가하는가? 얼마나 많은 자원이 요구되는가? 자원의 요구의 근거에 대한 확실성은 어느 정도인가? 총 이득이 증가하는 비용의 가치가 있는가? 건강 형평성에 미치는 영향은 무엇인가? 해당 중재/대안이 핵심 이해당사자들에게 받아들여질 수 있는 것인가? 그 중재가 실행가능한 것인가? 이상의 항목들에 대한 고려 후 종합적으로 판단하여 급여를 강하게 권고, 약하게 권고, 약하게 권고하지 않음, 강하게 권고하지 않음과 같은 의사결정을 내리게 된다.

3.4 근거기반의학과 의료의 질평가 및 질향상활동

옥스퍼드 근거기반의학센터의 그라스지우는 근거기반의학은 옳은 것을 하는데 중점이 있고 질향상활동(quality improvement)은 올바르게 행하는 것에 중점이 있으므로 근거기반의학과 질향상활동이 결합되면 올바른 것을 올바르게 행하는 개념이 되어 상호보합적인 결합으로 보

---

13 Evidence to Decision, EtD

다 완전한 개념이 된다고 주장한바 있다(Glasziou, 2011).

실제로 미국의 AHRQ는 질평가도구들에 대하여 근거기반의학적 접근을 통하여 설정하고 있다. UCSF-Stanford 근거기반실무센터가 병원협회 등의 관계자들과 인터뷰를 통해 후보 지표들을 찾고 관련 문헌을 고찰하여 지표의 타당성, 정확성, 비뚤림의 최소화, 실재 질을 향상시키도록 조력할 수 있는 지 여부, 적용성 등의 측면을 고려하여 질지표의 잠재성을 평가한 후 잠재성 있는 지표들에 대해 시험적 평가를 수행하여 본다. 그 이후 다학제적 전문가 패널에게 질문지를 돌려 점검을 받고 RAND/UCLA 적절성 방법을 사용하여 건강진료이슈에 대하여 최상의 사용가능한 근거와 전문가의견을 합성한다. 그 이후 동료심사를 거쳐 최종 완성단계에 들어가게 된다. 즉 AHRQ는 미국내에서 근거기반 질지표 개발자의 역할을 담당하고 있다.

영국에서 NICE는 그동안의 의료기술사정프로그램(technology appraisal)과 국가임상진료지침개발 등의 근거기반보건의료의 활동들을 통해 축적된 역량을 바탕으로 하여 2010년부터 성인에서 정맥혈전색전증에 대한 Quality Standard 프로그램을 시작하였다. 정맥혈전색전증의 위험을 줄이기 위한 임상진료지침과 진료경로(care pathway)가 제작되었고 이에 따라 모든 급성질환진료의사들은 일년 4차례 의무적으로 정맥혈전색전증 위험도를 측정하여 보고하도록 하였다. 프로그램 시작 당시 50%에 불과하였던 위험도측정지표가 1년 만에 80~90%에 육박하게 되었다.

참고문헌

• 당장리, 문덕현, 홍명호 등. 일차치료의 흔한 문제에 대한 치료의 과학적 근거수준평가. 가정의학회지 2002;23:40-59.

• 안형식. 근거기반 의학의 개념과 발전 방향. 건강보장연구 2001. 통권 5호.

• 장정애. 일차진료의 치료에 관한 근거 수준 평가. 고려대학교 대학원. 2001.

• 정희진, 천병철, 송준영 등. 국내 계절인플루엔자 질병부담 및 계절인플루엔자 백신의 효과 평가. 서울: 한국 보건의료연구원: 2010.

• 허대석. 보건의료기술에 대한 임상적 평가. 보건의료기술평가학회지. 2013;1:16-21.

• Alonso-Coello P, Brignardello-Petersen R, Davoli M, et al. GRADE Evidence to Decision (EtD) frameworks: a systematic and transparent approach to making well informed healthcare choices. 1: Introduction. BMJ 2016;353:i2016.

• Casler JD. Clinical use of new technologies without scientific studies. Arch Otolaryngol Head Neck Surg. 2003;129:674-7.

• Crowley P. Prophylactic corticosteroids for preterm birth. Cochrane Database Syst Rev. 1996;2:CD000065.

• Eagle KA, Montoye CK, Riba AL, et al. Guideline-based standardized care is associated with subtantially lower mortality in medicare patients with acute myocardial infarction. J Am Coll cardiol. 2005;46:1242-8.

• Fischer MA. Economic implications of evidence-based prescribing for hypertension. JAMA. 2004;291:1850-6.

• Ghosh AK. Clinical applications and update on evidence-based medicine. JAPI. 2007:55; 787-94.

• Giguere A, Légaré F, Grad R, et al. Decision boxes for clinicians to support evidence-based practice and shared decision making: the user experience. Implement Sci. 2012;7:72.

• Glasziou P, Ogrinc G, Goodman S, et al. Can evidence-based medicine and clinical quality improvement learn from each other? BMJ Qual Saf 2011;20 Suppl 1:i13-7.

• Guyatt G. Evidence-based medicine: past, present, and future. MUMJ. 2003;1:27-32.

• Institute of Medicine. Clinical practice guidelines we can trust. Washington, DC: National Academy of Sciences: 2011.

• Knipschild P. Systematic Reviews: Some examples. BMJ. 1994;309:719-21.

• Lugtenberg M, Burgers JS, Westert GP. Effects of evidence-based clinical practice guidelines on quality of care: a systematic review. Qual Saf Health Care. 2009;18:385-92.

- McGlynn EA, Asch SM, Adams J, et al. The Quality of Health care Delivered to Adults in the United States. N Engl J Med. 2003;348:2635-45.

- Mosely JB, O'Malley K, Petersen NJ, et al. A Controlled Trial of Arthroscopic Surgery for Osteoarthritis of the knee. N Engl J Med. 2002;347:81-8.

- Mullan RJ, Montori VM, Shah ND, et al. The diabetes mellitus medication choice decision aid: a randomized trial. Arch Intern Med. 2009;169:1560-8.

- Oh DY, Crawford B, Kim SB, et al. Evaluation of the willingness-to-pay for cancer treatment in Korean metastatic breast cancer patients: a multicenter, cross-sectional study. Asia Pac J Clin Oncol. 2012;8:282-91.

- Rosenberg W, Donald A. Evidence based medicine: an approach to clinical problem solving. BMJ 1995;310:1122-6.

- Sackett, DL, Straus SE, Richardson WS, et al. Evidence-based medicine: How to practice and teach EBM. Edinburgh: Churchill Livingstone: 2000.

- Straus S, Haynes B, Glasziou P, et al. Misunderstandings, misperceptions, mistakes, and mistakes. Evid Based Med. 2007;12:2-3.

- Timmermans S. The Promises And Pitfalls Of Evidence-Based Medicine. Health Affairs. 2005; 24:8-28.

- Woolf SH, Grol R, Hutchinson A, et al. Clinical guidelines: potential benefits, limitations, and harms of clinical guidelines. BMJ. 1999;318:527-30.

CHAPTER 2

근거기반보건의료 관련 기본개념

1 효능, 효과, 효율

1.1 기본개념

영국의 임상역학자이며 근거기반의학의 창시자 중 한 명인 코크란은 보건의료 중재를 평가하는 세 가지 개념으로 효능(efficacy), 효과(effectiveness), 효율(efficiency)을 제시하였다. 효능은 해당 중재가 이상적인 환경에서 유해보다 이득이 많은 지를 평가하는 것이고("Can it work?"), 효과는 보건의료의 통상적인 환경에서 해당 중재가 유해보다 이득이 많은지를 평가하는 것이며("Does it work in practice?"), 효율은 자원 사용과 관련된 중재의 효과를 측정한다("Is it worth it?")(Haynes B, 1999).

1.2 설명임상시험과 실용임상시험

효능과 효과를 설명하는 용어 중 설명임상시험(explanatory trial)과 실용임상시험(pragmatic trial)이 있다. 효능을 평가하는 임상시험을 설명임상시험이라고 한다. 이 경우 추가적인 과학적 지식을 모으는 것이 목적이며, 가능하면 이질성이 적은 인구집단을 대상으로 시행된다. 반면 실용임상시험은 효과를 측정하며, 실제 임상현장을 반영하여 다양한 환자들이 대상이 된다. 이 경우 여러 중재들 중 어떤 것이 효과적인지를 검증하는 것이 목적이 되며 해당 중재가 실제로 적용되는 환자와 같은 집단에서의 효과를 검증한다(Roland, 1998). 설명임상시험은 해당 중재에 대한 시험 결과 긍정적인 결과를 얻게 되어도 해당 치료가 실제적 보건의료환경에서 효과적인지는 알 수 없고, 연구결과가 부정적이면 해당 중재는 효과가 없는 것으로 간주하여 폐기할 수도 있다. 반면 실용임상시험의 경우 긍정적이면 해당 중재는 실제로 효과가 있기 때문에 해당 치료를 어디에서나 적용할 수 있고 부정적이라도 해당 치료가 효과 없다고 하기는 어렵다(Thorpe, 2009).

설명임상시험과 실용임상시험은 대상자 선택, 중재, 대조군, 결과지표, 분석방법 등에서 차이가 날 수 있다(Treweek, 2009).

1.1.1 대상자 선택

설명임상시험에서 대상자는 대체로 선택적이다. 이 경우 동반질환을 가진 경우나 진단이 의심스러운 경우는 제외된다. 반면 실용임상시험에서 대상자의 포함기준은 매우 넓으며 제외기준은 중재 자체가 금기사항인 경우를 제외하고는 거의 없다. 이를 통해 일반적인 환자에서 중재가 효과적인지를 검증하게 된다.

1.1.2 중재

설명임상시험에서 중재는 정의 자체가 매우 엄격하며 엄격하게 통제된다. 또한 중재는 주로 전문가에 의해 이루어지거나 해당 중재에 대해 열광적인 사람(enthusiasts)에 의해 이루어진다. 반면 실용임상시험에서는 상당부분이 임상의사의 재량에 맡겨지게 되고 통상적인 훈련을 받은 의료인에 의해 이루어진다.

1.1.3 대조 중재

설명임상시험에서 대조 중재는 대체로 위약이다. 하지만 실용임상시험의 경우 통상적인 진료를 제공하는 것이 대조 중재인 경우가 많다. 따라서 이 경우 해당 중재가 실제로 위약에 비해 효과가 있는 지를 알 수 없는 경우가 많고 통상적인 진료행위보다 효과적인 지를 알 수 있게 된다.

1.1.4 결과 측정치

설명임상시험의 경우 결과측정치는 특정 증상이거나 삶의 질을 측정하여도 일부 영역에 국한된다. 혹은 임상적, 생물학적 지표 등 환자중심지표가 아닌 경우가 많다. 이를 통해 중재가 어떻게 작동하는 지에 대한 지식을 얻을 수 있다. 반면 실용임상시험의 경우 환자중심결과이거나 건강관련 삶의 질에서 통합 측정치에 관심이 있는 경우가 많다. 이를 통해 중재가 환자 관점에서 효과가 있는 지를 결정할 수 있게 해준다.

1.1.5 분석 방법

설명임상시험의 경우 환자가 실제로 어떤 치료를 받았는 지에 따라 분석하게 되고, 치료가 효과가 있는 지에 대한 통찰력을 얻게 된다. 그리고 이를 통해 효과성에 대한 가설을 창출할 수 있다. 반면 실용임상시험은 실제로 어떤 치료를 받았는지 보다는 어떻게 배정되었는 지에 따라 분석하게 된다.

1.1.6 중재군과 대조군의 선택

설명임상시험에서는 중재군과 대조군은 관심이 있는 중재를 받았는 지에 제외하고는 가능한 같게 맞추게 되며 이를 위해 치료는 철저히 프로토콜 중심으로 제공된다. 반면에 실용임상시험에서 치료방법은 상당 부분 임상의사의 재량에 맡겨지게 된다.

1.3 설명임상시험과 실용임상시험 구별 도구

설명임상시험과 실용임상시험의 구별이 중요해짐에 따라 두 가지 임상시험을 구별할 수 있는 도구가 제안되었는데 여기에는 Gartlehner tool과 PRECIS tool이 있다. PRECIS tool은 2015년 PRECIS−2로 개정되었다.

1.3.1 Gartlehner tool[1]

Gartlehner tool은 설명임상시험과 실용임상시험을 구분할 수 있는 7가지 영역을 제시하고 있다. 이 영역은 〈표 2−1〉과 같으며 해당 항목에 '예'로 답변할 수 있으면 실용임상시험적 속성을 가지고 있는 것이다.

---

[1] Gartlehner G1, Hansen RA, Nissman D, Lohr KN, Carey TS. A simple and valid tool distinguished efficacy from effectiveness studies. J Clin Epidemiol. 2006 ;59(10):1040-8.

표 2-1 Gartlehner tool

1. 대상군을 일차진료에서 모집
2. 포함기준이 덜 엄격함
3. 주요 결과가 건강결과(기능, 삶의 질, 사망)
4. 긴 연구 기간, 임상적으로 적절한 치료법(순응도 고려하여 결정)
5. 이상반응의 평가
6. 환자 관점에서 최소 주요 차이의 최소치를 평가하기 위한 적절한 표본수 산정
7. 배정된대로 분석(ITT analysis)

이 도구의 타당도를 보기 위해 12명의 Evidence Based Practice Center의 대표에게 6개의 임상시험(4: 실용임상시험, 2: 설명임상시험)을 제시하고 7개 영역을 '예/아니요'로 평가하게 하였을 때 카파값은 0.42, 민감도 72%, 특이도 83%의 결과값을 보였다(Gartlehner, 2006).

하지만 이 도구는 성격상 '예/아니요'로 답변하기 힘든 경우 이를 해소할 방법이 없고, 방법론상으로 실용/설명 임상의 요소가 구분되지 않는 항목이 포함되어 있는 문제가 있었다.

1.3.2. PRECIS tool[2]

PRECIS tool은 두 차례 국제연구모임에서 전문가 합의로 결정된 도구이며, 'Pragmatic Explanatory Continuum Indicator Summary'의 약자이다. 이 도구는 10개의 영역으로 되어 있다(〈표 2−2〉).

표 2-2 PRECIS tool

영역 번호	영역/설명
1	포함기준(The eligibility criteria for trial participants)
2	중재 유연성(The flexibility with which the experimental intervention is applied)
3	중재자의 전문성(Experimental intervention practitioner expertise)
4	비교중재(Comparison intervention)
5	대조 중재자의 전문성(Comparison intervention practitioner expertise comparison)

---

2 Thorpe KE, Zwarenstein M, Oxman AD, Treweek S, Furberg CD, Altman DG, Tunis S, Bergel E, Harvey I, Magid DJ, Chalkidou K. A pragmatic-explanatory continuum indicator summary (PRECIS): a tool to help trial designers. J Clin Epidemiol. 2009;62(5):464-75

번호	영역	영역/설명
6		추적관찰 강도(Follow-up intensity)
7		일차결과(Primary trial outcome)
8		순응도(Participant compliance with "prescribed" intervention)
9		중재자의 프로토콜 순응도(Practitioner adherence to study protocol)
10		연구 분석(Analysis of the primary outcome)

이에 대한 평가는 〈그림 2−1〉과 같은 PRECIS[3] "wheel"을 사용하여 측정한다.

하지만 PRECIS tool은 신뢰도, 타당도가 검증되지 않은 점, 일부 영역이 중복된 점, 매뉴얼 등 도구 사용에 대한 안내가 없는 점 등의 문제가 있었다.

그림 2-1 PRECIS "wheel"

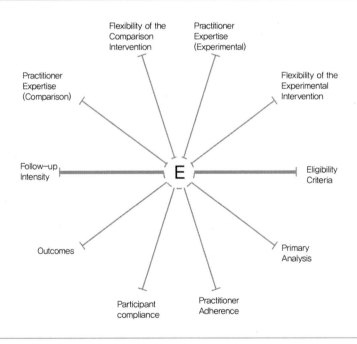

1.3.3. PRECIS-2 tool[4]

PRECIS tool의 약점을 극복하기 위해 캐나다 연구자를 중심으로 다시 개발된 도구이다. 영역이 일부 생기고 통합되어 9개 영역이 되었으며, 개별 영역에 대하여 1(설명임상시험, very explanatory)에서 5(실용임상시험, very pragmatic)로 평가하도록 하였다. 이 도구의 9가지 영역과 이에 대한 설명은 〈표 2−3〉과 같다.

표 2-3 PRECIS-2 tool

영역 번호	영역/설명
1	포함기준 (Eligibility)
	대상자가 통상임상환경에서 진료를 받는 환자와 유사한 정도
2	대상자 모집 (Recruitment)
	대상자 모집을 위해 통상진료환경 이상으로 노력한 정도
3	세팅 (Setting)
	임상시험 환경이 통상임상환경과 다른 정도
4	기구 (Organisation)
	임상시험에서 중재를 위한 자원, 제공자의 전문지식, 의료전달 기구 등이 통상임상환경과 다른 정도
5	중재 제공의 유연성 (Flexibility, delivery)
	중재가 제공되는 방법의 유연성이 통상임상환경과 다른 정도
6	순응의 유연성 (Flexibility, adherence)
	참여자가 모니터링되고 중재에 순응하도록 요구되는 정도가 통상임상환경과 다른 정도
7	추적관찰 (Follow-up)
	측정의 강도와 참여자의 추적관찰이 통상임상환경과 다른 정도
8	일차 결과 (Primary outcome))
	임상시험의 일차 결과가 참여자의 건강상태를 직접적으로 반영하는 정도
9	일차 분석 (Primary analysis)
	주요 결과의 분석에 모든 데이터가 포함되는 정도

PRECIS tool과 마찬가지로 wheel 형식으로 평가한다(〈그림 2−2〉).

---

4 Loudon K, Treweek S, Sullivan F, Donnan P, Thorpe KE, Zwarenstein M. The PRECIS-2 tool: designing trials that are fit for purpose.BMJ. 2015;350:h2147

그림 2-2 PRECIS-2 "wheel"

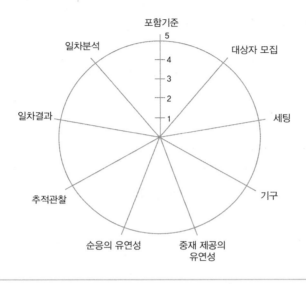

2 근거의 생성과 합성

보건의료분야에서 근거의 생성(generation)과 합성(synthesis)의 개념은 일반적으로 일차적인 환자자료 등을 활용한 지식의 새로운 생성과 새롭게 생성된 지식을 활용한 근거의 종합적 합성결과를 의미한다. 학문적인 실험실연구에서부터 임상연구에 이르기까지의 지식의 생성도 중요하지만 보건의료체계에서의 근거의 생성과 합성은 조금은 다른 접근과 시각이 필요하다. 인구의 고령화와 만성질환, 복합질환, 암질환 등의 증가로 의료비 지출이 급격하게 증가되어 효율적인 자원의 이용에 대한 요구가 사회적으로 증가하고 있다. 이에 환자, 의료제공자, 정책결정자들은 무엇이 최선의 진료인지를 규명하고자 하는 관심도 증가하고 있으며 보건의료자원을 효율적으로 사용하기 위한 의사결정에 합리적이고 타당한 근거의 생성과 합성의 연구결과 정보를 제공함으로써 국민 의료의 질을 향상시키는 것을 목표로 한다.

2.1 근거의 생성

보건의료체계에서의 근거는 경험, 전문지식, 추론, 연역 및 철저하게 수행된 연구의 결과로부터 생성될 수 있지만, 일반적으로 잘 설계된 연구의 결과가 개인적인 의견보다 근거로서 더 신뢰할 만하다고 받아들여진다. 그러나 이러한 수준의 연구 근거가 없을 때 다른 근거가 특정 문제에 대해 "최선의 이용가능한 근거(best available evidence)"로 대표될 수 있다. 이러한 근거는 보건의료전달체계에 가장 의미있고 유용한 정보를 제공하기 위해 제시된다. 보건의료 전문가들은 보건의료문제를 해결하기 위하여 효과성에 대한 근거보다도 실행가능성, 적절성, 임상적으로 의미있는 지 등의 더 넓은 범주의 근거를 고려한다.

2.1.1 근거기반보건의료와 근거 생성을 위한 다양한 접근법

보건의료체계에서 다양한 문제를 해결하기 위하여 의사결정에 도움이 되는 근거를 생성하는 방법에는 근거 수준이 가장 높은 무작위배정비교임상시험부터 비무작위 임상시험, 관찰연구(코호트연구, 환자－대조군연구, 단면연구, 환자군연구, 증례보고), 조사연구(전문가 인식 및 환자선호도 조사), 질적연구 등 다양한 방법이 있다. 특히, 보건의료분야에서는 실제 인구집단에서 이루어지는 일상진료환경에서 노출이나 치료성과를 평가하는 성과연구의 필요성이 강조되고 있으며 이는 대부분 대표성 있는 연구대상자를 확보하여 일상진료 하에서의 치료성과를 평가하기 위하여 관찰연구 형태로 수행되는 경우가 많다. 임상연구 및 관찰연구에 적용하는 연구설계의 종류별 개념과 수행방법에 대한 소개는 제3장에서 구체적으로 다룬다.

우리의 보건의료분야에서 의사결정을 완벽하게 도울 수 있는 출판된 연구근거는 일반적으로 불충분하다. 양적으로 부족하고 질적으로 완전하지 못하며 비뚤림위험이 있는 결과를 제시하거나 현실의 대상 및 문제를 충분히 반영하지 못할 수 있다. 또한 보건의료환경에서 야기되는 문제는 지역적, 정치적, 정책적, 문화적으로 다양하여 단일하지 않으며 연구 근거는 보건의료현장의 질을 향상시키기 위해 요구되는 지식의 일부분일 뿐이다. 또한 경제성 평가 및 의료기술평가 분야에서 우리 국민에 가장 적합한 의료행위 및 의료정책을 결정하기 위해서는 한국인을 대상으로 우리의 의료전달체계에서 수행된 임상연구 및 관련 연구자료가 필수적으로 요구된다. 그런데 현재 우리나라에서는 공익적 목적의 의료기술에 대한 평가를 위한 임상연구 및 관련 연구는 체계적으로 지원·수행되지 못하고 있다.

기초연구에서 발견된 지식들이 환자 및 일반국민들의 건강 향상에 도움이 되기 위해서는 기초연구 → 중재연구 → 임상연구 → 근거합성 → 의료현장 적용 → 사회적 수요 → 기초연구와 같은 보건의료에서의 근거 파이프라인을 통한 지속적인 검증과 자극이 필요하다(《그림 2－3》). 또한 진료현장에서 이루어지는 의료행위나 의료정책들은 과학적인 근거에 의해서만 결정되는 것이 아니며 다양한 요인들에 의해 영향을 받게 되므로 현장에서 실제로 이루어지는 의료행위에 대한 자료를 수집하여 분석하는 작업이 필수적으로 요구된다. 의료행위의 성과분석을 통해 문제점을 분석하고 이렇게 분석된 자료가 근거자료로 활용되어 새로운 임상진료지침의 작성에 도움을 주게 된다. 또한 성과연구를 통해 도출된 보건의료에 대한 사회적 수요는 보건의료분야의 기초연구과제의 설정이나 방법론에도 영향을 미치게 된다.

그림 2-3 보건의료에서의 근거 파이프라인

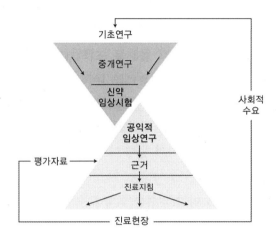

2.1.2 보건의료분야에 적용된 근거 생성 사례

우리나라의 경우 의료기술평가에 대한 개념 및 정책이 2000년 중반이후 도입되었으며 신의료기술 이외에 기존의 보건의료기술에 대한 정책적 의사결정을 지원하기 위해 연구근거가 활용된 사례는 드물다. 그러나 2014년 선별급여라는 정책을 도입하면서 기존에 제대로 된 기술평가가 이루어지지 않은 상태로 비급여기술로 인정받고 있던 기술들에 대한 의사결정을 해야 하는 입장을 정책당국이 맞이하게 되었다. 이때 국내에서 활발히 시행되고 있던 로봇수술이 선별급여로 인정할 만한 기술인지를 결정하는 의사결정을 필요로 하게 되어 한국보건의료연구원에서 2013년, 2014년 두 해에 걸쳐 국내 약 90% 가량 시행되는 암종을 파악한 이후 이 적응 암종에 따른 로봇수술의 안전성과 효과성을 평가하였다. 우리나라의 경우 전립선암에서 로봇수술이 가장 활발히 이루어지고 있으며, 2013년에 수행한 체계적 문헌고찰에서는 기능적 결과뿐 아니라 안전성 측면에서도 더 안전하고, 재원일수와 출혈량 등 수술직후 결과도 향상시키는 것으로 나타났으나 비용 효과적인 면에서 로봇수술은 논란이 있어 국내 환자 자료에 기초한 효과 차이 및 효용 조사를 통한 경제성 평가결과의 제시가 요구되었다. 체계적 문헌고찰이나 경제성 분석은 근거의 합성의 대표적인 사례이지만 국내 환자자료를 바탕으로 치료효과를 분석한 후향적 코호트연구는 근거의 생성 사례이므로 이 장에서 소개하고자 한다. 후향적 코호트연구를 통해 국내에서 수행된 근치적 전립선절제술 방법별 임상적 안전성 및 유효성을 분석하고자 하였으며 2010년과 2011년에 5개 병원에서 임상병기 T1~T3 전립선암으로 진단받고, 근치적 전립선절제술을 시행받은 864명의 의무기록자료를 분석하였다. 환자의 기저상태를 보정하기 위하여 결과에 영향을 미칠 것으로 고려되는 변수(연령, BMI, Gleason점수, PSA수치)를 기준으로 짝짓기한 대상군의 분석결과, 로봇수술은 기존수술법에 비하여 출혈량이 적은 것으로 나타났으며, 골반림프절 절제술과 신경보존술의 시행 비율이 더 높았다. 종양학적 결과로 절제면 양성률과 생화학적 재발률은 수술법간의 차이가 없었다. 안전성 결과로써 합병증 발생, 전이, 사망은 발생건수가 적어 직접 비교를 수행하지 못하였다. 기능적 결과로써 요자제 회복률은 로봇수술이 3개월 시점에서 88.7%, 3년 시점에서 95.3%로 가장 높았다. 연령, BMI 등 요자제 회복에 영향을 미치는 교란변수들을 보정한 다변량분석결과에서 로봇수술의 요자제 회복률은 복강경수술에 비하여 높게 나타났으나 개복수술과는 차이가 없는 것으로 나타났다(윤지은, 2014).

국내 환자자료에서는 로봇수술이 기존수술에 비해 수술직후 결과(재원일수, 수술시간, 출혈량 등)와 기능적 결과(요자제 회복률)를 향상시키는 것으로 나타났는데, 이는 선행 의료기술평가보고서 및 체계적 문헌고찰의 결과와 비슷하였다. 하지만 성기능회복 결과는 의무기록의 기록 미비로 본 후향적 코호트분석에서는 확인할 수 없었다. 생화학적 재발의 경우 국외에서 보고된 의료기술평가 보고서 및 체계적 문헌고찰 결과와 유사하게 수술법간의 차이는 없는 것으로 나타났으나, 국내 체계적 문헌고찰(이선희, 2013)의 결과인 생화학적 재발의 정의에 따라 로봇수술군에서 재발률이 유의하게 낮은 것과는 다른 결과를 보였다.

위의 사례는 국내 임상현실에서 로봇수술의 안전성 및 효과성을 규명하기 위해서 시행된 연구였다. 국외에서 출판된 연구 근거를 바탕으로 종합적인 결과를 도출한 결과와 일부 변수에서는 결과가 유사하였지만 그렇지 않은 결과도 존재하였다. 또한 후향적 코호트연구로 수행되어 비뚤림위험이 대상군 선정, 비교가능성, 교란변수 통제 등 다양하게 존재하지만 이미 임상현장에 도입되어 활발히 사용되고 있는 수술법으로 무작위배정비교임상시험의 실행가능성이 낮은 점 또한 새로운 근거를 제대로 생성하지 못하는 장애요인으로 작용하였다. 그러나 보건의료정책을 수립하기 위한 의사결정이 필요한 시기에 여러 근거들의 종합적인 결과와 함께 자국의 근거자료에 대한 제시와 이를 바탕으로 수행된 경제성 평가결과까지 제시될 때 합리적인 의사결정이 가능해진다. 본 사례는 2015년 로봇수술의 선별급여 도입 여부를 고려할 때 전립선암에서 경제성이 부족하고 사회적 요구도도 높은 것이 인정되지 않아 선별급여로 승인하지 않은 의사결정을 내리는데 기초자료로 활용되었다.

2.2 근거의 합성

근거의 합성은 보건의료분야에서의 의사결정을 돕기 위하여 특정 주제에 대한 연구 근거와 의견들의 분석이나 평가를 의미한다. 그러나 근거 합성의 과학은 치료효과 및 원인 규명과 관련된 수치로 표현되는 자료에 대한 메타분석에서 가장 빠르게 발전하였다. 향후 이론적 기반의 발전, 근거 본질의 제안, 보건의료전달체계에서 이들의 역할 및 전세계 건강증진의 촉매로서의 기능 등이 근거기반보건의료에서 중요한 요소라는 점이 규명될 필요가 있다.

근거의 합성 영역에서 체계적 문헌고찰 과정을 통한 근거합성방법의 조작적 정의화는 필수적이다. 보건의료체계에서의 효과성, 실행가능성, 적절성 및 경제성 등에 대한 근거는 체계적 문헌고찰 과정에서 매우 주요한 사항이며, 근거에 대한 다양한 형태(경험, 의견, 수치로 표현되는 연구 근거, 텍스트 형태로 제시되는 연구 근거)들이 평가(appraisal), 추출 및 합성될 수 있다.

최근 들어 보건의료분야에서는 현재까지의 최선의 근거를 보건의료 실무 현장으로 전달하여 보건의료시스템의 잠재력을 최대화시키고 최적의 건강결과를 얻는 방식으로 근거기반 정보를 효과적이고 시의적절하게 통합하여 제공하는 것의 중요성이 강조되고 있다.

2.2.1 근거기반보건의료와 근거 합성을 위한 다양한 접근법

보건의료분야에서 근거를 합성하는 대표적인 방법은 체계적 문헌고찰 및 경제성 분석 등이며 이들 방법론적 결과를 바탕으로 수행한 이차적인 근거합성결과로는 보건의료기술평가 및 임상진료지침 등이 있다. 체계적 문헌고찰 및 경제성 평가, 임상진료지침에 대한 기본개념과 수행방법에 대한 소개는 제5, 6, 7장에서 구체적으로 다룬다.

보건의료기술평가는 일차근거생성연구를 통해 창출된 근거자료를 진료현장에 적용하기 위하여 정리하는 과정을 포괄한다. 방법론적으로 체계적 문헌고찰 및 경제성 평가 등이 이용되며 평가된 자료는 근거요약물 및 지침형태로 정리된다.

2.2.2 보건의료분야에 적용된 근거 합성 사례

보건의료분야의 정책적 의사결정에서 체계적 문헌고찰로 대표되는 근거의 합성결과가 활용되는 분야는 신의료기술평가이다. 우리나라에서 의료행위에 대한 안전성, 효과성을 체계적 문헌고찰의 방법에 따라 종합적 결과를 제시하면 건강보험심사평가원에서 건강보험의 급여원리에 따라 경제성 등을 검토하여 급여여부를 결정한다.

이외에 기존 의료기술에 있어 근거합성결과가 보건의료정책 수립에 반영된 사례는 한국보건의료연구원에서 수행된 로봇수술 사례가 대표적이다. 13개 암종에 해당하는 로봇수술에 대한 현존하는 근거를 체계적으로 수집, 비평적으로 평가 및 건강결과에 대한 통합분석을 통해 종합적인 결과를 제시하여(이선희, 2013; 박동아, 2014) 2015년 로봇수술에 대한 선별급여 의사결정에 활용하였다. 전립선암을 제외한 대부분의 암종에서 로봇수술의 임상적 안전성 및 효과성은 명확하게 결론을 내리기에 근거가 부족하거나 유의미하지 않았다.

전립선암에 대해서는 앞서 제시한 경제성 평가를 위한 국내 치료효과, 비용분석, 효용값 조사 등을 시행하여 모형에 기초한 비용-효용분석을 수행하였다(윤지은, 2014).

근치적 전립선암절제술 환자의 수술법간 경제성분석은 보험의료체계 관점으로 분석기간 1년의 결정수형모형을 사용하여 수술방법(개복수술, 복강경수술, 로봇수술)간 비용-효용분석 결과, 개복수술 대비 복강경수술의 ICER는 44,338,406원/QALY, 개복수술 대비 로봇수술의 ICER는 132,507,255원/QALY, 복강경수술 대비 로봇수술의 ICER는 252,141,944원/QALY으로 조사되었다. 임계값 분석을 수행한 결과, 복강경수술은 약 70만원 감소 시 복강경수술이 개복수술에 비해 비용-효과적인 대안이 될 수 있으며, 로봇수술 비용이 약 900만원 감소 또는 830만원 감소할 경우 로봇수술이 개복수술 또는 복강경수술 대비 비용-효과적인 대안이 된다.

본 연구에서 수술 후 1년 동안 복강경수술 대 개복수술, 로봇수술 대 개복수술, 로봇수술 대 복강경수술의 비용과 효과를 분석한 결과, 1년 시점에서 삶의 질 개선효과의 차이는 0.04~0.09 QALY로 크지 않은데 반해, 두 대안간 비용의 차이는 약 230~1,200만원으로 크게 나타났다. 즉 효과 차이는 작았고 지출되는 비용이 매우 크기 때문에 고가의 수술치료 비용이 두 군의 수술비용이 거의 유사해지는 수준 또는 약간만 높은 수준으로 감소해야 비용-효과적인 대안이 될 수 있다는 결과를 제시하였다. 이러한 근거 생성 및 근거 합성의 과정을 통한 근거자료에 기반하여 국내 환자자료의 결과를 합성·분석하여 종합적으로 제시한 경제성 분석결과를 바탕으로 국내 보건의료환경의 특성을 반영한 근거에 기초한 합리적인 정책적 의사결정이 이루어지는데 이바지하였다.

③ 연구방법의 분야에 따른 개념에 대한 이해

3.1 기본개념

근거기반의학과 관련하여 연구방법에 대한 여러 가지 용어들이 쓰이고 있다. 이들의 개념은 명확히 구별되기도 하지만 서로 혼동하여 사용되기 때문에 이들 개념을 명확히 정의하는 것이 필요하다.

루스 등은 효능, 효과, 효율의 세 가지 개념을 가로축으로 하고 근거생성, 근거합성, 의사결정의 세 가지 개념을 세로축으로 하여 근거기반 연구방법론의 분야에 대한 용어를 설명하였다(Luce, 2010)(〈그림 2-4〉).

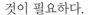 **그림 2-4** **근거기반보건의료 관련 용어에 대한 모식도**

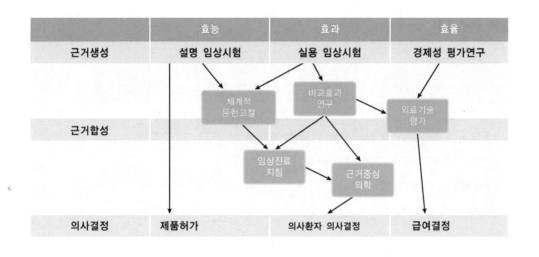

출처: Luce, 2010.

그림에서처럼 체계적 문헌고찰, 비교효과연구, 임상진료지침, 근거기반의학, 의료기술평가 등이 개념 이해에 필요한 용어이다. 이에 대해 설명하도록 한다.

3.2 체계적 문헌고찰

체계적 문헌고찰은 "특정 질문에 해답을 줄 수 있는 특정 연구들의 결과를 확인, 선택, 평가 및 요약하는 명시적이고 사전 지정된 과학적 조사"라고 정의할 수 있다(Eden, 2011). 체계적 문헌고찰은 체계적이고 포괄적인 문헌검색과 사전에 정해진 포함/배제기준에 따른 문헌선택, 선정된 문헌에 대한 비뚤림위험 평가 등의 엄격하고 객관적인 연구과정을 거친다. 일반적으로 종설 또는 문헌고찰은 체계적 문헌고찰과 비체계적 문헌고찰(narrative review)로 구분되며 비체계적 문헌고찰은 문헌선택, 포함/배제기준에 따른 연구 선정, 비뚤림위험 평가, 연구결과 합성 등에서 체계적인 방법론을 사용하지 않는 경우를 말한다(김수영, 2011).

일반적으로 체계적 문헌고찰은 프로토콜 개발, 체계적 문헌고찰 수행, 보고서 작성 및 개정의 과정을 거친다.

프로토콜 개발은 체계적 문헌고찰의 계획을 결정하는 것이며 검색방법, 문헌선정방법, 비뚤림위험 평가방법, 자료합성방법 등을 미리 계획하여 이를 문서화 하는 것이다.

체계적 문헌고찰은 대체로 6단계로 이루어진다.

- 1단계는 문헌검색으로 관련 데이터베이스에서 검색을 수행하는 단계이다.
- 2단계는 문헌선택으로 명확한 포함/배제기준에 따라 문헌을 선정하는 단계이다.
- 3단계는 자료추출단계로 포함된 문헌에서 필요한 내용들을 체계적으로 추출하고 코딩하는 단계이다.
- 4단계는 비뚤림위험평가단계로 각 연구설계에 맞게 특정 비뚤림위험 평가도구를 사용하여 연구들의 비뚤림위험을 평가하는 단계이다.
- 5단계는 자료분석과 결과제시 단계로 포함된 연구들을 정성적 혹은 정량적으로 합성하여 그 결과를 표나 그림으로 제시하는 단계이다.
- 6단계는 근거평가 및 결론도출 단계로 분석된 자료를 바탕으로 해당 중재의 효과에 대해 확신 정도를 결정하고 결론을 도출하는 단계이다.

체계적 고찰의 수행이 완료되면 적절한 보고지침에 맞게 보고서를 작성하며 근거의 내용이 변화하는 경우 체계적 문헌고찰의 내용을 갱신하는 것을 고려해 볼 수 있다.

3.3 임상진료지침

임상진료지침은 "보건의료 제공자의 의사결정에 도움을 주기 위해 과학적 근거를 검토하여 체계적으로 개발된 권고와 관련 내용을 기술한 것"으로 정의할 수 있다. 또한 환자가 의학적 의사결정을 하는 경우에 도움을 줄 수 있으며 보건의료 제공자와 환자의 의사소통에도 도움을 줄 수 있으며, 보건의료인력의 교육에도 쓰일 수 있다(지선미, 2010).

진료지침의 개발방법에는 수용개작(adaptation)과 직접개발(de novo development)의 두 가지가 있다. 이 두 가지 방법론의 가장 중요한 구분점은 기존의 진료지침을 근거원(source of evidence)으로 하는지 여부이다. 직접개발의 경우에도 기존 진료지침을 찾아 검토하기는 하지만 결정한 핵심질문에 대해 직접 검색하고 여기에서 얻은 근거를 통해 진료지침을 개발한다. 수용개작은 전통적인 방식과 '변형방식(modified adaptation)' 혹은 '하이브리드(hybrid)' 방식으로 구분할 수 있다. 두 방법의 구분점은 권고사항을 전부를 기존 진료지침의 권고 혹은 근거를 검토해서 얻는지 아니면, 최근 근거를 검색하여 기존 권고안에 대한 권고안을 다시 도출하거나, 기존 진료지침에서 다루지 않은 핵심질문에 대해 추가적인 체계적 문헌고찰을 시행하는지 여부이다(김수영, 2015).

진료지침 개발과정은 ① 기획, ② 개발, ③ 최종화의 3가지 단계로 구분된다. 기획은 개발그룹 결성, 기존지침 검토, 개발계획 수립, 핵심질문 도출 등으로 이루어진다. 개발단계의 경우 직접개발은 근거의 검색, 근거의 평가, 근거의 평가, 권고안 작성과 등급화, 합의회의의 단계를 거치며, 수용개작의 경우 진료지침 검색과 선별, 진료지침 평가, 결정과 선택, 진료지침 초안 작성, 합의회의 등의 단계를 거치게 된다. 최종화 단계는 외부 검토와 공식적 승인, 진료지침 출판, 진료지침 개정계획 수립의 단계 등으로 구성된다.

3.4 의료기술평가

의료기술(health technology)이란 건강의 상태를 유지, 개선하고 질병을 치료하고 예방하며 재활을 돕는 모든 약제, 장비, 시술, 시스템을 말한다. 의료기술평가(health technology assessment)는 특정 의료기술이 어떤 사람들에게 적절히 사용될 수 있는 지, 기존의 사용되고 있는 다른 기술에 비해 안전하고, 효과적이며 효율적인 지를 과학적, 체계적, 포괄적으로 평가하여 의사결정자 및 정책결정자에게 제공하는 행위를 말한다(Goodman, 2014).

의료기술의 평가는 체계적 문헌고찰, 인터뷰나 설문지를 이용한 조사, 임상시험, 비용－효과분석과 같은 경제성 평가, 결정분석이나 시뮬레이션 모델 같은 모델링/평가뿐만 아니라 합의안컨퍼런스, 델파이기법 같은 다양한 방법으로 시행된다.

의료기술평가가 평가하는 것은 중재 관련 안전성, 효능, 효과, 기술적 특성, 경제성, 사회적, 법적, 윤리적, 정치적 영향 등이다.

3.5 비교효과연구

비교효과연구는 일상진료환경에서 특정 질병 또는 상태를 예방, 진단, 치료, 모니터링하기 위한 둘 이상의 중재들(약물, 의료기기, 검사, 수술 등)의 이득, 위해 혹은 비용 측면에서의 건강관련 결과를 인구집단수준이나 하위집단수준에서 비교하는 것이다. 비교효과연구는 임상시험, 관찰연구, 경제성 평가를 통해 근거를 창출하거나 체계적 문헌고찰 등을 통해 근거를 합성하여 환자, 진료제공자, 정책결정자, 일반국민에게 정보를 제공하고 보건의료정책결정, 의료기술평가와 임상진료지침 개발에 도움을 주는 것을 목적으로 한다.

일상진료환경(routine care setting)이란 임상시험 환경과 같은 실험적 환경, 이상적 환경이 아닌 일반적이고 일상적인 실제 임상현장을 의미한다. 건강관련결과(health related outcome)란 연구에서 사망, 질병의 발생 등과 같은 특정 중재의 목표가 되는 효과측정치로서 임상적 결과 변수(clinical endpoint), 최종 결과변수(final endpoint)와 유사한 의미로 사용되고 혈압 수치의 감소나 혈청지질 수치의 감소와 같은 대리결과(surrogate outcome)에 대한 반대 의미로 사용된다. 건강관련결과에는 건강관련 삶의 질 같은 환자보고결과(PRO[5])도 포함된다.

비교효과연구(comparative effectiveness research)는 미국에서 의료개혁의 일환으로 제안된 연구영역으로 기존의 대안들과 비교하여 특정 의료기술의 위해와 이득이 어떠한가를 비교 분석하는 것이 골자이며, 연구를 통하여 얻어진 정보가 보건의료분야의 의사결정에 활용되고자 하는 것이다. 유럽의 경우는 상대적 효과평가(relative effectiveness assessment)라는 개념을 제안하고 있다(김수영, 2012).

④ 불확실성 속에서 의사결정

의학적 근거를 사용하여 의사결정 하는 과정에서 아직 근거가 확립되지 않은 경우에 대한 고려가 없으면 의사결정이 경직되고 의료현장의 필요를 충분히 반영하지 못할 수 있다. 의학적 근거가 만들어지는 과정은 크게 두 가지로 볼 수 있는데, 실험적 임상연구를 통한 경우와 일상적인 임상현장을 통해 이루어지는 경우이다. 무작위배정비교임상시험이 전자의 대표적인 예가 될 것이고 후자의 경우 증례보고와 환자군연구로 시작되어 코호트연구에 이르기까지 다양한 형태의 관찰적인 연구를 통해 그 근거가 만들어지게 된다. 전자의 경우는 근거의 수준이 높게 평가되나 후자의 경우는 근거수준이 낮게 평가되며 종종 근거가 부족하다는 평가를 받게 된다. 그러나 전자의 경우 많은 비용의 연구비를 요함으로 의료기술과 관련된, 의료현장에서 발생하는 모든 필요로 하는 정보를 제공할 수는 없다. 예를 들어 면역세포 중 B 림프구의 CD 20에 대한 항체로 개발되어 여포형 림프종의 치료에 도입된 맙테라의 경우 2상이나 3상의 임상연구를 통해 근거를 생성하고 FDA에 적응증을 인정받았다. 반면 임상의사들은 시각신경척수염과 같이 B 림파구가 관여하는 것으로 알려진 질환들에서 기존의 치료에 반응하지 않은 환자들에게 동약제의 기전을 이용하여 사용을 시도해보았고 이러한 시도들은 임

---

5 Patient Report Outcome, PRO

상시험의 엄격히 규제된 환경이 아닌 일상진료현장에서 이루어졌으며 환자증례보고나 환자군연구 등과 같은 형태로 동료의사들과 사용경험들을 학술적으로 나누면서 근거들이 생성되기 시작하여 전후비교연구나 코호트연구 수준의 연구들이 축적되었고 이러한 관찰적 연구들에 대한 체계적 문헌고찰을 통해 근거가 합성되어 제시되기도 하며 해당 분야의 유수한 교과서에도 치료법으로 게재되기도 하였다. 또한 시급성을 요하며 시장에 진입한 많은 의료기술들에 대한 의학적 근거가 아직 부족한 상태에서 의사결정을 내려야 하는 상황은 종종 발생한다. 이러한 경우 수용이나 불수용과 같은 이분법적 의사결정만으로는 임상현장의 필요를 해결할 수 없다.

〈그림 2-5〉에서 보듯(이상무, 2009) 의사결정 당시 이득과 해에 대한 종합적 판단을 내리기 미흡할 경우 수용하지 않기로 결정하여 시장에서 사용의 가능성이 배제된다면 A의 경우에 해당하는 의료기술이었다면 환자들에게 도움이 될 기술을 잃게 되게 되는 것이다. 반면 수용한다고 결정할 경우 B에 해당하는 의료기술이었다면 효과적이지 못한 심지어 해로울 수도 있는 의료기술이 추후의 어떤 검증도 없이 사용되게 되어 시장에서 확산되나 누구도 그 효과에 대한 추가적인 관심을 갖지 않아 그대로 사용될 수도 있게 된다. 따라서 의사결정 당시 잠재적 이득이 있으나 근거가 부족하여 불확실성이 있을 경우를 다룰 수 있는 제도적 장치가 필요하다.

그림 2-5 **불확실성 하의 의사결정**

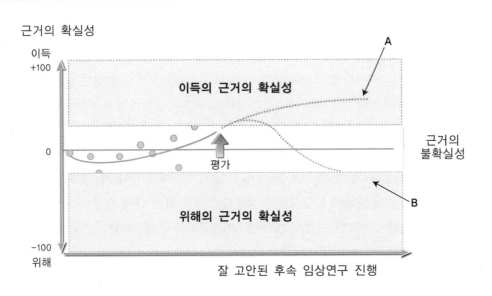

즉 일정기간 조건부로 사용할 것을 수용하여 해당 의료기술의 득실을 판단할 수 있도록 근거를 생성할 수 있게 하는 것이다. 미국의 국가 의료보장제도인 메디케어에서는 의학적으로 필요하고 합리적인 경우 급여하는 정책을 갖고 있으며 이를 입증하지 못한 실험적 의료인 경우는 보장하지 않고 있다. 새로운 의료기술 중 일부 그리고 기존의 의료기술 중 근거가 부족한 경우라도 추가적인 근거의 생성을 허용하면서 제한적으로 보장해주는 체계를 갖고 있는데 이를 근거창출급여(CED[6])라고 부른다. 이러한 근거창출급여를 통해 폐기종환자들에게서 폐용적감소수술을 시행한 결과 예상외로 이득을 보지 못하는 군들이 있었고 이득을 본 특정 군들에 대해서만 추후 급여하도록 정하기도 하였다. 이러한 과정을 거치지 않고 급여하였다면 오히려 해로울 수도 있는 군들에게 계속 수술이 행하여질 수도 있었을 것이므로 이와 같은 제도가 가져다주는 이익을 이해할 수 있다. 캐나다 온타리오주에서는 의사결정과정에서 안전성, 효능, 효과, 가치 등의 다양한 방면의 불확실성에 대한 해결책으로 데이터의 생성과 연계하여, 즉 연구와 연계한 조건부급여제도(CFFE[7])를 각 불확실성이 있는 분야에 맞게 운영하고 있다. 즉 효능에 있어 불확실성이 있다면 설명 무작위배정비교임상시험(explanatory RCT)을 효과에 있어 불확실성이 있다면 실용 무작위배정비교임상시험(pragmatic RCT)이나 코호트나 레지스트리를 이용한 관찰적 연구를 시행하는 식의 접근이다. 이외 호주는 행위의 급여결정과정에서 의사결정을 하는 MSAC의 의사결정방법 중 하나로 급여, 급여하지 않음 외에 조건부급여(interim funding)의 트랙을 가지고 있으며 영국의 경우 임상시험 내 사용(OIR[8])이라는 의사결정 방법을 운영하고 있다.

우리나라에서는 2005년 중증질환에 대한 보장성을 강화하는 과정에서 건강보험심사평가원에서 암질환심의위원회를 통한 허가초과 항암제 사용 승인과정에서 비급여를 허가해주는 과정에 이러한 제도를 도입하였고 행위의 경우 2008년경 신의료기술에 대한 급여 여부 결정과정에서 조건부로 비급여 승인해준 조기위암에서 내시경적 점막하절제술(ESD[9])과 대동맥근부성형술(CAVAR) 수술의 두 사례가 있었고 전자의 경우 한국보건의료연구원과 12개 병원의 참여에 따른 전향적 레지스트리를 통한 연구를 7년 넘게 진행함으로써 우리나라에서 이 분야의 객관적인 근거를 산출하는데 큰 역할을 하게 되었다. 이외에도 약제 재평가과정에서 그 효과가 불확실한 약제들에 대하여 임상시험을 진행하여 그 결과가 나와 재평가를 할 때까지 급여를 유보시켜준 기존 급여 의료기술에 대한 근거창출급여를 운영한 적도 있다.

---

6 Coverage with Evidence Development, CED
7 Conditionally Funded Field Evaluation, CFFE
8 Only In Research, OIR
9 Endoscopic Submucosal Dissection, ESD

　　외국의 제도와 우리나라에서의 다양한 경험에 비추어 볼 때 조건부의사결정 형태인 근거창출급여 혹은 근거창출비급여는 의사결정의 유연성을 제공하여 해당 의료기술의 참된 가치를 판단하는데 긍정적 역할이 있으나 반면 이해당사자들의 본 제도에 대한 분명한 이해가 부족할 경우 갈등으로 번질 수 있고 사전에 제도설계가 명확히 되고 각자의 역할에 대한 분명한 계약이 되지 않고 운영하게 될 경우 근거생성의 충분한 결과를 얻지 못할 수 있고 때로는 결과를 놓고 재평가해 의사결정하는 과정에서 혼선을 빚을 수도 있다. 따라서 이러한 조건부근거창출급여/비급여 제도는 정교하게 제도가 고안되어야 하고 재원, 근거창출연구계획, 데이터 수집, 분석, 결과에 대한 해석 및 그 주체 등에 대한 일련의 역할과 책무에 대한 명확한 규정을 갖춘 후 시행하는 것이 바람직하다.

참고문헌

• 김수영, 박지은, 서현주 등. NECA 체계적 문헌고찰 매뉴얼. 서울: 한국보건의료연구원: 2011.
• 김수영, 박종용, 이상무 등. 우리나라에서 비교효과연구의 추진전략 및 방향제시. 서울: 한국보건의료연구원: 2012.
• 김수영, 최미영, 신승수 등. 임상진료지침 실무를 위한 핸드북. 서울: 한국보건의료연구원: 2015.
• 박동아, 윤지은, 이나래 등. 로봇수술의 안전성과 유효성 분석(2). 서울: 한국보건의료연구원: 2014.
• 윤지은, 박동아, 안정훈 등. 전립선암에서 로봇수술의 경제성 분석. 서울: 한국보건의료연구원: 2014.
• 이상무. 근거중심 보건의료: 끊어진 선순환의 고리를 찾아서. 대한의사협회지. 2009;52:532-5.
• 이선희, 김진희, 황진섭 등. 로봇수술의 안전성과 유효성 분석. 서울: 한국보건의료연구원: 2013.
• 지선미, 김수영, 신승수 등. RAND 방법으로 합의한 임상진료지침의 정의와 질 평가 기준. 보건행정학회지. 2010;20:1-16.

• CLASP (Collaborative Low-dose Aspirin Study in Pregnancy) Collaborative Group. CLASP: a randomised trial of low-dose aspirin for the prevention and treatment of pre-eclampsia among 9364 pregnant women. Lancet. 1994;343:619-29.
• Gartlehner G, Hansen RA, Nissman D, et al. A simple and valid tool distinguished efficacy from effectiveness studies. J Clin Epidemiol. 2006;59:1040-8.
• Goodman CS. HTA 101: Introduction to Health Technology Assessment. Bethesda: National Library of Medicine: 2014.
• Haynes B. Can it work? Does it work? Is it worth it? The testing of healthcareinterventions is evolving. BMJ. 1999;319:652-3.
• Institute of Medicine. Finding What Works in Health Care: Standards for Systematic Reviews. Washington, DC: The National Academies Press: 2011.
• Luce BR, Drummond M, Jönsson B, et al. EBM, HTA, and CER: clearing the confusion. Milbank Q. 2010;88:256-76.
• North American Symptomatic Carotid Endarterectomy Trial Collaborators. Beneficial effect of carotid endarterectomy in symptomatic patients with high-grade carotid stenosis. N Engl J Med. 1991;32:445-53.
• Roland M, Torgerson DJ. What are pragmatic trials? BMJ. 1998;316:285.
• Thorpe KE, Zwarenstein M, Oxman AD, et al. A pragmatic-explanatory continuum indicator summary (PRECIS): a tool to help trial designers. J Clin Epidemiol. 2009;62:464-75.
• Treweek S, Zwarenstein M. Making trials matter: pragmatic and explanatory trials and the problem of applicability. Trials. 2009;10:37.

PART **02**

근거확보를
위한 방법론

CHAPTER 3

근거생성을 위한 임상연구설계

① 임상연구의 종류와 특성

임상연구에 적용하는 연구설계의 종류에 따라 연구결과로 도출된 인과관계에 관한 결론의 타당도가 달라진다. 증례보고에서 주장되는 의심되는 원인적 요인과 질병발생간의 인과관계는 설득력이 가장 낮고, 환자군연구, 생태학적 연구, 단면연구, 환자-대조군연구, 코호트연구 및 무작위배정비교임상시험의 순으로 그 설득력의 크기가 커진다. 환자-대조군연구와 코호트연구는 서로 다른 대상들을 비교하는 연구로서 비교군간의 비교성을 완전히 보장하기 힘들다. 이러한 제한점을 극복하기 위하여 결과변수(질병)를 경험한 대상(환자)만을 연구에 포함하여 서로 다른 시점의 자기 자신을 비교대상으로 삼는 응용연구설계가 최근에 개발되었는데, 환자-교차연구, 자신-대조환자군연구 등을 들 수 있다(《표 3-1》).

표 3-1 연구설계의 종류별 인과관계에 관한 연구결과의 설득력 크기

설득력의 크기	연구설계
가장 약함	증례보고(case report)
↑	환자군연구(case series study)
	생태학적 연구(ecologic study)
	단면연구(cross-sectional study)
	환자-대조군연구(case-control study), 환자-교차연구(case-crossover study)
↓	코호트연구(cohort study), 자신-대조환자군연구(self-controlled case series)
가장 강함	무작위배정비교임상시험(Randomized controlled trial)

1.1 증례보고

증례보고는 기존에 알려져 있지 않은 특이한 질병양상을 보인 환자의 임상적 특성과 임상경과 및 의심되는 원인에 관하여 보고하거나, 특정한 약물을 복용한 후에 특이한 유해사례를 나타낸 환자에 대한 경과를 보고하는 것이다. 1980년대 초에 발생한 에이즈환자에 대한 사례보고와 같이 기존에 알려져 있지 않았던 새로운 질병의 발생을 보고함으로써 동료 의학자들의 관심을 촉구하여 잇따른 증례보고들이 발표되도록 하고 나아가 같은 질환양상을 보이는 환자군을 구성한 후 공통점을 추구하여 그 원인과 새로운 질병의 정체를 밝히고 효과적인 진단법과 치료법을 개발하는 단초를 제공하는데 기여할 수 있다. 새로이 시판허가를 받은 약물의 안전성을 확인하기 위하여 부작용을 신고한 사례가 있는 경우 해당 약물과 신고된 유해사례 간의 가설을 제시하는 매우 경제적인 방법이다. 그러나 단 한 명의 환자를 관찰한 것이기 때문에 의심되는 약물을 복용한 환자들 가운데 그러한 약물유해반응을 경험한 환자가 발생한 규모를 파악할 수 없을 뿐 아니라, 대부분의 경우 한 사례만으로는 인과관계를 객관적으로 평가하기 어려운 것이 단점이다.

1.2 환자군연구

동일한 질병을 가진 환자들을 모아서 공통점을 파악함으로써 질병의 원인에 관한 가설을 제기하는 데 유용한 방법이다. 임상에서는 흔히 특정 질병을 진단받고 이미 치료를 받았던 환자들을 병원의무기록을 이용하여 후향적으로 찾아낸 후 환자들의 공통점을 파악하거나 과거에 치료받았던 내용들을 비교하여 치료효과의 차이에 관한 가설을 제기하는데 주로 활용되고 있다. 또한 동일한 요인에 노출된 사람들 혹은 환자들을 집단으로 구성하여 그 요인에 의한 결과를 관찰함으로써 인과관계에 대한 가설을 제기하는데 활용하기도 한다. 신약이 시판된 후에 드물거나 장기간에 걸쳐 발생하는 약물유해반응의 발생률(incidence rate)을 파악함으로써 안전성의 수준을 평가하기에 용이한 연구설계이다. 예를 들면, 골다공증치료제로 개발된 알렌드로네이트를 복용한 사람들 중에서 식도와 위에 궤양 등의 유해반응 발생수준을 추정한다든지(Park 2000), 유럽에서 무과립구증을 유발한다는 이유로 시판이 금지된 위궤양치료제인 메티아마이드와 화학적 구조가 유사한 시메티딘이 미국에서 시판되고 있기 때문에 시메티딘에 의하여도 같은 유해반응이 발생하는 지를 확인하는데 환자군연구가 활용되었다. 환자군연구를 통하여 유용한 가설을 제시하게 된 경우는 1960년대 후반에 미국 동부에서 20세 전후의 젊은 여성에서 발생한 희귀한 질병인 질선암종의 예를 분석하여 환자가 모태 속에 있을 때 산모가 복용하였던 디에틸스틸베스트롤(DES[1])이 원인일 것이라는 가설을 제기한 예(Herbst, 1970)를 들 수 있다. 우리나라에서 1995년부터 시행되고 있는 신약재심사제도는 국내에서 신약으로 시판허가를 받은 약물을 대상으로 4년 또는 6년 동안 600례 또는 3,000례의 환자를 대상으로 일상진료하에서 신약을 투여하고 일정한 기간 동안 신약의 안전성과 효과(effectiveness)를 관찰하는 사용성적조사를 의무적으로 시행하도록 하였는데, 이러한 제도는 환자군연구를 활용하는 것이다.

1.3 생태학적 연구

생태학적 연구는 개인이 아닌 집단을 대상으로 수행하는 연구이다. 즉 각 집단에서 특정요인에 대한 노출수준을 파악하고 동시에 건강결과에 대한 통계지표(발생률, 유병률, 사망률 등)를 파악하여 특정요인과 건강결과간의 상관관계를 평가함으로써 인과적인 관련성에 대한 가설을 제기하는 데 유용하게 활용할 수 있다. 한 예로 특정 약물의 처방률을 연도별로 관찰하고 그 약물에 의하여 발생한 것으로 추정되는 유해반응의 연도별 발생률을 파악하여 두 가지 지표간의 상관관계를 분석한 후 인과관계에 관한 가설을 제기할 수 있다. 예를 들면, 제약회사들의 자료로부터 파악한 경구용 피임약의 연도별 판매량과 정부의 사망원인통계자료로부터 파악한 정맥혈전색전증으로 인한 연도별 사망률간의 상관관계를 분석하여 경구용 피임약과 정맥혈전색전증간의 연관성을 주장하는 가설을 제시할 수 있다. 특히 정맥혈전색전증으로 인한 사망률이 가임연령의 여성에서만 경구용 피임약의 판매량과 상관관계가 통계적으로 유의하게 높게 나타나고, 다른 연령층의 여성이나 남성에서는 전혀 관련성을 나타내지 않는다면 인과관계가 성립될 가능성이 커진다.

생태학적 연구의 장점은 이미 만들어져 있는 자료를 이용하여 분석하기 때문에 연구결과를 신속하고 값싸게 얻을 수 있다는 점이다. 그러나 생태학적 연구의 단위가 개인이 아니고 집단이기 때문에 그 결과를 개인에게 직접 적용하는 경우에 오류가 발생할 수 있다는 점(생태학적 오류)이 문제될 수 있고, 교란변수의 영향을 보정할 수 없어서 인과관계를 확정하기는 어려워 수준이 높은 연구라고 인정하기 어렵다. 따라서 인과관계 확인이 가능한 연구설계를 적용하는 프로젝트를 착수하기 전에 신속하게 관련성을 확인해보기 위한 사전연구로 유용하게 쓰일 수 있다. 가령, 특정 진통제 성분과 관련된 혈액학적 부작용에 대한 우려가 제기되었을 때, 수 년에 걸친 연구를 수행하여야 결과를 얻게 되는 환자-대조군연구를 계획하고 수행하

---

1 diethylstilbestrol, DES

는 동시에, 해당 성분약의 시판자료를 IMS Korea로부터 얻고, 국내의 중증혈액학적 부작용 통계자료를 건강보험심사평가원에서 얻어 두 자료간의 상관관계를 분석하여 그 관련성을 확인하면 특정 의약품 사용과 부작용 발생간의 인과성에 대한 가설을 설정하는데 도움이 된다.

1.4 환자-대조군연구

환자－대조군연구는 특정한 질병을 가진 환자군과 그 질병을 가지지 않으면서 이들과 유사한 특성을 가진 대조군을 선정하여 두 집단에 속한 사람들의 과거경험을 표준화된 설문지를 개발하여 수집한 후 비교 분석함으로써 질병발생에 유의하게 관련된 위험요인을 밝히고자 하는 연구설계이다. 예를 들면, 근위대퇴골 골절을 경험한 노인들을 환자군으로 선정하고, 이들과 유사한 특성을 가진 노인들 가운데 골절을 경험하지 않은 사람들을 대조군으로 선정한 뒤, 두 집단에서의 과거경험을 면접조사로 수집한 후, 그 중 특히 음주여부를 비교함으로써 음주와 근위대퇴골 골절간의 인과적인 연관성이 있는 지를 확인할 수 있다(박병주, 1999)(〈그림 3−1〉).

그림 3-1   환자-대조군연구의 개념도

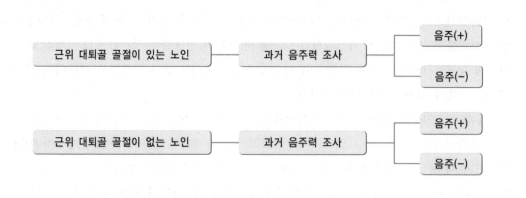

환자－대조군연구를 수행하면서 수집한 연구자료들을 〈표 3−2〉와 같이 요약한 후 자료분석을 하게 되는데, 환자－대조군연구에서는 질병을 가지지 않은 대조군을 연구대상으로 선정한 후, 과거에 연구대상이 되는 위험요인에 대한 노출(exposure) 여부를 확인하였기 때문에, 폭로군과 비폭로군에서 질병의 발생률을 직접 산출할 수는 없다.

표 3-2 환자-대조군연구에서 수집한 연구자료의 분석

	환자군	대조군	계
폭로군	a	b	n1
비폭로군	c	d	n0
계	m1	m2	N

※ 환자군에서 위험요인에 폭로 오즈 = a/c
※ 대조군에서 위험요인에 폭로 오즈 = b/d
※ 오즈비=(환자군에서 위험요인에 폭로오즈)/(대조군에서 위험요인에 폭로오즈) = ad/bc

　　하지만 다음과 같은 오즈(odds)는 산출할 수 있다. 즉 환자군에서 위험요인에 대한 폭로/
비폭로 오즈(a/c)와 대조군에서 폭로/비폭로 오즈(b/d)는 직접 구할 수 있으며, 이들 간의 비를
노출에 관한 오즈비(OR[2])라 정의하며 대조군에서 연구대상 위험요인에 대한 폭로/비폭로 비
에 비해 환자군에서의 연구대상 위험요인에 대한 폭로/비폭로 비가 몇 배인지로 정의된다. 이
러한 오즈비를 통해 연구대상이 위험요인에 노출됨으로써 특정 질병에 걸릴 위험이 몇 배 더
커지는지 또는 작아지는 지를 알 수 있다. 또한 연구대상 표본에서 관찰된 오즈비를 이용하여
모집단에서 참값의 범위를 제시하기 위하여 95% 신뢰구간을 통계적으로 추정한다.
　　환자－대조군연구의 사례로 2002년에 전국 신경과교수들이 공동연구진을 구성하여 한국
인을 대상으로 하여 페닐프로파놀아민(PPA[3]) 함유 감기약 사용과 출혈성 뇌졸중 발생에 대한
인과적 관련성을 평가하기 위하여 수행한 연구를 들 수 있다. 미국에서는 PPA가 함유된 식욕
억제제가 젊은 여성들에서 출혈성 뇌졸중이 발생할 위험을 높인다는 연구를 근거로 PPA 함유
약물의 시판을 중지하였다. 그러나 감기약에서 사용되는 적은 용량의 PPA 함유제도 같은 수
준의 위험성이 있는 지 입증하지 못하여 적은 용량의 PPA 함유 감기약 사용과 출혈성 뇌졸중
발생간의 관련성에 대한 대규모 환자－대조군연구의 필요성이 제기되었다. 연구대상으로 환
자군은 공동연구에 참여한 병원에 내원한 출혈성 뇌졸중환자 중 지주막하출혈과 뇌실질내출
혈, 뇌실내출혈로 진단받은 30~84세 환자로 정의하였고, 대조군은 뇌졸중 병력이 없는 사람
으로서 환자군과 개별적으로 성별, 연령별(5세) 짝짓기로 선정하였다. 선정비는 환자 한 명당
대조군 2명인 1 : 2로 짝짓기를 하였으며 대조군 가운데 1명은 병원을 방문한 환자 중에서 선
정하고(병원대조군), 1명은 형제, 친구, 이웃사람 중에서 선정하였다(지역사회대조군). 연구자료
는 훈련된 면접조사원을 통한 직접면접조사를 통하여 수집하였다. 수집된 자료를 이용한 통

---

2 Odds Ratio, OR

3 phenylpropanolamine, PPA

계분석은 대상자들의 특성분포가 환자군과 대조군간에 차이가 있는 지를 비교하였고, PPA 함유 감기약 복용과 출혈성 뇌졸중 발생간의 관련성에 대해 조건부 로지스틱 회귀분석을 이용하여 교란변수를 보정한 오즈비와 95% 신뢰구간을 산출하였다. PPA 복용기간과 복용량에 대한 경향성은 우도비검정(likelihood ratio test)을 이용하였다. 연구기간 중에 확보된 환자군은 996명이었고 대조군은 1,911명이었는데, 환자군 1명당 대조군 2명씩이 모두 짝지어진 완성세트는 940세트(환자군 940명, 대조군 1,880명)로 분석대상이 된 대상자는 모두 2,820명이었다. 분석결과 출혈성 뇌졸중 발생 14일 이내에 PPA를 복용하였을 경우의 보정 오즈비는 전체 대상자에서 2.14(95% 신뢰구간 0.94~4.84), 남성에서 1.36(95% 신뢰구간 0.45~4.15), 여성에서 3.86(95% 신뢰구간 1.08~13.80)으로 나타났다. 한편 출혈성 뇌졸중 발생 3일 이내에 PPA를 복용한 경우에 보정 오즈비는 전체 대상자에서 5.36(95% 신뢰구간 1.40~20.46), 남성에서 4.21(95% 신뢰구 0.78~22.77), 여성에서 9.15(95% 신뢰구간 0.95~87.89)로 나타났다. PPA 복용기간에 대한 경향성은 $p = 0.037$로 통계적으로 유의하였고, PPA 1일 복용량에 대한 경향성은 $p = 0.082$로 경계성 유의성을 보였다. 출혈성 뇌졸중의 종류별 위험도는 지주막하출혈의 위험도가 3.96(95% 신뢰구간 0.97~16.08), 뇌실질내출혈 위험도가 1.68(95% 신뢰구간 0.58~4.89)로 나타나 두 경우 모두 위험도를 높이는 것으로 나타났으나 통계적 유의성을 확보하지는 못했다. 이러한 결과를 바탕으로 감기약에 함유된 PPA의 복용으로 출혈성 뇌졸중이 발생할 위험을 증가시킬 가능성이 충분하며 이는 30세 이상의 모든 연령에서 공통된 현상으로 나타났는데 특히 여성에게 뚜렷하게 나타났다(Yoon, 2007).

환자-대조군연구의 장점은 비교적 드물게 발생하는 건강결과의 위험요인을 파악하는데 유리하고, 단일한 건강결과를 발생시키는 여러 위험요인들을 동시에 파악할 수 있으며, 비교적 단시간에 연구결과를 얻을 수 있다는 점이다. 앞의 환자군연구에서 예를 든 임신초기에 복용한 DES와 딸에서 발생한 질선암종에 관하여 제기된 가설을 검정하기 위하여 1960년대 후반 미국 동부지역에서 발생한 질선암종환자를 파악한 결과 모두 8명이 확인되어 환자군으로 삼고, 같은 시기에 동일한 병원에서 태어났던 건강한 여자들을 확인하여 환자군과 1:4로 짝지어 뽑은 32명의 대조군을 연구대상으로 선정하였다. 두 집단의 어머니들이 과거 임신초기에 경험하였던 내용을 조사하여 분석한 결과, 임신초기에 유산을 예방하기 위하여 투여하였던 DES가 딸에서 15년 내지 25년 후에 질선암종을 유발한 것을 확인할 수 있었다.

환자-대조군연구의 단점은 연구대상 위험요인에 노출된 사람이 적은 경우에는 적용하기 어려우며, 과거에 노출된 위험요인에 관한 정확한 정보를 파악하기 어려운 경우에는 거의 이용할 수 없다는 점이다. 또한 특정한 위험요인을 대상으로 하여 위험요인에 노출된 사람에서 특정 건강결과의 발생을 관찰하는 연구가 아니고, 이미 건강결과가 발생된 환자로부터 과거에 경험한 위험요인에 관한 정보를 파악하는 연구이기 때문에 특정 요인에 따른 건강결과의 발생률을 직접 산출할 수는 없다. 대조군을 선정하는 과정에서 비교성이 없는 사람들을 선정하는 경우에는 선택비뚤림(selection bias)에 의하여 연구결과가 비뚤어지게 되며, 과거 위험요인에 노출된 정보를 수집하는 과정에서 정확성이 떨어지거나, 환자군과 대조군에 대하여 위험요인에 관한 정보수집과정이 같지 않으면 연구결과가 비뚤어지는 정보비뚤림(information bias)도 발생할 수 있다. 예를 들면, 임신초기의 약물복용이 선천성 기형아의 출산과 관련성이 있는 지를 밝히기 위하여 기형아를 분만한 산모를 환자군으로 삼고 정상아를 분만한 산모를 대조군으로 선정하여 임신초기의 약물복용에 관한 정보를 수집하는 경우에 환자군에게는 집중적으로 연구대상 약물의 복용여부를 묻고 대조군에 대하여는 건성으로 질문하는 식으로 면접조사를 하게 되면 전혀 관련성이 없는 약물이 선천성 기형을 유발한 원인인 것처럼 나타날수 있다. 또한 연구대상 위험요인 노출과 건강결과 발생에 동시에 관련되는 제3의 요인인 교란변수를 적절하게 보정하지 않는 경우에 교란비뚤림(confounding bias)에 의하여 결과가 비뚤어질 수 있다. 예를 들면, 새로운 항암제의 효과를 기존 항암제와 비교할 때 새로운 항암제는 조기 암환자에게 투여하고 기존 항암제는 말기 암환자에게 투여한다면 치료효과의 평가에서 새로운 항암제가 기존 항암제에 비하여 실제보다 과장되게 효과가 있다는 잘못된 결론을 내리게 될 것이다. 이 경우에 암환자의 병기가 교란변수로 작용하게 된다. 암이나 심혈관질환등 여러 위험요인이 질병발생에 영향을 미치는 만성질환을 대상으로 연구하는 경우에 교란변수의 영향을 적절하게 보정해주지 않으면 비뚤어진 결론을 내리게 되므로 연구를 계획할 때나 자료를 분석할 때 주의하여야 한다.

1.5 환자-교차연구

환자-교차연구(case-crossover)는 1991년 Malcolm Maclure가 급성질환을 유발하는 일시적인 노출요인의 영향을 평가하는 방법으로 처음 소개하였다. 환자-대조군연구는 특정한 질병을 가진 환자군과 그 질병을 가지지 않은 대조군을 선정하여 비교분석하는 연구로서 서로다른 사람을 비교하는 연구인데, 일시적인 노출요인에 대한 환자군과 대조군간의 비교를 위한 연구를 수행하는 경우에 적절한 대조군을 선정하는 것이 쉽지 않다. 일반인구집단(general population)은 임상연구에 대조군으로 참여하는 율이 낮고, 참여한다고 하여도 신체적으로 편안하고 정신적으로 여유가 있고 편할 때 참여하게 되는 경향이 있기 때문에 연구진이 관심을 두고 있는 위험요인의 노출여부에 대한 평가에 있어서 비뚤림이 발생할 가능성이 더 크다. 이러한 배경에서 최적의 대조군 선정을 위하여 사건이 발생하지 않은 시점의 환자 본인을 사건이 발생한 시점과 짝을 이루어 분석하는 것을 생각할 수 있다. 즉 질병 발생시점으로부터 일정 시간 이전(hazard period)에 연구대상 위험요인에 노출되었는 지 여부와 질병이 발생하지 않은 시점으로부터 일정시간 이전(control period)에 노출되었는 지 여부를 비교하는 형태의 짝지은 환자-대조군연구를 환자-교차연구라 한다(〈그림 3-2〉).

● 그림 3-2   환자-교차연구의 개념도

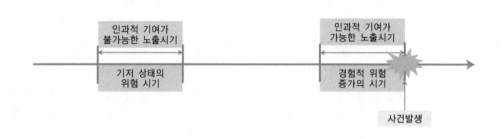

환자-교차연구는 약물역학, 환경역학, 손상역학 등 다양한 분야의 연구에 응용되고 있다. 국내의 연구사례로 건강보험심사평가원 자료를 이용하여 입원 또는 응급실 노인환자에서 속효성 니페디핀 사용에 따른 뇌졸중 발생위험을 분석한 연구(Jung, 2011)를 살펴보자. 연구진은 6개월 이상 뇌졸중 또는 일과성 허혈발작에 대한 청구가 없는 노인에서 속효성 니페디핀에 노출된 후 7일 이내에 뇌졸중 발생의 위험을 파악하기 위하여 환자-교차연구를 수행하였다. 속효성 니페디핀 처방이 있고 뇌졸중이 발생한 노인환자에서, 뇌졸중 발생시점으로부터 이전 7일 동안 속효성 니페디핀 처방의 유무와 뇌졸중 발생 60일전 시점으로부터 이전 7일 동안 속효성 니페디핀 처방의 유무를 항고혈압약제, 항응고제, 항혈소판제제의 사용을 보정하며 조건부 로지스틱 회귀분석을 이용하여 비교하였다. 그 결과 총 16,069명의 뇌졸중환자 가운데 301명에서 뇌졸중 발생 직전 7일 이내에 1회의 속효성 니페디핀의 처방이 있었음을 확인할 수 있었고, 대조기간에 비하여 뇌졸중 발생 직전 1주일간 노출이 있을 오즈비는 2.56배로 통계적으로 유의하게 높음을 확인할 수 있었다.

환자-교차연구에서는 질병 발생시점의 환자를 다른 시점의 본인의 상태와 비교하기 때문에 시간에 따라 변하지 않는 요인에 의한 효과가 자동적으로 소거되어 측정되지 않은 교란요인에 의한 비뚤림을 막을 수 있다는 장점이 있다. 또한 이미 구축되어 있는 이차자료원을 통하여 질병 발생 여부, 위험요인 노출 여부를 평가할 수 있다면 여러 가지 연구설계를 적용할 수 있어서 보건의료 빅데이터를 활용한 다양한 근거를 생성하는데 활용할 수 있다. 하지만, 환자-교차연구는 동일한 사람에서 서로 다른 시점에 대한 비교가 필요하기 때문에 질병 발생시점이 명확하여야 한다. 따라서 질병에 관한 연구라면 심근경색증, 뇌경색증, 골절 등 발생시기가 명확한 질환에 적용하는데는 강점이 있지만, 당뇨병, 암 등 언제 발생하였는 지가 불분명한 질환에 대해서는 적용이 쉽지 않다. 또한 관심의 대상이 되는 위험요인에 대한 폭로가 일시적이거나 폭로의 효과가 일시적이어야 한다. 효과가 지속적인 노출, 또는 누적적으로 노출되어야 효과가 나오는 폭로요인에 대해서는 본 연구설계를 적용하는 것이 어렵다. 그리고 결과를 해석할 때 원인인지 단순한 유발인자(precipitating factor)인지에 대해서도 구분이 필요하다. 가령 Maclure가 연구한 강도 높은 운동 직후에 발생하는 심근경색증에 관한 연구결과에 기반하여 운동을 심근경색증의 원인으로 해석하는 것은 기존에 확인된 운동의 심근경색증 예방효과와 상치된다. 무엇 때문에 이 환자에서 이 질병이 발생하였는가에 대한 답을 찾아가는 환자-대조군연구와 달리 무엇 때문에 '이때' 이 환자에서 이 질병이 발생하였는가에 대한 답을 찾아가는 것이 환자-교차연구라는 것을 고려한 결과해석이 필요하다.

1.6 코호트연구

코호트연구는 위험요인에 의한 건강결과인 질병을 앓고 있지 않은 사람을 연구대상으로 선정하고, 위험요인에 노출된 사람들과 노출되지 않은 사람들로 두 군으로 나눈 후 추적관찰하면서 각 군에서 연구대상 질병의 발생률을 비교함으로써 특정 위험요인과 질병 발생간의 인과적인 관련성을 평가하고자 하는 연구이다(《그림 3-3》).

그림 3-3   코호트연구의 개념도

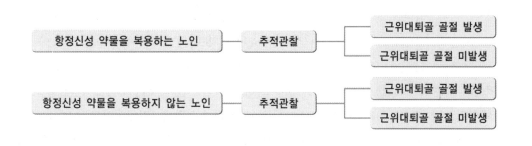

예를 들면, 근위대퇴골 골절을 경험하지 않은 건강한 노인 가운데 향정신성 약물을 복용하고 있는 사람들을 노출코호트로 선정하고, 향정신성 약물을 복용하지 않는 건강한 노인들

을 비노출코호트로 선정한 뒤, 일정한 기간 동안 추적관찰하여 각 코호트에서의 근위대퇴골 골절 발생률을 산출한 후, 두 군간 발생률의 비를 산출함으로써 향정신성 약물이 근위대퇴골 골절에 미치는 영향을 평가한다(Bae, 2002). 또한 연구대상 코호트를 연구시작 시점에 한꺼번에 모집하여 확정된 코호트구성원들을 일정기간 추적관찰하여 연구대상 질병의 발생을 관찰하는 경우는 고정코호트(fixed cohort)연구라 하고, 연구를 시작한 후 연구를 수행하면서 연구대상 선정기준에 적합한 사람들을 계속 추가로 포함시켜 나가는 경우를 들고나는 코호트(dynamic cohort)연구라고 한다. 코호트연구를 수행하면서 수집한 연구자료는 〈표 3-3〉, 〈표 3-4〉의 형태로 요약할 수 있다.

표 3-3   고정코호트연구에서 수집한 연구자료의 분석

	폭로군	비폭로군
발생 유	A	B
발생 무	C	D
합	N1	N0

※ 폭로군에서 질병발생률: A/N1, 질병오즈비: A/C
※ 비폭로군에서의 질병발생률: B/N0, 질병오즈비: B/D
※ 코호트가 폭로집단만 있었을 경우는 비노출코호트를 별도로 구성하였다고 생각함

표 3-4   들고나는 코호트연구에서의 연구자료

	폭로군 대상수	비폭로군 대상수	폭로군 관찰시간	비폭로군 관찰시간
발생 유	A	B	TA	TB
발생 무	C	D	TC	TD
합	N1	N0	T1	T0

〈표 3-3〉과 〈표 3-4〉에서 연구대상 위험요인에의 노출집단에서 발생률을 I1(고정코호트의 경우는 누적발생률, A/N1) 또는 R1(들고나는 코호트에서는 평균발생률, A/T1)이라 하고 비노출집단에서의 발생률은 I0(=B/N0) 또는 R0(=B/T0)라고 하면 위험요인에 대한 노출로 인한 질병발생의 상대위험도는 I1/I0(risk ratio) 또는 R1/R0(rate ratio)로 추정한다. 절대위험도는 I1-I0(RD[4]) 또는 R1-R0(RD[5])로 추정하는데, 노출집단에서 발생한 해당 질병 중 특정 폭로요인에 의한

---

4 Risk Difference, RD

5 Rate Difference, RD

영향을 원인점유율(EFE[6] 또는 AR[7])이라 하고 $(I1-I0)/I1$ 또는 $(R1-R0)/R1$로 추정한다. 이는 일반 인구집단에서 특정 위험요인에의 노출에 의한 질병발생의 기여위험도(PAR[8])와는 구분하여야 한다. 전체 인구에서 연구대상 질병의 발생률을 I 또는 R이라고 하면 이는 연구대상 코호트로부터 직접 산출하거나 기존에 전체 인구집단에 대한 발생률이 발표되어 있으면 그 표준율을 이용할 수 있다. 일반 인구집단에서 특정 위험요인 폭로에 의한 질병발생의 추가위험도(ER[9])는 $I-I0$로 추정하고, 인구집단에서의 위험요인 폭로에 의한 기여위험도(PAR)는 $(I-I0)/I$로 추정한다. 코호트연구의 장점은 한 가지 위험요인에 대한 노출로 인하여 여러 질병의 발생 여부를 함께 파악할 수 있고, 일반 인구집단에서처럼 특정 위험요인에 대한 노출빈도가 높지 않은 경우에도 적용할 수 있으며, 위험요인에 관한 정보를 연구대상 질병이 발생하기 전에 파악하기 때문에 환자-대조군연구에 비하여 더욱 정확히 알 수 있으며, 동시에 위험요인과 질병 발생간의 시간적인 선후관계가 명확하기 때문에 인과관계 평가에 더욱 유리하다는 점 등을 들 수 있다. 그러나 발생률이 낮은 질병과 특정 위험요인간의 관련성을 밝히고자 하는 경우에는 대규모 연구대상을 필요로 하게 되어 연구수행 가능성이 떨어진다. 특정 위험요인에 노출된 사람들을 대상으로 발생률이 낮은 질병을 장기간에 걸친 추적관찰을 통하여 관찰하려면, 연구대상자와 연구자의 중도탈락이 문제가 되며, 연구비도 많이 들게 된다. 추적관찰하는 기간 동안 연구대상 위험요인에 대한 노출량과 종류가 변하는 것을 정확하게 측정하기 힘들며, 질병발생 여부를 파악하기도 어려워지며, 발생된 질병의 정확한 진단명을 확인하기도 어려운 점들도 코호트연구의 단점이다.

1.7 자신-대조환자군연구

자신-대조환자군연구(SCCS[10])는 연구대상자가 연구대상 위험요인에 노출된 직후 특정 위험기간 동안에 연구대상 질병 또는 부작용의 발생률을 자기 자신의 다른 모든 시간에 발생한 질병 또는 부작용의 발생률과 비교하여 상대발생률을 추정하는 코호트연구의 응용연구설계이다. 환자-교차연구설계에서처럼 "누가?"보다는 "언제?"라고 묻는 것이 핵심질문이 된다. 따라서 노출과 질병 발생시점에 대한 정보가 필요하고, SCCS연구는 이러한 자료가 명확히 확

---

6 Etiologic Fraction among Exposed, EFE

7 Attributable Risk, AR

8 Population Attributable Risk, PAR

9 Excess Risk, ER

10 Self-Controlled Case Series Study, SCCS

인될 수 있는 급성질환의 연구에 적합하다. 또한 사건을 경험한 사람만 사건 발생시점에 대한 정보를 가질 수 있으므로 환자군의 자료만으로 수행할 수 있는 연구이다. 질병발생을 경험한 연구대상자가 정해지면 위험요인에 노출된 후 관찰할 위험기간을 정의하는 것이 필요하다. 이 관찰기간 동안 질병발생 및 노출시기에 대한 전체적인 양상을 파악하고, 각 환자에서 상대위험비를 평가하게 된다. 가령 MMR백신을 접종한 후 무균성 뇌막염의 발생에 대한 연구를 한다면 백신을 접종한 후 위험이 증가할 수 있는 기간을 기존 문헌을 참고하거나 전문가 자문을 통하여 정할 수 있다. 노출에 따른 위험기간이 정해지면 관찰기간 내의 남은 시간은 상대위험을 비교할 기간이 된다. SCCS연구에서의 위험기간은 여러 번의 투약 또는 노출이 이루어진다면 관찰기간 동안 여러 번 설정될 수 있다.

◦ 그림 3-4   자신-대조환자군연구의 개념

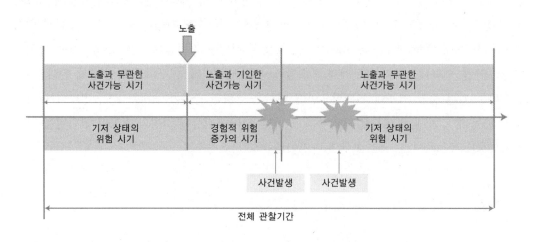

비교기간 또한 관찰기간 동안 연령, 계절 등의 교란요인의 분포에 따라 기저발생률이 달라질 수 있어서 이러한 기저위험(underlying risk)의 변화를 구간별로 나누어 고려해야 한다. 위험기간과 비교기간이 정해지고, 비교기간 내에서 교란인자의 분포가 정해지면 이를 보정하며 상대발생비를 계산한다. 따라서 서로 다른 사람들간의 비교는 이루어지지 않고, 동일한 사람에서의 비교만 수행되기 때문에 시간에 따라 변하지 않는 위험요인의 효과는 소거된다. 개념적으로, SCCS연구는 발생률의 비교라는 측면에서 코호트연구의 원리에 기반한다. 노출이 고정되어 있는 환자들을 추적하며 무작위로 발생하는 질병을 관찰한다. 단, 발생하는 질병의 수가 결정되어 있고, 질병발생의 시점에 관찰이 끝나지 않고 질병 발생 전후의 모든 시간이 분석에 포함된다는 것이 다르다. 망막중심동맥폐색 환자(CRAO[11])에서 뇌졸중과 심근경색증의 발생을 SCCS연구로 수행한 연구를 살펴보자(Park, 2015). 2007∼2011년 건강보험심사평가원 자료에서 CRAO환자를 찾아 CRAO 발생날짜로부터 전후 30일, 90일 그리고 180일 사이의 뇌졸중, 그리고 심근경색증의 발생을 이전 180∼365일 사이와 비교하여 상대발생비와 95% 신뢰구간을 추정하였다. 연구기간 동안 1,655명의 CRAO환자를 확인할 수 있었고, CRAO 발생시점 전후의 365일 기간 동안 152명의 환자에서 뇌졸중, 15명의 환자에서 심근경색증이 발생하였다. CRAO 발생 후 30일 이내의 뇌졸중−심근경색증의 발생률은 180∼365일 전에 비하여 14.0배(95% 신뢰구간: 8.90−22.00) 높았으며, 1∼7일 후가 44.51배(27.07−73.20)로 가장 높았다. CRAO 발생전 30일도 6.82배(4.01−11.60)로 높았으며, 31∼90일 전도 2.86배(1.66−4.93) 증가하였다. 이러한 경향은 뇌졸중으로 결과변수를 한정한 소그룹분석에서 더 강하게 확인되었고, 연령과 성별에 따라서 위험증가의 양상이 다르지 않았다. 연구진은 이러한 결과를 근거로 CRAO 발생 환자는 CRAO 발생 직후 허혈성 뇌졸중의 위험이 증가하며 CRAO 발생 직후 첫 주에는 특히 위험이 증가하므로, CRAO 발생 환자는 사망률과 이환율을 줄이기 위해 즉각적인 신경학적 평가와 예방적 치료가 필요함을 보고하였다.

대조군을 선정하기 어려운 상황에서 환자−교차연구설계가 환자−대조군연구의 대안이 될 수 있듯이, 자신−대조환자군연구는 비교군을 설정하기 어려워 코호트연구를 수행하기 힘들 때 유용한 연구설계이다. 또한 환자만으로 수행이 가능하며, 자기 자신이 비교군이 되는 특성 때문에 한 개인에서 시간에 따라 변하지 않는 교란변수가 자동적으로 보정된다는 이점이 있다. SCCS연구는 원래 백신의 안전성 평가를 위해 개발되었지만, 위험에 처한 인구집단의 크기에 대한 정확한 정보가 부족하거나 적절한 비교군을 확보하는 것이 어려울 수 있는 약물치료의 부작용에 대한 연구 등 일시적인 노출과 질병발생 간의 시간적 연관성을 추정하는 여러 상황에 활용되고 있다. 하지만, SCCS연구의 적용을 위해서는 몇 가지 가정을 만족시켜야 한다. SCCS연구는 질병 발생 후 노출이 이전 사건으로 인해 크게 영향을 받지 않아야 한다는 것을 가정한다. 이 가정은 또한 질병 자체가 관찰기간의 종료시점을 결정해서는 안된다는 것을 의미한다. 최초 연구설계가 개발된 백신 접종의 부작용에 있어서는 지켜질 수 있는 가정이었지만, 연구 주제에 따라서 위험요인 노출은 질병 발생에 영향을 받을 수 있다. 의약품 부작용에 관한 연구들을 살펴보면, 부작용의 발생은 노출을 지연시킬 수 있으며, 그 부작용이 해당 약물의 금기에 해당하는 것이거나 부작용으로 인해 사망할 수도 있다. 가정에 위배되는 상황에서는 비뚤린 추정치가 산출될 수 있어서 이를 완화하기 위한 다양한 접근법이 활용되

---

11 Central Retinal Artery Occlusion, CRAO

고 있다. 부작용이 일시적으로 노출을 지연시키는 경우, 이는 노출직전기간의 부작용이 적어지면서 비교기간의 발생률 감소를 초래할 수 있다. 그 결과 상대위험도가 과대추정될 수 있기 때문에 노출 직전의 사전노출기간을 설정하고 이 기간 동안 발생할 수 있는 부작용발생률의 저하를 보정하는 것이 필요하다. 클로피도그렐과 프로톤펌프억제제의 상호작용에 의한 심근경색증 발생위험을 분석한 SCCS연구에서는 프로톤펌프억제제를 투여할 가능성이 심근경색증으로 인해 일시적으로 변경될 수 있다는 것을 예상하면서, 사전노출기간 동안의 심근경색증의 발생률이 낮은 것을 고려한 분석을 수행하였다. 하지만 이러한 사전노출기간을 이용하여 노출지연을 처리하는 방법은 단기간 지연에만 적용이 가능하다. 만약, 사망 등으로 인하여 그 이후 노출이 발생할 수 없는 상황에서는 적용할 수 없다. 노출여부가 질병발생시점까지 수집되거나 질병이 투약금기인 경우에도 마찬가지이다. 이와 같이 질병발생 이후의 노출을 평가할 수 없으나 고정된 길이의 효과를 가지는 노출이 확인되어 있는 상황에서 해결책은 연구기간 내의 모든 노출에 관한 정보는 수집된다는 관찰기간의 선험적 정의에 따라서 질병발생과 무관하게 예정되어 있는 연구종료시점까지를 추적관찰하여 분석을 수행하는 것이다. 특히, 노출요인이 미세먼지와 같은 기상현상에 관한 것이라면 사망에 대한 분석을 수행한다고 하여도 사망사건이 발생하지 않았을 때 최초 계획된 관찰기간 전체에서 노출이 이루어지는 양상을 파악하여 비교를 수행할 수 있다. 마지막으로 질병이 뇌졸중이나 심근경색증과 같이 사망률의 증가와 관련된 경우 관찰기간이 짧아지는 상황이 발생할 수 있다. 그리고 이로 인한 비뚤림은 관련성을 높일 수도 있고 낮출 수도 있다. 만약 사망률 증가가 크지 않다면 큰 문제가 되지 않으나, 그렇지 않은 경우 비뚤림의 정도를 확인할 필요가 있다. SCCS연구모델을 모든 대상에 적용한 것과, 사망자를 제외시킨 대상에 적용한 것의 결과 유의한 차이가 있다면 질병 발생 후 생존시간을 모델링하는 것을 포함하는 분석을 수행하여야 한다. 두 번째로 SCCS연구에서는 질병 발생의 속도는 정의된 각 기간 내에서 일정한 것으로 가정한다. 이 가정은 비현실적이지만, 발생률 추정치를 해석하기 쉽게 하며 다른 연구설계에서 일반적으로 사용된다. 연령이나 계절효과가 강한 질환에서는 이를 적절하게 고려하는 것이 가능한 SCCS연구모델의 적용이 필요하다. 마지막으로 SCCS연구는 재발하는 사건의 독립성을 가정한다. 독립적이고 반복적인 질병을 위해 개발되었지만 전체 코호트에서 연구기간 동안 발생할 위험이 10% 이하일 때는 반복하지 않는 질병에서도 타당성이 입증되었다. 재발이 상호의존적인 경우 간단한 해결책은 첫 번째 발생만을 연구하는 것이다. 첫 번째 이벤트가 미래의 이벤트 위험을 증가시키는 상황에서 재발을 모두 고려한 분석을 수행하고자 하는 경우에는 이를 위한 방법론의 추가적인 적용이 필요하다.

1.8 임상시험

1.8.1 윤리적 고려사항

임상시험은 직접 사람을 대상으로 하는 실험적 연구이기 때문에 연구를 계획할 때는 무엇보다 우선하여 윤리적인 측면에서 문제가 없는 지를 따져 보아야 한다. 임상시험이 윤리적인 측면에서 문제가 없으려면, 먼저 연구대상이 되는 환자들의 인권과 복지를 보장하여야 하며, 또한 과학적인 연구로 수행되어 그 결과가 환자의 진료에 직접적인 보탬이 되는 객관적인 근거를 제공할 수 있어야 한다. 환자를 인격적으로 존중하고 권리와 복지를 우선적으로 배려하여야 한다. 연구대상자를 선정할 때는 반드시 본인에게 어떤 내용의 연구를 어떤 목적으로 수행하는지, 연구대상이 되는 경우에 그 연구에 참여함으로써 어떠한 이익과 손실을 받을 수 있는 지 등에 대하여 충분히 알리고 질의응답을 통하여 충분히 이해한 후 본인의 자유의지에 의하여 서명한 동의서를 받아야 한다. 연구대상이 되기 위한 동의서에는 어떤 위험이 있는지, 무언가 잘못되고 있다고 느낄 때 누구에게 문의해야 하는지, 언제든지 원할 때는 연구에서 빠질 수 있고 연구에서 빠지더라도 어떤 형태의 불이익도 받지 않는다는 내용들이 분명하고 구체적으로 기록되어야 한다. 새로 개발된 치료법이 기존의 표준치료법에 비하여 그 치료효과가 우수한지 아닌지 여부를 해당 전문가 집단에서 명확한 합의가 이루어지지 않는 경우, 즉 임상적 동등성(clinical equipoise)이 인정되는 경우에만 임상시험을 수행할 수 있다. 특정 질병에 대하여 치료효과를 인정받고 있는 표준치료법이 존재하는 경우에 새로운 치료법의 치료효과를 입증하기 위하여 비교군의 환자에게 아무런 치료를 하지 않거나 위약을 투여하는 것은 비윤리적이다. 따라서 새로운 치료법이 기존의 치료법보다 더 이롭거나 또는 해로울 것이라고 확실하게 믿고 있는 의사는 임상시험에 참여하지 않는 것이 윤리적이다. 연구대상자로서 어린이나 임신이 가능한 여성을 포함하여서는 안되며, 특별한 경우가 아니면 노인을 대상으로 하여서도 안된다. 새로운 치료법이 주는 이득 또는 손실이 모든 연구대상자들에게 가급적 동등한 기회로 주어져야 하는 것이 윤리적이기 때문에, 치료법의 배정을 의사의 주관에 의하지 않고 무작위로 배정하는 것이 바람직하다. 임상시험 중에 비록 사전에 계획한 만큼 충분한 수의 연구대상을 확보하기 전이라도, 새로운 치료법이 기존의 치료법에 비하여 우수하거나 또는 해롭다는 판정이 가능한 경우는 즉시 임상시험을 중지하고 어느 것이든 더 좋은 치료법을 향후의 모든 환자에게 즉각 사용하여야 한다. 따라서 연구진행과정에서 연구결과를 계속 모니터하여 새로운 치료법의 효과판정을 신속히 내릴 수 있도록 하여야 한다. 새로운 치료법이 뚜렷하게 더 좋은 결과로 나타나지 않거나, 오히려 더 나쁜 결과 또는 중대한 부작용이 나타날 때는 즉시 연구를 중지하여야 한다. 의료기관마다 연구윤리심의위원회(IRB[12])를 구성하여 연구계획서를 사전에 심의함으로써 연구에서의 비윤리적인 요소들을 사전에 제거할 수 있어야 하며, 또한 연구자들도 연구를 계획하는 단계에서 연구수행 중에 발생할 수 있는 비윤리적인 요소에 대해 의견을 나누고 자문을 구하는 등 연구윤리심의위원회로부터 도움을 받도록 하여야 한다.

표 3-5 임상시험 연구계획 수립 시 고려하여야 할 사항

1. 연구배경(시험약 개발과정)
2. 연구목적
3. 비뚤림을 유발할 수 있는 요인들
4. 전체적인 연구설계 형태의 결정
5. 비교군 설정
6. 연구대상수 산출
7. 무작위배정 방법
8. 스크리닝, 기초검사, 치료기간 및 치료 후 추적관찰기간의 결정
9. 피험자의 선정기준 및 평가방법
10. 피험자 모집 방법
11. 치료계획
12. 시험약의 제형 및 투여 용량
13. 시험약 투여 방법
14. 눈가림법의 적용
15. 순응도 평가
16. 약동학 및 약물상호작용
17. 치료효과 평가 항목 및 평가방법
18. 안전성 평가방법
19. 피해보상에 관한 규약
20. 피험자 동의서 및 설명문
21. 환자증례기록지(CRF[13])

---

12 Institutional Review Board, IRB
13 Case Report Form, CRF

1.8.2 과학적 고려사항

　임상시험을 수행하기 위한 연구계획서를 작성할 때 고려하여야 할 사항들은 〈표 3-5〉에서 제시한 바와 같다(식품의약품안전처, 2008). 임상시험의 목적을 달성하기 위하여 사전에 구체적이고 치밀한 연구계획서가 작성되어야 하고, 연구수행은 미리 작성된 연구계획서의 내용을 충실히 따라야 한다(박병주, 1995). 임상시험의 목적인 사람을 대상으로 수행하는 임상연구 가운데 가장 타당성이 높은 연구결론을 얻을 수 있게 되도록, 연구수행 과정에서 발생할 수 있는 모든 비뚤림을 완전히 배제할 수는 없더라도 가능한 최소화시키려고 노력하는 것으로 규정할 수 있다. 관찰적 연구인 단면적 연구, 환자-대조군연구 및 코호트연구나 비교군이 없는 임상시험의 경우에는 각종 비뚤림이 개입될 가능성이 높지만, 비교군을 둔 무작위배정비교임상시험은 이러한 비뚤림들을 최소화시킬 수 있는 연구설계이다. 특히 신약 개발과정의 최종단계인 제3상 임상시험의 설계로 무작위배정비교임상시험을 선택하는 주요한 목적 중의 하나는 결론을 비뚤어지게 만드는 각종 비뚤림의 개입 가능성을 최소화시키고자 하는 것이다. 임상시험에서 수립하는 연구목적은 주된 가설이나 이차적인 가설들에 관하여 가능한 구체적으로 연구계획서에 기술하여야 한다. 다시 말하면, 연구목적을 명확하고, 완전하며, 구체적으로 기술하여야 한다는 것이다. 임상시험의 목적이 구체적이고 과학적인 진술이 되려면 다음과 같은 정보들을 포함하여야 한다. 전체적인 연구추진방법, 평가대상 약물의 이름, 연구대상 약물용량 및 용량의 범위, 약물 투여 방법, 연구대상 질환, 연구대상 환자의 특성, 일반적 목적; 안전성, 효능(efficacy), 약동학적 성상, 구체적 목적; 용량-반응관계, 위약보다 우수성, 평가대상 항목, 자료의 통계적 분석방법 등의 정보들이 포함되어야 한다. 그리고 연구설계의 형태를 결정하여야 하는데 임상시험의 설계 가운데 연구대상으로 선정된 환자를 치료군과 비교군에 무작위로 배정하여 치료효과를 비교하는데 가장 흔히 이용되는 설계는 평행설계(parallel design)이고, 다음으로 교차설계(crossover design)이며, 드물게 요인설계(factorial design)와 축차설계(sequential design)를 비롯하여 많은 변형들이 있다.

1.8.2.1 평행설계

　평행설계는 대부분의 임상시험에서 사용하기에 적합한 연구형태로써, 연구대상으로 선정된 환자는 연구시작 단계에 치료군과 비교군 가운데 한 군으로 무작위배정된 후 전체 연구기간 동안 해당 치료법만을 적용받게 된다. 평행설계는 임상시험의 구체적인 목적과 연구내용에 따라 여러 가지 형태로 구성할 수 있는데, 그중 전형적인 설계의 형태를 〈그림 3-5〉에 제시하였다. 즉 스크리닝기간 동안 위약을 투여하면서 이전에 받던 치료제가 모두 체외로 빠져

나가게 한 다음, 치료제를 투여하지 않은 기저상태에서 환자를 평가한 뒤 신약투여군과 위약투여군, 표준치료제 투여군 또는 신약의 용량을 달리하여 투여하는 군 등으로 무작위배정하여 치료효과를 비교하는 형태이다(백재승, 2004). 이 외에도 임상시험을 수행하는 도중에 일정기간 동안 위약에 대한 효과를 평가하는 기간을 삽입시키거나, 비교하고자 하는 각 치료군에서의 약물용량을 달리하여 일정기간 동안 투여하면서 용량-반응관계를 파악할 수 있도록 설계할 수도 있고, 치료군을 각각의 약물을 투여하는 군과 두 가지 약물을 동시에 투여하는 군 및 위약을 투여하는 군 등의 넷으로 나누어 임상시험을 수행하여 약물의 상호작용효과를 평가할 수 있도록 설계할 수도 있다.

● 그림 3-5 **평행설계의 전형적 형태**

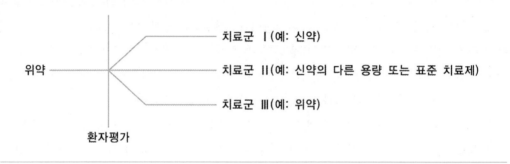

1.8.2.2 교차설계

교차설계는 무작위배정법의 특수한 형태로써, 각 연구대상환자가 자신의 비교군 역할을 하는 연구설계이다. 교차설계의 형태는 연구의 구체적인 목적과 연구내용에 따라 다양하게 결정될 수 있지만 전형적인 형태는 〈그림 3-6〉에서 보는 바와 같다. 즉 처음 연구대상 환자들에게 무작위로 치료법을 배정하여 일정한 기간 동안 치료를 시행한 후, 치료방법을 바꾸기 전에 환자의 체내로부터 먼저 투여하였던 약물의 영향이 완전히 소실될 때까지 일정한 휴약기간(washout period)을 경과한 다음, 교차된 약물을 투여하는 형태이다. 약물을 교차하기 전에 이와 같은 기간을 두는 것은 먼저 시행한 치료약물에 의한 잔류효과(carryover effect)로 인하여 다음에 투여할 약물의 효과에 영향을 미치는 것을 막기 위한 것으로 교차설계의 단점이 될 수 있는 약물의 체내잔류로 인한 상호작용효과의 발생을 막아 주는 장치이다. 이러한 기본형태를 응용하여 두 번의 약물군을 교차하는 네 기간 교차설계라든지, 네 기간 교차설계이면서 치료법을 교차하는 시점마다 일정기간의 휴약기간을 두는 형태를 설계할 수 있고, 두 기간 교차설계의 형태이면서 두 번째 치료기간을 두 배 이상 연장하여 관찰하는 형태를 설계할 수도 있다. 이러한 교차설계는 동일한 환자에서 치료하기 전·후의 상태를 비교하기 때문에, 완전히 다른 환자들로부터 관찰한 치료결과를 비교하는 연구설계인 평행설계에 비하여 관찰된 치료효과의 변동폭이 적어지는 효과가 있다. 통계적인 용어로 표현하면, 치료효과를 평가할 때 분산의 크기가 감소하게 되므로 동일한 치료효과의 차이를 파악하기 위한 임상시험을 계획할 때 평행설계에 비하여 연구에 필요한 연구대상자의 수를 적게 해주는 장점이 있다. 그러나 전반부의 치료효과가 후반부에 영향을 미치지 않아야 한다는 상당히 엄격한 가정이 전제되어, 만약 처음에 배정하였던 약물에 의한 치료효과가 두 번째 치료기간까지 지속되는 소위 잔류효과를 가지거나, 환자의 상태가 주기적으로 호전되었다가 악화되는 순환상태를 계속하는 질병에 대하여는 이러한 설계를 적용할 수 없다.

● 그림 3-6   교차설계의 전형적 형태

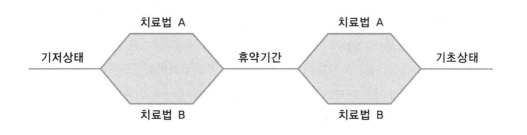

1.8.3 비교군 설정

1.8.3.1 비교군 설정이 필요한 경우

- 시간이 지남에 따라 질병의 상태가 변하는 경우 치료약에 의한 효과인지 시간의 경과에 따른 효과인지를 구별하기 힘든 경우에는 무치료군 또는 위약치료군을 비교군으로 설정하여 연구를 수행하여야 한다. 예를 들어, 급성 간염에 대한 새로운 치료제의 치료효과를 평가할 때에는 일정기간 동안 충분한 휴식과 안정만 취하여도 상당한 호전이 가능하기 때문에, 위약 또는 무치료 비교군을 설정하여 동일한 기간 동안 관찰하여 상태호전의 정도를 비교하여야 약 자체에 의한 효과를 제대로 평가할 수 있다.
- 치료효과가 이미 입증된 표준치료제가 존재할 때, 새로 개발한 치료제를 기존의 표준치료제에 비교하여 상대적인 장점과 단점을 파악하고자 할 때에 표준치료제 비교군을 설정한다.
- 치료효과의 평가항목이 진통효과, 인지기능 개선 및 삶의 질 향상 등과 같이 주관적이

어서 위약효과(placebo effect)가 큰 경우에는 위약비교군을 설정하여 그 효과를 비교함으로써 새로운 치료제의 위약효과를 배제한 약리학적 치료효과를 파악할 수 있다.

- 새로운 치료제의 여러 용량에서의 치료효과를 비교하고자 하는 경우에는 연구대상을 치료용량에 따라 두 가지 이상의 군으로 나눈 뒤 무작위로 배정한다. 이때 비교군에 위약군이나 표준치료제군을 둘 수도 있다.

1.8.3.2 비교군의 종류

가. 과거비교군(historical control)

새로운 치료제의 효과를 평가하기 위하여 표준 치료제를 비교군으로 설정하여 전향적으로 무작위배정비교임상시험을 수행하는 것은 결코 쉬운 일이 아니다. 따라서 새로운 치료제를 연구시작 후에 접하는 모든 연구대상환자들에 투여하여 치료효과를 평가한 후, 그 결과를 과거에 이미 다른 치료를 받았던 동일한 질병을 가졌던 환자군들의 치료성적과 비교하는 방법을 택하는 경우가 있다. 과거비교군을 사용하는 경우에 비교군은 이미 과거에 치료받았던 환자들의 자료를 이용할 것이므로 실제 연구에서 확보하여야 하는 환자들은 단일군이 된다. 따라서 전향적 비교임상시험에 비하여 연구수행하면서 확보하여야 할 연구대상수가 적어져 결과적으로 연구기간이 단축되고 연구에 투입되는 노력과 경비도 적게 든다. 또한 피험자로부터 동의를 구하기가 쉽고, 연구설계가 간단하여 연구수행이 쉬우며, 윤리적인 측면에서도 문제될 소지가 적은 장점을 가진다. 그러나 과거에 치료받았던 환자들은 질병의 진단기준이 현재와 다를 수 있고, 보조치료의 내용에 차이가 있을 수 있기 때문에 현재와 미래에 치료받게 될 환자들과 비교성이 떨어질 수 있다. 즉 선택비뚤림의 개입으로 인하여 연구결과의 타당성이 떨어져 잘못된 결론을 내릴 수 있다. 요즘은 이러한 과거비교군의 사용이 권장되지 않고 있고 특히 확정적인 근거를 확보하려면 반드시 전향적인 무작위배정비교임상시험을 수행하는 것을 원칙으로 하고 있다. 포콕(Pocock, 1983)은 과거비교군을 이용할 수 있는 조건을 다음과 같이 제시한 바 있다. 과거비교군에 해당되는 환자들은 향후 피험자가 될 환자들과 동일한 병원에서 동일한 의료진에 의하여 치료받았던 환자들이어야 하고, 앞으로 선정될 환자들이 받게 될 치료와 같은 정도로 구체적으로 정의된 표준치료를 받았어야 한다. 또한 환자선정기준이 동일하여야 하고, 동일한 검사기기에 의하여 검사를 받았어야 한다. 치료효과의 평가방법이 동일하여야 하며, 환자의 중요한 기초특성들의 분포가 향후 피험자군과 과거비교군간에 일치하여야 한다. 그리고 과거비교군과 앞으로 선정될 시험군간의 결과에 영향을 미칠 수 있는 어떤 다른 요인도 존재하여서는 안된다. 이러한 조건을 충족시킬 수 있는 경우는 현실적으로 불가능하기 때문에 결론적으로 과거비교군을 사용하는 연구 대신 전향적 무작위배정비교임상시험을 수행하도록 권장하고 있다.

나. 동시비교군(concurrent control)

전향적으로 수행하는 임상시험에서 시험군과 동시에 비교군을 설정하여 피험자를 배정하는 경우이다. 동시비교군은 다음과 같은 4가지 형태를 설정할 수 있다.

- 무치료군(no treatment group): 연구대상 질병에 대한 효과가 인정된 표준치료제가 없거나, 결과평가 항목이 사망이나 암의 재발, 심근경색증의 발생 등과 같이 객관적이어서 위약효과를 배제할 필요가 없는 경우에 적용할 수 있다.
- 위약비교군(placebo control): 위약비교군을 이용할 수 있는 경우는 아직 공식적으로 인정받고 있는 표준치료제가 없거나, 사용 중인 치료제의 효과가 입증되지 않았거나 임상시험에 사용하기 적절하지 않은 경우를 들 수 있다. 또한 위약으로도 연구대상질병에 어느 정도 효과를 보인다고 알려져 있거나, 질병 자체가 경증이고 특별한 치료를 하지 않아도 임상적으로 큰 문제를 유발하지 않을 경우에 위약비교군을 사용할 수 있다.
- 표준치료제 비교군(active control, Standard treatment): 현재 해당 질병의 표준치료제로 알려져 있는 약물을 투여하는 군을 설정하는 경우이다.
- 저용량비교군(low dose control): 시험약의 효과에 대하여 용량－반응관계를 평가하고자 할 경우에 시험약의 용량을 달리하여 여러 군을 설정할 수 있다.

1.8.3.3 비교군이 갖추어야 할 조건: 비교성

시험군과 비교군 간에는 치료내용 외에는 결과에 영향을 미칠 수 있는 모든 요인이 동등하게 분포하여야 한다. 즉 비교군에 배정된 피험자들의 성, 연령 및 병기 등 연구대상 질병의 경과에 영향을 미칠 수 있는 기초상태의 특성이 시험군과 동일하여야 한다. 연구대상이 될 피험자들의 변동폭을 줄이려면 구체적이고 엄격한 선정 및 제외기준을 연구계획 수립할 때 설정하면 된다. 그러나 선정/제외기준을 엄격히 하면 할수록 치료군 간 비교성은 높아지겠지만, 동시에 피험자 확보가 그만큼 더 어려워진다. 따라서 어느 정도의 선정 및 제외기준을 설정한 다음에 무작위배정을 통하여 이미 알려져 있는 예후요인은 물론 사전에 파악할 수 없는 예후요인까지 두 군 간에 비슷하게 분포되기를 기대할 수 있다. 이와 같이 비교성이 높은 비교군을 설정하여야만 연구결과로 나타난 치료효과의 차이는 우연에 의한 차이나 시험군과 비교군에 배정된 피험자들의 특성이 달라서 초래된 결과가 아니라, 두 군에 적용한 치료법의 차이에 의한 결과로 판정될 수 있게 된다.

1.8.4 연구대상수 산출

임상시험은 안전성이 완전히 파악되지 않은 새로운 치료제의 효능과 안전성을 평가하기 위하여 직접 사람을 대상으로 수행하는 실험적 연구이므로 연구목적을 달성하는데 필요한 최소한의 연구대상수를 연구계획 수립 시에 결정하는 것이 윤리적이다. 실제 연구를 수행하는 경우에 선정기준에 적합하면서 연구참여에 동의하는 연구대상을 충분히 확보하는 것은 대단히 어렵다. 이런 이유로 적은 수의 연구대상으로 연구결론을 내리고자 하는 경우가 자주 발생한다. 연구대상수가 너무 적을 경우에는 통계적 검정력이 낮아져 연구가설을 타당하게 검정할 수 없다. 즉 임상적으로 의미있는 차이가 있음에도 불구하고 통계적으로 입증하지 못하는 제2종 오류가 발생할 확률이 커지게 된다. 따라서 임상시험의 결과를 분석하여 비교하고자 하는 치료법 간에 치료효과에 통계적으로 유의한 차이를 확보하지 못하였을 경우에는 연구대상수가 적어 통계적 검정력이 낮아서 통계적 유의성을 확보하지 못하였을 가능성도 따져 보아야 한다. 반면에 연구대상수가 필요 이상으로 많을 경우에는 임상적으로는 의미없는 사소한 효과차이가 통계적으로 유의한 것으로 나타날 수 있다. 그러나 연구대상수가 많아지면 연구수행이 힘들어지고, 불필요하게 많은 연구대상수를 확보하는 것은 낭비적일 뿐아니라, 미지의 부작용으로 인하여 많은 사람들이 피해를 입게 될 가능성이 커지므로 윤리적인 측면에서 문제가 될 수 있다. 따라서, 연구목적을 구체적으로 설정한 후 그러한 목적을 달성하는데 필요한 최소한의 연구대상자 수를 통계적으로 산출하여 연구계획서에 명시하여야 한다. 합리적인 연구대상수 산출을 위하여 과거에 수행되었던 유사한 연구가 있으면 그 결과를 연구대상수 산출에 활용하고, 만약 과거에 유사한 연구가 수행된 적이 없으면 임상적으로 의미있는 효과차이를 전문가 견해로 결정하여 사용할 수 있다.

1.8.5 무작위배정

무작위배정법은 치료군과 비교군의 환자에게 치료법을 배정할 때 연구자의 주관적인 의도가 개입되지 않도록 무작위로(by chance) 배정하는 방법으로써, 무작위배정법을 적용하여야 하는 첫 번째 이유는 윤리적으로 타당하다는 점이다. 즉 신약의 예상하지 못하였던 유해반응으로 인한 피해나 예상하지 못하였던 효과로 인한 혜택이 누구에게 갈 것 인지 연구자가 주관적으로 정하는 것보다는 확률적으로 정하는 것이 더욱 정의롭다는 것이다. 두 번째 이유는 비교하고자 하는 군에 배정되는 피험자들의 비교성을 극대화할 수 있다는 점이다. 연구대상 질환을 가진 환자들 가운데 연구계획서에 명시된 선정기준과 제외기준을 충족시키는 환자들을 피험자로 선정하지만, 질병의 예후에 영향을 미칠 수 있지만 측정이 가능하지 않은 특성들까지 두 군에 고루 분포하도록 기대하면서 무작위배정을 시행하는 것이다. 세 번째 이유는 피험자들을 비교하고자 하는 두 군에 무작위배정한 후에 수집된 연구자료들은 통계적 분석의 전제조건인 무작위 확률(random probability)을 충족시키기 때문에 통계분석을 시행하는데 문제가 없게 된다. 무작위배정방법에는 단순무작위배정법, 블록무작위배정법, 계층화무작위배정법 등을 들 수 있다. 단순무작위배정법(simple randomization)은 주사위나 난수표를 이용하여 뽑혀진 숫자에 의하여 환자를 배정하는 방법으로써 매우 쉽고, 다음 환자에 대한 치료법의 배정을 예측하기가 불가능하고, 확률이론에 의하여 장기적으로는 비교대상 치료군에 배정되는 환자수가 비슷해질 것으로 기대할 수 있는 점 등을 장점으로 들 수 있다. 그러나 연구대상자의 수가 많지 않은 실제 연구에서 이러한 단순무작위배정법을 적용할 때는 연구가 진행됨에 따라 비교대상 치료군 간의 대상자 수에 불균형이 발생할 수 있다. 치료군 간 대상자수의 불균형문제를 보정하기 위한 방법들이 개발되었는데, 연구를 시작하기 전에 미리 설정해둔 기준보다 불균형이 더 심해지는 경우에 무작위배정표를 다시 작성하여 기존의 무작위배정표와 대체하여 사용하는 방법, 미리 일정한 수의 블록을 만들어 각 블록을 단위로 무작위배정표를 만들어 사용함으로써 환자수의 불균형을 최소화하려는 방법, 각 치료법에 환자를 배정할 때마다 비교하고 하는 군들의 환자수에 따른 배정확률을 조정하여 주는 방법 등을 들 수 있다. 블록무작위배정법(block randomization)을 적용하는 구체적인 예를 들면, 두 가지 치료법 A와 B를 블록 크기 4인 경우에 배정할 수 있는 경우는 모두 6가지이다. 즉 AABB, ABAB, ABBA, BAAB, BABA, BBAA가 된다. 이들 블록에 1번부터 6번까지 번호를 매긴 후, 각 치료군별로 사전에 정해진 피험자의 수에 도달하기까지 블록을 단순무작위방법으로 추출하면 무작위배정표가 작성된다. 기존연구의 결과로 특정한 질병에 대한 유의한 예후요인이 알려져 있는 경우에는, 유의성이 큰 예후요인을 선정하여 그 요인에서의 계층을 나눈 다음, 각 계층별로 블록무작위배정법을 시행하는 층화무작위배정법(stratified randomization)을 적용함으로써, 보다 적은 수의 환자로 타당한 결론을 내릴 수 있다. 이 경우에 예후요인의 수는 3개 이내가 적당하며 그 수가 많아질수록 계층의 수가 급격히 늘게 되어 연구수행이 어렵게 되고, 오히려 더 심한 불균형을 초래할 수도 있다. 예를 들어, 4개의 예후요인을 선정하고, 각 요인별로 세 계층으로 나눈다면 모두 $3 \times 3 \times 3 \times 3 = 81$개의 계층이 생긴다. 무작위배정법에 의한 임상시험의 전형적인 설계모형은 〈그림 3-7〉과 같다.

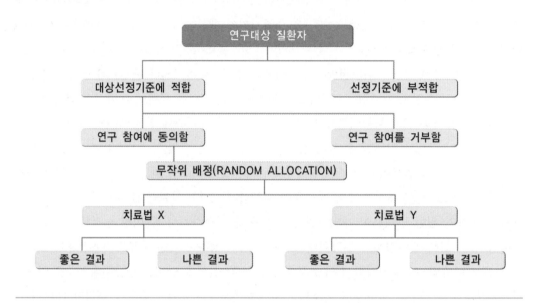

그림 3-7   무작위배정법에 의한 임상시험의 전형적인 설계모형

1.8.6 임상시험 수행 시 눈가림법의 적용

평가항목이 통증이나 인지기능의 개선 및 삶의 질 개선 등 주관적인 요소가 강할 때, 혹은 연구대상자나 치료효과평가자가 치료내용을 알게 되면 치료효과판정에 영향을 미쳐 정보 비뚤림을 유발할 수 있는 경우에는 눈가림법(blind method)을 적용하여야 한다. 예를 들어, 새로 개발된 진통제의 효과를 평가하기 위하여 위약비교군을 설정한 비교임상시험을 수행한다고 하자. 진통제에 의한 진통효과 가운데 상당 부분은 자신이 진통제를 복용하였다는 사실을 자각함으로써 유발되는 위약효과에 의한 것으로 알려져 있다. 만약 환자가 자신이 위약군에 배정되었다는 사실을 알게 되면, 이러한 위약효과가 나타나지 않게 될 것이고, 자신이 새로운 진통제군에 배정된 것을 알게 되면 신약에 대한 믿음으로 인하여 실제보다 과장된 진통효과가 나타날 수 있다. 만약 치료효과를 평가하는 의사가 환자에게 배정된 치료내용을 알게 되면 위약군보다 신약군에서의 진통효과를 보다 유의하게 판정하려는 경향을 보일 수 있다. 따라서 어떤 경우에도 신약의 약리작용으로 인한 순수한 진통효과를 적절하게 평가할 수 없게 된다.

눈가림법의 수행방식은 피험자만 치료내용을 모르게 하는 단일눈가림법, 피험자를 비롯하여 환자와 접촉할 수 있는 모든 의료인력들인 의사, 약사, 간호사 및 의료기사들이 치료내용을 모르게 연구를 수행하는 것을 양측눈가림법, 여기에다 자료를 분석하고 결과를 해석하게 되는 임상역학자나 의학통계학자들까지 비밀로 한 다음 최종 결론이 내려진 후에 치료법을 공개하는 경우인 삼측눈가림법이 있다. 임상시험이 시작되어 종료될 때까지 관련되는 모든 사람들(의뢰자까지)에게 비밀을 유지하려는 것인 임상시험전체눈가림법이라 한다.

1.8.7 기초자료 수집

기초자료란 임상시험에서 특정한 치료법을 적용하기 전의 환자상태에 관한 정보로써, 우편설문조사나 직접면접조사 또는 이학적 검사나 각종 임상검사에 의하여 자료를 수집한다. 치료군과 비교군의 자료를 비교분석함으로써 인구학적 및 사회경제적 특성, 과거력, 가족력 등의 예후요인에 대한 비교성을 검토할 수 있다. 무작위배정을 시행하였음에도 불구하고 주요한 예후요인에 대하여 비교하려는 군간에 균형을 이루지 않는 경우가 발생하면, 이러한 요인들에 대하여 연구를 종료하는 단계에서 자료를 분석할 때 층화분석이나 다변량분석을 통하여 보정하여 줄 수 있다. 또한 임상시험 결과 전체적으로 치료법의 효과가 인정될 때, 그 처치에 의해 가장 큰 효과 또는 피해를 받은 특정한 소집단을 확인하고, 그 효과의 작용기전을 밝히는데 필요한 실마리정보를 확보할 수 있다. 또한 이 실마리정보를 근거로 하여 특정한 치료에 의한 효과를 분석할 뿐 아니라, 기초자료를 이용함으로써 연구의 민감도를 향상시킬 수 있다. 예를 들어, 새로운 혈압강하제의 효과를 평가할 때, 치료군과 비교군에서 일정시간 경과 후 기초자료 값으로부터 혈압의 평균변동량을 비교하는 경우, 연구종료시점에서 두 집단 간 혈압평균치를 비교하는 것보다 결과변수의 변동폭을 감소시키기 때문에 통계적 검정력이 훨씬 커진다. 따라서 연구대상수를 줄이거나, 더욱 작은 차이를 유의하게 검정할 수 있게 된다. 그리고 기초자료는 다른 임상시험의 결과와 비교하고자 할 때 두 연구에서 대상으로 삼았던 연구대상자들 간의 비교성을 평가하는 근거가 될 수도 있다.

1.8.8 결과관찰항목의 선정원칙

결과관찰항목의 종류는 첫째, 직접적인 임상상의 변화를 파악하는 항목으로, 사망, 심근경색증 발병, 질병 재발여부 등을 들 수 있고, 둘째, 간접적인 내용을 파악하는 항목으로, 혈압의 변동, 혈청 콜레스테롤을 비롯한 각종 혈액성분의 혈청농도의 변동, 종괴축소 및 심리학적 검사점수의 변화 등을 들 수 있다. 새로운 항암제의 효능과 안전성을 평가하기 위한 임상시험에서 제2상에서는 주로 종양반응률이라는 간접적인 결과평가변수를 측정하는데 이러한 종양반응률이 직접적인 결과평가변수인 생존율을 잘 반영하는 변수인지에 대하여 논란이 있다. 최근에 개발된 고가의 신약 가운데는 종양의 크기는 효과적으로 감소시키지만 암환자의 생존율은 의미있게 향상시키지 못한다는 결과를 관찰한 연구들이 보고되고 있다. 실제 연구를 수행하는 경우 결과관찰항목을 결정할 때 고려하여야 할 사항은 먼저 관찰이 쉽고 객관적이어서 측정하는데 객관적이고 오차발생이 없어야 하고, 결과관찰항목으로 선정된 내용이 임상시험대상자들을 치료군과 비교군으로 배정하는 과정이나 결과에 영향을 주지 않아야 한다. 그리고 연구가 개시되어 구체적 자료가 수집되기 전에 미리 결과관찰항목의 관측방법, 측정기준, 평가기준 등에 대한 명확하고 구체적인 내용이 연구계획서에 기술되어 있어야 한다.

1.8.9 통계분석의 원칙

통계적 분석계획은 모두 임상시험계획서에 명확하고 구체적으로 기술해두어야 한다. 임상시험계획서에 기술된 대로 임상시험을 수행하고, 주요 결과변수에 대한 분석계획을 사전에 얼마나 잘 수립해 두었느냐에 따라 임상시험의 최종 결론에 대한 신뢰성이 결정된다. 특히, 연구대상수의 산출이나 통계분석대상군의 결정과정에서 객관적인 근거없이 임의적인 기준을 적용하면 결과를 신뢰할 수 없게 된다. 따라서 임상시험계획서를 작성하거나 연구시작 후 연구계획서의 내용을 수정할 때 임상역학자와 의학통계전문가를 포함한 관련 전문가들의 도움을 받을 필요가 있다. 신약의 안전성과 유효성을 평가하기 위한 임상시험은 다차원적인 문제에 대한 해답을 얻기 위한 연구이다. 약물의 유효성이나 주요 유해약물반응은 연구 전에 어느 정도 예측이 가능하지만, 실제로 발생하는 유해약물반응의 범위는 매우 넓고, 사전에 전혀 예상치 못한 유해약물반응이 발생할 수도 있다. 더욱이 병용금기약물의 사용과 같은 임상시험계획서 위반에서 오는 부작용은 시험약의 안전성을 적절하게 평가하지 못하게 만들 수도 있다.

임상시험 자료의 통계적 분석 시 적용하는 일반적인 원칙으로 "배정된대로 분석(ITT analysis[14])"과 "연구계획서대로 분석(PP analysis[15]), 또는 치료받은대로 분석(TR analysis[16])" 등이 있다. 임상시험 연구계획서에 기술된 피험자 선정 및 제외기준을 충족하는 사람으로서 연구자로부터 연구내용에 관하여 충분한 설명을 들어 내용을 제대로 이해한 후 연구참여에 자발적으로 동의하면 피험자로 확정된다. 확정된 피험자를 시험군과 비교군을 무작위배정하여 연구를 수행하고 그 결과를 두 군 간에 비교할 때, 무작위배정된 사람들을 모두 분석대상으로 삼는 경우를 ITT 분석이라고 하고, 도중탈락자와 순응도가 일정 수준(예: 80% 또는 90%)을 넘지 못하는 사람을 제외한 후 제대로 연구계획서의 내용을 따른 피험자를 대상으로 결과를 분석

---

14 Intention To Treat analysis, ITT analysis
15 Per Protocol analysis, PP analysis
16 Teatment Received analysis, TR analysis

하는 것을 PP 분석이라고 하고, 실제 치료받은 내용에 따라 결과를 분석하는 것을 TR 분석이라고 한다.

임상시험의 결과분석은 연구계획서에 명시된 일차연구목적을 달성하기 위하여 설정된 일차가설을 검정하는 것부터 시작한다. 신약을 대상으로 하는 임상시험의 경우 일차가설은 주로 신약의 치료효과를 표준치료제와 비교하는 것이니 치료효과의 차이를 결과변수의 특성에 따라 z-검정이나 t-검정, 또는 카이제곱검정 등의 단변수분석을 적용한 후 그 결과를 p-값으로 제시한다. 표본에서 관찰한 치료효과차이를 기반으로 향후 치료하게 될 모든 환자(모집단)에서 기대할 수 있는 치효효과의 크기를 보여주기 위하여 95% 신뢰구간을 추정하여 함께 보고한다. 또한 새로운 치료법과 기존 치료법의 안전성을 비교할 수 있도록 치료군별 및 피험자의 특성별 부작용 발생양상을 분율로 제시하는데, 이해하기 쉽도록 그래프 형태로 보고하기도 한다. 연구결과에 영향을 미칠 수 있는 교란변수의 분포가 시험군과 비교군 간에 차이가 있는 경우에는 연구결론을 비뚤어지게 만들 수 있으므로 이러한 경우에는 교란변수의 영향을 보정하기 위한 다변수모형을 적용하여야 한다. 결과변수가 혈압의 변화나 각종 검사치의 변화 등과 같이 연속변수인 경우에는 다중회귀분석(multiple regression analysis), 결과가 질병의 회복 여부, 재발 여부 및 사망 여부 등과 같이 이분형 변수인 경우에는 다변수로짓회귀분석(multiple logistic regression analysis), 생존자료를 분석하는 경우에는 콕스비례위험모델(Cox proportional hazard model)을 이용한 회귀분석을 시행한다. 콕스의 비례위험모델을 이용한 생존분석 결과는 위험비와 95% 신뢰구간으로 제시한다. 예를 들어, 위암환자를 대상으로 표준항암제와 새로운 항암제의 치료효과를 비교하기 위한 비교임상시험을 수행하여 연구대상 선정기준에 적합한 위암환자들에게 연구내용을 설명한 후 자발적인 동의를 구하여 연구대상으로 확정한 다음, 두 군 가운데 한 군에 무작위로 배정한 후 일정기간 치료하면서 추적관찰하여 생존분석에 필요한 자료를 수집한다. 연구를 종료한 후 두 치료법 외에 치료효과에 영향을 미칠 수 있는 교란변수들의 영향을 보정하기 위하여 콕스의 비례위험모델을 이용한 분석을 시행하여 HR= 0.62, 95% 신뢰구간이 0.48~ 0.75로 추정되었다면 이는 본 연구에서 기존의 표준 항암제에 비하여 새로운 항암제는 사망률을 0.62배 낮추는 것으로 나타났으며 95% 신뢰구간에 1.0을 포함하지 않기 때문에 통계적으로 의미있는 결과로 인정되며 95% 신뢰수준에서 모집단에서 치료효과의 참값은 0.48배에서 0.75배 범위에 있을 것으로 추정된다고 해석한다.

2 임상연구자료원의 종류와 특성

2.1 우리나라 보건의료분야 자료원 종류와 특성

보건의료분야 연구를 위한 자료원은 크게 일차자료원과 이차자료원으로 구분할 수 있다. 일차자료원은 연구자가 주어진 연구질문이나 가설에 대한 연구를 수행하기 위해 직접 수집한 자료로, 환자등록체계에 의해 수집된 환자등록(registry)이 있다. 환자등록은 미리 계획된 목적을 위해 일정한 형태의 개인 또는 건강관련 정보를 체계적이고 포괄적인 방법으로 모은 기록을 말한다. 환자등록은 암 또는 천식과 같이 특정한 질병에 따라 정의하거나, 약물, 의료기기, 환경조건, 방사선 등과 같이 노출에 따라 정의할 수 있다. 이때 환자등록체계에서는 관찰연구 설계를 이용하므로 결과발생에 영향을 줄 수 있는 특정한 치료법이나 약물의 사용을 요구하지 않으며, 연구결과를 일반화하기 위하여 선정제외기준을 엄격하게 적용하지 않는다. 일반적으로 환자는 일상진료환경에서 선정되고 일상진료 하에 진행되는 임상적 결과 또는 측정값들이 자료로 수집된다. 이렇게 구축된 환자등록은 등록자료의 목적 및 수집되는 자료에 따라 관심 결과의 발생률 파악, 위험요인 평가 및 경과를 관찰하거나 임상행위를 향상시키기 위하여 활용될 수 있다. 이런 일차자료원은 연구에 필요한 자료항목들을 정확하게 수집할 수 있고 자료수집과정을 관리할 수 있다는 장점이 있지만, 자료 수집을 위해 시간과 비용이 많이 든다는 제한점이 있다(남병호, 2010; Velentgas, 2013).

이차자료원은 다른 목적으로 기 구축된 자료원을 연구목적으로 사용하는 경우로, 진료목적으로 구축된 전자의무기록 또는 급여청구를 위해 행정적인 목적으로 구축된 청구자료 등이 있다. 전자의무기록은 일상적인 진료정보 및 의학적/임상적 과거력을 포괄적으로 파악할 수 있으므로 청구자료에 비해 임상정보가 풍부하다는 장점이 있다. 하지만 의료기관에 따라 자료의 질적, 양적 차이가 있을 수 있으며, 타 의료기관 이용에 대한 정보를 파악할 수 없다는 제한점이 있다. 청구자료는 대규모 인구집단에 대해 의료이용 추적이 용이하고, 보험 급여된 약물, 의료기기, 검사 실시여부 등에 대한 모든 정보를 포함하고 있다. 하지만 비급여 항목에 대해 파악이 불가능하며, 급여체계 및 청구과정에 대한 사전지식이 필요하며, 코딩체계에 대한 파악도 필요하다. 이런 이차자료원은 단기간에 작은 비용으로 연구목적을 달성할 수 있고 일상진료에 대해 대표성 있는 자료로 비교적 장기간 환자들을 추적관찰할 수 있다는 장점이 있지만, 급여체계 하에 수집되는 자료이므로 자료에 대한 제한점을 고려하여 연구를 수행하여야 한다(Gliklich, 2005).

2.2 우리나라 보건의료 빅데이터

2.2.1 우리나라 보건의료 빅데이터 현황

국가적 새로운 가치 창출에 있어, 현재의 문제를 진단하고, 근본적인 해결을 위한 주요 동력으로 빅데이터의 활용이 점차 기대되고 있다. 특히 보건의료분야에서는 지속적인 서비스 확대로 인해 정형화된 형태의 관련 데이터 규모도 점차 방대해지고 있을 뿐 아니라 데이터가 지닌 가치 또한 여러 사례를 통해 증명되고 있으며, 이러한 빅데이터의 잠재적 가치와 활용 가능성이 높은 영역으로 평가되고 있다(강희정, 2015).

빅데이터(big data)는 '기존 데이터베이스 관리도구로 데이터를 수집·저장·관리·분석의 역량을 넘어서는 대량의 정형 또는 비정형 데이터 세트 및 이러한 데이터로부터 가치를 추출하고 결과를 분석하는 기술'로 정의되며(Manyika, 2011), 빅데이터 생산의 주된 원인은 기존의 레거시 시스템의 성공적 구축과 함께 마트기기의 보급으로 사용자의 위치정보와 온라인 및 모바일 사용기록과 SNS에서 사용자의 일상생활과 의견이 어딘가에 모두 저장됨에 따라 정보량이 폭증하는 것이다(송태민, 2013). 앞으로도 빅데이터는 폭발적으로 증가할 것으로 예측되고 있는데, 특히 글로벌 보건의료 분석 시장은 2014~2019년 연평균 25%의 성장률이 예측되며 미래 경제성장을 견인하는 유망 분야로 주목받고 있으며(Bresnick, 2014), MGI[17]는 지난 수십 년간 의료기관의 의무기록 디지털화와 제약회사 및 연구기관의 전자데이터베이스 통합과 더불어, 정부와 공공기관들이 축적된 데이터 이용에 있어 투명성을 확대함에 따라 보건의료분야의 기존 패러다임을 변화시키고, 보건의료분야에서의 빅데이터 가치 창출을 기대한 바 있다. 즉 보건의료분야에서의 빅데이터 활용은 개인의 건강관리 뿐만 아니라, 의료서비스 선택방식을 변화시켜 보건의료시스템 전반에서 건강결과 및 효율을 높이는 혁신적 동력이라 할 수 있다.

한편, 이러한 빅데이터 기술은 구축단계를 넘어 개인의 일상에서 사물인터넷(IoT), 클라우드 서비스, 스마트 머신 등 최첨단 데이터 수집, 분석 및 활용 기술로 보다 구체화되고 있다(김진숙, 2013). 따라서 본 고에서는 보건의료분야에서의 우리나라 빅데이터 현황을 알아보고, 그 특성에 대해 논하고자 한다.

2.2.2 우리나라 주요 보건의료 빅데이터 특성

보건복지분야에서 가장 대표적인 공공 빅데이터는 건강보험 빅데이터인 '건강보험 표본코호트 DB'와 '환자데이터셋'으로서 전 국민의 진료내역을 담고 있어 세계적으로 드물게 상

---

17 the McKinsey Global Institute, MGI

당한 가치를 지닌 데이터들이다. 한편, 건강보험 빅데이터 만큼 가치를 가진 보건의료부분의 또 다른 데이터로는 질병관리본부가 구축하고 있는 '한국인체자원' 정보로서 한국인의 유전체 정보가 있는데, 그러나 이러한 데이터 모두는 개인의 진료정보를 지진 민감정보이기 때문에 완전한 개방은 하지 않고 있으며, 만일 데이터를 이용하려면 보유기관의 심사절차를 거쳐 공개가 결정되는 제한적 공개방식을 취하고 있다(이연희, 2015). 그 밖에도 주기적인 자료수집을 통해 점차 데이터 규모가 확대되고 있는 몇몇 데이터들이 있으며, 이러한 타 데이터 간 연계를 통해 보건의료분야에서의 새로운 가치 창출이 기대되고 있다(〈표 3-6〉).

표 3-6   보건의료분야 주요 빅데이터 현황

구분	보유기관	내용	공개여부
건강보험 표본 코호트DB	국민건강 보험공단	• 자격DB: 건강보험가입자 및 의료급여수급권자의 성, 연령대, 지역, 사회 경제적 변수, 장애, 사망관련 등 • 진료DB: 요양급여 청구자료로서 진료, 상병, 처방 관련 변수 • 건강검진DB: 검진 주요결과 및 문진에 의한 생활습관 및 행태관련 자료 • 요양기관DB: 요양기관 종별, 설립구분, 지역, 시설, 장비, 인력관련 자료	제한적 공개
환자 데이터셋	건강보험 심사평가원	• 건강보험 청구자료를 기초로 진료개시일 기준 1년 간 진료 받은 환자대상의 표본 데이터	제한적 공개
한국인 유전체 역학조사	질병관리 본부	• 공여자로부터 기증받은 인체유래물(DNA, 조직, 혈액, 뇨 등)과 임상(진단명, 수술명, 병리조직검사결과, 혈액검사 등). 역학(성별, 생년월일, 음주력, 흡연력 등) 및 유전(SNP, CNV, Exome 등)정보	제한적 공개
지역보건 의료정보	사회보장 정보원	• 전국 보건기관(보건의료원, 보건소/지소, 보건진료소)의 보건사업 및 행정업무, 전자의무기록 및 진료관련(진료내역 및 검진결과 등) 정보	미공개
지역사회 건강조사	질병관리 본부	• 지역 보건의료계획수립 및 보건사업 평가 활용 지표로서, 건강행태, 건강검진 및 예방접종, 질병이환, 의료이용, 사고 및 중독, 활동 제한 및 삶의 질, 보건기관 이용, 사회 물리적 환경, 심정지, 교육 및 경제활동 등	공개
국민건강 영양조사	질병관리 본부	• 국민의 건강 및 영양 상태에 관한 현황 및 추이 파악 • 신체계측, 비만, 고혈압 등 검진조사, 흡연, 음주, 비만 및 체중조절, 신체활동 등 건강설문조사, 식품 및 영양소 섭취현황, 식생활행태, 식이보충제 등 영양조사	공개
한국의료 패널	한국보건 사회 연구원	• 개인의 건강수준, 의료이용 및 의료비 지출 요인, 건강행태, 의료욕구, 보건의료서비스 수요행태 변화분석 • 사회경제적 특성, 의약품 구매, 경제활동, 건강수준, 의약품 복용행태, 민간의료보험, 건강기능식품, 건강행태 등	공개

1) 포본코호트DB 사용자 매뉴얼. 국민건강보험공단
2) http://www.hia.or.kr/dummy.do?pgmid=HIRAA070001000410 2017-07-08 15:12 인출
3) http://www.cdc.go.kr/CDC/contents/OdckContenView.jsp?cid=61074$menuIds=HOME001-MNU1136-MNU1826-MNU1830 2017-07-08 15:12 인출
출처: 이연희, 2015.

보건의료 데이터는 공공 영역과 민간 영역에서 수집되고 있다(〈그림 3–8〉). 공공 데이터는 보건복지부와 기타 부처가 관할하며 내용과 수집방식을 고려하여 유전체 데이터, 청구·행정 데이터, 조사데이터로 구분할 수 있으며, 민간 영역에서는 의료기관이 환자진료과정에서 수집한 임상데이터와 개인의 선택에 의해서 소셜네트워크서비스 또는 모바일장치 등을 통해 수집되는 스트림 데이터 등으로 구분될 수 있다(강희정, 2015).

● 그림 3-8 **우리나라 보건의료 데이터와 연계 현황**

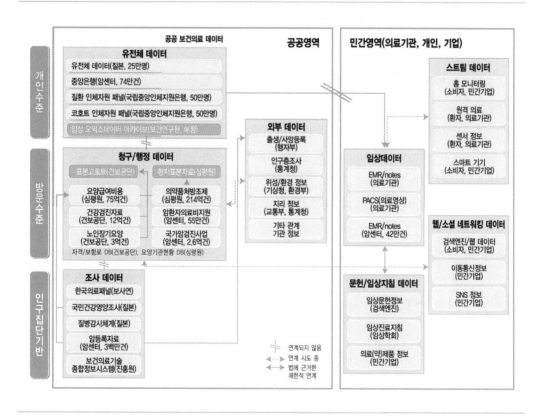

출처: 강희정, 2015.

보건의료 빅데이터를 구축, 활용에 있어서 공공 영역과 민간 영역 간 데이터 연계가 무엇보다 중요하지만, 아직까지 공공 영역과 민간 영역에서 기관별로 분산된 보건의료 데이터가 서로 연계 및 통합되어 국가적으로 의미있는 활용을 유도할 수 있는 법적, 기술적, 정책적 기전이 부족한 실정이다. 특히, 기관 간 데이터 연계는 법적 허용범위 내에서만 제한적으로 이뤄지고 있으며, 민간 영역에서의 의미있는 임상데이터가 국가적으로 연계되는 데에 필요한 물리적, 제도적 기반이 현실적으로 갖추어져 있지 못하다. 해외 사례들을 보더라도 각국의 보건의료분야 공공 빅데이터는 국가차원의 공개를 유도하고 있을 뿐 아니라 ICT와의 융합을 통해 다양한 영역에서 활용되고 있다. 그러나 세계적 흐름에 발맞추어 점차 유전체 데이터의 가치와 활용성이 강조되어옴에도 불구하고, 외국에 비해 소규모 유전자 정보 및 내용, 기타 정보와의 연계 제한으로, 정밀의료 및 맞춤의료 시대에 대비하여 보다 많은 투자와 향상된 발전이 필요하다.

2.3 우리나라 주요 보건의료 빅데이터 이용 방법

2.3.1 건강보험 표본코호트DB

국민건강보험공단은 국민건강보험법 제47조에 따라 일반건강검진, 암검진, 생애전환기건강진단, 영유아건강검진을 실시하고 있다. 국민건강보험공단 자격 DB는 전 국민에 대하여 보험급여를 실시하기 위한 목적의 법령인 국민건강보험법을 근거로 하여 수집되었으며, 수급권자 자격취득 및 상실, 변경 및 의료보장, 의료급여, 보험형태와 표준보수월액 등급 등 보험료 결정에 필요한 자격자료를 제공한다.

국민건강보험공단은 국민건강정보 자료를 활용한 정책 및 학술연구 등을 지원하기 위하여 국가건강보험 자료공유 서비스(NHISS[18])를 운영하고 있다.

국민건강보험공단은 이 국가건강보험 자료공유 서비스를 통하여 표본 연구 DB, 맞춤형 연구 DB, 건강질병지표 등을 제공함으로써 근거에 기반한 보건·의료분야의 정책 및 학술연구뿐 아니라 사회, 경제, 환경, 산업 등 다양한 분야의 연구에도 도움이 될 수 있도록 지원하고 있다.

기본적으로 성, 연령, 지역, 가입자 구분, 소득분위 등 대상자의 사회경제적 변수 및 장애, 사망관련 총 13개 변수로 구성된 자격 DB와 의과, 보건기관, 치과 또는 한방, 약국 자료에 대한 명세서 내역, 진료내역, 상병내역, 처방전교부 상세내역 및 10개의 세부 DB로 구성된 진료 DB로 구성된다.

건강검진코호트 DB와 노인코호트 DB에 대해서는 필요 시 검토에 의해 통계청 사망원인(중분류, 소분류)자료를 함께 제공하며(통계청에 제공 내역 통보), 각 데이터별 특성이 다르고, 파일 용량에 따라 비용이 상이하다.

---

18 National Health Insurance Sharing Service, NHISS

그림 3-9 건강보험 표본코호트 DB 현황

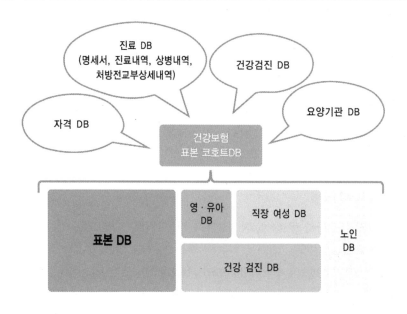

① 표본코호트 DB

기준	2002년 자격 대상자(약 100만명)
연도	2002 ~ 2013년(12개년)
내용	사회·경제적 자격 변수(장애 및 사망 포함), 의료이용(진료 및 건강검진) 현황, 요양기관 현황
개요	가입자의 진료내역, 검진결과, 거주지 및 보험료, 요양기관정보 등을 바탕으로 층화계통추출 방법을 통해 전국민 건강정보를 대표하는 연구용 표본 DB

② 건강검진코호트 DB

기준	2002년 자격유지자 중 2002~2003년 40~79세 일반건강검진 수검자(약 51만명)
연도	2002 ~ 2013년(12개년)
내용	사회·경제적 자격 변수(장애 및 사망 포함), 의료이용(진료 및 건강검진) 현황, 요양기관 현황
개요	2002년과 2003년에 건강검진을 받은 만 40세 이상부터 만 79세까지의 수검자 중에서 10%를 임의추출(random sampling)한 51.5만명으로 구축되었으며, 2002~2013년(12개년)의 자격 및 소득정보(사회경제적 변수), 병/의원 진료내역, 건강검진결과(구강검진 포함) 및 문진(건강행태)자료, 요양기관정보가 포함된 연구용 표본 DB

③ 노인코호트 DB

기준	2002년 자격유지자 중 만 60세 이상 대상자(약 55만명)
연도	2002 ~ 2013년(12개년)
내용	사회·경제적 자격 변수(장애 및 사망 포함), 의료이용(진료 및 건강검진) 현황, 요양기관 현황, 노인장기요양 서비스 현황
개요	2002년말 기준 만 60세 이상 인구 중 10%를 임의추출(random sampling)한 55만명으로 구축되었으며, 2002~2013년(12개년)의 자격 및 소득정보(사회경제적 변수), 병/의원 진료내역, 건강검진결과 및 문진(건강행태)자료, 요양기관정보와 2008~2013년(6개년)의 노인장기요양보험의 장기요양신청 및 판정결과, 인정욕구조사, 의사소견서, 장기요양서비스내역, 장기요양기관 시설정보가 포함된 연구용 표본 DB

④ 직장여성코호트 DB

기준	2007년 자격유지자 중 15~64세(생산가능인구) 직장 여성(약 18만명)
연도	2007 ~ 2015년(9개년)
내용	사회·경제적 자격 변수(장애 및 사업장 포함), 의료이용(진료 및 건강검진) 현황, 요양기관 현황
개요	직장 여성의 건강행태와 주요 질병 현황 분석을 위해 2007년 12월말 자격을 유지하고 있는 직장 여성(건강보험 기준) 15~64세(생산가능인구)인 371만명의 5%인 약 18만명에 대한 2007~2015년(9년간)의 자격 및 소득정보(사회경제적 변수), 병·의원 이용 내역 및 건강검진결과, 요양기관 정보, 사업장 정보를 코호트(Cohort) 형식으로 구축한 개인식별이 불가능한 연구용 DB

⑤ 영유아검진코호트 DB

기준	영유아검진 1~2차를 1회 이상 받은 전체 수검자 중 2008~2012년 출생자를 추출하여 각 출생연도별 5% 표본추출
연도	2008 ~ 2015년(8개년)
내용	사회·경제적 자격 변수(장애 및 사망), 의료이용(진료 및 건강검진) 현황, 요양기관 현황
개요	영유아 건강검진 수검자 중심의 의료이용 및 건강결과 분석을 위해 영유아 검진 1~2차를 1회 이상 받은 전체 수검자 중 2008~2012년 출생자를 추출하여 각 출생연도별 5% 표본 추출하여 구축

⑥ 맞춤형 건강검진자료 DB

개요	"맞춤형 건강정보자료"란 공단이 수집, 보유, 관리하는 건강정보자료를 정책 및 학술 연구목적으로 이용할 수 있도록 수요맞춤형 자료로 가공하여 제공하는 데이터를 말하며, 맞춤형 건강정보자료를 열람 및 연구 분석할 수 있는 PC가 설치된 공단 내의 장소인 "데이터분석실"에서 통계분석 툴(Tool)을 이용하여 제공함
자료 제공	• 국가기관에서 정책 및 업무수행과 관련하여 요청하는 경우 • 일반연구소 및 대학연구소 등에서 행정기관의 연구용역을 위하여 요청하는 경우

범위	• 일반학술연구, 학술연구 등 목적으로 자료를 요청하는 경우 • 기타 보건의료분야 공공복리 증진을 위하여 개인 또는 기관 등에서 요청하는 경우
제공 기준	• 건강보험자료 제공: 건강보험자료(업무를 위해 타 기관으로부터 제공받은 자료 제외)범위 내에서 제공 • 정보 식별 불가능형태: 개인, 법인 및 단체 등의 정보를 식별 불가능한 형태로 제공 • 맞춤형연구DB 자료제공: 맞춤형 자료 제공시 사전에 협의를 통해 제공 가능한 형태의 자료 생성
규모	• 건강보험 빅데이터 분석센터 59석(공단 본부 22층) • 각 지역본부 내 설치된 분석센터: 서울(19석), 일산(10석), 수원, 부산, 대구, 광주, 대전(각 3석)

수수료	• 맞춤형자료 제공 비용: 사용기간에 따른 수수료 + 데이터 이용료
	• 사용기간에 따른 수수료
	  – 6일 이하: 일(日)수×50,000원
	  – 1주 이상 1개월 미만: [주(週)수×225,000원]+[나머지 기간의 일(日)수×50,000원]
	  – 1개월 이상: [월(月)수×700,000원]+[나머지 기간의 주(週)수×225,000원]+[월과 주를 제외한
	    나머지 기간의 일(日)수×50,000원]
	  * 비고: 사용기간의 말일이 토요일 또는 공휴일인 경우에도 수수료를 산정할 때 그 말일은 사용기간
	    산정에 포함한다.
	• 데이터 이용료: 200GB 초과 시 1GB당 10,000원

표 3-7 건강보험 표본코호트 DB 자료제공 처리절차

연도		'02	'03	'04	'05	'06	'07	'08	'09	'10	'11	'12	'13	'14	'15	기준
영유아 검진	1~5세 영유아															출생연도별 5% 추출
직장 여성	15~64세 (생산가능인구) 직장여성															약 18만 명
검진	40~79세 일반 건강검진 수검자															약 51만 명
노인	60세 이상															약 55만 명
표본	전 연령															약 100만 명

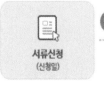

서류신청 (신청일) — 25일 — 자료 제공 심의 결정 (신청일부터 25일) — 15일 — 자료구축 및 비용납부 (신청일부터 40일) — 5일 — 자료제공 (신청일부터 45일)

출처: 국민건강보험공단.[19]

19 국민건강보험공단, 건강보험자료공유서비스, https://nhiss.nhis.or.kr/bd/ay/bdaya001iv.do

2.3.2 환자데이터셋(건강보험심사평가원)

건강보험청구자료를 기초로 하여 진료개시일 기준 1년간 진료받은 환자를 대상으로 표본추출한 연구목적의 자료이며, 원자료(raw data)에서 개인 및 법인에 대한 정보를 제거한 후 통계학적으로 표본추출된 2차 자료로, 해당년도 요양개시일 기준으로 1년간 청구된 진료내역으로 구축되었다(환자데이터셋 대용량 통계분석 TOOL이 필요).

1년간 의료서비스를 이용한 모든 환자를 대상으로 진료내역과 처방내역을 포함하여 성별, 연령구간(5세 단위)에 따른 환자단위 층화계통추출 방법으로 이루어졌으며, 연도별, 종류별, 환자, 요양기관 매칭은 불가능하다.

데이터셋 수수료는 각 건당 300,000원(예: 입원환자데이터셋 2009년 한 건이 300,000원)으로, 환자데이터셋 자료는 수수료 입금 확인 후에 개별 발송되며, 표본자료의 특성상 표본오차가 존재하므로 정책결정의 근거자료로 사용할 수 없다. 학술용 환자데이터셋 자료를 활용하여 학위논문이나 학술등재 시 등재학회, 학위내용, 연구제목을 제출해야 한다(예: 본 자료는 건강보험심사평가원의 표본자료(HIRA−NPS−2009−0001)를 활용하였으며, 연구의 결과는 보건복지부 및 건강보험심사평가원과 무관함).

표 3-8 환자데이터셋 전체 개요

	입원환자데이터셋 (HIRA−NIS)	전체환자데이터셋 (HIRA−NPS)	고령환자데이터셋 (HIRA−APS)	소아청소년 환자데이터셋 (HIRA−PPS)
기준	입원환자 추출비율 13%(약 70만 명) / 외래환자 추출비율 1%(약 40만 명)	전체환자 추출비율 3%(약 140만 명)	고령환자(65세 이상) 추출비율 20% (약 100만 명)	소아청소년환자 (20세 미만) 추출비율 10% (약 110만 명)
연도	2009 ~ 2015년 데이터제공(7개년)	2010 ~ 2015년 데이터제공(6개년)	2010 ~ 2015년 데이터제공(6개년)	2010 ~ 2015년 데이터제공(6개년)

출처: 보건의료빅데이터 개방 시스템.[20]

2.3.3 한국인유전체역학조사(질병관리본부)

질병관리본부 국립보건연구원 유전체센터에서 한국인 주요 만성질환 관련 환경적, 유전적 위험요인 규명을 위하여 전향적 코호트를 구축, 관리해오고 있다.

---

20 보건의료빅데이터 개방 시스템, 환자데이터셋 안내, http://opendata.hira.or.kr/op/opc/selectPatDataAplInfoView.do

　　2001년 이후 안성 및 안산 지역사회 기반 코호트, 도시 및 농촌 지역의 건강검진센터 기반 대규모 코호트, 쌍둥이 가족 코호트, 국내 이주자 코호트 및 국제협력 코호트 등을 구축·운영해 오고 있는데, 2014년까지 기반조사자 기준 24만 5천여 명분의 자료를 수집해왔으며, 향후 지속적으로 기반확장 및 추적조사를 수행할 예정이다.

　　2001년부터 2년 간격으로 40~69세 일반인구집단을 대상으로 대규모 코호트를 구축하여 건강 및 생활습관 관련 설문조사와 함께 검진을 통하여 역학자료와 혈액, 소변, 유전체 등의 생체시료를 수집하고 있으며, 유전체역학 연구를 위하여 genomic DNA, 혈청, 혈장, 뇨 등의 생물자원 또한 수집하고 있다.

표 3-9　한국인유전체역학조사 현황

연도	'01	'02	'03	'04	'05	'06	'07	'08	'09	'10	'11	'12	'13	'14	'15	'16
지역사회기반코호트 (안산·안성)						2001년 시작								7차 추적조사		
도시기반코호트						2004년 시작								1차 추적조사		
농촌기반코호트						2004년 시작								3차 추적조사		
쌍둥이 및 가족코호트						2005년 시작					2차 추적조사 & 종료					
국제협력코호트						2005년 시작					3차 추적조사 & 종료					
국내이주자코호트						2006년 시작					1차 추적조사 & 종료					

출처: 질병관리본부, 한국유전체역학조사사업.[21]

　　한국인에게 있어 흔한 만성질환인 당뇨병, 고혈압, 비만, 심혈관질환 등의 질환에 대한 보건, 생체 지표를 개발하고 질병 위험요인을 규명하는데 목적을 두며, 더 나아가 맞춤·예방의학이 구현될 수 있도록 그 기초자료를 제공하기 위해 실시되고 있는 대규모 국가적 보건 사업이다.

　　유전체역학과에서는 코호트 역학자료(설문, 영양, 검진자료 등)만을 활용하여 연구를 수행하고자 하는 연구자를 위하여 웹사이트를 통해 자료를 신청하고 다운로드 받을 수 있도록 온라인 분양서비스를 제공하고 있으며, 역학자료 외 인체유래물(혈액, DNA, 뇨 등)이나 유전체정보

21 질병관리본부, 한국인유전체역학조사사업, http://cdc.go.kr/CDC/contents/CdcKrContentView.jsp?cid=24606&viewType
　　=CDC&menuIds=HOME001-MNU1136-MNU2530-MNU1223-MNU1348

(SNP 자료 등) 필요 시 함께 신청할 수 있다.

역학자료는 대학, 국·공립 및 사립 연구기관 등에 소속되어 연구업무를 수행하는 자에게 분양하는 것을 원칙으로 하며, 자료 분양에 필요한 서류는 ① 역학자료분양신청서, ② IRB승인서, ③ 연구계획서, ④ 요청변수 목록으로, 소속기관 IRB를 통한 연구과제의 윤리적 검토 결과 또한 반드시 함께 제출하여야 한다.

● 그림 3-10 │ 한국인유전체역학조사사업 코호트 구성

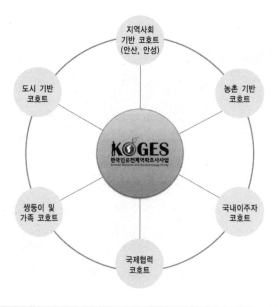

출처: 질병관리본부, 한국유전체역학조사사업.

2.3.4 지역보건의료정보(사회보장정보원)

지역보건의료정보시스템은 전체 공공보건의료기관 중 '지역보건법', '농어촌 등 보건의료를 위한 특별조치법'에 근거하여 설치된 전국 약 3,545개 보건기관(보건의료원, 보건소/지소, 보건진료소)의 업무를 통합 운영하도록 구축한 정보시스템이며, 2014년 12월 말 기준 약 28,000여 명의 사용자가 등록되어 있다.

지역보건의료정보시스템은 전국 보건기관이 연계된 보건행정서비스와 전자의무기록(EMR) 등을 통한 안전하고 편리한 진료서비스를 지원하는 시스템으로, 주요 서비스로는 전국 22개 분야 보건사업 및 행정업무 자동화를 통해 보건행정 및 사업을 시행하고 있으며, 전자의무기록 적용과 진료관련 업무(청구, 검사 등)의 전산화를 통한 진료 및 진료지원 서비스, 근거기반

정책수립을 위한 각종 실적·통계 보고자료 등을 자동화하여 제공하고, 온라인을 통해 진료내역 및 검진결과 확인 등의 대국민 서비스 또한 제공하고 있다.

지역보건의료정보시스템은 보건기관 업무담당자에게만 ID를 부여하여 사용자의 업무를 지원하는 내부시스템으로, 일반 국민들은 G-health포털(www.g-health.kr)을 통해 제증명 발급, 진료내역 확인 등의 일부 서비스를 제공받을 수 있다.

지역보건의료정보시스템은 사회보장정보시스템(행복e음 및 범정부시스템), 질병관리본부 예방접종도우미사이트, 지자체 새올행정시스템, 국민건강보험공단, 경찰청 등 10개 외부기관 135개 업무와 연계되어 관련 정보를 송수신하고 있다.

그림 3-11   지역보건의료정보시스템 구성

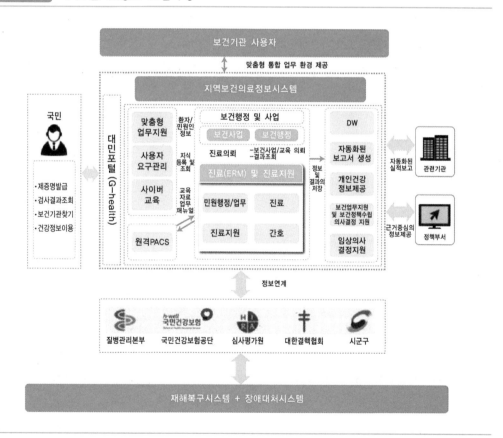

출처: 사회보장정보원, 지역보건의료정보시스템.[22]

---

22 사회보장정보원, 지역보건의료정보시스템, http://www.ssis.or.kr/lay1/S1T111C117/contents.do

2.3.5 지역사회건강조사(질병관리본부)

1995년 지방자치제 시행 이후 지방자치단체의 보건사업계획 수립이 의무화되었으나, 이를 뒷받침할 수 있는 지역 건강통계가 부재하였고, 지역주민의 건강상태를 파악하여 근거에 기반한 보건정책을 수립·평가하기 위한 통계자료 산출을 위해 지역사회건강조사가 시작되었다.

「지역보건법」제4조(지역사회건강실태조사) 및 「지역보건법시행령」제2조(지역사회 건강실태조사 방법 및 내용)를 추진근거로 하며, 지역보건의료계획 수립에 필요한 시·군·구 단위 건강통계 산출, 지역보건사업 성과를 체계적으로 평가할 수 있는 기초자료 생산, 지역사회 민간·공공 협력체계 구축을 통한 조사감시 인프라 확충, 및 주민건강수준의 지역 간 비교를 위한 조사내용 및 수행체계를 표준화 한다는 구체적 목적을 지니고 있다.

표 3-10   지역사회건강조사 자료제공 처리절차

신청자			질병관리본부		신청자
1단계	2단계	3단계	4단계	5단계	6단계
서약서& 개인정보 수집 및 이용동의	자료이용계획서 작성	자료요청 완료	자료이용계획서 검토	자료요청 승인	자료 다운로드

출처: 질병관리본부, 지역사회건강조사.[23]

2.3.6 국민건강영양조사(질병관리본부)

「국민건강증진법」(제16조)에 근거하여 국민의 건강 및 영양 상태를 파악하기 위해 실시되고 있으며, 작성된 통계는 「통계법」(제17조)에 근거한 정부 지정통계(승인번호 11,702)이다.

국민의 건강 및 영양 상태에 관한 현황 및 추이를 파악하여 정책적 우선순위를 두어야 할 건강취약집단을 선별하고, 보건 정책과 사업이 효과적으로 전달되고 있는 지를 평가하는데 필요한 통계를 산출한다.

세계보건기구(WHO)와 경제협력개발기구(OECD) 등에서 요청하는 흡연, 음주, 신체활동, 비만 관련 통계자료를 제공하고 있으며, 소아·청소년 표준성장도표 개발, 영양섭취기준 제

23 질병관리본부, 지역사회건강조사, https://chs.cdc.go.kr/chs/sub02/sub02_01.jsp

정, 및 건강프로그램 개발 등에 이용되고 있다.

필요한 년도 범위에 따라 신청이 가능하며, 신청한 자료는 간단히 개인 이메일주소를 입력하면 해당 원시자료 다운로드 탭에서 자료 다운로드가 가능하다.

각 년도별로 조사표, 원시자료이용지침서, 원시자료로 기본구성이 되어 있으며, 분석프로그램별로 데이터 파일이 각각 구성되어 있는데, 기본적인 분석방법이 홈페이지 상 제공되어 있어 각 연구자가 참고 가능하다.

표 3-11 국민건강영양조사 실시 내용

조사분야	조사내용(제7기 1차년도(2016년) 조사 기준)
검진조사	신체계측, 비만, 고혈압, 당뇨병, 이상지혈증, 간염, 간기능, 만성콩팥병, 빈혈, 중금속, 폐쇄성폐질환, 치아우식증, 치주질환, 시력, 굴절이상, 소음노출 설문, 결핵, 악력, 비타민
건강설문조사	가구조사, 흡연, 음주, 비만 및 체중조절, 신체활동, 이환, 의료이용, 예방접종 및 건강검진, 활동제한 및 삶의 질, 손상(사고 및 중독), 안전의식, 정신건강, 여성건강, 교육 및 경제활동, 구강건강
영양조사	식품 및 영양소 섭취현황, 식생활 행태, 식이 보충제, 영양 지식, 식품 안전성, 수유현황, 이유 보충식, 식품 섭취빈도

출처: 질병관리본부, 국민건강영양조사.[24]

2.3.7 한국의료패널(한국보건사회연구원)[25]

한국의료패널은 한국보건사회연구원과 국민건강보험공단이 공동으로 수행하는 조사로, 의료이용행태와 의료비 지출 규모에 관한 정보뿐만 아니라 의료이용 및 의료비 지출에 영향을 미치는 요인들을 포괄하여 심층적으로 분석할 수 있는 패널데이터를 구축하는데 주요 목적을 둔다.

2008년에 1차년도 본 조사를 시작으로 현재까지 매년 조사를 진행하고 있으며, 우리나라에서 아직 데이터 생산이 미흡한 영역인 비급여 부분, 의약품 지출, 민간의료보험지출 등에 관한 정보까지 포함하여, 데이터의 활용가치를 높이고자 하였다.

매년 한국보건사회연구원과 국민건강보험공단에서 심층분석보고서를 발간하고 있으며, 한국의료패널 홈페이지에서 '데이터 활용동의서'를 다운받아 담당자에게 이메일로 전송하면 분석자료를 이메일로 받아 다운로드가 가능하다.

---

24 질병관리본부, 국민건강영양조사, https://knhanes.cdc.go.kr/knhanes/sub02/sub02_03.jsp
25 한국보건사회연구원 & 국민건강보험공단, 한국의료패널, https://www.khp.re.kr:444/

데이터 코드북과 매년 조사설문지 또한 메인 홈페이지에서 제공하고 있어, 분석 시 참고 가능하다.

2.4 우리나라 주요 보건의료 빅데이터 활용 사례

미래전략에 활용되는 데이터의 원천(source)은 기존의 통계, 논문뿐 아니라 소셜미디어, 공공데이터, 웹 활동데이터 등 다양한 빅데이터로 확대되는 추세이다. 실시간 경기 예측, 사회적 위험 모니터링 등 단/중기 미래예측부터 장기적 미래전망까지 빅데이터를 활용한 다양한 미래전략 수립을 시도 중이다. 특히, 보건의료분야에서의 데이터 규모 및 가치의 향상으로, 빅데이터의 잠재적 가치와 활용 가능성 및 새로운 가치 창출이 기대되는 영역이다.

우리나라 여러 분야에서 활용되고 있는 빅데이터의 주요 사례는 다음과 같다.

표 3-12 우리나라 분야별 빅데이터 활용 주요 사례

분야	기관	사업내용
교통	경찰청, 도로교통안전공단	맞춤형 위험도로 예보 시스템 구축
	서울특별시	유동인구 빅데이터를 활용한 심야버스 노선 수립
	대전광역시	빅데이터 활용 도시철도 이용 홍보
	광주광역시	빅데이터를 활용한 광주 시내버스 효율화
	경기도	경기도 따복버스 노선도 분석
기술, R&D	미래부	차세대 메모리 기반의 빅데이터 분석 및 관리 소프트웨어 원천 기술 개발
		초소형, 고신뢰 OS와 고성능 멀티코어 OS를 동시 실행하는 듀얼 운영체제 원천기술 개발
		빌딩 내 기기들을 웹을 통해 연동하여 사용자 맞춤형 최적제어 및 모니터링 서비스 제공 소프트웨어 개발
	대전광역시	위성영상 활용한 도시개발 관리
경제	경기도	빅데이터 활용 상권영향분석 조례 추진
	서울특별시	서울시 '우리마을가게 상권분석 서비스'
	미래창조부	빅데이터 시범사업 컨소시엄 5개 선정
	고용부	일자리 현황분석을 통한 고용 수급 예측
	중소기업청	소강공인 창업성공률 제고를 위한 점포평가 서비스
	대전광역시	대전시 상권분석 서비스

분야	기관	사업내용
안전	경기도	CCTV 사각지대 분석
	대구광역시	방화벽 보안 로그 분석
	대전광역시	119구급출동 빅데이터 분석을 통해 인력, 장비 및 구급자원 재배치를 통해 운영의 효율성을 향상
	행정자치부	스마트폰 민원지도 '행정자치부 스마트폰 생활불편신고 앱': 민원을 신고한 1만 1,787건에 대한 위치정보를 활용해 작성한 정책지도
민원	안양시	민원 접수 내용 빅데이터 분석을 통한 신속한 민원 응대 및 전산 매뉴얼 제작

우리나라는 세계적으로 고령화가 급격히 이루어지고 있는 국가이다. 고령화 속도는 경제협력개발기구(OECD) 평균보다 4배나 빠른 것으로 나타났으며, 급격한 고령화에 따른 만성·중증 질환자 의료비 확대는 질병의 예측 및 예방관리에 대한 수요를 더욱 가중시키고 있다. 또한 치료중심에서 예방관리 중심으로의 의료서비스 패러다임 변화가 이루어지고 있는 가운데, 개인의료정보 등 빅데이터 기반 질병예측 진단관리 등 다양한 보건의료분야에서 의료와 인공지능 융합의 중요성이 부각되고 있다. 최근 사물인터넷 기술을 활용해 수집한 고혈압, 당뇨병 등 만성질환자의 생활데이터, 진단·치료과정에서 발생된 의료데이터가 폭발적으로 증가하고 있으며 방대하게 수집된 개인 의료빅데이터를 토대로 유전자 분석 및 질병예측을 위해서는 Deep Learning 등 인공지능 알고리즘이 필수적이다. 이처럼 빅데이터 기반 질병예측 및 만성·중증 질환자의 치료를 위해 환자의 생활데이터(lifelog)는 매우 중요하며, 추후 사전진단에서 처방, 진료 및 환자 상담 등 다양한 영역에서 인공지능 기술이 융합될 것으로 예상된다(양우진, 2017).

해외에서는 이미 이러한 융합기술을 통하여 보건의료분야에서의 활발한 활용이 이루어지고 있는데, 2016년 BioKorea에서 발표된 자료에 의하면, IBM 왓슨의 암 진단 정밀도는 현재 96%로 상승하여, 전문의보다 높다는 평가를 받은 바 있다. 또한, 인디애나 대학 Casey Bennett의 연구에 따르면, 진단 시 AI 알고리즘을 활용할 시 진단성과는 41.9% 향상되고, 의료비는 58.5% 절감된다는 연구결과가 발표되어 축적된 의료데이터를 바탕으로 치료가능한 질환의 정밀진단 및 조기발견으로 의료의 질 향상과 의료비 절감을 동시에 추구하려는 목적에 한 발 더 다가가게 되었다(이관용, 2016).

표 3-13 우리나라 보건의료분야 빅데이터 활용 주요 사례

분야	기관	사업내용
보건의료	식품의약품 안전처	• 모바일 의료용 앱 안전관리 지침 - 의료기기 해당여부 및 품목·등급 분류 판단기준 마련 - 의료기기에 해당하는 모바일 의료용 앱과 의료기기에 해당하지 않는 모바일 앱을 카테고리화 하여 분류
	국민건강보험 관리공단	• 민간 소셜미디어 정보(다음소프트)를 융합하여 질병 예측모형을 개발하고 "국민건강 주의 예보 서비스" 제공 - 종합적으로 국민건강 주의 예보를 위한 플랫폼 개발, 상시 모니터링하여 위험 징후 시 주의예보를 제공하는 빅데이터 기반 서비스
	한국의약품 안전관리원	• 국내기업 SGA, 아주대학교병원과 함께 빅데이터 기반 "의약품 안전성 조기경보 서비스"를 개발 - 식품의약품안전관리원의 유해사례신고DB, 국내 빅데이터 수집 및 분석 업체 와이즈넛의 SNS, 뉴스(웹), 문헌(웹) 데이터와 아주대학교병원의 EMR(전자의무기록) 데이터를 융합하여 의약품 부작용 및 오남용 사례를 수집 및 분석하고 이를 기반으로 조기 인지 및 대응을 위한 정보를 제공
	서울대병원	• 온라인 건강검진서비스 '헬스온' - 개인별 분석된 데이터와 개인 맞춤형 식이, 운동, 건강정보를 기반으로 건강관리 서비스 제공

2.5 우리나라 보건의료데이터 활성화를 위한 과제

우리나라는 전자의무기록(EMR)과 의학영상정보시스템(PACS) 보급률 세계 1위라는 높은 수준의 의료정보화 기반 의료빅데이터 및 인공지능 영상기술 등 의료 인공지능 융합 분야에 성장 잠재력을 보유하고 있다. 전자의무기록 데이터 및 환자진료정보데이터는 각 의료기관 자산으로 귀속되어 있는 현실이며, 공공빅데이터 활용의 활성화를 위하여 해결되어야 할 과제로는 개인정보 보호기술의 고도화, 데이터 표준화, 빅데이터의 공개활용범위 확대가 있다.

민감정보 및 고유식별정보 처리 시 동의를 받거나, 법령에서 허용하는 경우만 가능하고 고유식별정보 암호화 등 안전성 확보가 필요한 상황 가운데, 현재는 우리나라 빅데이터 간 연계가 제한적이다. 따라서 개인정보 보호에 있어 우리나라 빅데이터 각각의 특성들을 고려하여, 이를 충분히 아우를 수 있는 개인정보 보호기술의 비약적인 발전이 절실하며, 이를 바탕으로 한 각 데이터 간 연계와 활용을 위해 데이터의 표준화 및 빅데이터 공개활용범위에 대한 확립 및 확대가 필요하다. 또한 빅데이터와 인공지능기술이 적용된 의료기기 인증절차가 마련되었으나, 여전히 너무 복잡하고 까다로워 사업화가 어려운 실정이며, 신의료서비스 및 기

기를 사업화하기 위해 서는 수가를 인정받아 사업을 하는 것이 중요하나 효과 검증 등의 이유로 미흡한 상황이다. 이처럼 의료 인공지능 융합을 위해서는 Bio, Medical, IT를 모두 아는 다학제적인 전문인력이 필요할 것이다.

3 관찰연구를 통한 의료기술평가

최근 의료기술평가에서는 급여 등의 정책결정을 위해 의료기술의 효과 또는 비용-효과(cost-effectiveness)에 대한 근거를 많이 요구하고 있다. 여기서 효과는 무작위배정비교임상시험에서 측정한 효능과 달리 실제임상현장에서 측정한 의료기술의 영향을 의미한다(Hall, 2017). 무작위배정비교임상시험에서는 비뚤림의 영향을 최소화하여 의료기술의 효능을 평가할 수 있지만, 제한된 연구대상자에 대해 사전에 정해진 엄격한 방법에 의해 수행된다. 하지만 의료기술이 허가된 후 실제임상현장(real-world)에서는 다른 동반질환을 가지거나 다른 종류의 병용약물을 복용하는 등 다양한 특성을 가진 환자들에게 의료기술이 적용된다. 따라서 무작위배정비교임상시험의 이런 제한점 때문에 각국의 의료기술평가기관에서는 임상현장자료를 이용한 임상현장근거를 생성하여 의료기술평가 시 활용하는 방법을 고려하고 있다(Makady, 2017).

임상현장근거(real-world evidence)는 정책결정자 관점에서 실제임상현장에서의 전체적인 평가결과를 제공할 수 있기 때문에 중요하다. 특히 의료기술평가 시 임상현장근거는 현재 치료법의 경로 이해, 질환의 이질성 및 자연경과 탐색, 성과들 간의 관계 파악, 삶의 질과 같은 환자보고 결과측정, 순응도 평가, 의료기술의 상대적인 효과 및 하위그룹에서의 효과 추정, 질병부담, 의료이용, 비용 등을 파악하기 위해 활용될 수 있다. 결국 의료기술평가에서 임상현장근거의 활용은 매우 유용하며, 환자의 성과와 보건의료시스템 비용의 균형을 포함하여 실제임상현장에서 의료기술이 어떻게 작동하는지 정책결정자가 이해하는데 도움이 된다(Engen, 2017).

임상현장자료(real-world data)는 ① 연구자가 연구목적에 따라 실제임상현장에서 일상적으로 의료기술 사용에 따른 자료를 수집한 일차자료원과 ② 연구목적이 아닌 다른 목적으로 일상적으로 수집되는 이차자료원으로 구분할 수 있다. 임상현장자료는 임상결과(clinical outcome), 경제적인 결과, 환자보고 성과, 건강관련 삶의 질 등을 포함할 수 있으며, 환자등록, 전자의무기록, 청구자료 등에서 얻을 수 있다.

임상현장자료를 이용하여 의료기술의 효과를 평가하기 위해 관찰적 연구를 수행할 수 있는데, 무작위배정비교임상시험에서와 달리 궁극적으로 실제임상현장에서의 의료기술의 효과를 측정할 수 있다는 장점이 있으나, 무작위배정을 할 수 없기 때문에 발생할 수 있는 여러 비뚤림에 대한 고려가 필요하다. 따라서 관찰적 연구에서 비뚤림 없이 의료기술을 평가하기 위해서는 적절한 연구설계 및 통계분석방법의 적용이 반드시 필요하다.

3.1 관찰적 연구설계

3.1.1 연구목적 및 질문 정의

보건의료 의사결정과정에 사용될 새로운 근거를 생성하기 위해 연구목적 및 질문은 매우 신중하고 정확하게 명시되어야 한다. 관찰적 연구를 위한 연구질문을 개발하고 개념화하는 단계에서 연구자는 연구목적과 관련있는 문헌 및 선행연구 등에 대해 검토하여 연구하고자 하는 의료기술의 효능, 효과, 안전성 및 성과에 대해 정리해야 한다. 이를 통해 활용가능한 근거가 있어 답이 알려져 있는 연구질문과 근거가 없거나, 부족하거나, 결과가 상충되어 답이 알려져 있지 않은 연구질문을 파악하는 것이 중요하다. 연구질문을 개념화할 때 어떤 연구질문이 현재 근거의 불확실성과 간격을 감소시킬 수 있는 지 고려해야 하며, 의료기술과 중요한 성과 사이의 잠재적인 관계를 기술하여 예비가설을 만들 수 있다. 만일 의료기술과 성과간의 인과관계에 대한 연구질문인 경우 방향성비순환그래프(directed acyclic graph)를 작성한다면 연구 틀을 개념화하고 분석계획을 수립하는데 유용할 것이다. 연구질문을 구체적으로 정의하기 위해서는 〈표 3-14〉와 같이 PICOTS에 따라 연구질문을 명시해야 한다.

표 3-14 연구질문 정의를 위한 PICOTS

구성요소	내용
연구대상자(Population)	관심있는 모집단
중재법(Intervention)	관심있는 의료기술(약물, 의료기기, 시술, 검사 등)
비교군(Comparator)	대체 의료기술
결과(Outcomes)	관심있는 결과 또는 성과
시점(Timing)	결과를 평가하기 위한 시점(단기 또는 장기 등)
상황(Setting)	임상상황(병원, 보건기관, 중환자실 등)

대부분의 연구질문은 연구자에 의해 개발되는 경우가 많지만, 연구결과를 정책에 반영하고 확산하기 위해 정책결정자 또는 환자와 연구 초기단계부터 함께 연구목적과 질문을 개발

하고, 생성된 근거를 어떻게 활용할 것인 지에 대해 논의하는 것을 고려할 수 있다.

3.1.2 관찰적 연구설계

관찰적 연구의 결과에서 의료기술에 따른 성과를 인과성으로 설명하기 위해 연구설계 방법의 결정은 매우 중요하다. 관찰적 연구에서 인과성을 설명하기 위해 적용 가능한 연구설계로는 코호트연구, 환자-대조군연구, 환자-교차연구 등이 있다. 각 연구설계에 대한 정의와 특성은 「임상연구의 종류와 특성」을 참고하기 바란다. 추가적으로 각 연구설계를 의료기술평가에 적용할 경우의 고려사항에 대해 살펴보면 다음과 같다.

코호트연구에서는 ① 연구대상자에 대해 추적관찰을 시작하는 시점에서의 대상자의 기저정보를 이용하여 최종 연구대상자에 대한 선정제외기준을 적용해야 한다. 만일 추적관찰기간 동안의 치료법 변경, 이상반응 발생 등의 이유로 연구대상자를 제외하게 된다면 치료효과 추정시 비뚤림이 발생할 수 있다. 코호트연구에서는 연구시작 시점에 연구대상자를 정의하고 추적관찰기간 내의 추적손실 등에 대해 보고해야 한다. ② 연구대상자에 대해 관심결과 발생을 추적관찰할 경우 동일한 추적관찰기간을 고려해야 한다.

환자-대조군연구에서는 ① 환자군에 대응하는 대조군을 선정할 때 환자군에서 관심결과가 일어난 시점에 결과가 아직 발생하지 않고 위험에 노출된 대상자 중에 선정해야 한다. 만일 의료기술이 추적관찰손실이나 사망 등과 관련이 있다면 기저시점에서의 대조군 중 선정하는 것은 치료효과 추정치에 비뚤림을 일으킬 수 있다. ② 대조군 선정 시 교란요인을 매칭하는 것은 치료효과 추정의 효율성을 증가시킬 수 있는데, 매칭 시 결과변수에 영향을 많이 주는 위험요인을 고려하는 것이 좋다. 노출 등의 의료기술과 강한 연관성이 있는 요인을 매칭할 경우 과다매칭 되어 효율성이 오히려 감소할 수 있다. 매칭변수로 고려된 요인이 결과변수에 미치는 영향에 대해서는 효과를 추정할 수 없으므로 해당변수의 매칭으로 얻을 수 있는 효율성과 비교하여 결정해야 한다.

3.1.2.1 비뚤림

관찰적 연구에서 의료기술은 연구자에 의해 배정되는 것이 아니라 일상진료하에서 결정된다. 따라서 중재법과 대조군을 무작위로 배정하지 않음으로 인해 관찰적 연구에서는 선택비뚤림, 정보비뚤림, 교란비뚤림이 발생할 수 있다. 선택비뚤림은 연구대상자를 선정하는 과정에서 특정 대상자가 선택적으로 선정되어 관심있는 중재군과 비교군에서 특정 위험요인의 분포가 균형을 이루지 않고 치우쳐 있음으로 인해 치료효과 추정치가 왜곡되는 것을 말한다 (대한약물역학위해관리학회, 2011). 정보비뚤림은 연구에 사용된 노출, 교란요인, 결과변수 등의 측정오차 때문에 치료효과 추정치가 비뚤어지는 것을 말하며, 연속형 변수인 경우 주로 측정 오차가 발생하고 범주형 변수인 경우 오분류가 발생한다. 교란비뚤림은 관심 의료기술이 결과에 어떤 영향을 미치는지 인과관계를 파악하고자 하는 연구에서 제3의 요인에 영향을 받아서 치료효과 추정치가 비뚤어지는 것을 말한다. 이때 의료기술과 관련성이 있고, 결과발생에 영향을 주는 제3의 요인을 교란요인(confounder)이라고 한다. 예를 들면, 아스피린 복용이 심장 관련 사망에 영향을 미치는지 파악하기 위한 연구에서 고혈압 여부는 아스피린 처방과 심장 관련 사망에 모두 영향을 미치는 요인이다(장은진, 2013). 따라서 여기서 고혈압 여부는 교란요인이라고 할 수 있으며, 다음과 같이 도식화할 수 있다.

◯ 그림 3-12　**교란요인 예시**

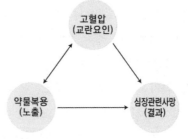

출처: 장은진, 2013.

　　관찰적 연구에서 비교되는 치료군들은 결과 발생에 대한 기저위험이 동일하다는 가정이 필요하다. 하지만 적응증에 의한 교란이 발생하는 경우, 이 가정은 만족하기 어렵다. 예를 들어 질환의 중증도가 더 심한 환자의 경우 좀더 집중적인 치료를 받는 경향이 있는데, 천식환자에서 베타작용제가 천식 관련 사망에 미치는 영향에 대한 연구에서, 천식 중증도가 심할수록 베타작용제를 이용한 치료를 좀 더 집중적으로 받게 되므로, 베타작용제를 복용한 경우 오히려 사망이 높게 나올 가능성이 있다. 따라서 이 경우 천식 중증도는 베타작용제의 치료효과를 비뚤어지게 만드는 적응증에 따른 교란을 일으킨다고 할 수 있다. 쇠약으로 인한 교란(confounding by frailty)은 일반인구집단, 특히 노인들을 대상으로 예방목적의 의료기술을 평가하고자 할 때 발생할 수 있다. 약한 대상자들은 다수의 예방치료를 받을 가능성이 낮으므로 예방치료를 받지 않은 경우 사망 등의 결과가 많이 발생하여 예방치료의 효과가 좋게 나오도록 하는 쇠약으로 인한 교란을 일으킬 수 있다. 결국 적응증에 의한 교란(confounding by indication)을 일으키는 질환의 중증도나 연구대상자의 약함은 측정하기 어렵기 때문에 이를 통제하는 것은 쉽지 않으므로 연구설계 및 통계분석 시 비뚤림을 감소시키기 위한 충분한 고려가 필요하다.

3.1.2.2 신환자 설계

일반적으로 유병환자(prevalent case) 설계는 선택비뚤림이나 교란비뚤림이 발생할 가능성이 있는데, 교란비뚤림은 교란요인을 통제하기 위한 방법론을 이용하여 감소시킬 수 있으나, 선택비뚤림을 감소시키는 것은 어렵다. 그런데 교란요인인 공변량들도 과거치료에 의해 영향을 받았을 가능성이 있으므로, 유병환자 설계를 이용할 경우 치료효과 추정시 비뚤림을 감소시키는 것은 어렵다. 따라서 이런 비뚤림을 감소시키기 위해 신환자 설계를 이용할 수 있다. 신환자 설계에서는 과거 관심 치료법을 받은 경험이 없는 신환자만을 선정함으로써 유병기간에 따른 선택비뚤림이 없으며, 공변량이 과거치료에 의해 영향을 받지 않게 되어 유병환자 설계에서 발생하는 비뚤림을 없앨 수 있다. 추가적으로 치료를 시작한 이후의 시간에 대한 정보를 분석에 이용할 수 있다는 장점이 있다(Ray, 2003). 신환자 설계의 제한점으로는 표본수가 감소하여 치료효과 추정치의 정밀도가 감소하게 되며, 진통제와 같이 때때로 중단되는 치료의 경우 신환자로 오분류될 수 있다(Valkhoff, 2011).

3.1.3 자료원 선택

관찰적 연구를 위한 자료원을 선택할 때 고려할 사항으로, 먼저 연구대상자를 선정하기 위한 중요한 변수가 포함되어 있는 지, 즉 연구대상자의 선정제외기준 적용에 필요한 변수들을 정의할 수 있는 지에 대한 검토가 필요하다. 다음으로 연구목적에 따른 노출변수, 결과변수, 중요한 공변량과 교란요인 정의가 가능한지, 자료원에서 노출군에 해당하는 대상자 수가 충분한지, 연구대상자의 내적 타당도를 높이기 위해 연구대상자를 제한할 경우에도 충분한 연구대상자를 포함하고 있는 지에 대한 고려가 필요하다. 또한 노출 이후 결과 발생을 파악하기 위한 충분한 추적관찰기간을 확보하고 있는 지, 기저특성을 정의하기 위한 충분한 과거기간을 확보할 수 있는 지에 대한 검토도 필요하다. 추가적으로 자료원과 목표모집단 사이의 인구학적 특성이나 동반질환 등의 차이가 없는지, 연구결과의 해석이나 일반화에 미치는 영향은 없는지 검토해야 하며, 자료원 자체의 질에 대해 검증된 선행연구가 있다면 자료원 선택 시 이를 참고할 수 있다.

3.1.4 연구대상자 선정

일반적으로 연구에서 관심있는 대상 전체를 모집단이라고 한다. 모집단은 일반인구집단이 될 수도 있고, 특정한 의료기술을 사용하거나 질환을 가진 집단이 될 수도 있다. 만일 기존에 존재하고 있는 건강데이터를 이용하여 연구를 수행하고자 할 경우 추론을 하고자 하는 관심있는 대상자 전체를 근원모집단(source population)이라고 하며, 건강데이터베이스에서 정의되는 대상자 전체를 데이터베이스모집단(database population)이라고 하며, 데이터베이스에서 특정한 코드나 알고리즘으로 정의되는 모집단을 연구모집단(study population)이라고 한다. 예를 들면 우리나라 고혈압환자 전체에서 병용약제 사용의 치료효과를 파악하고자 하는 연구에서, 자료원으로 건강보험청구자료를 이용하고자 한다. 이때 근원모집단은 우리나라 전체 고혈압환자가 되며, 데이터베이스모집단은 의료이용을 한 건강보험청구자료 내 고혈압환자가 되며, 연구모집단은 데이터베이스모집단에서 고혈압 상병코드와 약제코드로 정의된 환자가 된다(Benchimol, 2015).

관찰적 연구의 내적 타당도를 증가시키기 위해 유사한 대상자들로 연구대상자를 제한하기 위해 선정제외기준을 적용할 수 있다. 이때 모든 대상자에게 동일한 기간의 선정제외기준을 적용해야 한다. 만일 치료군별로 다른 기간이 적용될 경우 비뚤림이 발생할 수 있으며, 선정제외기준은 연구시작시점에서 정의되는 기저특성을 이용하여 정의한다. 선정제외기준을 엄격히 적용할 경우 연구의 내적 타당도는 높아지지만, 연구결과을 일반화하는 범위는 감소할 수 있으므로, 내적 타당도와 일반화 가능성을 고려하여 선정제외기준을 정의해야 한다.

3.1.5 노출변수 정의와 측정

관찰적 연구에서는 일반적으로 결과발생에 영향을 미치는 관심있는 의료기술이나 대조군과 같은 설명변수를 노출이라고 하는데, 연구목적에 따라 임상적으로 일관성있게 노출변수를 조작적으로 정의해야 한다. 예를 들어 새로운 약물을 장기간 사용하는 것이 결과발생에 어떤 영향을 미치는지 파악하는 것이 연구목적인 경우 노출변수를 정의할 때 한번 사용이 아니라 장기간 사용하는 경우로 용량, 빈도, 기간을 고려하여 조작적으로 정의해야 한다. 만일 청구자료와 같이 이미 구축되어 있는 자료원을 이용하여 노출변수를 정의할 때 관심 노출변수가 수술일 경우는 수술코드를 이용하여 정의할 수 있으며, 노출변수가 약물인 경우 실제 복용여부는 알 수 없으나 처방기록을 이용하여 정의할 수 있다. 이 경우 노출변수를 정의하는 코드 및 알고리즘의 정밀도는 노출변수의 오분류를 피하기 위해 매우 중요한데, 연구자는 사전에 진행된 노출변수 정의에 대한 검증연구로부터 민감도, 특이도, 양성예측치와 같은 결과를 인용하거나 소규모의 검증연구를 실시하여 연구에서 사용한 알고리즘에 대해 검증할 필요가 있다.

노출변수를 정의할 때 고려할 사항으로, ① 노출변수를 파악할 시간창(time window)을 정해야 하는데, 결과발생에 적절한 영향을 미칠 수 있는 생물학적, 임상적 경로를 고려하여 기간을 결정해야 한다. 시간창은 활용 가능한 자료원의 기간에 따라 제한될 수도 있으며, 임의적으로 정해지므로 시간창에 따라 결과가 강건한지 보이기 위해 민감도분석이 필요하다. ② 노출변수 분석의 단위를 환자 기준으로 할 것인 지, 인–시간(person–time) 기준으로 할 것인지 정해야 한다. 예를 들어 수술과 같이 연구기간 동안 한번 발생하고 변하지 않는 노출인 경우 환자 단위로 정의할 수 있다. 하지만 약물의 경우 약물이 추가되거나 중단될 수 있으며, 약물 순응도 및 용량이 변경될 수 있다. 이런 경우 노출변수는 연구기간 동안 달라지므로 환자 단위보다는 인–시간 단위로 정의하는 것이 더 적절하다. ③ 노출변수의 측정단위는 수술여부와 같이 이분형 변수로 정의할 수도 있으며, 용량–반응 관계가 있는 경우 연속형 변수로 정의할 수도 있다. 노출변수를 연속형 변수로 정의하는 경우 연속형 변수를 범주형 변수로 변환하여 사용하는 것이 더 선호된다. 예를 들어 약물처방일수를 30일 이내, 30~60일 등과 같이 순서형 변수로 정의할 수 있다. ④ 노출변수가 약물인 경우 누적사용에 따라 결과발생이 증가하거나 감소하는 경향을 보일 경우 노출변수를 누적용량 또는 특정기간 동안의 총 노출횟수 등과 같이 정의하는 것이 더 적절하다. 누적용량을 계산하기 위해서는 노출횟수, 각 노출 시 용량, 노출기간이 필요하며, 누적용량을 이용하여 노출변수와 결과발생의 용량–반응 관계를 알아볼 수 있다. 약물순응도의 경우 결과변수에 영향을 줄 수 있는데, 정해진 기간 내에 약물을 사용한 분률인 약물처방률이 일정 수준 이상인 경우를 해당 약물에 노출된 것으로 정의하기도 한다. 예를 들어 골다공증 약물의 약물처방지속비(medication possession ratio)가 75% 이상인 경우를 약물에 노출된 것으로 정의하는 것과 같이 노출변수 정의시 약물순응도의 개념을 포함할 수 있다.

관찰적 연구에서 노출변수를 정의할 때 오분류(misclassification)로 인한 비뚤림이 발생할 수 있다. 오분류는 노출이 된 경우를 노출이 되지 않았다고 잘못 분류하거나 노출이 되지 않은 경우를 노출이 되었다고 잘못 분류하는 것을 말한다. 오분류가 발생하는 이유는 여러 가지가 있다. 먼저 ① 오분류는 노출변수가 관찰기간 동안 변하는 것을 반영하지 못할 때 발생할 수 있다. 예를 들어 코호트연구에서 추적관찰기간 동안 약물사용이 변경되었는데, 이를 반영하지 않고 연구시작시점의 약물사용 여부로 노출변수를 정의한다면 오분류가 발생할 수 있다. ② 노출변수를 정의하는 시간창 기간에 의해 발생할 수 있는데, 노출변수를 정의하는 시간창이 비교적 짧은 경우에 오분류가 일어날 가능성이 크므로, 연구자는 이용가능한 자료기간과 오분류 가능성을 함께 고려해야 한다. ③ 특히 자료원으로 청구자료를 이용할 경우 청구자료는 급여되는 항목에 대해서만 정보를 가지고 있으므로, 급여대상이 아닌 노출변수에 대해서는 파악할 수 없다. 예를 들어 노출변수 중 비급여 항목이 있는 경우 또는 일반의약품(over-the counter drug)이 있는 경우 실제로 노출이 된 경우에도 노출이 되지 않은 경우로 오분류를 하게 된다. ④ 대부분의 청구자료에서 약물의 경우 실제 복용여부는 알 수 없고 처방기록으로 노출변수를 정의하게 된다. 이 경우 환자가 약물을 처방받았으나, 실제 복용을 하지 않았다면 실제로 노출이 되지 않은 경우에도 노출이 되었다고 오분류를 하게 된다. 연구자는 노출변수를 정의할 때 발생할 수 있는 오분류의 가능성을 충분히 검토하여 이를 감소시킬 수 있도록 연구설계를 해야 한다.

3.1.6 비교군 정의

관찰적 연구에서 비교군은 실제임상현장에서 임상적으로 의미있는 의료기술로 선정되어야 한다. 일반적으로 임상의사는 환자의 기저질환, 중증도와 관련된 여러 요인들을 바탕으로 치료법을 결정한다. 따라서 적응증에 따른 교란이 관찰적 연구의 내적 타당도에 영향을 미칠 수 있으므로 교란요인과 비교군의 관계를 검토하는 것은 중요하다. 예를 들어 조현병 또는 조울증 환자에서 항정신병제제의 대사이상 발생을 비교하는 연구에서 체질량지수는 중요한 교란요인이다. 왜냐하면 체질량지수는 제2형 당뇨병과 같은 대사이상질환에 대한 강한 위험인자이며, 약제 선택에도 영향을 미칠 수 있기 때문이다. 관심있는 치료군이 아리피프라졸인 경우 올란자핀을 비교군으로 선정하게 되면 교란요인인 체질량지수의 영향이 커진다. 왜냐하면 올란자핀은 실질적으로 대사이상을 나타나게 하는 약물이므로, 임상의사들은 체질량지수가 높은 환자들에게는 올란자핀을 처방을 피한다. 따라서 아리피프라졸의 비교군으로 올란자핀 이외 다른 항정신병제제를 선택한다면 체질량지수에 따른 교란 정도를 감소시킬 수 있다. 일반적으로 동일한 적응증이나 비슷한 사용금기(contraindication)를 가지거나, 동일한 제형으로 만들어지거나 동일한 약물분류에 해당하거나, 비슷한 이상반응을 보이는 약물을 비교군으로 선택한다면, 잠재적인 교란요인의 영향을 감소시킬 수 있다.

노출변수를 정의할 때 발생 가능한 오분류가 비교군을 정의할 때도 발생할 수 있다. 만일 노출변수가 약물 A를 사용하는 경우이며, 비교군이 약물 A를 사용하지 않는 경우라면, 노출변수의 오분류에 따라 비교군에서도 오분류가 발생한다. 만일 노출변수가 약물 A를 사용하는 경우이며, 비교군이 약물 B를 사용하는 경우라면, 비교군 B를 정의하는 과정에서 노출변수 정의시 발생할 수 있는 여러 가지 오분류의 가능성이 있다. 만일 치료군과 비교군의 제형이나 용량이 유사하다면, 오분류의 정도가 비슷하다고 할 수 있으나, 예를 들어 치료군이 경구용 약물이고 비교군이 주사제인 경우 오분류의 정도가 크게 차이날 수 있다.

비교군은 치료군과 동일한 자료원에서 동일한 기간에 유사한 적응증을 가지고 있는 실제 임상현장에서 의미있는 활성대조군을 고려하는 것이 비뚤림의 가능성이 가장 낮다. 하지만 환자 기저상태의 중증도에 따라 다른 치료법이나 제형이 고려될 수 있으므로 중증도에 의한 교란이 여전히 발생할 수 있다. 실제임상현장을 반영하기 위해서는 비치료군을 비교군으로 정의하는 것은 적절하지 않지만, 비치료군과 비교하는 것이 임상적으로 적절한 경우, 노출변수가 없는 경우 또는 노출변수 및 관련된 어떤 치료도 받지 않은 경우를 비치료군으로 정의할 수 있다. 활성대조군이 비교군인 경우 치료시작시점을 연구에서 추적관찰이 시작되는 시작시점으로 정의하는데, 치료군과 비교군의 시작시점이 다를 경우 결과발생까지의 추적관찰기간을 고려하여 시간의존형 자료로 생존분석 방법을 적용하여 분석할 수 있다. 비치료군을 대조군으로 사용할 경우 시작시점이 없으므로 연구자는 임상적으로 적절하게 시작시점을 정해야 하는데, 환자의 질환 단계나 진행에 따라 치료를 하지 않았을 가능성이 있으므로 결과 발생에도 영향을 미쳐 비뚤림이 발생할 수 있다.

새로운 의료기술에 대한 관찰적 연구인 경우 비교군으로 표준치료법을 고려할 수 있다. 표준치료법은 단일치료법이거나 치료법들의 조합일 수도 있다. 따라서 표준치료법을 정의하기 위해 일상적인 치료에서 치료법들을 기술하고 이를 이용하여 표준치료법을 조작적으로 정의하는 것이 필요하다. 이런 표준치료법은 지역이나 의료기관, 시간에 따라 달라질 수 있으므로 이에 대한 검토도 필요하다.

만일 새로운 치료법이 빠른 시간 내에 확산되거나 치료법이 새로운 근거 등으로 갑자기 변한 경우 치료법과 동일한 기간 내에서 비교군을 정의하기 어려운 경우가 발생한다. 이런 경우 과거대조군을 고려할 수 있는데, 이때 시간이 흐름에 따라 환자의 중증도도 달라질 수 있으며, 관심결과 발생률이 달라지거나 결과 정의도 변할 수 있으므로 분석과정에서 이런 비뚤림을 통제할 수 있는 방법을 적용해야 한다. 과거대조군의 이런 제한점을 극복하기 위하여 달력 시간을 도구변수(instrumental variable)로 이용하여 분석할 수 있다(Cain, 2009). 하지만 도구변수를 이용한다고 해도 시간이 중증도나 결과변수와 관련이 있다면 여전히 적응증에 따른 교란이 일어날 수 있다.

비교군을 조작적으로 정의할 때 고려해야 할 사항을 살펴보면, ① 치료군과 동일한 적응증을 가져야 하는데, 특히 약물의 경우 여러 적응증으로 허가받는 경우가 있으므로 적응증을 정의할 때 연구대상자를 제한하는 등의 방법이 필요하다. 이때 연구대상자는 적응증과 금기에 의해 제한할 수 있으나, 중증도에 따른 교란을 완전히 제거하지는 못한다. ② 일반적으로 유병환자를 대상으로 하는 연구에서 일어날 수 있는 비뚤림 때문에 약물역학연구에서는 신환자(new-user)를 대상으로 하는 신환자 설계가 황금표준이다(Ray, 2003). 하지만 관심결과 발생이 매우 드물거나 오랜 기간 사용해야 결과가 발생하는 경우 또는 신환자 설계가 불가능한 경우 유병환자를 대상으로 연구를 수행하게 된다. 이때 유병환자와 신환자를 비교하는 것은 피해야 한다. ③ 노출변수를 정의하는 시간창과 비교군을 정의하는 기간이 다를 수 있다. 비교군을 정의하는 기간은 약리학적 또는 치료과정에 따라 임상적으로 정의해야 하며, 만일 결과가 발생할 것으로 기대하는 시점이 차이가 있다면 콕스비례위험모형과 같이 시간의존형 자료에 대한 분석방법을 적용한다. ④ 치료군과 비교군은 복약방법의 어려움이나 이상반응의 발생, 환자의 선호도 등으로 치료순응도에 차이가 있을 수 있다. 실제임상현장을 반영하는 관찰적 연구에서는 순응도의 차이를 보정하기 보다는 관찰된 순응도 하에서 치료효과를 비교해야 한다. 이때 치료군과 비교군에서의 순응도의 차이를 보고하고 관찰된 순응도 패턴을 고려하여 결과를 해석하는 것이 필요하다. ⑤ 만일 치료군과 비교군의 용량이 결과발생에 영향을 미친다면, 연구자는 치료군과 비교군의 용량을 보고하고 가능하다면 임상적으로 동일한 다양한 수준의 용량에서 치료효과를 비교해야 한다. 높은 용량을 사용할 경우 환자의 중증도가 높을 가능성이 있으므로 용량을 다르게 고려할 경우 중증도에 따른 교란이 발생할 수 있다.

만일 치료군과 비교군의 치료법 양식이 다를 경우 고려할 사항으로 ① 적응증 또는 중증도에 따른 교란이 발생할 수 있다. 예를 들어 경구용 약제를 복용하는 환자보다 수술을 받은 환자가 중증도가 더 심할 수 있다. ② 더 건강한 환자가 더 침습적인 치료를 받았을 가능성이 있다. 수술이나 시술을 받은 환자는 질환의 중증도나 동반질환이 심각하지 않을 수 있으며, 수술이나 시술은 더 비싸고 숙련된 전문가에게 할 가능성이 높다. ③ 진단과 치료시점 간의 시간 차이가 비뚤림을 일으킬 수 있다. 예를 들어 심장이식수술과 좌심실 보조장치를 비교하고자 할 경우, 심장이식수술은 수술의뢰 시점과 이식수술 시점 사이에 대기시간이 있다. 이때 심장이식수술과 좌심실 보조장치 후의 생존시간을 비교할 경우 불멸시간비뚤림(immortal time bias)이 발생한다. ④ 약물과 시술을 비교하고자 할 경우 오분류 가능성이 서로 다르기 때문에 이로 인한 비뚤림이 생길 수 있다. ⑤ 의료기기나 수술을 비교하고자 할 경우 경험이나 전문성과 같은 의사나 기관의 특성은 결과에 영향을 많이 미친다. 의사가 경험이 많을수록, 기관의 진료건수가 많을수록 환자의 결과는 좋아지는 것으로 알려져 있다. 따라서 이런 치료법을 비교하고자 할 경우 의사 또는 기관의 진료건수 등을 구분하여 층화분석을 수행하여 의사와 의료기관의 효과를 어떻게 설명해야 할지 검토하는 것이 필요하다. ⑥ 약물의 경우 약물을 중단하는 등의 순응도가 결과에 영향을 미치지만, 의료기기의 경우 시술의 실패 또는 제거가 결과에 영향을 미칠 수 있다. 의료기기의 제거도 중요한 시술이기 때문에 자료에서 파악할 수 있는 경우가 있다. 실제임상현장에서의 비교가 목적인 경우 약물순응도나 의료기기의 실패 등을 보정할 필요 없이 이를 보고하는 것으로 충분하다.

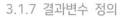

3.1.7 결과변수 정의

관찰적 연구에서 성과는 질환이나 치료의 결과로 일어나는 의학적 사건인 임상결과, 기능 상태나 삶의 질과 같은 환자보고결과, 의료비용이나 의료이용을 포함하는 경제적 성과로 구분할 수 있다. 임상결과는 의료공급자 또는 전문가 관점에서의 성과를 나타내며, 환자보고성과(patient-reported outcomes)는 환자 관점에서의 성과를 나타내고, 경제적 성과(economic outcome)는 지불자 또는 사회적인 관점에서의 성과를 나타낸다.

임상결과를 측정하기 위한 임상적 결과변수는 시간 관점에서 처음 또는 새롭게 발생한 결과, 이미 가지고 있던 질환인 유병 결과, 이미 질환을 가진 환자에서 상태가 악화되거나 다시 발생한 재발 결과로 구분할 수 있다. 그리고 관심 질환은 만성, 급성 또는 일시적으로 발생할 수 있으며, 이들의 복합적인 형태로 발생할 수도 있다. 임상적 결과는 주관적 또는 객관적으로 결정되는데, 대부분의 임상적 결과는 임상의사의 진단이나 평가에 의해 주관적으로 정해진다. 환자의 일상적인 진료 기록은 전자의무기록이나 청구자료에 ICD-10 코드와 같은 질병분류코드에 의해 기록된다. 건강보험청구자료의 경우 한국표준질병사인분류를 이용하여 상병코드를 입력하고 있다. 혈액검사와 같은 실험실 검사결과를 이용할 수 있는 경우 표준기준에 따라 임상적인 결과를 객관적으로 정의할 수도 있으며, 주관적인 임상적인 평가에 대한 변동을 줄이기 위해 표준화된 도구를 개발하여 이를 임상적인 결과를 평가하는데 사용하기도 한다. 예를 들어 만성 피부병인 건선은 임상적으로 개선이 되었는 지를 임상의사가 주관적으로 평가하는데, 건선영역 중증도 지수와 같이 표준화된 도구를 이용하여 중증도 및 건선이 생긴 부위의 면적을 평가할 경우 재현성 및 연구간 비교가능성을 증가시킬 수 있다. 가끔 임상적 결과변수는 주요 심장사건과 같이 복합 평가변수로 정의하기도 하는데, 이런 경우 복합 평가변수의 정의에 따라 결과가 영향을 받을 수도 있다.

환자보고결과는 건강상태나 건강관련 삶의 질(health related quality of life), 넓은 개념의 삶의 질, 증상, 기능, 간호 또는 치료에 대한 만족도 등에 대해 환자가 평가하는 것을 말한다.

경제적인 성과는 치료비용 또는 치료와 관련된 비용을 포함하는 직접의료비와 장애로 인한 비용, 기회비용 등을 포함하는 간접의료비용으로 나타낼 수 있다. 그리고 입원횟수 또는 외래방문횟수, 입원일수 등과 같이 의료자원이용으로 나타낼 수 있는데, 실제 의료비용은 급여체계, 의료기관종류, 보험종류에 따라 다를 수 있기 때문에 비용보다 의료자원이용이 경제적 성과를 나타내는 지표로 더 선호된다.

결과변수를 정의할 때 고려해야 할 사항으로는 ① 연구설계 단계에서 의료기술이 관심 있는 결과 발생에 영향을 미칠 것이라고 기대할 수 있는 연구기간과 추적관찰기간을 고려해야 한다. 예를 들면 최소 침습적인 슬관절치환술과 일반적인 치환술을 비교하고자 할 경우 최소한 수술 후 회복에 필요한 3개월에서 6개월 보다 긴 기간의 추적관찰기간이 필요하다. ② 결과변수 정의 때도 오분류 가능성에 대해 검토하고, 오분류를 감소시키기 위해 결과변수는 분명하고 객관적으로 정의해야 한다. 임상적 결과변수일 경우 검증된 도구를 이용하여 객관적으로 결과변수를 측정하거나, 사전에 정해진 정의에 따라 결과가 발생했는 지를 여러 명이 검토하는 방법 등을 통해 결과변수의 정밀도를 높일 수 있다. ③ 만일 결과변수 발생에 대한 배제진단(rule-out)과 같은 부가적인 정보를 사용할 수 있다면 배제진단을 제외하는 방법 등으로 결과변수를 검증할 수 있다. 청구자료에서 특정한 상병코드로 정할 수 없는 경우나 의학적 상충이 있는 경우 배제진단코드로 진단명을 입력할 수 있으므로, 이에 대한 고려가 필요하다.

측정된 결과변수는 이분형 또는 다분형 범주형 변수 또는 연속형 변수로 나타낼 수 있으며, 한 시점에서 측정되거나 고정된 시점에서 반복적으로 측정되거나 다양한 시점에서 반복적으로 측정될 수 있다. 이런 결과변수의 형태에 따라 적절한 통계분석방법을 이용해야 한다. 그리고 결과변수를 정의하는 방법이 여러 가지인 경우, 예를 들어 결과 발생 정의 시 어떤 절단값을 이용하는 경우 결과변수 정의에 대한 민감도분석 계획을 사전에 수립하여 수행하는 것이 필요하다.

3.1.8 공변량 선택

관찰적 연구에서 관심 의료기술이 결과에 어떤 영향을 미치는지 인과관계를 파악하고자 하는 경우 교란요인으로 인하여 비뚤림이 발생할 수 있다. 이런 경우 비뚤림을 감소시키기 위해 교란요인을 연구설계 또는 통계분석방법을 적용하여 통제하는 것이 필요하다. 이때 교란요인으로 고려할 공변량을 선택하는 방법은 두 가지 접근법이 있다. 첫 번째로 의료기술과 결과변수의 관계에 대한 사전지식을 바탕으로 공변량을 선택할 수 있다. 이때 의료기술과 위험요인, 교란요인, 결과변수 등을 도식화한 인과성그래프(causal graph)를 작성하여 변수들 간의 관계를 파악할 수 있다. 여기서 위험요인이란 치료법에는 영향을 미치지 않고 결과변수에 대한 예측인자로 결과발생의 위험을 높이는 요인을 말한다. 이런 위험요인을 통계모형에 포함시키면 비뚤림은 증가시키지 않으면서 추정된 치료효과의 효율성/정밀도를 증가시키므로 위험요인은 공변량으로 포함시키는 것을 권장한다. 두 번째로 전진선택법(forward selection) 또는 후진제거법(backward elimination)과 같은 통계적 방법을 이용하여 자동으로 공변량을 선택할 수 있다. 그런데 임상적 또는 청구목적으로 수집된 자료원을 이용하여 관찰적 연구를 수행하는 경우 모든 질환별, 약물별, 시술코드별 공변량을 생성할 수 있다. 이런 고차원 변수들을 대상으로 공변량을 선택하는 방법으로 최근에는 기계학습알고리즘 및 LASSO[26]와 같은 방법도 사용되고 있다(Tibshirani, 1996). 실질적으로 공변량들과의 관계를 아는 경우도 있고 모르는 경우도 있기 때문에 위 두 가지 방법을 함께 고려하는 방법을 적용하는 경우도 많다.

3.1.9 치료효과의 이질성과 하위그룹분석

관찰적 연구에서 연구대상자들은 연령, 성별, 질환의 중증도, 동반질환, 병용약물 등의 특성이 이질적이라고 할 수 있다. 이런 연구대상자들의 다양한 특성은 의료기술이 결과발생에 미치는 영향을 변경시킬 수 있는데, 치료효과의 방향이나 크기가 랜덤하지 않게 변경되는 것을 치료효과의 이질성이라고 한다. 치료효과의 이질성은 제3의 요인이 변화함에 따라 의료기술이 결과발생에 미치는 영향이 달라지는 현상인 효과변경(effect modifier)으로 설명할 수 있는데, 이때 효과변경을 일으키는 제3의 요인을 효과변경인자(effect modifier)라고 하며, 이는 그 수준에 따라 결과발생의 정도가 달라지는 경우로 교란요인과는 구분되는 개념이다(장은진, 2013). 이런 치료효과의 이질성에도 불구하고 대부분의 연구는 평균치료효과를 추정하고, 이질적인 연구대상자들에게 비슷한 치료효과가 있을 것이라고 가정한다. 하지만 임상적으로 의미있는 하위그룹에 대해 치료효과의 이질성을 파악하는 것은 의사결정을 위해 중요하다. 치료효과의 이질성은 일반적으로 하위그룹분석으로 파악할 수 있으며, 하위그룹변수는 기저특성이나 사전치료법 등 치료효과변경에 대해 사전지식으로 설명가능한 요인으로 선택해야 하며, 하위그룹분석 결과에 대해 치료효과의 방향과 크기도 설명가능해야 한다. 하위그룹 변수는 치료법에 노출되기 전에 정의된 변수 또는 치료법에 의해 영향을 받지 않는 변수로 고려해야 한다. 예를 들면, 연령과 같은 인구학적 변수, 뇌졸중 후 시간, 안정 또는 불안정 협심증과 같이 병태생리적 변수, 동반질환, 병용약물, 유전자 표지자 등을 잠재적인 하위그룹변수로 고려할 수 있다.

3.1.10 민감도분석

관찰적 연구 및 통계모형에서는 변수의 정의나 선택된 통계모형에 대해 여러 가정을 한다. 따라서 이런 정의가 변경되거나 가정을 만족하지 않는 경우 분석의 결과가 일관성있고 변하지 않는다면 연구결과는 강건하다고 할 수 있다. 연구결과가 강건하다는 것을 보이기 위해서는 민감도분석(sensitivity analysis)이 필요하다. 먼저 연구설계 관점에서 관찰적 연구는 측정되지 않은 교란요인은 없다고 가정한다. 즉 모든 교란요인은 측정되었고 비뚤림없는 치료효

---

26 Least Absolute Shrinkage and Selection Operator, LASSO

과를 추정하기 위해 분석에 포함되었다고 가정한다. 하지만 알려진 교란요인이 사용하는 자료원에서 파악하기 어려운 경우도 있을 수 있으며, 알려지지 않은 교란요인이 있을 수도 있다. 따라서 측정되지 않은 교란요인이 연구결과에 잠재적으로 미칠 수 있는 영향에 대해 유병률, 노출과의 연관성 정도, 결과와의 연관성 정도를 이용하여 스프레드시트-기반 방법을 사용하여 평가할 수 있다.[27] 추가적으로 대조군 선택 또는 노출변수, 결과변수, 교란요인, 공변량 정의가 변경되었을 때 연구결과가 영향을 받는 지에 대해 고려해야 하며, 선택비뚤림이 발생했을 가능성에 대한 평가도 필요하다.

만일 자료원에서 중요한 부 모집단을 정의할 수 있다면 부 모집단을 정의하고 모든 부 모집단에서 결과가 일정한 지를 보여주거나 효과변경이 있음을 보여주고 모집단의 이질성에 대해 설명할 수 있다. 추가적으로 코호트 정의 및 통계분석방법에 대한 민감도분석도 필요한 경우 고려할 수 있다.

3.2 관찰적 연구에서 측정된 교란요인 통제 방법[28]

관찰적 연구에서 교란요인은 크게 측정된 교란요인과 측정되지 않은 교란요인으로 구분할 수 있다. 측정된 교란요인은 연구설계 혹은 통계적 분석방법으로 통제가 가능하며, 측정되지 않은 교란요인은 교차설계 또는 도구변수 등 여러 계량경제학적 모형을 활용한 분석적 방법으로 일부만 통제가 가능하다. 따라서 관찰적 연구 수행 시 연구 시작단계에서 충분한 문헌검토 및 전문가 자문을 통해 잠재적인 교란요인을 정의한 후, 가능한 이에 대한 많은 자료를 수집하기 위해 노력해야 한다.

측정된 교란요인을 연구설계 측면에서 통제하는 방법은 제한(restriction)과 짝짓기(matching)가 있다. 제한방법은 연구에 포함되는 대상자들의 동질성을 확보하기 위하여 적절한 선정/제외 기준을 이용하여 연구대상자들을 제한하는 방법이며, 짝짓기방법은 비교하고자 하는 두 군이 비슷한 특성을 가지도록 기준이 되는 군과 교란요인의 분포가 동일하거나 유사하도록 비교군을 선정하는 방법이다.

측정된 교란요인을 분석 측면에서 통제하는 방법은 층화(stratification), 다변수모형(multivariable model), 성향점수(propensity score) 방법이 있다. 층화분석은 결과에 영향을 줄 수 있는 교란요

---

27 http://www.drugepi.org/ dope-downloads/#Sensitivity Analysis

28 장은진, 안정훈, 정선영, 황진섭, 이자연, 심정임. 측정된 교란요인을 고려한 성과분석 방법. 한국보건의료연구원; 2013.

인이나 효과변경인자를 다양한 범주별로 층을 나누어 층 내에서 동일한 분석을 시행하는 방법이다. 교란요인의 수준별로 층을 나누어 각각 분석하는 방법으로 적용이 간편하며 교란요인의 수가 많지 않을 때 효과적인 방법이다. 다변수분석은 교란요인을 설명변수로 다변수모형에 포함시켜 이를 보정하는 방법이며, 성향점수 방법은 연구대상군들의 관찰된 교란요인들의 균형을 맞추어 두 그룹간의 유사성을 확보하기 위해 사용할 수 있는 방법이다. 성향점수 방법은 다차원 공변량들을 성향점수라는 일차원 점수로 차원을 축소하는 방법이며, 추정된 성향점수는 제한, 짝짓기, 층화, 공변량 보정, 가중치 방법을 적용할 수 있다(Schneeweiss, 2006).

연구가설과 자료가 주어졌을 때, 측정된 교란요인을 통제하기 위한 방법에 따라 적용할 수 있는 상황을 요약하면 〈표 3-15〉와 같다. 제한, 짝짓기, 층화 방법은 교란요인의 수가 적을 경우 적절한 방법이며, 만일 고려해야 하는 교란요인의 수가 많을 경우에는 교란요인들을 성향점수로 요약하여 짝짓기 또는 층화 방법을 적용하는 것이 더 적절하다.

표 3-15 **측정된 교란요인의 통제방법 선정**

	적용 가능한 상황
설계적 측면	
제한	특성이 동질한 연구대상자를 선정하여 치료효과 추정
짝짓기	교란요인의 분포가 동일하거나 비슷한 대상자를 짝짓기하여 치료효과 추정
분석적 측면	
층화	교란요인 또는 효과변경인자 수준별로 치료효과 추정
다변수분석	교란요인을 보정하여 치료효과 추정
성향점수	비교군들간 균형을 맞추어 치료효과 추정

출처: 장은진, 2013.

3.2.1 제한

제한방법은 연구에 포함되는 대상자들의 동질성을 확보하기 위하여 적절한 선정제외 기준을 이용하여 연구대상자들을 제한하는 방법으로, 다음과 같은 경우에 해당하는 연구대상자를 제한하여 비뚤림이 발생할 가능성을 감소시킬 수 있다. ① 관심결과 변수에 대한 과거력이 있는 경우 과거력이 결과변수 발생의 위험을 증가시킬 수 있으므로 과거력이 있는 연구대상자를 제외한다. ② 일반적으로 유병환자인 경우 비뚤림이 발생할 가능성이 높으므로 신환자로 연구대상자를 선정한다. ③ 비교군 선정 시 동일한 적응증을 가진 비교군을 선정한다. ④ 사용금기에 해당하는 대상자를 제외한다. ⑤ 연구대상자 중 치료법에 대한 순응도가 낮은 대상자를 제외한다.

3.2.2 짝짓기

짝짓기는 비교하고자 하는 두 군이 비슷한 특성을 가지도록 기준이 되는 군과 교란요인의 분포가 동일하거나 유사하도록 비교군을 선정하는 방법으로, 크게 빈도짝짓기와 개별짝짓기로 구분할 수 있다. 빈도짝짓기(frequency matching)는 자군과 동일한 특성을 가지는 대조군을 동일한 비율로 선택하는 방법으로, 고혈압을 짝짓기 변수로 하는 경우 환자군 중 25%가 고혈압을 동반하였다면, 대조군 중에서도 25%가 고혈압을 동반한 환자가 포함되도록 선정하는 방법이다. 개별짝짓기(individual matching)는 각 환자군에 대하여 동일 특성을 가지는 대조군을 개별적으로 짝짓기하는 방법이다. 예를 들어, 45세의 고혈압 동반 여성 환자군에 대해서 45세의 고혈압 동반 여성 대조군을 선정하는 방법이다. 개별짝짓기를 통해서 각 환자군 수에 해당하는 짝짓기 쌍이 생성된다. 개별짝짓기 방법은 거리측도와 짝짓기방법에 따라 다양한 방법으로 적용할 수 있으며, 짝짓기 후에는 관찰된 공변량이 균형을 이루는지 검토해야 한다.

환자-대조군연구에서는 환자군과 대조군이 잠재적인 교란요인을 가능한한 비슷하게 가지도록 하기 위해서, 환자군 각각에 대해 사전에 정해진 잠재적인 교란요인의 값이 동일한 대조군을 짝지을 수 있다. 반면에 코호트연구에서는 관심있는 치료군과 비치료군의 결과를 비교하기 위하여 치료에 영향을 주고, 치료와 결과간의 연관성을 교란시키는 다른 요인들을 치료군과 비치료군 간에 짝짓기를 하므로 교란요인을 통제, 보정한다는 의미로 표현하는 경우가 많다.

짝짓기를 통해서 비교군 간의 비교성을 확보할 수 있다는 장점이 있지만 단점도 있다. 예를 들어, 환자-대조군연구에서 하나 또는 여러 개의 변수를 이용하여 짝짓기하는 경우 각 변수의 특성이 환자군과 유사한 대조군을 찾기 힘들어 환자군에 대한 충분한 대조군 쌍을 확보하지 못할 가능성이 있다. 이러한 문제는 짝짓기변수가 증가할수록 많이 발생할 것이다. 또한, 환자군과 대조군 사이에 짝짓기변수를 동일한 값으로 짝지었기 때문에 짝짓기변수가 질병 발생에 미치는 영향은 분석할 수 없다. 따라서 짝짓기변수를 결정할 때에는 이러한 한계점을 염두에 두어야 한다.

짝짓기변수로는 주요 교란요인을 고려할 수 있는데, 만약 부적절한 교란요인으로 짝짓기를 하게 되면 과다짝짓기의 문제가 발생하므로 주의하여야 한다. 치료법 배정과는 관련이 있으나 결과변수와는 관련성이 적은 변수를 짝짓기변수로 포함하는 경우 분산이 증가하여 통계적 효율성을 감소시키는 문제가 발생할 수 있다. 또한 치료법 노출과 질병 발생 사이의 중간 단계에 있는 요인을 짝짓기변수로 포함하게 되면 선택비뚤림을 유발하게 되어 연구결과의 타당성을 저해시킬 수도 있다. 예를 들어, 환자-대조군연구에서 중간변수로 짝짓기를 하는 경우, 대조군에서의 노출률을 환자군에서의 노출률과 유사하게 만들어 관련성이 없는 방향으로 비뚤림을 유발할 수 있다. 이러한 변수는 짝짓기나 보정을 하는 것이 아니라 해당 변수로 층화하여 각 층에서의 관련성을 별도로 제시하는 것이 바람직하다.

3.2.3 층화

층화 방법은 결과에 영향을 줄 수 있는 교란요인이나 효과변경인자의 다양한 범주별로 자료를 층으로 나누어 층 내에서 동일한 분석을 시행하는 방법이다. 층화를 통해 각 층내에서 교란요인이나 효과변경인자가 동질하게 분포하게 하여 이들의 영향을 배제시킨 상태에서 각 층별로 다르게 나타나는 양상을 파악함으로써 올바른 인과관계의 추정을 가능하게 해준다. 이때 각 층별 추정치들은 차이가 날 수 있는데 이러한 추정치들의 차이가 과학적 또는 임상적인 면에서 적절한지 판단해야 한다.

층화분석은 층화변수의 범주를 선정하고 각 층의 추정치 및 각 층의 추정치를 종합하는 통합추정치를 산출한다. 그리고 통합추정치를 기준으로 각 층의 추정치들의 동질성 검정을 수행하고 동질성 가정을 만족한다면 통합추정치에 대한 가설검정 및 구간추정 단계를 거치게 된다. 반면에 각 층의 추정치들이 동질하지 않다면 효과변경인자의 영향이 있음을 의미하므로 통합추정치는 의미가 없으며 각 층별로 결과를 제시해야 한다.

층화변수로 고려되는 변수가 종교나 인종과 같은 명목형 변수인 경우는 명확하게 범주를 나눌 수 있지만, 연속형 변수인 경우 연구자들은 적절한 범주의 수와 경계를 결정해야 한다. 범주의 수는 사용 가능한 자료의 규모에 의존하게 되며 자료의 양이 충분하면 많은 범주로 나눌 수 있겠지만 너무 많은 범주로 나누게 되면 자료 요약의 목적인 간결성과 편리성을 만족할 수 없게 된다. 범주의 경계는 이전에 연구된 의미있는 기준이 있다면 이를 활용하고 일반적으로는 고정된 백분위수를 활용하여 범주의 경계를 결정하기도 하는데, 연속형 교란요인의 5분위수로 층을 나눈 경우, 이 변수로 인해 생기는 바이어스의 90% 정도를 제거할 수 있다 (Cochran, 1968). 만약 균일하지 않은 분포를 가지는 변수에 대해 그 범주를 분위수로 설정하면 교란효과의 통제가 불충분하게 되므로 몇 개의 범주를 더욱 넓게 선정할 필요가 있다.

층화변수가 여러 개인 경우 각 변수마다 범주의 수가 적더라도 전체적으로는 많은 수의 층으로 나누어지게 되며, 이러한 경우 층 내의 대상자수가 적게 되어 분석에 어려움을 가지게 된다. 이렇게 교란요인이 많은 경우 차원을 축소하여 층화하는 방법으로 성향점수를 활용할 수 있다.

3.2.4 다변수 분석

전통적으로 측정된 교란요인이 있는 경우 이를 보정하여 치료효과를 추정하는 방법으로 회귀모형을 기본으로 하는 여러 다변수 분석방법들이 많이 사용되고 있다. 일반적으로 다변수모형은 질병을 유발시키는 변수나 인자들을 찾기 위한 목적과 질병발생의 위험을 예측하기 위한 목적으로 흔히 사용된다. 하지만 여기서는 관심있는 치료가 결과에 미치는 영향을 알고 싶은 경우에 치료와 결과와 관련있는 교란요인을 통제하여 치료효과를 추정하고자 하는 목적으로 다변수모형을 사용하는 경우를 중심으로 설명하고자 한다. 치료효과를 추정하고자 하는 다변수모형에서 치료 또는 노출을 나타내는 변수와 교란요인은 독립변수 또는 설명변수이며, 결과변수는 종속변수 또는 반응변수가 된다.

다변수 분석에서는 결과변수의 형태에 따라서 사용해야 하는 분석방법이 달라진다. 먼저 결과변수가 반복이 없고 혈압, 체중, 체온 등과 같은 연속형 변수이면서 자료의 분포가 정규분포를 따르는 경우 일반적인 선형회귀모형을 사용할 수 있다. 하지만 비용, 입원일수, 삶의 질 등과 같이 정규분포를 따르지 않는 치우친 분포를 가지는 연속형 결과변수인 경우 감마회귀모형을 사용한다.

결과변수가 '성공'과 '실패'로 측정되는 이분형인 경우에는 로지스틱 회귀모형이나 프로빗 회귀모형을 사용할 수 있다. 관심치료 이후 결과발생까지의 시간이 비교적 길지 않아서 결과가 일어날 때까지의 시간을 고려하지 않아도 되는 경우는 결과변수를 이분형으로만 취급해서 로지스틱 회귀모형이나 프로빗 회귀모형을 사용하는 것이 적절하지만, 치료이후 사망과 같이 결과발생까지 시간이 많이 걸리는 경우에는 결과발생 유무뿐만 아니라 결과가 일어날 때까지의 시간을 함께 고려해야한다. 사망까지의 시간 또는 암 발생까지의 시간과 같은 시간의존형 결과변수인 경우에는 콕스비례위험모형을 사용할 수 있다.

이분형 결과변수에서 결과발생이 드문 경우 로지스틱 회귀모형을 사용하면 추정된 회귀계수에 바이어스가 생길 가능성이 크다. 이런 경우 결과변수를 빈도 또는 발생률로 나타내며 포아송 회귀모형 또는 음이항 회귀모형을 이용할 수 있다.

결과변수가 여러 번 측정되는 경우 또는 짝지은 자료인 경우 자료들간의 상관관계를 고려하여 일반화추정방정식(generalized estimating equation)모형이나 계량경제학적 패널 분석모형들을 사용할 수 있으며, 짝지은 자료에서 결과변수가 이분형인 경우 조건부 로지스틱 회귀모형을, 시간의존형 결과변수인 경우 층화콕스비례위험모형을 사용할 수 있다. 결과변수에 따른 다변수모형을 정리하면 〈표 3-16〉과 같다.

표 3-16 결과변수에 따른 다변수모형

결과변수 형태	결과변수 예	모형
연속형		
정규성 만족	혈압, 체중, 체온	선형회귀모형
치우친 분포	비용, 입원일수, 삶의 질	감마회귀모형
이분형	사망, 암 발생, 중환자실입원 여부	로지스틱 회귀모형
		프로빗 회귀모형
시간의존형	사망까지의 시간, 암 발생까지의 시간	콕스비례위험모형
빈도/발생률	입원횟수, 교통사고 발생률	포아송/음이항 회귀모형

출처: 장은진, 2013.

위 모형 이외에도 연구목적이나 자료의 형태에 따라 다양한 다변수모형이 있으며 연구가 설과 자료에 가장 적합한 분석방법을 사용하는 것은 매우 중요하다.

모든 통계분석과 마찬가지로 다변수모형을 구축하기 전에 산점도와 기술통계량(descriptive statistic) 등을 이용한 자료탐색단계를 통해 자료의 특징을 파악해야 한다. 산점도를 통해서 다른 자료에 비해 떨어져 있는 자료가 있는 지, 선형성을 보이는지 등을 판단할 수 있다. 자료의 특징을 파악한 이후에 전문가 의견이나 문헌고찰을 통한 사전지식을 바탕으로 중요한 교란요인 및 잠재적인 교란요인을 검토하여 모형에 추가하고 교호작용 및 고차항까지 고려하여 모형을 구축한다. 다음으로 각 다변수모형에서 고려해야 하는 여러 가지 가정들을 확인하고 다중공선성(multicollinearity)이 존재하는 지도 파악해야 한다. 이때 가정이 위배되는 경우가 발생하면 모형구축단계로 돌아가 변수변환 등을 고려해야 한다. 가정을 만족하면 다음 단계로 넘어가서 자료에 대한 진단이 필요하다. 이는 다른 자료들과 다른 특징을 나타내는 이상치나 영향력이 있는 관측치 등이 있는 지 판단하는 단계로 이상치나 영향력이 있는 관측치가 발견되면 이 관측치를 제거할 것인 지에 대한 고려가 필요하다. 마지막으로 구축한 모형이 자료에 잘 적합하는지 확인해야 하는데 모형이 잘 적합하지 않는다면 다시 모형구축단계로 돌아가서 새로운 모형을 구축하고 동일한 과정을 거쳐 최종모형을 선택해야 한다. 다변수모형 분석절차를 정리하면 〈그림 3-13〉과 같다.

● 그림 3-13 다변수모형 분석 절차

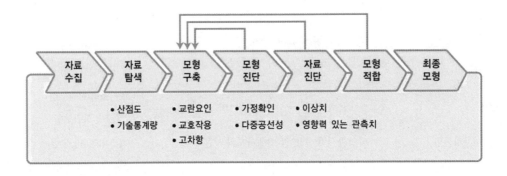

출처: 장은진, 2013.

3.2.5 성향점수

　성향점수 방법은 연구대상자들에서 관찰된 교란요인들의 균형을 맞추어 무작위배정과 비슷한 상황을 만들어 관심있는 치료효과를 추정하기 위해 사용하는 방법이다. 성향점수 방법은 다차원인 공변량들을 성향점수라는 일차원 점수로 차원을 축소하는 방법으로, 성향점수란 환자들의 관찰된 기저특성들이 공변량으로 주어졌을 경우 치료를 받을 확률로 정의되며, 흔히 로지스틱 회귀모형 또는 프로빗 회귀모형으로 추정할 수 있다. 추정된 성향점수는 짝짓기, 층화, 공변량으로 보정하거나 가중치로 활용하는 방법으로 선택비뚤림 문제를 해결하고 두 군의 평균치료효과 또는 치료군의 평균치료효과를 추정하기 위하여 사용할 수 있다.

　성향점수 방법은 먼저 성향점수 모형에 포함될 변수와 추정방법을 결정하여 성향점수를 추정한 후, 목표모집단과 치료군과 비치료군의 성향점수 분포의 겹치는 정도를 참고하여 제한, 짝짓기, 층화, 가중치, 공변량 보정 방법 중 적절한 방법을 결정한다. 적용한 방법에 따라 비교군들간의 공변량의 균형을 확인하고, 공변량들이 충분히 균형을 이루지 않았다고 판단될 경우 성향점수 추정 단계로 돌아가야 한다. 성향점수 방법을 통해 치료군과 비치료군이 충분히 균형을 이루었다고 판단이 될 경우 치료효과 및 치료효과의 분산을 추정하고 민감도분석을 통해 치료효과를 비교한다. 이때 민감도분석은 성향점수 추정모형 또는 성향점수 적용방법 등을 다르게 하여 수행할 수 있다. 이와 같은 성향점수 방법의 적용단계를 요약하면 〈그림 3-14〉와 같다.

그림 3-14 성향점수 방법의 적용 단계

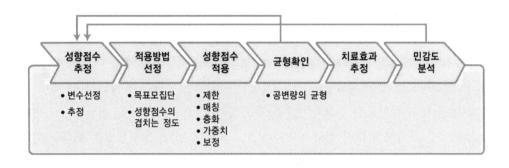

출처: 장은진, 2013.

3.2.5.1 성향점수추정모형에 포함되어야 할 변수선정방법

성향점수추정모형에 포함될 변수로 고려할 수 있는 변수는 측정된 모든 기저공변량, 치료배정과 관련이 있는 모든 기저공변량, 잠재적인 교란요인인 결과변수에 영향을 주는 모든 공변량, 치료배정과 결과변수에 모두 영향을 주는 진짜 교란요인 등이 있다. 이런 공변량들 중 성향점수추정모형에 포함될 변수를 선정할 때, 우선 치료배정과 결과변수에 영향을 주는 진짜 교란요인은 반드시 포함되어야 한다. 치료배정에는 영향을 주지 않지만 결과변수에 영향을 주는 공변량은 반드시 포함해야 하며 이런 공변량을 포함할 경우 치료효과의 바이어스를 증가시키지 않으면서 추정된 치료효과의 분산은 줄어든다고 보고하고 있다. 또한 치료배정에는 영향을 주지만 결과변수에 영향을 주지 않는 변수를 포함할 경우, 치료효과의 바이어스는 크게 줄이지 않으면서 치료효과의 분산을 증가시키므로 치료배정과 관련성이 있으나 결과변수의 분명한 예후인자가 아닌 공변량은 제외하는 것이 좋다.

3.2.5.2 성향점수 추정방법

성향점수의 참값이 주어졌을 때 측정된 공변량의 분포는 치료배정과 독립이 된다. 하지만 관찰연구에서 성향점수의 참값은 알 수 없기 때문에 주어진 자료로 추정을 해야 한다. 치료군과 비치료군이 있는 경우, 공변량이 주어졌을 때 환자가 치료를 받을 확률인 성향점수를 추정하기 위해 종속변수가 이분형인 경우 사용할 수 있는 방법은 ① 로지스틱 회귀모형, ② 프로빗 회귀모형, ③ 판별분석, ④ 분류 및 회귀나무, ⑤ 신경망 등이 있다. 위 방법 중 가장 많이 사용되는 방법은 로지스틱 회귀모형으로 종속변수 W는 치료군인 경우 $W=1$, 비치료군인 경우 $W=0$이고 독립변수는 성향점수추정모형에 포함할 변수로 선정된 공변량으로 연속형 변수 또는 범주형 변수가 될 수 있다. 로지스틱 회귀분석 결과인 예측확률($\hat{p}$)은 측정된 공변량들이 주어졌을 경우 환자가 치료받을 확률인 성향점수로 정의할 수 있으며, 성향점수는 0과 1 사이의 값을 가진다. 하지만 문헌에 따라서 예측확률의 로짓($\log(\hat{p}/(1-\hat{p}))$)을 성향점수로 정의하기도 한다.

성향점수의 적절성을 평가하는 방법으로 상자그림 또는 히스토그램을 이용하여 성향점수의 분포를 살펴봄으로써 두 치료군들 간의 성향점수의 범위가 다른지 확인할 수 있다. 이때 이상치가 많을 경우 성향점수 추정시 변수를 추가하거나, 포함된 변수를 변환하거나, 변수들 간의 교호작용을 추가하여 다시 성향점수 추정을 시도해야 한다. 신뢰성있는 분석을 위해 결과자료를 분석하기 전에 성향점수 추정을 완료하여 성향점수모형의 선택이 결과 분석에 영향을 받지 않도록 해야 한다.

3.2.5.3 성향점수 적용방법의 선정

성향점수를 적용하는 방법으로 제한, 짝짓기, 층화, 공변량으로 보정하거나 가중치로 활용하는 방법을 고려할 수 있다. 성향점수 적용방법은 연구의 목적, 목표모집단, 치료군과 비치료군의 성향점수가 겹쳐지는 정도에 따라 결정할 수 있다. 성향점수는 두 군간 추정된 성향점수가 충분히 겹쳐져야 두 치료군 사이의 기본 특성의 차이를 성공적으로 보정할 수 있다. 따라서 성향점수의 상자그림 또는 히스토그램을 통해 치료군과 비치료군의 성향점수의 분포를 비교해야 한다.

성향점수 제한은 치료군과 비치료군의 성향점수 분포에서 꼬리부분에 겹치지 않는 대상자를 제외하는 방법으로 유사한 성향점수를 가지는 대상자들을 대상으로 치료효과를 추정하는 방법이다.

성향점수 짝짓기는 치료군에 비해 비치료군의 환자수가 많고 치료군과 비치료군의 성향점수의 분포가 많이 겹쳐질 경우 사용하는 것이 적절하며, 짝짓기를 통해 치료를 받을 가능성이 낮은 환자(성향점수가 낮은 경우) 또는 치료를 받을 가능성이 높은 환자(성향점수가 높은 경우)를 제외하게 된다. 따라서 중요한 공변량들이 겹쳐지게 짝짓기가 안된 환자가 제외됨으로써 일반화가 어려워지고, 거의 모든 환자가 짝짓기가 안되는 상황에서는 적절하지 못하다. 성향점수를 이용하여 짝짓기를 하는 경우 목표모집단은 치료군과 비치료군 전체이며 짝짓기를 이용한 유사 무작위배정을 통해 평균치료효과를 추정할 수 있다. 짝짓기를 하려는 치료군과 비치료군의 성향점수의 분포가 겹치는 구간이 넓지만 일부 공변량이나 성향점수의 차이가 크게 난다면 성향점수 캘리퍼를 좁혀 볼 수 있으며, 성향점수 분포가 겹치는 구간이 적거나 없는 경우에는 주요 공변량의 값을 이용하여 연구대상 인구집단을 재정의(즉, 제한)하는 것이 좋다.

성향점수를 이용한 층화분석은 치료군과 비치료군의 성향점수의 분포가 어느 정도 이상 겹쳐 있을 경우, 전체 모집단에서의 효과성을 파악하고자 할 경우 사용할 수 있다. 이때 모든 환자들의 자료를 사용하며 각 층의 치료효과를 통합할 때 층별 가중치를 조정함으로써 두 군의 평균치료효과 또는 치료군의 평균치료효과를 추정할 수 있다.

치료군과 비치료군의 성향점수의 분포가 거의 일부만 겹쳐지는 경우는 공변량보정방법을 선택할 수 있다. 결과의 발생이 드문 경우, 성향점수를 짝짓기하면 결과 발생이 더 줄어들고, 층화분석을 할 경우에도 층별로 결과의 발생이 작아서 치료효과 추정이 힘들 수 있다. 따라서 이런 경우는 공변량으로 성향점수를 포함시켜 보정하는 방법을 적용할 수 있다.

가중치 방법은 성향점수의 겹치는 정도와 상관없이 모든 환자들에 대해 사용하는 방법으로 목표모집단이 전체인 경우, 치료군인 경우 또는 비치료군인 경우 가중치 부여방법에 따라 평균치료효과, 치료군의 평균치료효과 또는 비치료군의 평균치료효과를 추정할 수 있다.

성향점수 적용방법에 대한 여러 연구결과들을 바탕으로, 성향점수 적용방법별 특징을 정리하면 〈표 3-17〉과 같다.

표 3-17 성향점수 적용방법의 특징

적용방법	특징
제한	• 치료효과 비교시 타당도 증가 • 평균치료효과 추정
짝짓기	• 성향점수 분포가 많이 겹쳐져 있을 경우 적용 가능 • 유사 무작위배정 역할을 함 • 가장 비교가능한 표본을 얻을 수 있음 • 치료효과 추정치의 바이어스가 작으나, 치료효과 추정치의 분산이 커짐 • 평균치료효과 추정
층화	• 성향점수 분포가 어느 정도 겹쳐져 있을 경우 적용 가능 • 전체 자료를 이용 • 치료효과 추정치의 바이어스는 커지나, 치료효과 추정치의 분산이 작아짐 • 평균치료효과, 치료군의 평균치료효과, 비치료군의 평균치료효과 추정
공변량 보정	• 결과변수가 드물게 발생하는 경우, 공변량들을 성향점수로 요약하여 보정할 수 있음 • 평균치료효과 추정
가중치	• 성향점수가 0 또는 1에 가까울 때 가중치가 커지는 문제점 있음 • 대상자 수가 상대적으로 작을 경우, 역확률가중치 방법을 통해 치료군과 비치료군의 대상자수를 전체 대상자수로 증가시켜 평균치료효과를 추정할 수 있음 • 평균치료효과, 치료군의 평균치료효과, 비치료군의 평균치료효과 추정

출처: 장은진, 2013.

일반적으로 성향점수 적용방법의 특징을 고려하여 적용방법을 결정하지만, 실제로 많은 연구자들은 동시에 여러 방법을 적용하여 치료효과를 추정한다. 만일 치료군간 성향점수의 분포가 거의 겹치지 않는다면 적용 방법에 따라 치료효과가 다르게 추정될 것이며, 성향점수의 분포가 충분히 겹친다면 적용방법에 상관없이 비슷한 치료효과가 추정될 것이다. 만일 성향점수의 분포가 충분히 겹치는 경우에 결과가 다르게 나타난다면 자료를 다시 검토해야 한다. 예를 들어, 짝지은 치료군의 대상자와 짝짓기가 안된 치료군의 대상자간 특성이 차이가 있는 지 등을 검토해야 한다.

성향점수 방법은 실제적인 치료효과를 평가하는 관찰연구에서 선택비뚤림을 보정하고, 치료효과 추정치의 바이어스를 줄일 수 있는 방법으로 사용하기 쉽고 매우 효과적인 분석방법이라고 할 수 있다. 하지만 성향점수 방법의 가장 큰 제한점은 단지 측정된 공변량만을 보정할 수 있다는 것이다. 무작위배정비교임상시험과 같이 측정되지 않거나 측정할 수 없는 공변량들에 대해서는 보정할 수 없다. 따라서 중요한 교란요인이 성향점수 모형에서 누락되었을 경우 추정된 치료효과는 비뚤림이 있을 수 있다. 또한 성향점수 방법은 표본의 대상자 수가 많을 때 적절한 방법이며, 표본의 대상자 수가 적은 경우에는 모든 공변량의 균형을 맞추기가 어려울 수 있다.

3.3 관찰적 연구를 위한 가이드라인

최근 임상현장근거를 통한 정책결정에 대한 관심이 증가하면서 이와 관련된 가이드라인도 발표되고 있다. ISPOR와 ISPE는 공동으로 보건의료 의사결정에서 임상현장근거를 이용하는 연구수행에 대한 권고사항을 발표했으며(Berger, 2017), 미국 FDA는 산업계와 FDA 담당자를 위한 의료기기 허가 승인 시 임상현장근거를 사용하는 경우 고려할 사항에 대한 가이던스를 발표했다(FDA, 2017). 영국 NICE에서도 의료기술 평가에서 관찰적 자료를 이용하여 치료효과를 추정하는 방법에 대한 보고서에서 치료효과 추정에 사용할 수 있는 여러 방법론 및 방법론을 선택하는 알고리즘에 대해 설명하고 있다(Faria, 2015).

STROBE는 세 가지 주요 연구설계-코호트연구, 환자-대조군연구, 단면연구 등의 관찰연구 결과를 보고하기 위한 가이드라인으로 개발되었다. STROBE 가이드라인은 제목, 요약, 소개, 방법, 결과 및 토론 섹션과 관련된 22개의 항목으로 구성되며, 생의학저널에 제출된 원고에 대한 요건을 언급하고 있다(von Elm, 2007).

최근 연구목적이 아닌 행정적 또는 임상적 목적에 의해 일상적으로 발생하는 건강자료를 이용한 연구가 증가하고 있다. RECORD는 관찰적 연구결과를 보고하기 위한 가이드라인

STROBE를 바탕으로 일상적으로 발생하는 건강자료를 이용한 연구의 특성을 반영하여 확장한 가이드라인으로, 건강데이터를 이용하여 관찰연구를 수행할 경우 고려해야 할 사항을 파악할 수 있는 가이드라인이다. STROBE에 비해 RECORD에서 추가적으로 고려해야 할 사항은 〈표 3-18〉과 같다(Benchimol, 2015).

표 3-18 RECORD 가이드라인 추가사항

구분	내용
제목 및 초록	1. 사용한 데이터의 종류 기술 2. 연구가 수행된 지역과 시간 기술 3. 데이터를 연계하여 사용했을 경우, 이를 기술
방법	
연구대상자	1. 연구대상자를 선정한 코드 또는 알고리즘 기술 2. 연구대상자를 선정한 코드 또는 알고리즘에 대한 검증 연구가 있는 경우, 이를 기술 3. 데이터를 연계하여 사용했을 경우, 각 단계의 대상자수를 포함하여 연계과정을 도식화하여 기술
변수	노출, 결과, 교란요인, 효과변경인자를 정의하기 위해 사용한 코드 또는 알고리즘 기술
자료접근 및 클리닝 방법	1. 연구대상자 선정을 위해 데이터베이스에 접근한 방법 기술 2. 자료 클리닝 방법 기술
연계	자료연계 기준 및 연계방법 기술
결과	
연구대상자	연구대상자 선정과정 기술 및 선정 흐름도 제시
토의	
제한점	특정한 연구목적을 위해 수집된 자료가 아닌 자료를 이용하는 것에 대한 영향, 오분류 비뚤림, 측정되지 않은 교란요인, 결측치 등에 대한 토의를 기술
기타 정보	
연구계획서, 원자료, 프로그램 접근	연구계획서, 원자료, 프로그램 코드 등의 추가정보에 접근하는 방법 기술

참고문헌

• 강희정. 보건의료 빅데이터의 정책 현황과 과제. 보건복지포럼. 2016;8:55-71.

• 강희정, 최영진, 이상원 등. 보건의료 빅데이터 활용을 위한 기본계획 수립 연구. 서울: 한국보건사회연구원: 2015.

• 김진숙. 428호. 한국정보화진흥원, IT Issues Weekly 2013:(428);5

• 남병호, 이현주, 김진희 등. 성과연구를 위한 등록체계 구축 지침서 개발. 서울: 한국보건의료연구원: 2011.

• 대한약물역학위해관리학회. 약물역학. 서울: 서울대학교출판문화원: 2011.

• 박병주, 정귀옥, 구혜원 등. 노인인구에서 음주와 근위대퇴골 골절 발생간의 연관 성에 관한 코호트내 환자-대조군연구. 한국역학회지. 1999;21:93-103.

• 박병주. 국내 항생제 임상시험계획서 분석결과로 본 항생제 임상시험 설계시 중점 고려사항. 대한화학요법학회지. 1995;13:15-23.

• 백재승, 김현회, 김수웅 등. 단순성요로감염증 환자에서 발로플록사신과 오플러사신의 유효성과 안전성 비교를 위한 다기관 연구. 대한비뇨기과학회지. 2004;45:56-63.

• 송태민. 우리나라 보건복지 빅데이터 동향 및 활용 방안. 과학기술정책. 2013;23:56-73.

• 식품의약품안전청. 의약품임상시험관리기준. 서울: 식품의약품안전청: 2008.

• 양우진, 변상익, 신현국. 가속화 되는 고령화 시대 의료 인공지능 융합에 관한 연구. 한국통신학회 하계종합학술대회 연제집. 2017.

• 이관용, 김진희, 김현철. 의료 인공지능 현황 및 과제. 보건산업브리프. 2016;219:12-4.

• 이연희. 보건복지분야 공공 빅데이터의 활용과 과제. 보건복지포럼. 2015;9:5-16.

• 장은진, 안정훈, 정선영 등. 측정된 교란요인을 고려한 성과분석 방법. 서울: 한국보건의료연구원: 2013.

• Bae JM, Koo HW, Jung K, et al. A Cohort Study on the Association between Psychotropics and Hip Fracture in Korean Elderly Women. JKMS. 2002;17:386-90.

• Berger ML, Sox H, Willke RJ, et al. Good practices for real-.world data studies of treatment and/or comparative effectiveness: Recommendations from the joint ISPOR-.ISPE Special Task Force on real-world evidence in health care decision making. Pharmacoepidemiol Drug Saf. 2017;26:1033-9.

• Bresnick J. Healthcare analytics market to expand at 25% CAGR to 2019. Health IT Analytics. 2014. Available from https://healthitanalytics.com/news/healthcare-analytics-market-to-expand-at-25-cagr-to-2019 [assessed February 2, 2018].

• Cain LE, Cole SR, Greenland S, et al. Effect of highly active antiretroviral therapy on incident AIDS using calendar period as an instrumental variable. Am J Epidemiol. 2009;169: 1124-32.

- Cochran WG. The effectiveness of adjustment by subclassification in removing bias in observational studies. Biometrics. 1968;24:295-313.

- Division of Pharmacoepidemiology & Pharmacoeconomics, Department of Medicine, Brigham and Women's Hospital and Harvard Medical School. Sensitivity Analysis. 2017. Available from http://www.drugepi.org/dope-downloads/#Sensitivity Analysis. [accessed January 3, 2012].

- Engen A. Achieving HTA success with real world evidence [homepage on the Internet]. c2016 [updated 2016 Jan 21; cited 2017 Oct 3]. Available from http://www.quintiles.com/blog/achieving-hta-success-with-real-world-evidence

- Food and Drug Administration. Use of Real-World Evidence to Support Regulatory Decision-Making for Medical Devices, Guidance for Industry and Food and Drug Administration Staff. 2017.

- Gliklich RE, Dreyer NA, Leavy M. Registries for Evaluating Patient Outcomes. Rockville: Agency for Healthcare Research and Quality: 2014.

- Hall PS. Real-world data for efficient health technology assessment. Eur J Cancer. 2017;79: 235-7.

- Herbst AL, Scully RE. Adenocarcinoma of the vagina in adolescence. A report of 7 cases including 6 clear-cell carcinomas (so-called mesonephromas). Cancer. 1970;25:745-57.

- Jung SY, Choi NK, Kim JY, et al. Short acting nifedipine and risk of stroke in elderly hypertensive patients. Neurology. 2011;77:1229-34.

- Makady A, Ham R, Boer A, et al. Policies for Use of Real-World Data in Health Technology Assessment (HTA): A Comparative Study of Six HTA Agencies. Value Health. 2017;20:520-32.

- Manyika J, Chui M, Brown B, et al. Big data: The next frontier for innovation, competition, and productivity. 2011.

- Park BJ, Clouse J, Wysowski D, et al. Incidence of adverse esophageal and gastric events in alendronate users. Pharmacoepidemiol Drug Saf. 2000;9:371-6.

- Park SJ, Choi NK, Yang BR, et al. Risk and Risk Periods for Stroke and Acute Myocardial Infarction in Patients with Central Retinal Artery Occlusion. Ophthalmology. 2015;122: 2336-43.

- Pocock SJ. Clinical trials: A practical approach. Chichester: John Wiley & Sons: 1983.

- Ray WA. Evaluating medication effects outside of clinical trials: new-user designs. Am J Epidemiol. 2003;158:915-20.

- RECORD Working Committee. The REporting of studies Conducted using Observational Routinely-collected health Data (RECORD) Statement. PLoS Med. 2015;12:e1001885.

• Schneeweiss S. Sensitivity analysis and external adjustment for unmeasured confounders in epidemiologic data base studies of therapeutics. Pharmacoepidemiol Drug Saf. 2006;15: 291-303.
• The ABBA Study Investigators. Phenylpropanolamine contained in cold remedies and risk of hemorrhagicstroke. Neurology. 2007;68:146-9.
• The Decision Support Unit. NICE DSU Technical Support Document 17: The use of observational data to inform estimates of treatment effectiveness for Technology Appraisal: Methods for comparative individual patient data. 2015.
• Tibshirani R. Regression shrinkage and selection via the Lasso. J R Stat Soc. 1996;58:267-88.
• Valkhoff VE, Romio SA, Schade R, et al. Influence of run-in period on incidence of NSAID use in European population in the SOS project. Pharmacoepidemiol Drug Saf. 2011;20 suppl 1:S250.
• Velentgas P, Dreyer NA, Nourjah P, et al. Developing a Protocol for Observational Comparative Effectiveness Research: A User's Guide. Rockville: Agency for Healthcare Research and Quality: 2013.
• Von Elm E, Altman DG, Egger M, et al. The Strengthening the Reporting of Observational Studies in Epidemiology (STROBE) Statement: Guidelines for reporting observational studies. PLoS Med. 2007;4:1623-7.

CHAPTER 4

연구문헌에 대한 비평적 평가

1 기본개념

문헌고찰을 통해 질문에 올바른 결론을 내리기 위해서는 포함된 연구들이 타당해야 한다. 만일 연구들이 타당하지 않으면 여러 연구들을 종합해서 내린 결론도 타당하지 않다. 포함된 연구들의 타당도를 평가하는 과정을 비평적 평가(critical appraisal)라고 한다. 논문에 대한 비평적인 평가를 통해 현재 논문들을 종합하여 얻을 결과가 얼마나 타당하고 비뚤림이 적은 지를 추정할 수 있다. 이러한 비평적 평가는 체계적 문헌고찰의 필수적인 과정이라고 할 수 있으며 이를 통해 포함된 연구들의 근거수준을 결정하거나 추후 연구 필요성을 제기하거나 하는 등의 활동이 이루어진다.

1.1 비평적 평가의 주요 개념

1.1.1 외적타당도와 내적타당도

내적타당도란 연구자의 결론이 그 연구에서 실제로 발생한 사건을 올바르게 반영하는 정도이며, 연구의 외적타당도란 연구에서의 결론이 연구 밖의 일반 세계에 적용되었을 때 얼마나 타당한가를 의미한다(Hulley, 2008)(〈그림 4-1〉).

연구자는 연구를 통해 밝히고자 하는 주제를 구상하게 되는데 이는 대상인구집단과 관심사항에 대한 것이다. 이를 연구설계를 통해 구체화시키면 대상인구집단은 의도된 표본으로, 관심사항은 의도된 변수로 구체화된다. 만일 의도된 표본과 의도된 변수가 각기 연구대상 모집단과 관심있는 현상을 반영하지 못하면 일반 세계의 진실에 대한 추론의 타당성을 위협할 수 있다. 이 경우 발생할 수 있는 타당성의 문제를 외적타당성이라고 한다. 대부분의 경우 연구계획서상의 의도된 표본대로 대상자가 선정되지 않기 때문에 실제 연구대상자는 의도된 연구대상자와 거의 항상 다르다. 또한 실제 측정이 의도했던 측정과 달라지는 경우도 있다. 이처럼 실제 연구대상자와 실제로 측정된 변수가 각기 의도된 표본과 의도된 변수를 반영하지 못하면 이에 기인하는 오류가 연구 내에서 실제로 발생한 사실에 대한 추론의 타당성을 위협하는데 이를 내적타당도라고 한다.

● **그림 4-1** **"마약 투약자에서 C형 간염 유병률"에 대한 연구설계 수행 과정과 결론의 도출 과정**

결론의 도출 – (평가자 관점)	일반세계에서의 진실	추론 ←	연구에서의 진실	추론 ←	연구에서 발견된 진실
연구의 설계 – (연구자 관점)	연구질문	설계 →	연구계획	수행 →	실제 연구
	연구대상집단 우리나라 상습적 마약 투약자		의도한 표본 일부 교도수에서 마약 투약자로 수감된 자		실제 대상자 수감된 자 중 검사 시행자
	관심사항 C형간염 유병률		의도한 변수 C형간염 항체 양성률		실제 측정 HCV EIA 검사법 양성률
		외적타당도		내적타당도	

출처: Hulley, 2008.

1.1.2 오류와 비뚤림

어떤 연구도 오류가 없을 수는 없으며 모든 추론이 항상 타당한 것도 아니다. 연구 수행 혹은 추론의 목적은 도출된 결론이 인구집단에게 유용하게 적용되도록 내적타당도와 외적타당도를 최대화하는 것이다. 연구 추론을 그릇되게 하는 오류에는 무작위 오류와 계통적 오류가 있다. 무작위 오류(random error)는 우연에 의해서 발생하는 그릇된 결과이다. 예를 들어 어떤 집단에서 C형 간염 항체 보유율이 10%인 경우 잘 설계된 방법으로 표본을 추출하면 100명

중 10명에서 항체 양성일 수 있지만 실제로는 7, 8, 9, 10, 12, 14명과 같이 나오고 어떤 경우는 우연에 의해서 5명이나 20명처럼 아주 다른 결과가 나오기도 하는데, 그 이유는 무작위 오류 때문이다. 무작위 오류는 표본 수를 늘리면 추정치의 정밀도가 증가됨으로써 가능성을 줄일 수 있다. 계통적 오류(systematic error)는 비뚤림(bias)에 의해 발생하는 오류로 이 경우 앞에서 언급한 내적타당도와 거의 유사한 개념이다. 계통적 오류는 표본의 크기를 늘리는 것으로 해결되지 않으며 이를 줄이기 위해서는 연구 디자인의 질을 향상 시키고 이에 대한 적절한 추론을 하여야 한다(〈표 4-1〉).

표 4-1 무작위 오류와 계통적 오류를 최소화하기 위한 전략

	무작위 오류	계통적 오류
설계 단계 전략	표본수의 확대 및 정밀도의 증대	연구설계의 향상
분석 단계 전략	통계적 유의성 혹은 신뢰구간의 계산	좋은 판단법의 사용

비뚤림은 중재효과의 참값에 비해 과대 혹은 과소평가의 양쪽 모두로 작용할 수 있다. 비뚤림은 또한 적은 비뚤림(관찰 효과에 비해 사소한 차이)와 상당한(결과가 비뚤림에 의함) 비뚤림과 같이 크기에서 다를 수 있다.

연구설계 잘못에 의한 비뚤림(예: 배정 은폐하지 않음)은 연구에 따라서 과대 혹은 과소평가를 유발할 수 있다. 연구설계상의 특정 잘못이 비뚤림을 초래한다는 사실은 잘 알려져 있지만 비뚤림이 개별연구에서 얼마나 효과 추정에 영향을 미쳤는 지를 아는 것은 불가능하다. 따라서 비뚤림 정도에 대한 적절한 표현은 '비뚤림위험' 정도이다.

1.1.3 문헌의 질 평가와 비뚤림위험 평가

문헌의 질 평가라는 용어는 체계적 문헌고찰에서 많이 쓰인다. 대체로 문헌의 질 평가는 내적타당도와 유사한 개념이며 문헌의 방법론적 질 중에서 비뚤림을 최소화시킨 정도, 즉 내적타당성 정도를 가리키는 경우가 많다. 하지만 '비뚤림위험'과 '질'을 구별해서 사용되는 경우가 많아졌다. 그 이유는 ① 결과들이 어느 정도 믿을만한가에 대한 개념에는 비뚤림위험이라는 표현이 더 적합하고, ② 최대한의 표준대로 시행된 연구라고 해도 여전히 비뚤림위험은 있으며, ③ 의학연구의 질에 대한 지표라고 할 수 있는 "윤리적 검토를 받았다"거나 "표본 수를 계산했다"거나 "CONSORT에 맞게 보고했다"는 등의 지표들은 비뚤림위험에 직접적인 영향을 미치지 못하기 때문이다(The Cochrane Collaboration, 2009).

1.2 연구설계의 분류

임상연구는 크게 기술(descriptive)연구와 분석(analytic)연구로 구분할 수 있다. 증례보고, 환자군연구 등이 대표적인 기술연구이다. 이들 기술연구는 비뚤림위험이 가장 높기 때문에 가장 낮은 수준의 근거를 가진다고 할 수 있다.

분석연구는 관찰(observational)연구와 실험(experimental)연구로 구분할 수 있다. 관찰연구는 동일집단 혹은 집단 간에서 노출과 결과의 특성을 관찰하고 중재연구는 연구자가 대상자를 노출 혹은 치료군에 배정하고 결과가 나타날 때까지 추적관찰한다. 분석은 후향적(환자-대조군연구, 후향적 코호트연구)일 수도 있고, 전향적(전향적 코호트, 임상 시험)일 수도 있다. 일반적으로 후자로부터 얻은 결과의 타당성이 더 높을 것으로 예상한다. 기술연구의 목적이 가설의 생성이라면 분석연구의 목적은 가설의 검정이다.

최근 근거기반의학의 발전과 함께 중재(intervention)의 효과를 보는 연구 논문에 대한 관심이 커지고 있다. 중재의 효과를 보는 연구는 여러 가지로 구분이 가능하다. 무작위배정비교임상시험의 중요성 때문에 무작위연구와 비무작위연구(non-randomized study)로 구분하기도 하고, 연구자의 참여에 따라서 실험연구와 관찰연구로 구분하기도 한다.

하지만 여러 연구 중 중재연구의 분류나 정의는 매우 다양하며 그런 분류나 정의에 일관성이 없는 경우도 있다. 흔히 비교군이 있는 지, 비교군간의 배정이 연구자에 의한 것인 지, 전향적인지 후향적인지, 집단간 비교가능성을 높이기 위해 사용한 방법이 무엇인지(환자-대조군연구와 코호트는 교란변수에 대한 탐구, 대조군전후연구의 경우 기저상태 결과 측정 등), 중재가 이루어진 수준(개인, 집단, 군집 등) 등에 의해서 구분한다.

연구설계 분류에는 여러 가지 체계가 있지만 국내 연구진에 의해 개발된 DAMI[1] 개정판(〈그림 4-2〉)을 가장 많이 사용한다(Seo, 2016).

---

1 study Design Algorithm for Medical literature of Intervention, DAMI

그림 4-2 문헌 분류 도구 개정판

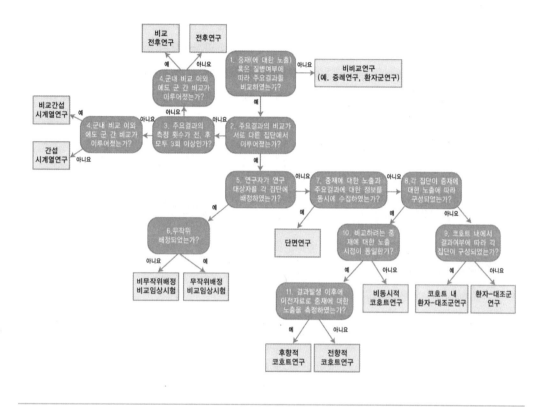

출처: Seo, 2016.

1.3 연구유형별 비뚤림위험

1.3.1 중재연구에서 비뚤림

비뚤림은 연구의 타당성에 영향을 미친다. 비뚤림은 모든 종류의 연구설계에 영향을 미치며 특정 비뚤림이 특정 연구설계에서 더 문제가 되기는 하지만 연구설계가 비뚤림 결정에 가장 중요한 요인은 아닐 수도 있다. 비뚤림은 흔히 선택비뚤림(selection bias)과 정보비뚤림(information bias)으로 나눈다. 선택비뚤림은 대상자 선정과정이나 대상자의 참여에 영향을 미치는 요인이 연구결과에 영향을 미칠 때 발생한다. 대상군의 선정은 궁극적으로 연구결과의 일반화에 영향을 미친다. 일반적으로 선택비뚤림은 전향적 연구에서도 문제가 될 수 있지만, 후향적 연구에서는 더 큰 문제가 된다. 정보비뚤림은 연구대상자로부터 정보를 얻는 방법의 차이 때문에 발생한다. 예를 들어 노출 여부나 결과 여부에 따라서 자료를 얻는 방법이 달라지면 결과가 잘못 측정될 수 있다.

코크란 통계 방법, 비뚤림 방법 그룹(cochrane statistical methods group and the cochrane bias methods group)에서는 중재연구에서 발생할 수 있는 비뚤림의 원천을 선택비뚤림(selection bias), 수행비뚤림(performance bias), 탈락비뚤림(attrition bias), 결과확인비뚤림(detection bias), 선택적 보고비뚤림(selective reporting bias)의 다섯 가지로 구분하였다. 다섯 가지 비뚤림에 대한 모식도는 〈그림 4-3〉과 같다.

그림 4-3　중재 연구에서 비뚤림의 원천

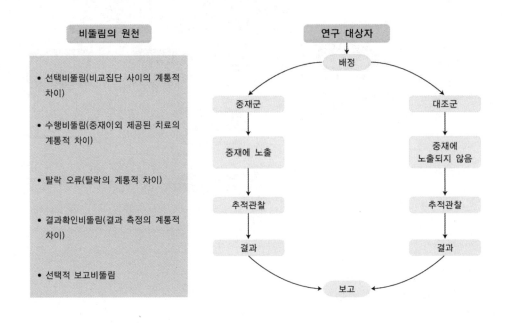

1.3.1.1 선택비뚤림(selection bias)

치료효과에 비뚤림이 나타날 때 가장 중요한 요인은 치료군 배정에 대한 것이다. 선택비뚤림은 비교 집단 사이의 계통적 차이 때문에 발생한다. 치료 배정에 대한 정보가 알려지지 않도록 적절한 방법을 사용하는 것이 매우 중요하다. 선택비뚤림은 순서 생성(sequence generation)과 배정 은폐(allocation concealment)로 평가한다.

1.3.1.2 실행비뚤림(performance bias)

실행비뚤림은 중재연구가 진행되는 동안 중재군과 대조군에 제공되는 중재의 계통적 차이를 말한다. 의도하지 않는 치료 혹은 위약효과를 배제하기 위해서 제공되는 치료에 대해 '눈가림'이 이루어져서 할당된 중재를 받는 사람들이 몰라야 한다. 실행비뚤림은 연구참여자, 연구자, 결과평가자에 대한 눈가림(blinding) 등으로 판단한다.

1.3.1.3 탈락비뚤림(attrition bias)

탈락비뚤림은 연구에서 대상자 탈락의 계통적 차이에 때문에 발생하며 배제비뚤림(exclusion bias)으로 불리기도 한다. 하지만 배제비뚤림이라는 용어는 참여자 모집기준으로서 포함/배제 때문에 생기는 비뚤림과 혼동할 수 있기 때문에 사용하지 않는 것이 좋다. 참여자 탈락(포기, 탈락, 프로토콜 위반)을 어떻게 다루었는 지에 대해서는 부적절한 경우가 많으며 추적 관찰에 대한 설명 자체가 명확하지 않은 경우도 있다. 탈락비뚤림은 불완전한 결과자료의 처리(incomplete outcome data)와 눈가림으로 평가한다.

1.3.1.4 결과확인비뚤림(detection bias)

결과확인비뚤림이란 결과평가에 있어서 두 군 사이에 발생할 수 있는 계통적 차이를 말한다. 결과를 평가할 때 배정에 대한 눈가림이 이루어져 있으면 이런 비뚤림이 적게 발생할 가능성이 크다. 결과확인비뚤림은 눈가림과 다른 형태의 비뚤림으로 판정한다.

1.3.1.5 선택적 보고비뚤림(selective outcome reporting bias)

선택적 결과보고는 기록된 변수 중 일부만 선택하여 보고하는 것이다. 문제가 되는 것은 출판 당시 의미있는 결과를 배제하고 원고를 제출하는 것이다.

1.3.2 무작위 연구의 비뚤림위험 평가

코크란방법론그룹은 중재 관련 연구에서 발생하는 비뚤림의 영역으로 순서생성(sequence generation), 배정은폐(allocation concealment), 참여자, 시험자 눈가림(blinding of participants and personnel), 평가자 눈가림(blinding of outcome assessment), 불완전한 자료결과(incomplete outcome data), 선택적 결과보고(selective reporting), 기타 비뚤림의 7가지를 지적하였다. 이는 중재연구의 5가지 비뚤림과 매칭이 된다(Higgins, 2017)(〈표 4-2〉).

비뚤림 종류	설명	평가방법
선택비뚤림	• 비교하려는 집단 특성의 체계적 차이	• 순서 생성 • 배정 은폐
실행비뚤림	• 제공된 치료 중재이외의 다른 요인이 집단 사이에 체계적 차이가 나는 것	• 참여자, 연구자에 대한 눈가림 • 타당도에 대한 다른 잠재적 비뚤림
탈락비뚤림	• 연구에서 탈락하는 것이 두 군 사이에 체계적 차이가 나는 것	• 불완전한 결과자료
결과확인비뚤림	• 결과가 어떻게 결정되는가에 대한 두 군 사이의 체계적 차이	• 결과평가자에 대한 눈가림 • 타당도에 대한 다른 잠재적 비뚤림
보고비뚤림	• 보고된 것과 보고되지 않은 것의 체계적 차이	• 선택적 결과보고

표 4-2 무작위 연구에서 비뚤림의 평가방법

Cochrane ROB tool 2.0에서는 기존 비뚤림 영역 대신 다음과 같은 5가지 비뚤림 영역을 제시한다(Higgins, 2016).

- 무작위화 과정에서 발생하는 비뚤림(Bias arising from the randomization process)
- 의도한 중재에서 벗어나 생기는 비뚤림(Bias due to deviations from intended interventions)
- 자료의 결측치로 인한 비뚤림(Bias due to missing outcome data)
- 결과의 측정에서 발생하는 비뚤림(Bias in measurement of the outcome)
- 선택적 보고에 의한 비뚤림(Bias in selection of the reported result)

1.3.3 비무작위 연구의 비뚤림위험 평가

중재효과를 보는 임상시험에서 생길 수 있는 비뚤림 종류로 선택비뚤림, 실행비뚤림, 탈락비뚤림, 결과확인비뚤림, 선택적 보고비뚤림이 있었다. 이들 비뚤림은 비무작위 연구에서도 모두 발생할 수 있다.

비무작위 연구에서 선택비뚤림은 한쪽 중재에 배정된 참여자는 다른 군에 배정된 사람과 특성이 다를 경우에 발생한다. 관찰연구에서 해당 중재 선택권은 주로 임상의사의 재량에 맡겨지는데 이 경우 선택의 이유는 임상의사의 선호도뿐만 아니라 환자의 선호도, 환자의 특성, 병력도 중요한 역할을 한다. 일부에서 치료 선택의 이유가 명백한 경우도 있지만 그렇지 않은 경우도 매우 흔하다. 이런 이유로 한쪽으로 심각한 질환이 있는 사람만 배정되기도 한다. 다시 말해 적응증이 되는 대상자에게 어떤 치료를 할 지는 특정 요소에 좌우되며 그것은 치료결과에 영향을 미쳐 결국 치료효과를 과대 혹은 과소평가하게 된다.

적응증에 의한 교란(confounding by indication)은 중재의 적응증이 중재의 적용과 결과에 영향을 미치는 것을 말한다. 예를 들어 분만진행중지(arrested labour)는 태아감시 시행의 적응증이다. 분만진행중지는 제왕절개의 위험도 높이기 때문에 태아감시를 한 경우 제왕절개 위험도 높아진다. 적응증(분만진행중지)은 중재 시행(태아감시)에 영향을 미치고 결과(제왕절개)에도 영향을 미치기 때문에 치료군간 예후 요인의 불균형이 발생할 수 있다.

중증도에 의한 교란(confounding by severity)는 적응증에 의한 교란의 한 형태로 간주된다. 이것은 질병의 심각도로 인해 중재나 결과에 영향을 미칠 때 발생한다. 즉 가장 심각한 질환에 적용되는 치료방법은 가장 나쁜 결과와 연관성이 있을 것이다. 치료의 심각도에 따라 치료가 달라지면 질병의 진행과도 연관성이 있다.

비무작위 방법이 어느 정도 선택비뚤림을 일으키고 치료효과추정에 어떠한 영향을 미치는지는 잘 알려져 있지 않으며 아마도 임상영역 간에 변이가 있을 것으로 추정할 수 있다. 여러 예후인자별로 집단의 비교가능성이 어떤 지에 대해 특히 치료 선택과 치료 결과에 어떠한 영향을 미치는지 판단하는 것이 필요하다. 예를 들어 소아예방접종의 평가에서 배정에 영향을 미치는 예후인자는 거의 없기 때문에 무작위화는 필요하지 않을 수도 있다. 반면 환자요인이 배정에 강력한 영향을 미치거나 예후나 결과에 밀접한 영향을 미치면 무작위배정은 매우 중요하게 된다.

코크란비무작위중재연구그룹에서 개발한 ROBINS-I[2]는 비무작위중재연구에 적용할 수 있는 비뚤림위험 평가도구이다(Sterne, 2016). 이 도구에 의하면 비무작위 연구의 비뚤림위험 영역은 중재 전, 중재 중, 중재 후의 세 가지로 나눌 수 있다. 중재 전 영역에는 교란에 의한 비뚤림(Bias due to confounding), 참여자 선정에 의한 비뚤림(Bias in selection of participants into the study)의 두 가지가 있고, 중재 중 비뚤림에는 중재의 분류에 의한 비뚤림(Bias in classification of interventions)이 있다. 중재 후 비뚤림 영역에는 의도한 중재에서 벗어나 발생한 비뚤림(Bias due to deviations from intended interventions), 결측에 의한 비뚤림(Bias due to missing data), 결과 측정에 의한 비뚤림(Bias in measurement of outcomes), 선택적 보고에 의한 비뚤림(Bias in selection of the reported result)이 있다. 이중 중재 전과 중재 중 비뚤림 영역은 무작위배정비교임상시험과 상당히 다르지만 중재 후 비뚤림 영역은 무작위배정비교임상시험과 거의 유사하다(Sterne, 2016).

---

2 Risk Of Bias In Non-randomised Studies-of Interventions, ROBINS-I

1.3.3.1 교란에 의한 비뚤림(bias due to confounding)

비무작위 연구의 경우 선택비뚤림이 가장 문제가 되며 이것이 무작위 연구와 비무작위 연구를 구별할 수 있는 가장 중요한 요소이다. 선택비뚤림이란 기저상태에서 비교군 간의 체계적인 차이를 말한다. 선택비뚤림은 연구참여자 선택에 있어서 비뚤림(실험연구, 관찰연구 모두에 해당)을 의미할 수도 있고, 배정의 비뚤림(무작위배정이 되지 않은 경우 발생할 수 있다)을 의미하기도 한다. 대부분 내적 타당도와 관련된 의미는 후자이며 이를 특히 교란(confounding)이라고 한다.

교란에는 두 가지 종류가 있다. 하나는 기저상태 교란(baseline confounding)이고 다른 하나는 시변 교란(time-varying confounding)이다. 기저상태 교란은 중재 전 예후인자에 의해 특정 중재를 받는지 여부가 결정되는 것이고, 시변 교란이란 중재가 시간에 따라 변화하여 기저상태 이후 예후인자가 기저상태 이후 받는 중재에 영향을 미치는 것이다. 시변 교란의 경우 기저상태에 대한 보정만으로 불충분할 수 있다. 예를 들어 NSAIDs가 사망률에 미치는 영향을 연구하는 관찰연구에서 위장관출혈은 사망률에 영향을 미칠 수 있으며 약제 변경에도 영향을 미치게 되는데 여기에서 위장관출혈이 일종의 시변 교란이라고 할 수 있다.

1.3.3.2 참여자 선정에 의한 비뚤림(bias in selection of participants into the study)

대상자 중 일부를 배제하는 것, 최초 추적관찰, 혹은 일부 결과사건 등이 중재와 결과 모두에 영향을 미치는 경우에 참여자 선정에 따른 비뚤림이 발생한다. 참여자 선정에 따른 비뚤림의 대표적인 예로 선행시간비뚤림(inception bias, lead time)과 불멸시간비뚤림(immortal time bias)이 있다. 선행시간비뚤림은 관심이 있는 중재를 이전부터 사용하던 이전 사용자에서 연구시점 이전의 추적관찰 기간을 빼는 경우에 발생할 수 있다. 혹은 이전 사용자에서 초기에 발생한 결과를 제외하는 경우에도 발생할 수 있다. 불멸시간비뚤림은 사건이 발생할 수 없는 불멸의 시간 때문에 생기는 비뚤림이다. 예를 들어 심부전환자에서 표준치료와 원격치료의 치료효과를 비교하는데 입원 이후 원격진료까지 시간이 필요하며 이 시간이 불멸의 시간이 될 수 있다. 만약 이 시간 동안 발생한 결과를 제외하면 bias가 생길 가능성이 있다.

1.3.3.3 중재의 분류에 의한 비뚤림(bias in classification of interventions)

중재 상태에 대한 차별적 혹은 비차별적 오분류에 의해 비뚤림이 생길 수 있는데 비차별적인 오분류는 결과에 영향이 없다. 예를 들어 화재경보기 설치가 화재 상해 위험에 미치는 영향을 연구할 때이다. 이 경우 화재경보기 설치와 관련된 오분류가 결과에 대한 영향은 거의 없다. 하지만 환자-대조군연구에서의 회상비뚤림처럼 차별적인 중재 오분류도 있다. 예를 들어 백신카드로 백신 접종 여부를 확인하는 경우에 백신카드가 없으면 비접종군으로 간주하기도 하는데 일부 문화권에서 사망시 백신카드를 소각하기도 하기 때문에 이 경우 오분류에 의해 비뚤림이 발생할 수 있다.

1.3.3.4 의도한 중재에서 벗어나 발생한 비뚤림(bias due to deviations from intended interventions)

의도한 중재에서 벗어나 발생한 비뚤림은 실험군과 비교군에서 체계적으로 제공된 치료가 다른 경우이다. 이 영역의 비뚤림을 평가하는 것은 효과의 형태가 무엇인지(중재를 배정할 때의 효과인지 아니면 중재를 시작하여 그 중재를 지속하는지 여부에 대한 것인 지)에 따라 다를 수 있다.

1.3.3.5 결측에 의한 비뚤림(bias due to missing data)

결측에 의한 비뚤림은 중재군과 비교군에서 추적관찰의 차이 때문에 발생하는 비뚤림이다. 예후인자 때문에 추적관찰이 차이가 발생하게 된다면 비뚤림이 발생할 수 있다. 또한 중재 상태 혹은 교란변수 등에 대한 정보가 없어서 배제된 경우에도 발생할 수 있다.

1.3.3.6 결과 측정에 의한 비뚤림(bias in measurement of outcomes)

결과 측정에 의한 비뚤림은 결과평가자가 중재상태를 인지하여 결과 추정이 정확하지 않거나, 중재군과 비교군에서 결과를 평가하기 위해 다른 방법을 사용하는 경우 발생할 수 있다. 혹은 측정오류가 중재상태에 따라 다르게 작용하는 경우에도 발생할 수 있다.

1.3.3.7 선택적 보고에 의한 비뚤림(bias in selection of the reported result)

결과를 선택적으로 보고하여 발생하는 비뚤림이다. 예를 들어 연구에서 여러 가지 결과지표를 측정하여 이중 긍정적인 것만을 보고하면 연구결과를 과대평가하는 비뚤림이 발생할 수 있다. 이는 메타분석으로 자료를 합성하는 경우 정확한 추정치가 나올 수 없게 하는 비뚤림이다. 비무작위 연구에서 선택적 보고에 의한 비뚤림은 RCT 연구에서의 비뚤림과 거의 유사하게 평가하며 추정한다.

② 치료법 평가문헌

2.1 무작위배정비교임상시험에 대한 평가

치료의 범주에는 환자 혹은 특정 인구집단을 대상으로 이들의 건강상태를 호전시키기 위해 시도하는 직접적인 조치들이 망라된다. 대표적인 방법으로는 약물이나 수술 등이 있으나 좀 더 넓은 의미의 치료에는 예방조치, 건강증진사업 등도 포함될 수 있다.

치료의 유용성을 평가하기 위해서는 보통 한가지 측면이 아닌 다면적인 척도가 사용되며, 각각의 척도를 사용한 측정에서 바람직한 결과를 보여줄 때 비로소 그 치료는 가치를 인정받을 수 있다.

일반적으로 치료의 유용성을 평가하기 위해 사용되는 지표들은 다음과 같다.

- 수용가능성
- 효과
- 안전성
- 환자만족도
- 비용–효과성
- 적절성

이상의 다양한 지표들을 적어도 어느 정도 만족하는 지에 따라 치료의 유용성을 평가하고 대안적인 치료와 우열을 비교할 수 있게 된다. 연구의 규모와 지향점에 따라 위의 지표들을 모두 한 연구에 포함시켜 하는 경우도 있으나 현실적인 제한에 의해 일부 지표를 중심으로 연구를 진행하는 경우가 일반적이다. 이상 언급한 지표 중 가장 중요한 것은 치료의 효과 및 안전성이라 할 수 있을 것이다. 따라서 본 장에서는 치료의 효과와 안전성을 살피는 연구방법을 중심으로 진행하고자 한다.

어떤 치료가 효과가 있는 지를 밝히는 데 흔히 사용되는 과학적인 연구방법은 무작위배정비교임상시험이다. 무작위배정비교임상시험은 치료의 효과나 안전성을 평가하는데 보편적으로 받아들여지는 표준방법론이다. 잘 수행된 무작위배정비교임상시험을 통해 얻어진 결과는 의심 없이 그 타당성을 인정받을 수 있다. 이처럼 무작위배정비교임상시험은 우수한 평가방법이기는 하나, 결과의 타당성을 인정받기 위해서는 연구자가 준수해야할 많은 원칙이 존재한다. 이 같은 조건을 잘 따르지 못한 무작위배정비교임상시험은 그 결과를 객관적인 근거로서 인정받기 어려울 뿐 아니라 독자들을 오도할 수 있다는 점에서 주의를 요한다.

　　무엇보다도 모든 연구가 준수해야할 윤리적인 측면의 고려가 선행되어야 할 것이고, 치료 관련 연구를 평가하기 위해서는 다음과 같은 평가원칙의 고려가 추가되어야 한다.

- 결과도출의 타당성: 결과도출의 과정에 문제가 될 만한 연구설계 방법론상의 결점은 없는가?
- 연구결과: 연구의 결과는 무엇인가?
- 적용가능성: 그 결과를 실제 임상진료환경에 적용 가능한가?

　　이상의 측면에서 연구의 타당성을 평가하고 이를 내 임상적 의사결정에 반영할 필요가 있다. 이상의 원칙을 좀 더 구체적으로 설명하고자 한다.

2.1.1 결과도출의 타당성

2.1.1.1 대상자 규모

　　연구 시작 전에 해당 임상시험의 결과판정에 필요한 충분한 검정력을 갖춘 연구대상자 규모를 결정해야 한다. 연구대상자 규모를 결정하기 위해서는 측정변수의 속성, 예상되는 효과의 크기 및 군간의 차이, 탈락률 등이 고려되어야 한다. 연구자는 이에 대한 가정과 이에 따른 대상자 규모추정을 하고 이를 연구계획에 반영하고 독자에게 설명해야 한다.

2.1.1.2 대상자 추출

　　대상자를 선택한 환경, 장소 및 어떤 방법을 사용하여 이들을 추출하였는 지를 명백하게 기술하여야 한다. 연구에 참여할 대상자의 입적기준 및 배제기준은 연구의 선택비뚤림을 예방하기 위한 중요한 요소이며, 따라서 연구시작 전에 명시되어 있어야 한다. 입적 및 배제기준의 설정은 연구대상자의 동질성과 연구결과의 타당성을 고려하여 합리적으로 결정해야 한다.

2.1.1.3 무작위배정 및 군간 동질성

　　대상자를 치료군과 대조군에 할당하는 방법으로 무작위적인 방법을 사용하는 경우, 그 과정이 명시되어 있어야 한다. 독자들이 이를 통해 만일 있을 지도 모르는 치료에 미치는 다른 예후인자의 영향이 배제되었음을 판단할 수 있게 해야 한다. 또한 이 같은 무작위배정을 함으로써 최종적으로 얻은 군간 결과의 차이를 통계적으로 비교할 수 있는 근거를 제공한다. 보통 무작위배정 방법은 난수표 또는 컴퓨터를 이용한 난수 생성을 통해 행해진다. 무작위배정은 군 사이의 동질성이 확보할 수 있는 가장 바람직한 방법이지만 대상자 규모가 작은 연구의 경우 예후인자의 배치가 군 사이에 불균형하게 분포할 수 있는 가능성이 존재한다. 따라서 연구자는 연구시작 시점에 각 군에 배정된 대상자의 특성이 유사한 지를 평가하고 이를 독자들에게 제시해야 한다.

2.1.1.4 눈가림법의 적용

눈가림법의 적용은 결과의 평가 특히 주관적인 요소가 개입된 결과의 평가에서 비뚤림을 배제시켜 줄 수 있는 중요한 방법이다. 앞서 시행한 무작위배정이 연구시작시점에서의 군간 동질성을 보장해주는 방법이라면 눈가림법은 연구수행 중의 군간 동질성을 보장해주는 방법이 된다. 이 같은 눈가림법의 적용은 환자뿐만 아니라 의사 및 결과평가자 모두에게 적용되는 것이 가장 바람직하다. 연구자는 자신의 연구방법을 기술하는 중에 눈가림법을 어느 정도까지 적용하였는 지, 눈가림에 사용된 구체적인 도구 또는 방법이 무엇이었는 지를 기술해야 한다.

2.1.1.5 동일한 치료내용의 적용

치료군과 비교군 사이에 관심대상 치료의 차이 외에 다른 치료나 검사에서 동일한 내용이 적용되어야 한다. 이를 통해 결과의 차이가 치료방법의 차이 외에 다른 원인에 의해 발생한 것이 아님을 보장하게 된다. 위의 눈가림법이 잘 적용됨으로써 치료내용의 동일성이 확보될 수 있다.

2.1.1.6 적절한 추적관찰기간과 완결성

치료법의 차이에 따른 임상양상의 변화를 측정하기에 충분한 추적관찰기간이 선정되어 있어야 한다. 지나치게 짧은 추적관찰기간은 실제로 치료의 효과가 존재함에도 불구하고 그 효과를 발견하지 못하는 결과를 낳거나 발생한 효과가 지속되는 지를 관찰할 수 있는 기회를 잃게 한다. 반면 지나치게 긴 추적관찰기간은 중도탈락하는 대상자의 수가 증가하여 연구의 타당성을 의심하게 만들거나 연구수행의 유지관리를 어렵게 만든다. 추적관찰기간은 대상 질환과 치료결과의 평가변수에 따라 달라진다.

임상시험 중 발생하는 중도탈락자의 허용한계가 고정되어 있지는 않으나 탈락자가 많이 발생하는 경우에는 해당연구의 진행방법이 대상자에게 지나치게 무리한 요구를 강요하는 것이 아닌지 의심하게 하며 따라서 연구결과의 타당성이나 실제 임상적 적용가능성 측면에서 좋은 평가를 받기 어렵다. 최악의 경우 연구결과의 유의성이 전혀 인정받지 못하는 경우도 발생할 수 있다. 연구자는 중도탈락자의 최종결과에 대한 다양한 가정을 해야 하며 탈락자에게 발생할 수 있는 임상결과에 대해 최악의 가정을 한 상태에서도 전체 연구결과의 방향성이 유지되는 한도 내에서 탈락자가 발생하도록 해야 한다.

2.1.1.7 배정된대로 분석(intention-to-treat analysis)

대상자들에게 실제로 시행한 치료법의 종류에 관계없이 애초에 각각의 대상자들에게 시행하기로 계획한 배정군에 포함시켜 분석하는 원칙을 의미한다. 이 원칙에 따르면 특정 치료군이 연구초기에만 그 치료를 받았을 뿐 이후 더 이상 치료를 받고 있지 않거나 심지어 비교대상 치료군으로 넘어가 치료를 받은 경우에도 그 대상자에게서 얻은 결과는 원래의 배정군 결과에 포함시켜 분석한다. 이는 치료시작 이후 발생하는 선택적인 배제 또는 포함에 의해 원 무작위배정의 효과가 사라지는 것을 방지하기 위한 목적이다. 배정된대로 분석은 치료효과의 크기를 보수적으로 측정해주는 방향으로 작용한다. 따라서 만일 치료하려는 대상이 치료효과가 아닌 부작용의 발생이라면 군간 부작용의 발생위험 차이를 작게 추정할 수 있음에 유의해야 한다. 또한 연구의 동등성시험(equivalence trial)이라면 실제로는 차이가 나는 효과를 동등하다고 잘못 결론내릴 수 있음에 유의해야 한다.

2.1.1.8 대리결과(surrogate endpoint)의 채용

치료의 효과를 평가하기 위해 필요한 임상적인 결과가 드물게 발생하거나 오랜 시간이 지난 후에야 발생하는 경우, 이 같은 연구를 수행하는데 많은 대상자 또는 추적관찰기간이 필요하게 되어 현실적으로 연구진행이 어려워지는 경우가 많다. 이 같은 경우 현실적인 대안으로 대리결과를 채택하게 되는데, 대리결과란 "드물거나 오랜 관찰이 필요한 임상적인 치료결과 대신 비교적 쉽게 측정 가능하면서도 결과를 예측할 수 있게 해주는 변수이기는 하나, 그 자체가 위해나 편익의 직접적인 측정은 아닌 변수"라고 정의할 수 있다. 임상연구에서 대리결과에 대한 관심이 증가하고 있는 것은 ① 임상시험의 규모, 소요기간, 연구비용을 상당 부분 절감할 수 있으며, ② 임상결과의 측정에 침습적인 시술이 필요하거나 비윤리적인 경우에 치료효과의 평가를 가능하게 해주기 때문이다.

치료반응의 평가를 위해 흔히 사용되는 대리결과의 예로는 약물의 혈중농도, 세균에 대한 실험실적 최소억제농도, 조직소견, 진단검사결과, 종양표지자, 영상소견 등을 들 수 있다. 그러나 이 같은 대리결과의 활용은 단점을 가지고 있는데, 먼저 ① 대리결과의 변화 자체가 핵심적인 근본질문인 "이 환자의 치료목표는 무엇인가?" 및 "이런 상황에서 타당하고 믿을만한 연구에 근거한 이용가능한 최고의 치료는 무엇인가?"에 대한 답을 제시하지 못한다. ② 대리결과는 치료목표의 달성여부를 밀접하게 반영하지 못할 수 있다. 즉 타당도, 신뢰도가 없을 수 있다. ③ 대리결과는 치료를 성공 또는 실패로 단순화시켜 측정하는 경우에서와 마찬가지의 제한점을 가진다. 즉 다른 측정결과를 무시하게 된다. 치료 성공 여부의 측정을 하나의 대리결과에 너무 의존하는 것은 위험하다. ④ 마지막으로 대리결과는 흔히 동물실험 모형을 바탕으로 개발되기 때문에 잘 정의된 집단을 대상으로 통제된 상황에서 값의 변화를 측정하게 된다. 이런 연구결과를 인간 질병에까지 확대 적용시키는 것은 타당도가 결여되기 쉽다. 따라서 대리결과를 이용한 치료효과의 평가는 매우 조심스럽게 하지 않으면 안된다.

이상적인 대리결과변수가 되기 위해서는 다음과 같은 특성들을 만족해야 한다.

- 신뢰성 및 재현성이 있고, 임상적용이 가능하고, 쉽게 수량화 할 수 있고, 비용부담이 가능하고, 용량−반응 관계(대리결과의 수치가 높을수록 질병의 발생 가능성도 높아짐)를 보여야 한다.
- 질병과 대리결과 사이에는 단순한 연관관계보다는 생물학적으로 설명 가능한 개연성이 있어야 한다.
- 민감도가 높아야 한다. 즉 질병의 가능성이 높은 사람 전부 또는 대부분에서 대리결과 또한 양성으로 나타나야 한다.
- 특이도가 높아야 한다. 즉 질병의 가능성이 낮은 사람 전부 또는 대부분에서 대리결과 또한 음성으로 나타나야 한다.
- 정상과 비정상을 가르는 적절한 절단값이 존재해야 한다.
- 양성예측치가 수용 가능해야 한다. 즉 검사결과 "양성" 판정을 받은 사람이 실제로 질병이 악화되는 방향으로 진행되어야 한다.
- 음성예측치가 수용 가능해야 한다. 즉 검사결과 "음성" 판정을 받은 사람이 실제로 질병이 악화되는 방향으로 진행되지 않아야 한다.
- 품질 관리 모니터링을 할 수 있는 피드백이 가능해야 한다.
- 대리결과상의 변화가 치료에 대한 반응을 신속하고 정확하게 반영하여야 한다. 특히 관해 또는 완치 상태에서는 수치가 정상화 되어야 한다.

만일 대리결과를 사용한 치료논문이 독자에게 이 같은 대리결과 사용의 정당성을 잘 납득시키지 못하였다면 독자는 그 연구의 타당성을 의심하고 다른 근거를 추가로 살펴보아야 한다. 돌이켜보면 적절하지 못했던 대리결과의 사용 예로 HIV 양성자의 사망을 예측하기 위한 CD4 세포수의 측정, 부정맥에 의한 사망을 예측하기 위한 심실조기수축 측정, 감염증의 임상적 회복을 예측하기 위한 항생제의 혈중농도 측정, 다발성경화증 진행을 예측하기 위한 자기공명촬영상의 플라크 측정 등을 들 수 있다. 치료의 효과를 입증하기 위해 대리결과를 이용하기에 앞서 연구자는 해당 대리결과와 질병의 발생 또는 진행 사이에 개연성과 일관성이 존재한다는 것을 증명하여 이 측정의 유용성을 정당화시켜야 할 의무가 있다. 대리결과는 윤리적, 경제적으로 반드시 필요한 것이나, 대리결과에 대한 철저한 검증 없이 장점만을 확대해석하려는 이해관계에 대해서는 경계해야 한다.

2.1.1.9 사전에 계획한 분석방법의 적용

사전에 연구대상 결과변수의 성격에 맞는 통계분석방법을 계획하고 이를 적용하였는 지, 세부군 분석을 하였다면 이는 사전에 계획한 것인 지, 치료 외적인 예후변수 간의 불균형으로 다변량분석 등과 예정에 없던 분석을 하지는 않았는지 같은 사항을 독자가 판단할 수 있도록 자세한 기술을 해야 한다.

2.1.2 연구결과

2.1.2.1 치료효과 크기결과의 제시

치료효과의 크기를 비교제시하는 형태는 다양하나 중요 임상변수는 '발생 대 미발생'이라는 이분형 변수의 형태로 제시되는 경우가 많다. 이 같은 경우 치료군의 발생률(EER[3])과 이에 대응하는 비교군의 발생률(CER[4])을 비교하고 이를 상대위험도감소(RRR[5]) 또는 절대위험도감소(ARR[6])의 형태로 제시하는 경우가 일반적이다.

- 절대위험도감소는 다음과 같은 식에 의해 계산할 수 있다.

$$ARR = |CER - EER|$$

- 상대위험도감소는 다음과 같은 식에 의해 계산할 수 있다.

$$RRR = |CER - EER| / CER$$

반대로 위험도가 증가한다면 상대위험도증가(RRI[7]) 또는 절대위험도증가(ARI[8])로 표시한다. 산출공식은 위의 위험도감소 공식과 동일하다. 상대위험도의 추정에 비해 절대위험도 추정은 대상집단 안에서의 기본적인 발생률을 반영할 수 있다는 점에서 보다 선호된다. 그러나

---

3 Experimental Event Rate, EER

4 Control Event Rate, CER

5 Relative Risk Reduction, RRR

6 Absolute Risk Reducton, ARR

7 Relative Risk Increase, RRI

8 Absolute Risk Increase, ARI

발생률이 낮은 임상결과변수의 경우 절대위험도지표는 소수점 아래 아주 작은 숫자로 표현되는 경우가 많아 이를 기억하거나 독자에게 현실감있게 설명하기 어렵다. 이를 보완하여 제시할 수 있는 치료효과의 크기변수로서 필요치료수[9]라는 지표가 있다. 필요치료수는 절대위험도감소의 역수(=1/ARR)이다. 예를 들어, 특정 치료법을 대상으로 평가를 시행하였을 때 치료군의 완치율이 25%이고 기존 치료법을 적용한 대조군의 완치율이 20%라면 군간의 절대위험도감소는 5%이고 이를 바탕으로 추정한 필요치료수는 20이 된다. 이는 특정 치료법을 적용한 환자군에서 기존 치료법을 적용한 환자군에 비해 완치되는 환자가 한 명 더 많아지기 위해서는 20명의 환자를 치료해야 한다는 의미가 된다. 절대위험도증가라는 지표에 비해 더 직관적일뿐만 아니라 특정 치료법의 임상적인 유용성을 판단하는데 더 유리하여 많은 연구들이 이 지표를 결과제시의 표현방법으로 채택하고 있다.

필요위해수[10]라는 지표도 있다. 치료군간의 부작용의 발생수를 비교하여 치료의 안전성을 평가하는데 사용될 수 있으며, 계산은 앞의 필요치료수의 경우와 마찬가지로 절대위험도증가의 역수(=1/ARI)의 형태로 구해지게 된다. 특정 치료법을 적용한 환자군에서 발생한 부작용의 발생빈도가 10%이고 기존 치료법을 적용한 환자군에서 발생한 부작용의 발생빈도가 12%라면 군간의 절대위험도증가는 2%가 되고 이를 바탕으로 추정한 필요위해수는 50이 된다. 이는 특정 치료법을 적용한 환자군에서 매 50명을 치료할 때마다 기존 치료법을 적용한 환자군에 비해 부작용의 발생이 한 건 더 발생한다는 의미가 된다.

	완치율	부작용 발생률	전체대상자
특정 치료법	25% (250/1000)	12% (120/1000)	1,000명
기존 치료법	20% (200/1000)	10% (100/1000)	1,000명

[치료효과의 비교]

- CER = 200/1000 = 0.20 = 20%
- EER = 250/1000 = 0.25 = 25%
- ARR = 0.25−0.20 = 0.05 = 5%

---

9 Number Needed to Treat, NNT
10 Number Needed to Harm, NNH

- RRR = |0.20−0.25|/0.20 = 0.25 = 25%

- NNT = 20

[부작용의 비교]

- CER = 100/1000 = 0.10 = 10%

- EER = 120/1000 = 0.12 = 12%

- ARI = 0.12−0.10 = 0.02 = 2%

- RRI = |0.10−0.12|/0.1 = 0.2 = 20%

- NNH = 50

2.1.2.2 결과추정의 정밀성

앞서 제시한 지표들의 값은 단일한 점추정값이며, 실제 참값이 있을 것이라고 생각되는 영역은 신뢰구간을 사용하여 제시하게 된다. 따라서 표본을 사용하여 시행되는 대부분의 연구들은 일정수준의 신뢰구간을 제시하게 된다. 보통 95%의 신뢰수준을 채택한 95% 신뢰구간이 제시되는데 이 신뢰구간의 폭은 대상 표본수의 제곱근에 반비례한다. 따라서 대상 표본의 크기가 클수록 신뢰구간의 폭은 좁아져 보다 정밀한 추정값을 제시할 수 있게 된다. 연구자는 연구결과의 신뢰구간이 지나치게 넓어 연구결과의 의의가 사라지지 않도록 적절한 크기의 표본을 사전에 확보해야 하며 이는 앞서 필요 대상자 규모를 산출과정에 반영해야 한다.

2.1.2.3 적용가능성

가. 연구대상자와 실제 환자 사이의 차이

해당 연구에 참여한 환자의 특성이 실제 내 환자와 차이가 나는 지를 살펴보아야 한다. 대상자의 인구사회학적인 특성, 연구의 입적 및 배제기준이 실제 임상진료환경에서 만나는 환자와 큰 차이가 난다면 그 연구결과를 그대로 내 환자에게 적용하기에는 무리가 있을 것이다. 그러나 이 같은 대상자 특성의 차이가 연구결과를 전혀 인정할 수 없을 만큼의 큰 차이를 유발하는 경우는 거의 존재하지 않는다는 점을 잊어서는 안된다. 따라서 독자는 특정 연구결과를 단지 그대로 수용하거나 전적으로 믿는 태도를 가지기 보다는 대상자와 실제 환자 사이에 존재하는 차이를 인식하고 그 차이가 유발할 수 있는 비뚤림의 가능성에 대해 고려한 후 임상적인 의사결정을 내려야 한다.

나. 해당 연구결과의 적용가능성 및 수용성

유익한 치료법이고 연구대상자와 실제 환자 사이에 본질적인 차이가 없다하더라도 시행의 용이성, 소요자원, 문화적인 특성 등을 고려해보았을 때 기존의 치료에 비해 장점이 떨어진다면 그 치료법을 보편적으로 적용하기에는 어려움이 따른다. 일반적인 무작위배정비교임상시험이 주로 치료의 효과와 안전성을 주요 변수로 삼아 수행되고 그 결과의 외적타당성이 비교적 높은 반면 시행가능성을 다루는 연구는 경제학적 평가, 의사결정분석 등을 주요 도구로 삼아 이루어지게 되며, 그 결과에 작용하는 주요 요인 또한 특정 국가적 또는 사회적 요인에 많은 영향을 받기 때문에 범세계적인 일반화가 어렵다는 특성이 존재한다. 이 같은 적용가능성의 질문을 해결하기 위해서는 국가나 지역사회 단위의 활발한 연구와 그 결과의 공유가 필요하다.

치료법을 적용함으로써 발생할 수 있는 치료효과(필요치료수, NNT) 및 상대적인 중요성을 이에 반대되는 치료부작용(필요위해수, NNH) 및 의의 상대적인 중요성을 서로 견주어 평가함으로써 특정 치료법을 해당 환자에게 적용하는 것이 바람직할 지를 평가하는 과정이다. 상대적인 중요성이란 특정 환자의 기호도를 반영하는 것이며 환자마다 서로 다른 기호도를 가지고 있을 수 있음을 알아야 한다.

2.2 코호트연구설계를 활용한 예후평가문헌에 대한 평가

단기간 내에 완치를 기대할 수 있는 급성질병이 아닌 장기간 또는 평생에 걸친 치료와 관리를 필요로 하는 만성질병에 이환된 환자를 앞에 두었다면 의사는 환자와 그들의 가족에게 해당 질병의 치료에 관한 설명 못지않게 해당 질병의 경과가 어떨 것인 지를 예측하고 이를 설명하는 것을 중요하게 여겨야 한다.

예후(prognosis)라고 불리는 이 같은 정보는 발병 이후 질병의 경과를 예측한 결과라 할 수 있다. 이를 위해서는 먼저 앞선 관련 연구를 통해 환자의 예후를 추정하는 정보를 얻는 것이 일반적이다. 그 과정에서 해당 연구의 진행 중에 개입하였을지 모를 비뚤림의 존재를 미리 파악하고 이것이 적절히 다루어졌는 지를 평가하는 것은 자신이 담당한 환자에게 올바른 정보를 제공해주고 이를 기반으로 적절한 의사결정을 내리는 과정의 기초를 이루므로 매우 중요한 의미를 가진다.

예후와 관련된 질문에 대한 해답을 얻을 수 있는 연구들이 주로 채택하고 있는 설계는 코호트연구이다. 즉 특정 질병에 이환된 환자들로 일정한 집단을 구성하여 이들을 대상으로 시간흐름에 따라 추적하는 중에 관찰되는 결과를 수집하고 이 같은 결과에 영향을 미치는 요인들을 파악하는 것이 예후 관련 코호트연구의 주된 형태이다.

특정 치료법의 적용여부 외에 치료결과에 영향을 미칠 수 있는 다른 요인들을 무작위배정으로 통제하는 치료연구의 대표적 연구설계인 무작위배정비교임상시험과 달리 코호트연구에서는 연구자가 직접 통제에 관여하지 않는다. 이 같은 연구설계의 특징상 결과에 영향을 미치는 다양한 요인들을 찾아낼 수 있는 장점이 있으나 각 요인들을 정확하게 추정하는데 개입할 수 있는 많은 비뚤림의 존재를 파악하고 이를 적절히 통제하는 것이 타당한 연구결과를 도출하는데 중요하게 작용한다.

따라서 우리가 예후와 관련된 코호트연구를 평가하기 위해서는 다음과 같은 평가원칙의 고려가 필요하다.

- 결과도출의 타당성: 결과도출의 과정에 문제가 될 만한 연구설계 방법론상의 결점은 없는가?
- 연구결과: 연구의 결과는 무엇인가?
- 그 결과를 실제 임상진료환경에 적용 가능한가?

이상의 측면에서 연구의 타당성을 평가하고 이를 내 임상적 의사결정에 반영할 필요가 있다. 이상의 원칙을 좀 더 구체적으로 설명하고자 한다.

2.2.1 결과도출의 타당성

2.2.1.1 연구대상 환자군의 대표성

연구의 대상이 되는 환자군에서 발생하는 결과의 빈도가 실제 전체 환자들에 비해 지나치게 낮거나 높은 것은 아닌 지를 살펴야 한다. 만일 이 같은 빈도에 차이가 많이 난다면 해당 대상 환자군은 실제 환자를 대표한다고 볼 수 없으며 비뚤림의 원인이 된다.

예를 들어, 대부분의 환자가 지역사회내 일차의료기관에서 관리되고 있는 경증의 질환을 대상으로 하는 예후연구의 코호트를 중증환자만을 주로 진료하는 3차 의료기관 방문자로만 모집하여 구성한다면 이는 대표성을 가진다고 볼 수 없다. 이를 무시한 채 해당 연구의 결과로 나온 예후요인을 모든 해당 환자에게 적용한다면 이는 비뚤림이 존재할 가능성이 매우 높다.

따라서 전체 환자들의 진료행태와 중증도가 유사한 환자들로 구성된 연구 코호트연구인지를 살피는 것은 예후연구의 결과도출의 타당도를 살피는데 있어 가장 먼저 고려해야 할 요소이다.

2.2.1.2 예후에 영향을 미칠만한 요인들의 분포

예후에 영향을 미칠 것이라 예상되는 주요 인구학적 변수, 동반질병 같은 임상적 변수 등이 통제되지 않은 채로 구성된 코호트를 대상으로 관찰하는 연구의 특성상 관심 요인 외에 다른 요인들이 비교군간에 불균형하게 분포하는 일이 흔하다. 일반적으로 나쁜 임상결과의 주요 요인으로 알려진 연령의 경우 이것이 정말로 예후에 중요하게 작용하는 것인 지 아니면 연령 증가에 따라 자연스럽게 빈도가 증가하는 동반상병이 진정한 원인인 지를 연구자가 판단하는 것은 매우 중요하다. 이를 적절히 보정하기 위해 많은 연구에서는 다변량분석과 같은 통계기법을 사용하거나 하위군분석을 시행한다. 하지만 이 같은 분석상의 보정노력에 못지않게 연구를 통해 얻은 결과가 생물학적, 의학적, 경험적 개연성을 만족하는 지를 살펴야 한다.

2.2.1.3 적절한 추적관찰기간과 완결성

연구는 대상 환자들 가운데에서 의미있는 임상적 결과가 나타나는 것을 발견하는데 충분한 기간 동안 관찰을 유지해야 한다. 만일 이 같은 관찰기간을 확보하지 못한 연구라면 결과발생을 과소추정하는 비뚤림의 발생가능성이 높다. 관찰의 기간은 각 질병의 특성에 맞게 설정하여야 한다.

통상적으로 긴 기간에 걸친 추적관찰을 하는 연구의 특성상 중도에 추적관찰이 중단되는 환자가 발생하기 마련이다. 이 같은 중단 환자의 수가 증가하는 것은 비뚤림의 위험을 증가시킨다. 중도에 더 이상 추적이 안되는 환자의 특성이 여전히 추적되고 있는 환자와 비교해 특정 예후인자의 분포 및 이에 따른 결과 발생의 위험 또한 다를 수 있기 때문이다. 단순한 중도탈락의 규모만이 아니라 결과발생의 빈도와 비교한 상대적 크기도 중요하게 작용한다. 예를 들어, 추적불가능한 중도탈락 환자의 상대적 규모가 똑같은 10%라 하여도 이 같은 중도탈락이 결과발생의 빈도가 상대적으로 높은 (예: 40%) 코호트에서 발생하는 경우와 낮은 (예: 5%) 코호트에서 발생하는 경우 중도탈락 개입에 따른 비뚤림의 발생가능성은 큰 차이가 난다.

2.2.1.4 결과발생의 측정

코호트연구에 포함되는 시점에 우리가 측정하려는 결과가 해당 환자에게 아직 발생하지 않았어야 한다. 환자에게 임상적으로 중요한 것이라면 이 조건을 충족하는 어떤 결과든 결과측정의 대상이 될 수 있다. 그 중에는 사망과 같은 명쾌하고 논란의 여지가 없는 결과도 존재하나 좀 더 신중한 의학적 판단이 필요한 경우(예: 진단검사가 필요한 다른 질병의 발생)도 있고 복잡한 판단기준이 개입해야 하는 경우(예: 장애)도 있다. 또한 병인론과 치료적 접근이 동일하다고 판단하는 몇 개의 유사결과들을 한데 묶어서 복합결과(예: MACE[11])를 제시하는 경우도 있다. 중요 임상결과의 발생과 단기간 내에 직접적으로 크게 관련 있다고 인정된 결과가 아닌 이상 단순한 기능검사나 영상검사, 검체검사상의 변화를 결과로 채택하는 것은 지양해야 한다. 예후연구의 결과측정은 가능한 한 객관적인 결과를 대상으로 설정해야 하고 객관적 측정기준은 늘 그 근거를 제시해야 한다.

2.2.2 연구결과

2.2.2.1 발생한 결과의 제시

결과의 제시는 사전에 정한 시기별 누적 결과발생량(예: 1년 발생률, 3년 발생률, 5년 발생률 등)을 택할 수 있고 관찰기간 동안 누적발생의 연속적인 관찰이 가능한 생존곡선의 형태로 보여줄 수도 있다. 통상 직관적이고 관찰기간내 발생양상에 대해 더 많은 정보를 제공해줄 수 있는 생존곡선의 형태가 더 선호된다. 생존곡선의 추정 대상이 되는 결과는 실제 사망뿐만이 아니라 "예" 또는 "아니오"로 분류할 수 있는 모든 결과에 적용가능하다. 예후요인의 차이에 따른 군간의 비교는 단순히 특정 시점에서 비교군 사이의 발생률을 그대로 보여줄 수도 있으며, 중앙생존율(median survival rate)의 비교도 가능하다. 다변량분석을 하는 경우 분석방법에 따라 오즈비(odds ratio), 또는 위험비(hazard ratio)를 제시하기도 한다.

2.2.2.2 결과추정의 정밀성

대부분의 연구는 생존분석의 결과를 제시하면서 매 시기별 발생률의 추정값만을 제시하기 보다는 이의 95% 신뢰구간을 함께 제시한다. 이는 같은 질병에 이환된 환자 예후의 참값이 이 신뢰구간의 상하한 범위 안에 놓여 있을 것이란 정보를 제공해주는 역할을 한다. 신뢰구간 추정의 정밀도는 연구에 포함된 대상 환자의 규모에 영향을 받는다. 같은 포함기준을 가진 연구라도 더 많은 환자를 포함한 연구는 그렇지 않은 연구에 비해 신뢰구간의 폭이 좁은, 즉 더 정밀한 추정값을 제시할 수 있다. 대상 환자의 규모가 연구결과에 미치는 영향은 서로 다른 규모의 연구 사이에만 작용하는 것이 아니라 한 연구 내에서도 존재한다. 관찰 초기 상대적으로 많은 환자를 대상으로 얻은 추정 결과는 신뢰구간의 폭이 좁은 반면, 관찰이 진행되면서 이미 결과가 발생하였거나 중도탈락이 발생하여 더 이상 관찰이 필요하지 않은 환자를 배제된 아직 결과가 발생하지 않은 관찰대상 환자수가 줄어든 관찰 후기로 갈수록 신뢰구간의 폭은 넓어지게 된다. 따라서 연구대상 질병의 단기 관찰보다는 긴 시간이 흐른 후의 결과 발생

---

11 Major Adverse Cardiovascular Events, MACE

이 중요하다고 판단되는 연구의 경우 관찰 후기까지도 충분한 규모의 환자가 유지되는 지를 평가해야 한다.

2.2.3 적용가능성

2.2.3.1 연구대상자와 실제 환자 사이의 차이

연구에 포함된 대상자의 질병상태, 인구학적 특성, 기타 결과발생에 영향을 미칠 수 있는 주요 변수들의 분포가 내 환자와 다르다고 할만한 차이가 존재하는 지를 평가하여야 한다. 차이가 없거나 미미한 수준의 차이만이 존재한다면 그 결과를 내 환자에게 적용하는데 문제가 없겠으나, 큰 차이가 존재한다면 앞서 살핀 연구결과를 수정 없이 내 환자에게 그대로 적용하기 어려울 수 있다.

2.2.3.2 해당 연구결과의 적용가능성 및 수용성

만일 적극적인 치료를 받아야 하는 환자라면 연구대상 환자에게 이루어졌던 치료의 수준과 내용이 현재 내가 고려 중인 환자에게 적용 가능한 치료인 지를 평가하여야 한다. 해당 연구의 실시시기상 이미 더 이상 사용하지 않는 과거치료를 적용하였었거나 치료에 동원할 수 있는 가용자원의 차이 또는 문화적 수용가능성의 차이로 인해 동일한 치료를 그대로 적용하기가 불가능하다고 판단되는 경우 그 연구의 결과는 내 환자에게 그대로 적용하기 힘들다.

2.3 환자-대조군연구설계를 활용한 위해평가문헌에 대한 평가

특정한 고유특성, 과거의 처치, 놓여 있는 환경이 건강에 위해가 되는 지에 대한 의문은 매우 광범위하게 존재한다. 백신이나 생활노출 고주파의 위해성, 직업상 노출되는 특정 화학물질의 발암성, 잦은 방사선촬영의 위해성 등이 그 예가 될 수 있을 것이다.

이 같은 위해성이 의심되는 요인과 실제 질병의 발생관계를 살피기 위해서는 다양한 연구방법이 적용가능하다. 한명의 질병발생자를 심층분석하는 증례보고(case report), 한명이 아닌 일련의 해당 질병자들을 대상으로 진행하는 환자군연구(case series)부터 시작 가능하나 이상의 연구는 통계학적 비교검정을 할 수는 없는 기술적 연구라는 한계가 있다.

강력한 근거를 제공하는 연구설계인 무작위배정비교임상시험을 위해의 평가에 적용하는 것은 위해가 있을 수 있는 요인을 연구자의 의도에 따라 무작위로 배정하는데 따른 윤리적인 문제, 위해의 노출 대비 현저히 낮은 결과발생률, 긴 추적관찰기간 등의 문제로 현실적이지 못하다. 따라서 위해와 관련된 분석적 연구의 다수는 잘 설계된 관찰연구를 통해 이루어진다.

위해의 발생빈도, 필요한 추적관찰기간, 연구의 가용자원 등에 따라 코호트연구 또는 환자-대조군연구 중 적절한 형태의 연구가 채택된다.

표 4-3 **위해평가를 위한 관찰연구인 특성과 장단점**

연구설계	연구의 시간적 방향	선정기준	연구중 측정대상변수	장점	단점
코호트연구	전향적 또는 후향적	위해 노출	결과 (질병, 사망등)	• 발생률추정 가능	• 드물게 발생하거나 장기관찰이 필요한 질병 적용에 어려움 • 장기간 관찰의 필요성
환자-대조 군연구	후향적	질병 상태	위해	• 드물게 발생하는 질병에 적용 가능 • 신속한 연구진행 가능	• 발생률추정이 불가능 • 과거 위해의 정확한 평가의 어려움 • 비교성 있는 대조군 선정의 어려움

코호트연구는 앞에서 예후를 다룬 연구의 기술에 포함되어 있어 환자-대조군연구를 중심으로 기술한다. 코호트연구와 마찬가지로 환자-대조군연구 또한 관찰연구의 한계를 가지고 있어 비뚤림에 취약하다.

따라서 우리가 위해와 관련된 환자-대조군연구를 평가하기 위해서는 다음과 같은 평가원칙의 고려가 필요하다.

- 결과도출의 타당성: 결과도출의 과정에 문제가 될만한 연구설계 방법론상의 결점은 없는가?
- 연구결과: 연구의 결과는 무엇인가?
- 적용가능성: 그 결과를 실제 임상진료환경에 적용 가능한가?

이상의 측면에서 연구의 타당성을 평가하고 이를 내 임상적 의사결정에 반영할 필요가 있다. 이상의 원칙을 좀 더 구체적으로 설명하고자 한다.

2.3.1 결과도출의 타당성

2.3.1.1 환자군의 선정

연구에 포함할 환자군은 해당 질병에 이환된 모든 환자인구를 대표할 수 있게 구성하는 것이 바람직하다. 연구진행상 모집의 편의를 위해 특정 지역 또는 특정 병원의 환자들만을 모집하는 경우가 흔히 있으나 이는 환자군의 대표성을 저하시키고 비교성있는 대조군의 선정에 어려움을 겪게 만든다.

2.3.1.2 대조군의 선정

비교성있는 대조군을 선정하는 것은 타당한 환자–대조군연구의 성패를 결정짓는 매우 중요한 요소이다. 원칙적으로 대조군은 환자군과 같은 인구집단에서 추출되어야 하며 관심대상 위해에 노출되었을 가능성이 동일해야 한다. 대상이 되는 대조군을 추출하는 모집단은 환자를 제외한 모든 인구집단인 경우가 가장 바람직하나 실현성 측면의 문제로 인해 일반적으로는 특정 지역사회나 특정 병원의 환자를 대상으로 대조군 선정을 진행하게 된다. 즉 해당 질병에 이환되어 있지 않으면서 위해로 인해 초래되지는 않았을 다른 질병으로 같은 시기에 병원에서 치료를 받은 환자를 대상으로 추출하여 선정할 수 있다.

2.3.1.3 환자군과 대조군을 대상으로 하는 위해노출의 측정

관심 위해의 노출여부는 연구결과를 구성하는 직접적인 요소로 매우 중요하다. 따라서 해당 위해의 노출여부는 환자군과 대조군 모두를 대상으로 비뚤림이 개입되지 않도록 적절히 측정해야 한다. 특성상 해당 위해의 노출여부를 객관적으로 살필 수 있는 과거기록이 있으면 가장 바람직하겠으나 그렇지 않은 경우 참여자 또는 주변인의 기억에 의존할 수밖에 없는데 이 경우 환자군은 대조군에 비해 해당 위해와 현 질병과의 관련성에 더 주의를 기울임으로써 위해노출의 기억을 과다하게 하는 회상비뚤림(recall bias)에 취약해진다. 이런 회상비뚤림을 최소화하기 위해서는 주관적인 위해노출의 기억을 보완할 수 있는 객관적인 자료를 가능한 한 많이 모으거나 관심대상 위해의 존재를 참여자에게 숨기는 방법을 사용한다.

2.3.2 연구결과

2.3.2.1 오즈비의 제시

환자–대조군연구는 위해의 결과인 질병발생에 따른 환자군과 대조군의 모집에서 시작하므로 코호트연구와는 달리 질병발생률 추정이 불가능하고 따라서 상대위험도 또한 추정할 수 없다. 그러나 상대위험도를 추정할 수 있는 오즈비는 추정가능하다. 오즈비는 환자군의 위해노출 오즈(odds)와 대조군의 위해 노출 오즈를 각각 구한 후 이 둘의 비를 계산한 것이다. 환자이면서 노출된 경우와 대조군이면서 노출되지 않은 경우가 많을수록 오즈비는 증가한다. 반대로 환자이면서 노출되지 않은 경우와 대조군이면서 노출된 경우가 많을수록 오즈비는 감소한다. 만일 이 오즈비가 1을 넘는다면 해당 관심 위해요인은 질병의 발생을 증가시키는 위험요인이 되며, 반대로 1보다 작다면 해당 위해요인은 오히려 질병의 발생을 예방하는 예방요인이 된다는 의미가 된다.

	환자군	대조군	
위해노출	a	b	a+b
위해비노출	c	d	c+d
	a+c	b+d	

※ 환자군에서 위해노출/비노출의 odds = a/c
※ 대조군에서 위해노출/비노출의 odds = b/d
※ 환자군과 대조군간 위해노출/비노출의 오즈비 = (a/c)/(b/d) = ad/bc

　　연구대상 집단내 질병발생의 빈도가 낮으면 오즈비는 상대위험도와 유사한 값을 가진다. 따라서 이 경우 환자－대조군연구에서도 오즈비를 통해 상대위험도를 추정가능하다.

2.3.2.2 결과추정의 정밀성

　　대부분의 환자－대조군연구는 오즈비와 이의 신뢰구간을 함께 제시한다. 다른 연구들과 마찬가지로 신뢰구간 추정의 정밀도는 연구에 포함된 대상환자의 규모에 영향을 받는다. 통상 코호트연구에 비해 상대적으로 작은 규모의 연구대상자를 가진 환자－대조군연구의 특성상 신뢰구간의 폭은 넓게 제시되는 편이다. 따라서 연구결과로 제시된 오즈비를 보면서 동시에 이의 신뢰구간을 함께 보고 이의 통계학적, 임상적 의의를 살펴야 한다.

2.3.3 적용가능성(연구대상자와 실제 환자 사이의 차이)

　　연구에 포함된 대상자의 위해요인 노출상태, 인구학적 특성, 기타 결과발생에 영향을 미칠 수 있는 주요 변수들의 분포가 내 환자와 다르다고 할만한 차이가 존재하는 지를 평가하여야 한다. 차이가 없거나 미미한 수준의 차이만이 존재한다면 그 결과를 내 환자에게 적용하는데 문제가 없겠으나, 큰 차이가 존재한다면 앞서 살핀 연구결과를 수정없이 내 환자에게 그대로 적용하기 어려울 수 있다.

3 진단법 평가문헌

3.1 진단적 의료기술 기본개념

3.1.1 임상진료에서 진단의 과정

임상진료는 환자가 건강상 문제를 인식하고 의료기관을 방문하면서 시작되며, 진단과정을 통해 적합한 치료법을 수행하여 환자의 건강 회복을 도모하는 것이다. 진단의 과정은 '환자의 건강문제를 결정'하는 것이다. 즉 환자의 건강과 관련한 다양한 정보를 수집하고 이 정보들을 통합하여, 환자의 건강문제로 해석하고 잠정적 진단을 형성하는 과정의 순환을 통해 환자의 건강문제를 결정 혹은 진단하는 의사결정의 과정이다(〈그림 4-4〉). 진단과정의 중요성은 이를 통해 도달하는 잠정적 혹은 확정적 진단은 환자의 치료법 선택 등 임상적 의사결정에 중요한 근거이고, 결과적으로 환자의 건강 회복 혹은 악화에 영향을 주기 때문이다.

그림 4-4 임상진료와 진단과정(diagnostic process)

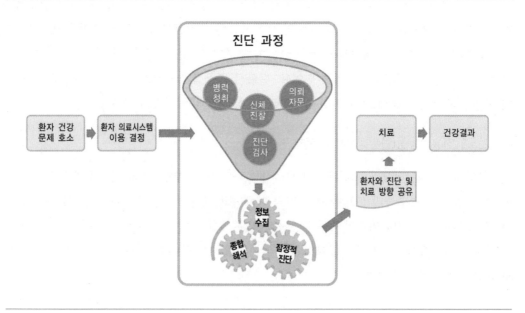

진단의료기술(diagnostic health technology)은 대상자에게 질환이 있고 없음을 판단하는 진단적 목적부터, 치료방침을 결정하거나, 예후를 예측하고, 임상경과를 관찰하거나 채용신체검사와 같이 신체적합성 확인 등 다양한 목적으로 활용되고 있다. 임상검사실에서 검체를 이용하

여 인체 외부에서 진행되는 체외진단검사(in vitro diagnostics)와 방사선 등을 활용한 영상의학검사가 대표적이지만, 전통적으로 임상현장에서 사용되어온 병력청취(history taking)나 신체 진찰(physical exam) 혹은 임상적으로 특화된 목적을 가지고 만들어진 구조화된 설문도 그 범주에 포함된다. 이처럼 진단의료기술에 속하는 다양한 의료기술이 존재하므로 의료기관에서 임상진료 목적으로 사용하는 의료기술이란 측면을 반영하여 이하 '진단검사' 혹은 '검사'로 표현하겠다.

3.1.2 진단검사의 목적과 역할

진단검사는 환자의 건강상태가 특정되지 않는 불확실(uncertainty)한 상황에서 시작하여, 환자의 다양한 정보를 수집하고 종합 판단하는 과정을 통해 확실성(certainty)을 높여 현재 건강상태를 특정하고자 사용되는 도구들을 일컬으며, 환자의 특성과 증상, 증후, 병력, 신체검사 및 검사실이나 기타 장비를 이용하는 검사 등을 포괄한다. 진단검사의 성능을 비교할 때 흔히 '황금표준(gold standard)'이란 용어를 흔히 사용한다. 이는 질환이 있으면 100%의 확률로 양성결과를 보이고, 반면 질환이 없으면 100%의 확률로 음성결과를 보이는 검사를 일컫는다. 그러나 현실 의료에서 황금표준에 완벽하게 부합하는 검사는 존재하지 않고, 다만 현시점에서 임상적 성능이 가장 근접한 검사를 '참고표준(reference standard)'으로 사용하고 있다. 즉 어떠한 검사로 완벽하게 환자의 현재 건강상태를 특정하여 설명하지 못하기 때문에, 임상진료의 과정에서는 다양한 검사를 전략적으로 조합하여 활용한다. 검사의 종류와 적용 순서는 각 검사가 갖는 임상적 성능의 영향을 받는다.

3.1.2.1 진단검사의 임상적 성능 지표

진단검사를 통해 불확실했던 임상상황이 특정 진단 혹은 상태로 점차 구분이 확실히 되어 가는 것을 '특정검사가 대상자의 상태(혹은 질환)를 설명하는 능력'이란 측면에서 이를 '임상적 성능(clinical performance)', '검사정확도(test accuracy)', '진단정확도(diagnostic accuracy)', '임상적 타당도(clinical validity)' 등 다양한 용어로 표현한다. 대게 이 능력은 검사(T)에서 얻은 결과를 질환 혹은 특정 상태 유무(D)와 비교하여 작성한 2×2 분할표를 이용하여 구한다. 여기에서 '질환 혹은 특정 상태'는 참고표준 양성일 경우를 뜻한다.

이어 설명할 진단검사의 임상적 성능 혹은 진단정확도 지표는 〈표 4−4〉에 제시된 수치를 기반으로 계산하였고, 이는 Evidence base of clinical diagnosis 2nd ed. Table 1.1을 인용하였다.

표 4-4 진단검사(T)의 질환(D) 구분 능력을 설명하는 2×2 분할표와 진단정확도 지표

신체진찰(Tx)	X-ray 결과(Dx)		Total
	Fracture(D+)	No fracture(D−)	
Fracture(T+)	190(TP)	80(FP)	270
No fracture(T−)	10(FN)	720(TN)	730
Total	200	800	1,000

※ 발목손상 환자의 골절 진단에서 신체진찰(T)의 골절 진단 능력을 x-ray 검사(D)를 참고표준으로 비교하였음
출처: Evidence base of clinical diagnosis 2nd ed. Table 1.1.

가. 민감도와 특이도

민감도(sensitivity)와 특이도(specificity)는 질환 등 특정 상태를 검사가 구분해내는 능력이다. 일반적으로 질환의 배제 목적으로 사용하기 위해서는 민감도가 높은 검사(SnOut), 질환의 확진을 위해서는 특이도가 높은 검사(SpIn)를 선택한다.

- 민감도: 질환이 있는(D+) 경우, 검사가 양성(T+)으로 측정될 확률
  $P(T+ \mid D+) = 190/200 = 0.95$
- 특이도: 질환이 없는(D−) 경우, 검사가 음성(T−)으로 측정될 확률
  $P(T- \mid D-) = 720/800 = 0.90$

나. 우도비(LR[12])

우도비는 검사결과(T_x)가 갖는 판별능력을 설명하는 수치이다.

- 양성우도비(LR+[13]): 질환이 있는 군에서 검사 양성일 확률이 질환이 없는 군에서 검사가 양성일 확률보다 얼마나 높은 지를 설명한다. 만약 양성우도비가 1이라면, 질환양성군과 질환음성군에서 검사양성일 확률이 동일하다는 의미이며, 진단검사로서 효용가치는 낮다고 볼 수 있다. 양성우도비의 수치가 의미하는 바에 대하여 절대적인 기준을 적용할 수는 없으나, 5 이상일 때 유용한 부가적 정보로서 받아들일 수 있고 10 이상인 경우에는 검사결과만으로 임상적 결정을 바꿀 수 있는 능력을 갖는 것으로 해석하기도 한다 (Jaeschke, 1994).

---

12 Likelihood Ratio, LR
13 Positive Likelihood Ratio, LR+

$$LR+ = \frac{P(T+ \mid D+)}{P(T+ \mid D-)} = \frac{sensitivity}{1-specificity} = \frac{190/200}{1-720/800} = 9.5$$

- 음성우도비(LR−[14]): 음성우도비(LR−)는 질환이 있는 군에서 검사가 음성일 확률과 질환이 없는 군에서 검사가 음성일 확률의 비이다. 만약 음성우도비가 1이라면, 질환양성군과 질환음성군에서 검사결과가 음성일 확률이 동일하다는 의미이므로 검사로서 효용가치는 부족하다고 할 수 있다. 음성우도비도 역시 의미하는 바에 대하여 절대적인 기준을 적용할 수는 없으나, 0.2 미만일 때 유용한 부가적 정보로서 받아들일 수 있고 0.1 미만인 경우에는 검사결과만으로 임상적 결정을 바꿀 수 있는 능력을 갖는 것으로 해석하기도 한다(Jaeschke, 1994).

$$LR- = \frac{P(T- \mid D+)}{P(T- \mid D-)} = \frac{1-sensitivity}{specificity} = \frac{1-190/200}{720/800} = 0.06$$

다. 예측치

예측치(predictive value)란 양성의 검사결과가 질환이 있음(양성예측치, PPV[15])을 혹은 음성의 검사결과가 질환이 없음(음성예측치, NPV[16])을 설명하는 능력이다. 검사의 결과에 따른 질환의 있고 없음의 확률이기 때문에 사후확률(posterior probability 혹은 post−test probability)이라고도 한다. 예측치의 해석에서 주의할 것은 검사를 적용하는 대상군의 사전확률(prior probability 또는 pretest probability)에 의한 영향이다. 대상군의 사전확률이란 그 대상군의 유병률(prevalence)과 동일한 의미이며, 사전확률과 사후확률의 차이가 클수록 검사의 판별능력은 좋다고 할 수 있다.

$$PPV = P(D+ \mid T+) = 190/270 = 0.70$$
$$NPV = P(D- \mid T-) = 720/730 = 0.99$$

라. 오즈비

오즈비(OR[17])는 검사가 질환의 정확한 구분에 성공함(TP×TN)이 실패함(FP×FN)의 몇 배인지 설명하는 지표로 진단검사로서의 전반적 유용성을 설명하며 교차적비(cross−product ratio)

---

14 Negative Likelihood Ratio, LR-
15 Positive Predictive Value, PPV
16 Negative Predictive Value, NPV
17 Odds Ratio, OR

라 불리기도 한다. 만약 검사가 양성 혹은 음성으로 표현되지 않는 연속형 수치 결과를 갖는 검사라면 판별기준치(cutoff value)를 기준으로 이분형 분리하여 사용한다. 오즈비는 간단하게 LR＋/LR－의 수식으로 구할 수 있다. OR이 1이란 진단검사로서의 의미가 전혀 없음을 뜻하고, 수가 클수록 진단검사로의 유용성이 크다고 할 수 있다.

$$OR = \frac{TP \times TN}{FP \times FN} = \frac{190 \times 720}{80 \times 10} = 171$$

$$OR = \frac{LR+}{LR-} = \frac{9.5}{0.06} = 171$$

마. ROC곡선

ROC[18]곡선은 가능한 모든 판별기준치에 대한 민감도와 특이도를 그래프로 표현한 것으로, 그래프의 왼쪽 위 코너에서 가장 가까운 거리의 점이 가장 우수한 판별능력을 갖는 판별기준이라 할 수 있다. 이 ROC곡선으로부터 구한 곡선아래면적(AUC[19])도 위에 열거한 우도비나 오즈비와 마찬가지로 진단검사의 성능을 판정하는 데 매우 유용한 지표로 이용한다. 만약 AUC가 0.5라면, 검사의 판별능력은 동전던지기에서 얻는 확률과 유사한 것으로 해석할 수 있다. 그러나 진단검사로서 임상에 활용이 가능할지 여부는 다른 정확도 지표와 종합적 판단이 필요하다. AUC가 1에 가까울수록 검사로서의 판별능력은 높다고 해석한다.

3.1.2.2 진단검사의 임상적 성능과 진단과정에서의 역할

우리가 위에서 진단법 연구의 각종 통계수치들의 의미를 판단하는 일반적인 기준들에 대하여 살펴보았다. 그러나 이렇게 제시된 기준은 새로운 검사법이 진단경로에서 어떻게 사용될 것인가에 따라 다른 관점에서 해석해볼 필요가 있다. 통상적으로 새로운 진단검사의 역할을 ① 기존검사를 완전히 대체하는 목적(replacement test), ② 기존검사 이전단계에 사용하는 분류하는 목적(triage test), ③ 기존검사의 다음 단계에 적용하는 추가확인 목적(add－on test)으로 구분하여 설명한다(Bossuyt, 2006)(《그림 4-5》). 이하 기존검사 대체가 목적인 경우의 검사를 '대체검사', 분류인 경우의 검사를 '분류검사', 추가확인을 목적으로 하는 경우 '추가확인검사'로 표현하고자 한다. 만약 어떤 진단검사가 기존검사법을 대체한다면, 기존의 검사보다 높은

---

18 Receiver Operating Characteristic Curve, ROC
19 Area Under the Receiver Operating Characteristic Curve, AUC

정밀도를 갖고 있어야 할 것이다. 그러나 기존검사의 전단계 혹은 다음 단계에 적용하여 환자에게 편익을 제공할 수 있다면, 검사의 진단정밀도 지표로 설명되는 성능은 상황에 맞춘 기준의 적용이 가능하다.

● 그림 4-5 │ 새로운 진단검사의 역할

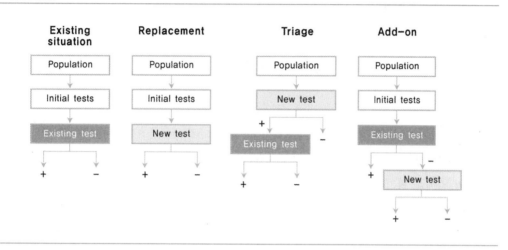

출처: Bossuyt, 2006.

진단검사는 특성에 따라 위양성이 높지만 질환일 가능성이 높은 검사가 있는 반면 위음성이 높더라도 양성예측치가 커서 의미가 있는 검사도 있다. 열이 나는 환자에서 패혈증 진단과정을 단순화하여 설명하면, 분류검사는 위양성이 높더라도 위음성을 피할 수 있는 특성을 갖는 검사를 선택해야 한다. 이러한 예에서 위음성은 환자에게 항생제 치료 기회를 빼앗으므로 건강 악화를 초래하기 때문이다. 다음 단계로 분류검사 양성인 군만을 대상으로 적용할 추가확인검사는 특이도가 높은 검사를 적용하여 위양성을 줄이고 질환 진단 확률을 높여야 한다. 〈그림 4-6〉에 추가확인검사를 1차와 2차로 표현한 것은 적용하는 검사의 성능에 따라 최종적 확정진단까지 단계별로 적절한 특성의 진단검사가 적용되어야 한다는 의미를 표현한 것이다.

만약 질환에 대한 치료법 자체의 위험도가 높은 경우하면, 질환을 정확하게 특정하는 것이 무엇보다 중요하므로 여러 종류의 검사를 조합하여 정확도를 높이는 노력을 하게 된다. 이 상황에서 필요한 것은 민감도와 특이도, 양성예측치, 음성예측치 모두 높은 검사를 요구하게 되는데 현실에서 그러한 검사는 존재하지 않기 때문에, 실제 의료현장에서는 추가확인검사를 통하여 목표에 도달하고자 노력하게 된다. 추가확인검사는 일반적으로 높은 특이도 혹은 양성예측치가 필요하다.

그림 4-6   **분류검사와 추가확인검사를 적용한 진단과정**

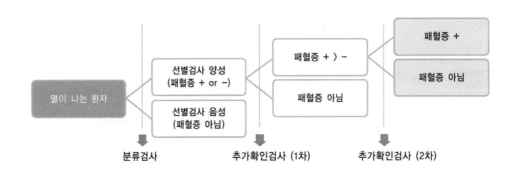

3.1.2.3 진단검사의 위해

검사법이 침습적 행위라면 그 자체로 위해가 될 것이고, 오진은 위해를 가중시키게 된다. 진단법의 위해를 평가할 때는 위양성과 위음성이 임상적으로 초래하는 영향에 대하여 따져보는 것이 중요하다. 검사법의 위음성이 주는 위해 정도는 질환 진단에 실패하였을 경우 질환이 갖는 중증도에 따라 결정될 것이다. 더불어 검사법이 침습적 행위라면 검사법 자체로 인한 위험까지 함께 고려하여야 한다. 검사법의 위양성이 주는 위해는, 후속하여 실시하는 추가검사법이나 치료법의 위험성과 잘못된 진단이 붙음으로 인해 발생할 수 있는 낙인효과 등의 심리사회적 영향이 주요하게 고려되어야 할 것들이다.

3.2 임상진료에 이용하기 위한 진단검사의 선결요건

3.2.1 참고범위 설정

진단검사의 핵심은 '무엇'을 구분하는 것이다. 여기서 '무엇'은 적용시점의 상태, 질환 혹은 미래 예측 등 다양할 수 있다. 진단검사의 결과를 양성 혹은 음성으로 구분하는 기준은 개별 진단검사가 갖는 특성에 따라 매우 다르다. 영상이나 형태, 반응그래픽 등을 판독하는 진단검사들의 경우 양성과 음성은 관찰되는 특징들에 의해 설명하며 주로 전문가의 판독에 의존한다. 반면 검체를 주로 이용하는 체외진단검사와 같이 분석대상을 검출하는 경우에는 정량적인 기준을 적용하여 양성/음성 혹은 정상/비정상을 구분한다.

정상범위(normal range)를 말뜻 그대로 적용하면, 정상인 집단(normal population)에서 측정되는 '정상적'이라 판단할 수 있는 농도 범위일 것이다. 그렇다면 여러분은 여성과 남성 혹은 성인과 소아 중 무엇을 '정상인 집단'이라 칭해야 한다고 생각하는가? 정상인 집단을 정의하기란 어려운 문제이고, 만약 정상인 집단을 정의한다 하더라고 이에 합당한 집단을 모집하기도 쉬운 문제가 아니다. 이러한 이유로 실제 진단검사에서는 참고집단(reference population)을 정의하고, 이 집단을 기준으로 정상적이라 판단할 수 있는 범위를 '참고범위(reference range)'로 설정하여 사용한다. 그러므로 검사항목의 특성에 따라 예를 들면, 임신한 여성 또는 임신하지 않은 여성과 같이 참고집단을 구분하여 별도의 참고범위를 설정하고 적용하게 된다. 참고범위의 구체적 설정방법은 이 챕터의 범위를 벗어나므로 여기에서는 다루지 않을 것이다. 진단검사를 적용하여 어떤 상태를 구분할 때는 참고집단으로부터 얻은 참고범위를 기준으로 함을 기억하자.

3.2.2 진단검사의 분석적 성능의 검증

진단검사가 개발되어 실제 임상진료에 이용되기까지는 여러 단계의 검증이 필요하다. 진단검사의 성능은 검사법의 기술적 측면을 검증하는 분석성능(analytical performance)과 임상적인 가치 측면의 검증으로 나누어 생각해야 한다.

분석성능의 검증은 검사법의 분석적 민감도(analytical sensitivity)와 분석적 특이도(analytical specificity), 분석측정범위(analytical measurement range), 측정재현성(repeatability), 건강인을 대상으로 참고범위 설정 등을 포함한다. 진단검사의 분석성능은 진단검사 제품의 개발과 의료기관 검사실의 검사수행에서 중요하게 요구되며, 검사의 분석성능과 임상성능의 관계는 '3.3.3 진단법 평가의 연구 디자인'의 〈그림 4-9〉에 표현되어 있다. 분석성능의 검증과 관련한 상세한 내용은 CLSI 가이드라인[20]을 참고하기 바란다.

3.2.3 진단검사의 임상적 성능의 검증

진단검사의 임상성능은 약제의 임상시험과 마찬가지로 여러 단계의 임상연구를 통하여 성능을 검증한다. 진단검사의 임상시험 단계와 관련하여서는 Gluud 등(Gluud, 2005)에 의한 임상시험단계 제안도 있지만, 앞으로 소개할 내용과 근본 원리적 차이는 없다고 판단되므로 연구자별 제안을 다루지는 않겠다. 아래 소개할 진단검사의 임상시험단계는 Sackett 등이 당초 제안한 임상시험 4단계(Sackett, 2002)에서 출발하여 2009년 5단계(Haynes, 2009)로 개정된 내용을 바탕으로 원칙적 내용만 간략하게 서술하고자 한다(〈표 4-5〉).

---

[20] CLSI(Clinical & Laboratory Standards Institute) guideline; 미국의 비영리단체로 주로 체외진단검사의 품질향상과 환자안전, 효율증대라는 목적 달성을 위하여, 전 세계에서 자발적으로 참여 전문가 그룹의 합의기반-실무지침를 개발함

표 4-5　진단검사의 임상시험 단계별 연구질문과 연구대상

	연구질문	대상군 배정	연구내용
임상시험 1상	검사결과는 질환이 있는 환자와 정상인에서 차이가 있는가?	확진자 vs 정상인	• 임상시험 1상과 2상의 대상군 동일 • 1상 분석에서 차이 확인 시 2상 진행
임상시험 2상	검사결과가 양성(혹은 음성)일 때, 음성(혹은 양성)보다 질환일 확률이 높은가?	확진자 vs 정상인	• 참고표준과 중재검사결과 비교 • 이상적 상황에서의 구분 능력 반영 (질병전문가와 검사전문가, 최고 장비 사용) • 모호한 진단이나 결과 배제 가능
임상시험 3상	임상적으로 질환이 의심되는 대상군에서 질환 유무를 구분하는 성능은 어느 정도인가?	일련의 질환 의심자	• 참고표준과 중재검사결과 비교 • 일상적 임상 상황에서의 구분 능력 반영 (보통의 임상의와 검사자, 일상 장비 사용) • 포함 대상의 모든 결과 분석
임상시험 4상	검사 시행 환자가 그렇지 않은 환자에 비해 얻는 이득이 무엇인가?	무작위배정	• 정확한 진단 비율, 조기 진단율 등 비교 분석 • 사망위험, 합병증 발생위험 등 비교 분석
임상시험 5상	해당 검사의 이용은 수용 가능한 비용을 투자하여 더 좋은 건강결과를 얻을 수 있는가?	무작위배정	• 비용-효과분석

3.2.3.1 임상시험 1상: 환자와 정상인의 검사결과는 차이가 있는가?

기초연구를 통해 개발된 어떤 검사가 임상진료 목적으로 사용가능한 진단검사가 될 수 있을지의 가능성을 타진하는 첫 번째 단계이다. 연구에 포함되는 대상군은 이미 질환을 진단받은 환자군과 질환이 없는 정상군에서 측정되는 농도의 차이가 있음을 증명한다.

3.2.3.2 임상시험 2상: 검사결과가 양성일 때 음성일 때 보다 질환일 확률이 높은가?

임상시험 2상에서는 검사결과의 측면에서 양성 혹은 음성 결과가 갖는 질환과의 연관성을 설명한다. 임상시험에 포함되는 집단은 이미 질환이 있는 것으로 확인된 확진군과 질환이 없는 것으로 확인된 정상군을 비교하여 2×2 분할표를 작성한다. 이 단계에 포함되는 대상군이 질환과 정상의 양극단을 비교하기 때문에 이를 바탕으로 얻는 각종 지표는 실제보다 과도하게 우수한 값을 얻게 되므로 임상시험 2상의 결과가 보통의 임상상황에서 재현될 것이라 기대할 수 없다. 검사의 진단정확도를 확인하기 위한 체계적 문헌고찰에 임상시험 2상 연구는 포함문헌으로 적합하지 않다.

3.2.3.3 임상시험 3상: 질환이 의심되는 대상군에서 검사가 질환 유무를 구분하는 성능은 어느 정도인가?

진단검사가 임상진료현장에서 구현될 성능을 검증하는 단계로, 임상시험 3상에서는 질환이 의심되는 일련의 의심자를 대상군으로 포함한다. 일련의 질환의심자에게 검증하고자 하는 검사와 질환 유무를 정의하는 참고표준을 적용하여 2×2 분할표를 작성하고, 이를 바탕으로 민감도, 특이도, 양성예측치, 음성예측치, 양성우도비 등의 진단정확도 지표를 구한다.

연구의 결과에 영향을 주는 다양한 비뚤림의 요소들이 존재하며, 상세한 내용은 '3.4 진단법 연구의 이슈'에 서술하였다.

3.2.3.4 임상시험 4상: 검사 시행 환자가 그렇지 않은 환자에 비해 얻는 이득이 무엇인가?

진단검사의 궁극적 가치는 검사에 뒤이어 진행되는 치료 등 추가적 의료행위에 의해 얻어지는 건강결과로 측정되어야 한다. 그렇다면 환자에게 긍정적 건강결과를 이끌어 내기까지 진단검사가 기여하는 바는 무엇이며, 이 가치를 어떻게 과학적으로 증명할 것인가? 이 답을 찾는 것이 임상시험 4상이다. 검사의 시행이 정확한 진단 비율을 높여 환자의 건강결과에 미치는 영향에 대하여 무작위배정비교임상시험을 통해 연구한 예를 〈그림 4−7〉에 정리하였다(Wright, 2003). 또한 무증상 일반인에게 PSA를 전립샘암 조기발견을 위한 검진목적으로 적용하는 것이 질병특이 사망률에 미치는 영향을 분석한 자료를 〈표 4−6〉에 제시하였다(Lee, 2013).

● 그림 4-7 임상시험 4상 연구의 예

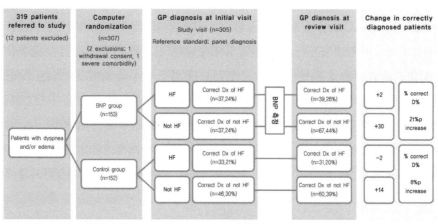

GP: general practitioners, BNP: B-type natriuretic peptide, HF: heart failure, Dx: diagnosis

※ 일차진료에서 심부전 환자 진단에 BNP 검사의 시행이 정확한 진단 비율에 주는 영향(정확한 진단 비율의 개선을 환자의 최종 건강결과 개선의 대리결과로 사용함)

표 4-6 **임상시험 4상 연구결과의 예**

	Screened group		Unscreened group		Relative risk(95% CI)
	Events	Total	Events	Total	
Mortality					
Pca specific	469	156,347	490	156,889	0.91(0.80–1.04]
All cause	17,546	125,214	20,254	141,536	0.99(0.98–1.01)

※ Pca, Prostate cancer

3.2.3.5 임상시험 5상: 해당 검사의 이용은 수용가능한 비용을 투자하여 더 좋은 건강결과를 얻을 수 있는가?

임상시험 5상에서는 진단검사를 임상진료의 과정에 적용하는 것이 투입비용 대비 효과적 인지를 확인한다. 무작위배정비교임상시험을 통한 효과의 증명이 바람직한 방법이지만, 연구 결과가 보통의 임상진료현장을 반영할 것인가의 문제인 일반화 가능성 측면의 제한점이 존재 하여, 일반적으로 결정분석모델(decision analysis model)을 통하여 비용－효과성을 설명하고 있 다.

3.3 진단검사와 진단법 평가연구

3.3.1 진단법의 연구

진단검사는 현재 혹은 미래시점에 질환이 발생할 가능성에 대해 선별(screen)하거나 질환 이 존재함을 진단(diagnose)하기 위해 사용할 수 있다. 뿐만 아니라 질환 치료에 대한 즉각적 반응을 관찰하거나 바람직하거나 혹은 바람직하지 않은 결과를 포함한 장기적 반응을 예측하 기 위한 목적으로도 사용이 가능하다. 즉 진단검사의 연구에서 측정하고자 하는 효과는 그 범 위가 '현재 존재하는 상황의 확인 능력'부터, 가깝거나 혹은 먼 미래 시점에나 확인가능한 '발 생가능성의 설명 능력'까지 다양한 시점이 존재할 수 있다. 또한 '현재 존재하는 상황'도 질환 의 이행기부터 질환 초기, 진행기 등 질환 심각도의 범위, 즉 스펙트럼이 매우 넓다. 그러므로 진단검사 연구는 진단, 예측 등의 시점과 질환의 심각도, 즉 스펙트럼이 자세하게 특정되어야 한다.

검출하고자 하는 질환이나 상태를 정확하게 발견할 수 있는 정확성과 그 검사결과로 인 해 건강상의 이득을 얻게 되는 임상적 효과성(clinical effectiveness)을 모두 갖추고 있을 때 좋은 진단검사라 할 수 있다. 그러나 현실에서 논문으로 출간되는 진단의료기술 관련 연구의 대부분은 기술의 정확도(accuracy) 평가에 관한 것이다. 진단의료기술의 평가는 치료법의 평가와는 다른 관점의 어려움이 있다. 특히 서로 다른 검사법 혹은 검사전략이 최종건강결과에 미치는 영향을 연구한 무작위배정비교임상시험이 거의 존재하지 않는다는 점과 검사법의 사용 맥락이 미치는 영향이 매우 크다는 부분을 들 수 있다.

3.3.2 진단법의 건강결과

의료기술의 존재이유는 이를 적용받는 대상의 궁극적 건강결과 개선에 있다. 약제, 수술로 대표되는 치료적 의료기술은 환자에게 발생한 건강문제를 직접 개선하는 방법으로 건강 개선에 기여하므로, 건강결과와의 연관성은 비교적 직접적이고 명료하다. 반면 진단검사는 건강결과를 토대로 임상의사가 환자의 치료방침에 대한 판단에 영향을 주는 방법으로 환자의 건강결과에 영향을 미치므로, 환자의 건강 개선이라는 최종건강결과와의 직접적 연관성을 설명하기 어렵다. 〈그림 4–8〉의 예에서와 같이 뇌수막염 의심 환자에게 뇌척수액 검사를 통해 정확한 감염균을 진단하고 이에 상응하는 약제 투여로 환자의 건강결과가 개선되었다면 과연 이를 '진단의료기술'의 효과라 할 수 있을 것인가? 직접적 효과보다는 "폐렴구균 감염의 정확한 진단을 통해 적합한 약제 선택"이라는 임상적 판단에 영향을 주는 방법, 즉 간접적 영향을 주었다는 것에는 모두 동의할 것이다. 이러한 이유로 치료적 의료기술을 평가하는 경우 환자의 건강결과 개선을 최종건강결과로 보았다면, 진단의료기술의 경우는 정확한 폐렴구균진단, 즉 진단정확도(diagnostic accuracy)를 그 건강결과로 평가하게 된다.

● 그림 4-8 질병 발생부터 건강개선 과정과 의료기술의 적용

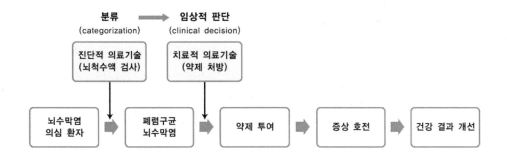

미국 AHRQ[21]는 'Methods Guide for Medical Test Reviews'에서 진단검사의 평가에서 중요하게 고려할 기준으로 진단의료기술의 가치를 사용 맥락에 따라 판단하여야 한다는 점과 체계적 문헌고찰의 궁극적 목표는 환자의 건강결과 향상이며 이는 진단의료기술에 의해 제공된 정보가 임상의사의 합리적인 결정과 판단 부분에 기여함을 통해서라 서술하였다(Metchar, 2012). 그러므로 새롭게 개발된 진단검사가 임상의료에서 환자의 최종건강결과를 변화시킬 것인 지를 증명하기 위해서는 환자에게 적용되는 광범위한 임상진료전략의 차원에서 다루어져야 한다.

3.3.3 진단법 평가의 연구 디자인

연구문헌으로 출간되는 진단법은 거의 모두 검사법의 '정확도'를 결과로 제시한다. 앞선 서술과 같이 진단검사는 치료적 의료기술과 달리 건강결과로 인한 환자의 최종건강결과와의 직접적 연관성을 연구로서 증명하는 것은 기대하기 어려운 것이 현실이다. 그럼에도 '검사를 임상진료과정에 어떻게 적용하고자 하는가'라는 질문에 합당한 연구를 진행함으로써 최선의 결과를 제시할 수 있다. 검사법이 임상진료과정에서 최종건강결과에 이르기까지 구체적으로 미치는 영향의 추정은 '진단-치료경로(test-treatment pathway)'의 구축이 도움이 될 수 있다. 진단법 연구에서 진단-치료경로를 구축하면, 환자군과 임상진료의 맥락, 검사법의 효과로서 측정해야 할 중간건강결과(intermediate outcome) 혹은 과정결과(process outcome)가 명확해지는 장점이 있다. 〈그림 4-9〉의 임상진료 영역에 표시된 흐름은 PSA 검사를 전립샘암 의심환자의 선별에 활용하는 것을 가정하여 구축한 진단-치료경로와 연구의 임상질문, 각 단계별로 적용한 검사에서 확인할 수 있는 중간건강결과들의 예이다.

검사법 평가의 연구설계는 답해야할 연구질문에 따라 결정되어야 한다. 이 연구질문에는 연구대상과 임상적 맥락, 연구의 목적을 담고 있다. 진단법이 질환이나 상태를 구분하는 능력의 확인은 대부분 단면연구를 통해 이루어진다. 만약 진단결과의 예후 관련성이나 치료영향을 증명해야 하는 경우에는 코호트연구나 전후연구, 환자-대조군연구, 드물게 무작위배정비교임상시험 등 질문에 적합한 연구디자인의 선택이 필요하다. 실제 진단법 평가연구의 대부분은 검사의 구분 능력, 즉 진단정확도가 대부분이므로 단면연구가 가장 많이 이루어지는 형태이다. 그러나 검사 방법에서 표적하는 분석물질이 의미하는 바가 다양하고, 연구대상을 선정하는 방법 등 연구설계나 진행의 구체적 내용에 따라 정확도 결과의 비뚤림을 유발할 위험이 매우 높다는 점을 유의해야 한다.

---

21 AHRQ(Agency for Healthcare Research and Quality); 안전한 의료와 질향상을 목표로 활동하는 U.S. Department of Health & Human Services 산하 연구기관

> **그림 4-9** 전립샘암 의심환자에서 PSA 검사의 진단-치료경로와 주요 임상질문

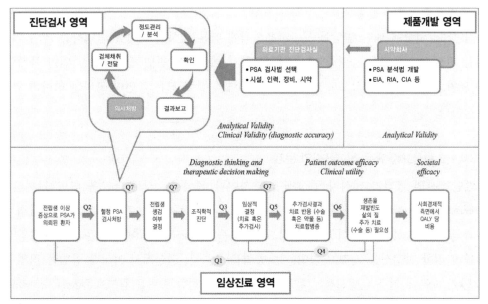

주요임상질문 (key clinical questions)

Q1. 검사의 시행이 이환율(morbidity)과 사망률(mortality)을 감소시키는가?
Q2. 어떤 검사를 선택할 것인가? 즉, 검사의 진단정확도(diagnostic accuracy)
Q3. 검사결과가 치료 등의 임상적 결정에 어떤 영향을 주는가?

Q4. 임상적 결정이 최종 의료결과에 주는 영향은?
Q5. 임상적 결정이 중간 의료결과에 주는 영향은?
Q6. 중간 의료결과와 최종 의료결과의 연관?
Q7. 검사 혹은 시술의 부작용(adverse events)이나 수용성(acceptability)은?

※ 임상진료 영역에 표현된 흐름이 진단-치료경로에 해당하며, 이 흐름에서 확인이 필요한 7가지 주요 임상질문을 서술함

3.4 진단법 연구의 이슈

3.4.1 진단법 연구에서 흔히 접하는 문제점

3.4.1.1 표적분석물질이 갖는 의미의 다양성

진단검사는 대부분 다양한 검사목적을 갖고 있을 뿐 아니라 복수의 임상진단으로 이어지는 특징이 있다. 더불어 검사들은 단독으로 사용되기 보다 임상진료과정에서 여러 종류의 검사를 복합적으로 적용하는 것이 일반적이다. 예를 들어 의료기관에서 다빈도로 사용되는 암 표지검사인 전립샘특이항원(PSA[22])은 전립샘암에서도 증가하지만 전립샘의 양성비대나 염증, 외상 등의 상황에서도 역시 증가하므로, 진단의 확정을 위해서는 병력청취와 이학적 검사, 다른 검체진단검사에서 영상의학검사에 이르는 진단전략적 접근이 이루어지게 된다. 또한 검사

---

22 Prostate-Specific Antigen, PSA

시행 목적 측면에서 보면 PSA는 전립샘암이 의심되는 환자에서 전립샘암을 진단할 목적으로도 시행될 수 있지만, 치료적 의료기술 시행 후 반응을 관찰하거나 질환의 재발을 확인하기 위한 목적으로도 활용될 수 있다.

진단의료기술에 대한 임상연구는 사용목적에 따른 임상적 맥락을 반영하는 것이 이상적이지만 질환진단 목적을 증명할 때 질환의심환자 대상이고 반면 질환재발 확인이 목적인 경우 치료완료된 환자를 대상으로 연구해야 하는 예와 같이 모든 측면이 고려된 하나의 연구는 불가능하다.

3.4.1.2 황금표준 혹은 참고표준의 문제

진단검사의 결과가 대상자의 상태를 양성이나 음성 등, 서로 다름을 의미하는 판별력(discriminatory power)의 평가는 황금표준 혹은 참고표준이라고 하는 기존에 구축된 표준적 확진방법과의 비교를 통해 이루어진다. 일명 "황금표준(gold standard)"이라 함은 검사대상의 건강상태를 완전한 확실성을 가지고 설명하는 방법을 뜻하나, 현실에서 이러한 방법은 거의 존재하지 않기 때문에 연구 수행시점에 황금표준에 가장 근접한 방법을 참고표준(reference standard)으로 선정하여 사용한다.

진단법 연구에서 참고표준과 관련하여 직면하는 어려움으로는 ① 참고표준이 존재하지 않는 경우(예: ALT 검사의 간기능 판별력을 확인하는 경우, 영상검사나 조직검사 어느 것도 간기능 전체를 반영하지 않음), ② 참고표준 방법이 매우 침습적이어서 포함된 모든 연구대상에 적용이 어려운 경우, ③ 독립적인 표준진단법이 없는 경우(예: 증상들의 편두통 예측치를 평가하는 연구인데 편두통의 진단기준에 증상들이 포함됨), ④ 신개념의 진단검사법 평가에서 기존방법을 참고표준으로 설정(예: 결핵균 중합효소연쇄반응법 평가의 참고표준을 결핵균배양 양성과 비교함)할 때 발생하는 문제 등을 들 수 있다.

3.4.1.3 연구대상 선정의 문제: 스펙트럼과 선택비뚤림

임상의료 현장에서 진단의료기술은 질환을 의심할 수 있는 다양한 소견들로부터 특정 진단을 확인할 목적으로 사용한다. 즉 불확실한 임상상황이 진단검사를 통해서 특정 임상진단 혹은 상태로 구분하는 능력을 진단검사의 성능이라 설명한다. 의료인에게 친숙한 언어로 표현한다면, 특정검사가 검사대상자의 상태(혹은 질환)를 얼마나 정확하게 확인해내는 가로 정리할 수 있다. 진단검사법 평가의 결함을 유발하는 다양한 종류의 비뚤림이 있지만 가장 빈번하게 관찰할 수 있으면서 중요한 것은 연구대상의 선정에서 발생하는 스펙트럼비뚤림과 선택비뚤림이라 할 수 있다(Knottnerus, 2009).

스펙트럼비뚤림(spectrum bias)은 평가 대상군의 선정에서 그 검사를 적용하고자 목표하는 대상과 일치하지 않는 경우 발생한다. 예를 들어 악성종양이 확진된 환자에서 유의미한 차이를 보이는 검사를 무증상의 일반인군에게 적용하거나, 검사의 민감도(sensitivity)는 질환 확진군에서 구하고 특이도(specificity)는 일반 건강인군에서 구하는 경우 등을 들 수 있다.

선택비뚤림은 연구에 포함되는 대상의 사전확률이 변화할 개연성이 있는 경우를 뜻한다. 예를 들어, BNP[23] 검사의 심부전 진단의 정밀도 연구에서 '심부전 의심증상을 호소하는 심장내과 외래 방문자 모두 포함'할 것인 지 아니면 '심부전 의심증상으로 심장내과 외래를 방문한 환자 중 전문가 선택한 대상만 포함'할 것인 지의 문제이다. 이 예에서 전문의에 의한 선택의 과정에서 심부전을 의심할 수 있는 추가 증상을 갖는 환자들이 더 많이 선택될 가능성은 높아진다.

연구대상군 선정에서 발생하는 스펙트럼비뚤림과 선택비뚤림은 서로 연관되어 있으며, 일반적으로 검사의 정확도 지표값의 과대추정을 유발하는 것으로 알려져 있다(Whiting, 2013).

3.4.1.4 주관적 측정(soft measures)의 문제

진단의 과정에서 '통증'이나 '불편함(feeling unwell)', '안심'과 같이 객관적이고 상호 비교 가능한 측정치로 표현하기 어려운 주관적 호소들도 진단적 측면에서 중요하게 사용되는 요소들이다. 이러한 요소들은 질환의 진단이나 치료 후 효과 판정의 결과지표로 흔히 활용되고 있다. 특히 질병 초기단계에서는 앞에 서술한 종류의 주관적 호소들을 근거로 '예의 주시(watchful waiting)'라는 임상적 결정을 내리는 경우가 빈번하다. 또한 이 요소들은 그 자체가 진단요소(중재검사)이기도 하지만 흔히 진단기준에 함께 포함되는 경우가 많아 더 많은 어려움을 야기한다. 진단법 평가연구에서 이러한 종류의 지표를 이용해야 하는 경우, 가능한 주관적 지표를 재현 가능한 방법으로 객관화하는 방법을 강구할 필요가 있다. 더불어 이러한 지표들은 측정자 자체뿐 아니라 측정자간 차이도 존재할 수 있음을 유념해야 한다.

3.4.1.5 판독자에 의한 문제

환자의 신체진찰이나 병력과 같이 정형화할 수 없는 진단수단의 경우 사안을 청취하고 판단함에 있어 판독자들 사이에 혹은 동일 판독자라 하더라도 때에 따른 차이는 존재할 수 있다. 이러한 차이는 단지 정형화할 수 없는 진단수단에서만 발생하는 것이 아니라, 정형화된

23 B-type Natriuretic Peptide, BNP

진단법 중 병리조직검사나 CT, MRI 등의 영상진단과 같이 판독자의 판독이 필요한 경우 역시 발생한다.

연구에서 판독을 포함하는 경우 선행 임상정보 혹은 참고표준 결과를 아는 것이 판독자에게 계통적 오차로 이어짐을 유의해야 하며, 눈가림(blinding) 여부에 대한 확인이 필요하다. 판독과 관련하여 빈발하는 다른 유형의 비뚤림으로는 판독을 실행하는 연구자가 성능을 비교하는 두 방법 중 한 방법을 선호하는 경우 무의식적으로 자신이 선호하는 방법에 유리하게 판단하는 경향을 보일 수 있다는 것이다. 또한 판독에 개인의 경험과 기량이 중요한 검사법들에 대한 비교라면, 새롭게 개발된 검사법이 상대적으로 사용 역사가 짧음으로 인해 불리한 결과를 보일 개연성이 있고 비교의 공정성을 위해 고려되어야 한다.

3.4.1.6 구별은 임상적 유용성과 반드시 일치하지 않는다

진단검사의 결과는 환자의 임상진료에 유의미하고 유익한 영향을 줄 것인가? 이는 참 복잡하고 어려운 주제이다. 예를 들어 악성종양 환자에서 일상적 검사의 일환으로 실시한 ESR[24]이 비정상 결과를 보였다면, 이 결과로 인해서 환자의 진단이 변경될 가능성은 거의 없으나 치료진행 과정에서 환자의 처치와 관련한 중요한 고려요소로 작용할 것이다(Dinant, 1992). 어떤 검사는 결과에 따라 진단명을 바꾸기도 하지만, 임상적 치료방법은 동일하기도 하다. 질환에 따라서는 검사결과에 의해 정확한 진단이 이루어지더라도 현 시점에서 치료할 방법이 존재하지 않는 경우도 있다.

3.4.1.7 적용범위와 사전확률

진단검사가 효과적으로 질환을 발견하거나 혹은 배제하기 위해서는 검사를 적용하는 집단이 갖는 질환의 사전확률이 큰 영향을 미친다. 또한 진단검사의 적용범위(indication area)는 사전확률과 매우 밀접한 연관을 갖는다. 일반적으로 사전확률이 극단적으로 높거나 낮은 상황이라면 유용한 검사로 이용될 가능성이 매우 희박해진다. 이러한 경우 검사결과에 의한 후속 진료과정에 영향을 줄 가능성이 매우 낮고, 상대적으로 높은 위양성 혹은 위음성이 기대되기 때문이다. 예를 들어, 임산부의 임상 추적관찰에서 소변임신반응검사는 사전확률 100%로 더 이상 임상적 유용성을 기대할 수 없으며, 가족력이 있는 심부정맥혈전증 원인진단 시 유럽인에게는 Factor V Leiden 돌연변이 유전자검사를 포함하지만 한국인에게는 다른 원인을 먼저 고려해야 하는 이유도 역시 이 유전자 보유의 사전확률의 차이 때문이다(Kujovich, 2011). 대

---

24 Erythrocyte Sedimentation Rate, ESR

장암의 대표적인 종양표지자인 CEA[25]는 환자의 경과관찰에는 매우 유용하게 활용되고 있으나, 대장암 조기발견 목적으로 일반건강인에게 사용하지 않는 이유는 높은 위양성률로 인해 유용성을 기대하기 어렵기 때문이다(Duffy, 2003).

3.4.1.8 기대하는 효과의 크기와 연구대상의 크기

약제효과평가연구의 경우 기대하는 효과의 크기에 따라 포함하는 대상군의 수를 계산하고 연구를 진행하는 경우가 대부분이다. 그러나 진단검사의 연구에서는 그렇지 않은 경우를 더 흔히 볼 수 있다. 이는 임상현장에서 진단이라 함은 진단적 효과의 크기가 매우 커서 확진적 의미를 갖는 하나의 황금표준검사를 이용하는 것이 아닌, 효과의 크기는 크지 않으나 서로 다른 특성을 갖는 다수의 진단법들을 이용한 전략적 접근이 주를 이루다 보니, 이 전략의 일부분에 해당하며 또한 기대하는 효과의 크기도 크지 않아서 흔히 무시되는 경향이 있는 것으로 보인다.

3.4.1.9 진단기술의 빠른 발전과 이로 인한 근거의 조합 필요성

검체검사와 영상검사 등 모든 진단법은 약제 등의 개발과 임상 진입에 비하여 속도가 매우 빠르기 때문에 고려해야 할 문제가 많다. AIDS의 혈청학적 진단검사인 anti-HIV는 1985년 제1세대 진단법이 개발된 이후 약 2년 후 제2세대, 1991년 제3세대, 1997년 제4세대, 2015년 제5세대에 이르는 큰 변화가 있었다(Alexander, 2016). 각 세대를 변화하면서 감염원에 노출된 후 anti-HIV 검출까지의 기간은 제1세대가 6~12주이던 것에서 제5세대에서는 2주까지 줄어들었으며(Alexander, 2016), 검사의 양성예측치 역시 약 30%에서 80%까지 크게 개선되었다(Kim, 2010). 동일한 세대내에서도 시약은 출시 초기와 출시 후 시간이 지나면서 동일제품 내에서도 검사방법의 안정화라 일컬어지는 지속적 작은 변화들이 일어나게 된다. 검사법의 이러한 변화와 발전은 임상적 유용성과 비용-효과의 변화로 이어지고, 실제 anti-HIV의 경우 세대의 변화는 임상의 진단 알고리즘의 변화로 이어지게 되었다(O'Brian, 1992; CDC, 2017).

진단법은 같은 검사라 하더라도 검사방법의 빠른 변화와 발전속도로 시간의 흐름으로 인한 차이가 전체 진단전략에 어떠한 영향을 주는 지에 대한 신중한 고려가 필요하다.

---

25 Carcinoembryonic antigen, CEA

3.4.2 진단정확도 평가연구의 주요 비뚤림

3.4.2.1 연구대상군에서 발생하는 비뚤림

진단검사의 진단정확도 평가에서 그 검사가 어느 질환을 진단할 것이며 또한 어떤 임상적 맥락에서 사용할 것인 지에 따라 적합한 연구대상을 선택하여야 한다. 이는 해당 진단검사가 실제 임상에서 사용될 때 적응증과 직접 연결되는 부분으로, 진단정확도 평가의 일차연구자들도 주의 깊게 고민할 필요가 있다.

연구대상군과 관련하여 주로 관찰되는 비뚤림으로는 스펙트럼비뚤림과 선택비뚤림, 맥락비뚤림을 들 수 있으며, 이러한 비뚤림들은 일반적으로 진단정확도 지표의 과대 측정과 연관된다.

3.4.1.2 중재검사 실행단계에서의 비뚤림

진단검사에는 병리, 영상, 검체, 설문 등 매우 다양한 형태의 것들이 포함된다. 전술한 바와 같이 어떤 진단검사법은 매우 빠른 발전속도로 인해 동일한 검사지만 연구의 초기와 말기에 적용된 것이 완전히 동일하다고 하기 어려운 것들이 존재한다. 그러면 어느 정도의 변화까지를 '같음'과 '다름'으로 판단할 것인가는 매우 중요한 문제가 될 수 있다. 더불어 검사법이 수기진행과정이 주를 이루는 경우, 중재치료법에서 흔히 논의되는 학습곡선의 문제가 동일하게 존재하게 된다.

중재검사의 성능 검증을 위해 반드시 참고표준을 적용하게 되는데, 중재검사와 참고표준의 적용시점이 완벽하게 동일할 수 있는 경우는 하나의 검체를 채취한 후 분리하여 연구를 진행하는 경우에만 가능하다. 많은 경우 중재검사와 참고표준의 적용시점이 다른데, 중재검사 시행 후 질환이 빠르게 악화된 다음 참고표준을 시행하거나 혹은 치료법 시행 후 회복단계에서 참고표준이 적용된다면 당연히 두 시점의 차이로 인한 비뚤림이 발생하게 된다. 그러므로 체계적 문헌고찰을 진행하는 연구자들은 중재검사와 참고표준 적용의 시점 사이에 허용가능한 범위를 논의하고 정의해야 한다.

3.4.1.3 참고표준을 이용한 검증의 비뚤림

진단검사의 진단정확도 평가연구에서는 중재검사의 결과를 참고표준의 결과와 비교하여 그 성능을 확인한다. 진단정확도 연구는 약제의 경우와 달리 동일대상(검체)에서 두 가지 다른 검사의 효과를 동시에 측정할 수 있는 장점이 있다. 즉 같은 검체를 둘로 나누어 한쪽은 중재검사를 적용하고 다른 쪽은 참고표준을 적용하므로, 정확하게 모든 특성이 동일한 두 그룹의 비교가 가능하여 두 군간의 차이는 순전히 두 검사법 간의 차이를 설명한다는 의미이다. 여기에서 참고표준이라 함은 질환 혹은 상태를 정의하는 약속이다. 그러므로 참고표준의 선택과 적용방법은 중재검사의 진단정확도 결과에 매우 큰 영향을 미친다.

참고표준의 선택과 적용에서 일어날 수 있는 비뚤림으로는 부적절한 참고표준을 선택한다거나, 특정 중재검사를 서로 다른 참고표준을 이용하여 확인하는 '차별확인비뚤림(differential verification bias)' 또는 중재검사를 적용한 대상군 중 일부만을 참고표준으로 확인하는 '부분확인비뚤림(partial verification bias)'를 들 수 있다. 만약 어떤 연구에서 선택한 참고표준이 부적절한 선택이었다면, 이는 진단정확도 연구로서의 가치가 없다고 여겨지기 때문에 비뚤림의 영향을 논할 필요조차 없겠다. 차별확인비뚤림이나 부분확인비뚤림은 검사법 평가연구에서 비교적 흔하게 발견할 수 있다. 특히 참고표준 방법이 침습적이거나 연구가 오랜기간에 걸쳐 진행되는 경우에는 피하기 어려운 문제이다. 예를 들어 PSA의 진단정확도 평가를 1,000명의 대상군에서 혈청 PSA를 측정하고 참고표준으로 전립샘조직검사를 적용하는 경우, 전립샘 조직 채취과정의 침습성으로 인해 혈청 PSA가 양성판별기준치 미만에 해당하는 대상자의 전립샘 조직을 채취하는 것은 가능하지 않고 윤리적이지도 않으며, 따라서 부분확인비뚤림의 발생은 불가피하다. 만약 참고표준으로 전립샘조직검사를 시행하되 세침흡인생검법과 6부위 생검법, 초음파유도하 생검을 혼합하여 사용하였다면 엄밀하게 구분하여 3가지의 참고표준에서 기대되는 진단의 정확도에 차이가 존재할 개연성으로 인해 차별확인비뚤림이 발생하게 된다.

진단정확도 평가연구의 참고표준 적용에서 발생하는 차별확인비뚤림이나 부분확인비뚤림은 불가피하게 발생하는 측면이 있다. 극단적인 예로 PSA의 진단정밀도 평가연구에서 혈중 PSA 양성인 그룹은 전립샘조직검사를 참고표준으로 확인하고 혈중 PSA 음성인 그룹은 영상 진단법으로 질환 유무를 확인하였다면, PSA 검사의 진단정확도 지표는 적용한 참고표준별로 구분하여 양성예측치와 음성예측치만 제시하는 것이 적절하다. 즉 어떤 연구에서 이러한 참고표준에서의 비뚤림이 확인되었다면, 개별 일차연구에서 제시하는 진단정확도 수치를 그대로 받아들일 것인 지에 대하여 체계적 문헌고찰 연구자 그룹의 토의가 필요하다.

3.4.1.4 판독과정에서 발생하는 비뚤림

다양한 진단검사 중에서 '통증'과 같이 매우 주관적인 측정이 불가피한 경우나, 전문가의 판독에 의해 중재검사의 양성과 음성이 판정되는 경우에 판독과정에서 다양한 비뚤림이 발생한다. 전문가 판독에 의한 판정의 경우 대상자의 임상소견이나 다른 검사결과를 알고 있음에 의한 검토비뚤림(review bias)과 임상검토비뚤림(clinical review bias)을 예로 들 수 있고, 전술한 바와 같이 적절한 눈가림방법이 적용되었는 지를 확인하여야 한다. 또한 판독자 혹은 검사과

정의 차이에 의해 발생하는 관찰자변이(observer variability)나, 중재검사가 참고표준의 한 부분으로 포함되어 발생하는 혼입비뚤림(incorporation bias)의 확인도 필요하다.

만약 체계적 문헌고찰에서 평가하고자 하는 진단검사가 검체검사로 이미 결정된 수치화된 판별기준이 명확하고 자동화된 장비로 측정된 수치화된 결과치를 이용하는 경우라면, 이러한 판독과정의 비뚤림은 고려하지 않아도 된다.

3.4.1.5 자료 분석에서 발생하는 비뚤림

진단검사를 진행하다 보면 결과의 해석이 모호한 경우들이 흔히 발생한다. 만약 일차연구에서 이렇게 모호한 결과를 제거하고 결과를 분석한다면, 이는 진단정확도 결과에 비뚤림을 유발하게 된다. 그러나 문헌에서 자료 분석시 모호한 결과를 갖는 대상을 제거하였는 지 여부를 확인하기는 쉽지 않다는 것이 더 문제라 할 수 있다.

수치화된 결과로 보고되는 진단검사의 경우 전체 대상의 중재검사와 참고표준 결과를 얻은 후 중재검사의 양성과 음성 판별기준(cutoff)을 민감도와 특이도를 극대화하는 점으로 조정하는 경우가 간혹 존재한다. 진단검사법의 검증에서 진단정확도를 평가한다 함은 이미 전임상연구를 통해 판별기준치를 구하고, 이를 포함한 검사법의 실제 임상 적용 시 성능을 평가하고자 하는 것이 목적이므로 판별기준 임의선택은 진단정확도의 과측정으로 연결된다.

3.5 진단법 평가문헌 질평가 도구

3.5.1 개요

진단의료기술에 대한 진단정확도 연구문헌의 체계적 문헌고찰에서 당면하는 공통적 문제는 포함된 연구들의 디자인과 수행과정의 차이에서 기인하는 이질성이다. 때문에 포함되는 연구들에 대한 세심한 질평가는 상당히 중요한 의미를 갖는다.

진단의료기술의 진단정확도 연구문헌의 질평가를 위한 평가도구는 2018년 현재 QUADAS-2[26]가 전세계적으로 사용되고 있다(Whiting, 2011).

3.5.2 QUADAS-2 평가도구

3.5.2.1 평가영역 1: 환자군 선택의 비뚤림위험과 적용성 평가

환자군 선택의 비뚤림위험과 적용성 평가는 개별 연구문헌에서 환자의 선택 방법에 대한

---

26 Quality Assessment of Diagnostic Accuracy Studies-2

서술과 선택된 대상환자군의 특성(예: 선행검사, 임상상태, 중재검사 사용목적 및 임상세팅)에 대한 서술내용을 검토하고 평가도구에서 제시하는 3가지 각 질문에 대하여 '예/아니오/불확실' 중 하나를 선택하여 체크한다(〈표 4-7〉).

⦁ 표 4-7   진단의료기술 질평가 도구(QUADAS-2), 평가영역 1: 환자 대상군 선택

평가영역 1. 환자군 선택(Patient Selection)	
비뚤림위험 평가(Risk of bias)	
연구에서 환자를 포함한 방법이 비뚤림을 유발할 수 있는가? (Could the selection of patients have introduced bias?)	
실마리질문 1	환자군은 연속 또는 무작위 추출로 포함되었는가? (Was a consecutive or random sample of patients enrolled?)
실마리질문 2	연구는 환자-대조군 디자인을 피했는가? (Was a case-control design avoided?)
실마리질문 3	연구에 부적절한 배제는 없었는가? (Did the study avoid inappropriate exclusions?)
적용성(Applicability)	
연구의 환자군과 임상환경설정은 고찰의 질문과 일치하지 않을 우려가 있는가? (Are there concerns that the included patients and setting do not match the review question?)	

환자군 선택에서의 비뚤림위험 평가는 개별 연구문헌에서 서술된 내용을 토대로 체계적 문헌고찰의 임상질문에서 목적하는 환자군과 비교하여 연구에서 환자를 선택한 방법이 비뚤림을 유발할 수 있는 지 여부를 판단한다. 적용성의 평가는 체계적 문헌고찰에서 목적하는 환자군의 임상적 맥락과 개별 연구문헌의 상황이 서로 다르다고 볼 여지가 있는 지에 대한 판단이다.

3.5.2.2 평가영역 2: 중재검사 수행의 비뚤림위험과 적용성 평가

중재검사의 수행에 대한 비뚤림위험과 적용성 평가는 중재검사를 수행한 방법과 판독 방법에 대한 서술을 검토하고 평가도구에서 제시하는 2가지 각 질문에 대하여 '예/아니오/불확실' 중 하나를 선택하여 체크한다(〈표 4-8〉).

중재검사 수행의 비뚤림위험 평가는 개별 연구문헌에서 서술된 내용을 토대로 중재검사의 수행과 판독이 연구결과의 비뚤림을 유발할 위험을 갖는지 여부를 판단한다.

적용성의 평가는 체계적 문헌고찰에서 목적하는 임상질문과 비교하여 중재검사 수행과 판독이 서로 다르다고 판단할 수 있는 부분이 있는 지에 대한 판단이다.

표 4-8 진단의료기술 질평가 도구(QUADAS-2), 평가영역 2: 중재검사 수행의 비뚤림위험과 적용성 평가

평가영역 2. 중재검사(Index test)

비뚤림위험 평가(Risk of bias)

연구에서 중재검사를 수행하는 방법과 해석이 비뚤림을 유발할 수 있는가?
(Could the conduct or interpretation of the index test have introduced bias?)

| 실마리질문 1 | 중재검사결과는 참고표준의 결과에 대한 선행지식 없이 해석하였는가?
(Were the index test results interpreted without knowledge of the results of the reference standard?) |
| 실마리질문 2 | 만약 판정기준을 사용하였다면, 이 기준은 사전 지정되었는가?
(If a threshold was used, was it prespecified?) |

적용성(Applicability)

연구의 환자군과 임상환경설정은 고찰의 질문과 일치하지 않을 우려가 있는가?
(Are there concerns that the index test, its conduct, or its interpretation differ from the review question?)

3.5.2.3 평가영역 3: 참고표준 수행의 비뚤림위험과 적용성 평가

참고표준의 수행에 대한 비뚤림위험과 적용성 평가는 참고표준 방법과 판정에 대한 서술을 검토하고 평가도구에서 제시하는 2가지 각 질문에 대하여 '예/아니오/불확실' 중 하나를 선택하여 체크한다(〈표 4-9〉).

표 4-9 진단의료기술 질평가 도구(QUADAS-2), 평가영역 3: 참고표준 수행의 비뚤림위험과 적용성 평가

평가영역 3. 참고표준(Reference standard)

비뚤림위험 평가(Risk of bias)

연구에서 채택한 참고표준 자체 혹은 그 해석 방법이 비뚤림을 유발할 수 있는가?
(Could the reference standard, its conduct, or its interpretation have introduced bias?)

| 실마리질문 1 | 연구에 채택한 참고표준은 진단 등 목표상황을 정확하게 분류할 수 있는가?
(Is the reference standard likely to correctly classify the target condition?) |
| 실마리질문 2 | 연구 수행 시 참고표준 결과는 중재검사결과에 대한 선행지식 없이 해석하였는가?
(Were the reference standard results interpreted without knowledge of the results of the index test?) |

적용성(Applicability)

연구에서 사용한 참고표준에 의해 정의되는 목표상황은 고찰의 질문과 일치하지 않을 우려가 있는가?
(Are there concerns that the target condition as defined by the reference standard does not match the question?)

참고표준 수행의 비뚤림위험 평가는 개별 연구문헌에서 서술된 내용을 토대로 선정한 참고표준의 수행과 판독이 결과의 비뚤림을 유발할 위험을 갖는지 여부를 판단한다. 적용성의 평가는 체계적 문헌고찰에서 목적하는 대상군의 질환을 정의하는 참고표준과 비교하여 개별 연구문헌의 참고표준이 서로 다르다고 판단할 수 있는 부분이 있는 지에 대한 판단이다.

3.5.2.4 평가영역 4: 연구의 진행과 시점에 의한 비뚤림위험 평가

평가영역 4는 다른 영역의 평가와 달리 적용성에 대한 평가는 포함하지 않는다. 연구의 진행과 시점에 의해 발생할 수 있는 비뚤림위험의 평가는 개별 연구문헌에서 중재검사 혹은 참고표준 적용시점에 대한 서술과 정확도 결과 산출을 위해 작성된 2×2 분할표와 연구대상자들이 2×2 분할표에 배정되거나 배제되는 과정을 표현하는 흐름도에 대한 확인이 필요하다. 또한 중재검사와 참고표준 적용 사이에 시간적 간격이 존재한다면, 이 간격은 수용가능한 정도인 지에 대한 판단이 필요하다. 관련 부분에 대한 서술을 검토하고 평가도구에서 제시하는 4가지 각 신호질문에 대하여 '예/아니오/불확실' 중 하나를 선택하여 체크한다(〈표 4-10〉).

연구의 진행과 시점에 의해 유발되는 비뚤림위험 평가는 개별 연구문헌에서 서술된 내용을 토대로 결과의 비뚤림을 유발할 위험을 갖는지 여부를 판단한다.

표 4-10 진단의료기술 질평가 도구(QUADAS-2), 평가영역 4: 연구의 진행과 시점에 의한 비뚤림위험 평가

평가영역 4. 진행 및 시점(Flow and timing)

비뚤림위험 평가(Risk of bias)	
연구에서 환자의 흐름은 비뚤림을 유발할 수 있는가? (Could the patient flow have introduced bias?)	
실마리질문 1	중재검사와 참고표준 적용은 수용 가능한 시간 차이 내에 수행되었는가? (Was there an appropriate interval between the index test and reference standard?)
실마리질문 2	연구에 포함된 모든 환자는 동일한 참고표준을 적용하였는가? (Did all patients receive the same reference standard?)
실마리질문 3	연구에 포함된 모든 환자가 분석되었는가? (Were all patients included in the analysis?)

참고문헌

• 박병주 등. 근거중심 보건의료. 서울: 고려의학: 2009.

• Alexander TS. Human immunodeficiency virus diagnostic testing: 30 years evolution. Clin Vaccine Immunol. 2016;23:249-53.

• Bossuyt PM, Irwig L, Craig J, et al. Comparative accuracy: assessing new tests against existing diagnostic pathways. BMJ. 2006;332:1089-92.

• Centers for Disease Control and Prevention and Association of Public Health Laboratories. Laboratory testing for the diagnosis of HIV infection: updated recommendations. 2014.

• Chandler J, McKenzie J, Boutron I, et al. Cochrane Methods. Cochrane Database Syst Rev. 2016;10 Suppl 1:CD201601.

• Dinant GJ, Knottnerus JA, Van Wersch JW. Diagnostic impact of the erythrocyte sedimentation rate in general practice: a before-after analysis. Fam Pract. 1992;9:28-31.

• Duffy MJ, van Dalen A, Haglund C, et al. Clinical utility of biochemical markers in colorectal cancer: European Group on Tumor Markers (EGTM) guidelines. Eur J Cancer. 2003;39:718-27.

• Gluud C, Gluud LL. Evidence based diagnostics. BMJ 2005;330:724-6.

• Haynes R, You JJ. The architecture of diagnostic research. The evidence base of clinical diagnosis: theory and methods of diagnostic research. Oxford: Wiley-Blackwell: 2009.

• Hulley SB, Cummings SR. Designing clinical research. Baltimore: Williams & Wilkins: 2008.

• Jaeschke R, Guyatt GH, Sackett DL. Users' guides to the medical literature. III. How to use an article about a diagnostic test. B. What are the results and will they help me in caring for my patients? The Evidence-Based Medicine Working Group. JAMA. 1994;271:703-7.

• Kim S, Lee J, Choi JY, et al. False-positive rate of a "Fourth-Generation" HIV antigen/antibody combination assay in Area of low HIV prevalence. Clin Vaccine Immunol. 2010;17: 1642-4.

• Knottnerus JA, Buntinx F. The evidence base of clinical diagnosis: Theory and methods of diagnostic research. Oxford: Wiley-Blackwell: 2009.

• Kujovich JL. Factor V Leiden thrombophilia. Genet Med. 2011;13:1-16.

• Lee YJ, Park JE, Jeon BR, et al. Is prostate-specific antigen effective for population screening of prostate cancer? A systematic review. Ann Lab Med. 2013;33:233-41.

• Matchar D. Introduction to the methods guide for medical test reviews. Methods Guide for

Medical Test Reviews. Rockville: Agency for Healthcare Research and Quality: 2012.

• O'Brien TR, George JR, Epstein JS, et al. Testing for antibodies to human immunodeficiency virus type 2 in the United States. MMWR Recomm Rep. 1992;41:1-9.

• QUADAS-2 Steering Group. A systematic review classifies sources of bias and variation in diagnostic test accuracy studies. J Clin Epidemiol. 2013;66:1093-104.

• Sackett D, Haynes R. The architecture of diagnostic research. BMJ. 2002;324:539-41.

• Seo HJ, Kim SY, Lee YJ, et al. A newly developed tool for classifying study designs in systematic reviews of interventions and exposures showed substantial reliability and validity. J Clin Epidemiol. 2016;70:200-5.

• Sterne JA, Hernán MA, Reeves BC, et al. ROBINS-I: a tool for assessing risk of bias in non-randomised studies of interventions. BMJ. 2016;355:i4919.

• The development group for ROBINSI. Risk Of Bias In Non-randomized Studies of Interventions (ROBINS-I): detailed guidance. Available from http://www.riskofbias.info [accessed 30 september 2017].

• The Cochrane Collaboration. Cochrane Handbook for Systematic Reviews of Interventions Version 5.0.2. 2009.

• The Cochrane Collaboration. Cochrane Handbook for Systematic Reviews of Interventions Version 5.2.0. 2017.

• The QUADAS-2 Group. QUADAS-2: A Revised Tool for the Quality Assessment of Diagnostic Accuracy Studies. Ann Intern Med. 2011;155:529-36.

• Wright SP, Doughty RN, Pearl A, et al. Plasma amino-terminal pro-brain natriuretic peptide and accuracy of heart-failure diagnosis in primary care: A randomized, controlled trial. J Am Coll Cardiol. 2003;42:1793-800.

더 읽을거리

- Ferrante di Ruffano L, Hyde CJ, et al. Assessing the value of diagnostic tests: a framework for designing and evaluating trials. BMJ. 2012;344:e686.
- Fletcher RH, Fletcher SW, Fletcher GS. Clinical epidemiology: the essentials. Philadelphia: Wolters Kluwer Health/Lippincott Williams & Wilkins: 2014.
- Greenhalgh T. How to read a paper: the basics of evidence-based medicine. Chichester: BMJ Books: 2014.
- Guyatt, G. JAMAs users guides to the medical literature: essentials of evidence-based clinical practice. New York: McGraw-Hill Medical: 2008.
- National Academies of Sciences, Engineering, and Medicine. Improving diagnosis in health care. Washington, DC: The National Academies Press: 2015.
- Sackett, DL, Straus SE, Richardson WS, et al. Evidence-based medicine: How to practice and teach EBM. Edinburgh: Churchill Livingstone: 2000.

CHAPTER 5

체계적 문헌고찰

① 개요 및 핵심질문

    체계적 문헌고찰(SR[1])은 특정 연구질문(핵심질문)에 답하기 위해 사전에 정해진 기준에 합당한 연구결과들을 모두 모아 비평적으로 평가·분석하여 종합적인 결과를 도출하는 연구방법이다. 일반적으로는 특정 관심주제와 관련한 모든 출판 연구논문의 요약을 의미한다. 체계적 문헌고찰의 과정은 명확하고 포괄적이며 체계적인 방법을 이용해 비뚤림을 최소화하여야 하며 재현성이 확보되어야 한다. 문헌고찰 대상의 문헌범주를 연구자 임의로 설정하지 않고 사전에 정한 선정기준에 의해 체계적이고 포괄적인 문헌검색과 문헌선정을 수행하며, 선정된 문헌에 대한 비뚤림위험 평가 등의 엄격하고 객관적인 연구절차를 따른다.

    일반적으로 종설 또는 문헌고찰은 체계적 문헌고찰과 비체계적 문헌고찰로 구분되며 비체계적 문헌고찰은 문헌 검색, 선정기준에 따른 문헌선택, 비뚤림위험 평가, 자료 추출 및 합성 등의 체계적인 방법론을 사용하지 않은 경우를 말한다. 체계적 문헌고찰은 연구 프로토콜 개발(PICOTS 및 핵심질문, 연구방법 제시), 체계적 문헌고찰 수행(문헌검색, 문헌선택, 비뚤림위험 평가, 자료추출, 자료합성, 결과제시), 보고서 작성 및 개정의 과정으로 수행된다.

1.1 체계적 문헌고찰의 필요성

    보건의료분야에서 체계적 문헌고찰은 특정 임상질문에 답하기 위해 연구된 다양한 일차

---

1 Systematic Review, SR

연구논문들이 서로 상반된 결과를 제시하거나 명확한 결론을 도출하지 못하는 경우 의사결정에 필요한 정보를 제공하기 위해 수행된다. 1990년대 초반부터 근거기반의사결정 및 근거기반의학의 개념이 활성화되면서 외적 연구근거들을 체계적인 방법론을 사용하여 모아 종합적인 결론을 이끌어 내는 체계적 문헌고찰의 기능이 강조되었다.

체계적 문헌고찰은 일차연구와 마찬가지로 연구목적, 연구방법을 명시한 구체적인 연구계획서에 의해 수행된다. 체계적 문헌고찰의 연구대상은 기존의 일차연구로 이는 일차연구가 인간을 대상으로 하는 것과 구별되므로 일차연구의 결과를 사전에 고려한 후 연구 수행방법을 정하는 사후 결정에 의한 비뚤림 유입의 가능성이 있기 때문에 연구 수행방법은 단계별로 미리 정하는 것이 엄격히 요구된다.

체계적 문헌고찰은 연구질문에 대한 방대한 양의 기존문헌을 명백하고 객관적인 방법에 따라 모으고 종합하여 일차연구결과들간의 일관성 여부를 평가할 수 있고, 정량적인 통합분석방법(메타분석)을 통해 효과크기 및 불확실성의 정도를 정량화 할 수 있으며, 개별 일차연구들에 비해 높은 검정력과 정밀도를 가진 결과를 제시할 수 있다. 또한 일차연구들이 제기하지 않은 질문에 답할 수 있으며 상반된 연구결과들로부터 야기되는 논란을 해결할 수 있다.

1.2 핵심질문

1.2.1 핵심질문의 정의 및 유형

체계적 문헌고찰을 수행하기 위해서는 해결하기 위한 문제에 대해 답변가능한 질문의 형태로 기술하는 것으로 연구목적에 맞는 핵심질문(key question)을 작성해야 한다.

핵심질문은 현존하는 근거를 빠르고 효과적으로 찾도록 하며 의사결정에 필요한 해당 정보는 환자를 치료하는데 더 현명하게 사용될 수 있다. 유용한 핵심질문을 작성하기 위해서는 PICOTS−SD[2] 요소를 포함하며 각 요소별로 정의를 명확히 해야 한다. 첫째는 관심대상(patient)을 어떻게 정의할 것인가, 둘째는 어떤 중재법(intervention)에 대한 결과를 평가하고자 하는가, 셋째는 무엇을 기준으로 평가할 것인가, 즉 무엇과 비교하여 결론을 내릴 것인가(comparator), 넷째는 결과(outcome)는 어떤 변수를 통하여 측정하여 결론을 내릴 것인 지, 측정방법은 어떻게 정할 것인가 등이며 결과변수에 있어 세부적으로 추적관찰 기간 기준을 설정하는 것이 필요하며(time), 어느 세팅(setting)에서 이루어진 연구를 선택할 것인 지를 설정하는 것이 필요할 수 있다. 마지막으로 기존의 이용가능한 연구문헌의 양을 연구설계별로 가늠한 이후 어느 연

---

2 Patient, Intervention, Comparator, Outcome, Time, Setting, Study design

구설계까지를 체계적 문헌고찰에 포함할지 여부를 결정해야 한다. 이들의 영어 첫 글자를 따서 관심질문을 구체적으로 정의하는 것을 'PICOTS-SD' 설정이라고 한다.

표 5-1 핵심질문의 구성요소: PICOTS-SD

Patient/Participant/Population/Problem	환자 집단, 관심 대상, 인구집단, 문제
Intervention/Index test/Prognostic factor/Exposure	중재(치료법, 진단법, 예후요인, 노출 등)
Comparator/Comparison/Control	비교 타당한 현존하는 대안 중재
Outcomes	중재를 통해 기대하는 결과변수
Time	주요 결과변수의 추적관찰 기간
Setting	임상연구가 이루어진 세팅
Study design	체계적 문헌고찰, 무작위배정비교임상시험, 비무작위임상시험, 관찰연구(코호트연구, 환자-대조군연구, 전후비교 연구, 단면연구) 등

임상현장에서 제기되는 문제가 모두 치료법은 아니며 반드시 비교를 통해 문제가 설정되는 것은 아니므로 PICOTS-SD의 요소는 핵심질문의 유형에 따라 설정 형태가 달라질 수 있다. 주로 임상과 관련된 질문에는 다음과 같은 유형들이 있다. 특정 임상문제에 있어 관찰되는 현상은 무엇인가? 특정 질병은 얼마나 발생되나? 검사법은 얼마나 정확한가? 치료방법은 효과적인가? 질병의 위험을 증가시키는 요인은 무엇인가? 환자의 위험요인을 예측할 수 있는가? 소요 비용 및 경제적인 영향은 어떠한가? 각각의 임상질문의 유형은 현상, 감별진단, 치료법, 병인과 위험요인, 예후와 예측, 경제성 등으로 구분될 수 있으며 각 질문유형에 따라 최선의 답을 제공할 수 있는 연구유형이 구분되고 중점적으로 고려해야 할 요소들이 다르다. 체계적 문헌고찰에서는 각 질문유형에 따른 연구유형별 중점 평가요소들이 비뚤림위험 평가 과정에서 보다 비판적이고 객관적으로 평가되는 절차를 거친다.

표 5-2 임상질문별 적합한 연구유형 및 중점 평가요소

임상질문	연구유형	중점 평가요소
현상	• 질적 연구	• 적절한 대상 선택 • 관찰방법
질병빈도(질병부담)	• 체계적 문헌고찰 • 코호트연구 • 단면연구	• 표본 대상의 틀 • 사례 확인 • 적절한 추적관찰 수행

임상질문	연구유형	중점 평가요소
감별진단	• 체계적 문헌고찰 • 무작위 또는 연속 표본의 단면연구	• 황금표준과 비교: 독립적으로 맹검에 의해 적절한 환자 선택
치료	• 체계적 문헌고찰 • 무작위배정비교임상시험 • 코호트연구 • 환자-대조군연구	• 무작위화 • 충분한 추적관찰 • 이중 맹검
병인과 위험요인	• 체계적 문헌고찰 • 코호트연구 • 환자-대조군연구	• 다른 요인에 노출된 대상 • 건강결과 측정 • 원인에 대한 합리적인 근거
예후 및 예측	• 체계적 문헌고찰 • 코호트/생존연구	• 코호트로 시작 • 충분한 추적관찰
경제성	• 경제성 평가연구	• 국내 연구 여부

1.2.2 핵심질문 작성을 위한 일반적인 접근법

체계적 문헌고찰의 범위를 결정하는 핵심질문을 확정하기 위해서는 PICOTS-SD 구성 요소에 대한 구체적인 정의를 설정해야 하며 설정 시 요소별로 고려할 사항은 〈표 5-3〉과 같다.

표 5-3   PICOTS-SD의 정의 및 고려사항

구분	주요 내용	고려사항
Patient/Participant/Population/Problem	결과를 적용하고자 하는 관심 대상(환자집단)은 무엇인가?	• 일차적 문제, 관심 질병, 동반질환 등을 포함하는 환자 집단의 특성을 설정 • 성별, 나이, 인종, 질환 중증도 등을 구체적으로 정의할 수 있음 • 배제 타당한 대상을 고려
Intervention/Index test/Prognostic factor/Exposure	어떤 중재법에 대한 결과를 평가하고자 하는가?	• 중재법에 대한 구체적인 정의(중재자, 중재도구, 중재술기 등)가 가장 일반적임 • 치료법, 진단법, 예후요인, 노출 등
Comparator, Comparison, Control	무엇을 기준으로 평가할 것인가? 무엇과 비교하여 결론을 내릴 것인가?	• 현존하는 가장 타당한 비교대안을 설정해야 함 • 중재없음(no intervention) 또는 위약인 경우도 포함할 수 있음 • 비교가 불가능하거나 필요성이 없는 경우, 정의하지 않을 수 있음

구분	주요 내용	고려사항
Outcomes	어떤 건강결과로 결론을 내릴 것인가? 어떤 변수를 통하여 측정할 것인가?	• 의료기술로 인하여 어떠한 결과, 효과, 개선사항 등을 기대하는지 설정해야 함 • 결과변수 측정에 대한 구체적인 정의를 내려야 함(도구, 시기, 측정법 등)
Time	주요 결과변수의 추적관찰 기간	• 결론을 이끌어 낼 일차결과변수의 임상적 특성 및 의미를 파악한 이후 • 일차결과변수에 대한 추적관찰 기간 기준을 설정해야 함 • 예: 적어도 1년 이상 추적 관찰한 통증변화
Setting	임상연구가 이루어진 세팅	• 연구주제에 따라 세팅을 한정하는 것이 필요한 경우 설정 필요 • 병원에 입원한 경우인지 외래로 통원치료한 경우로 한정할 것인 지 등에 대한 설정임
Study design	체계적 문헌고찰, 무작위배정비교임상시험, 비무작위임상시험, 관찰연구(코호트연구, 환자-대조군연구, 전후비교연구, 단면연구) 등	• 일반적으로 치료 효과에 대한 규명을 목적으로 할 경우 RCT 연구를 기본으로 하는 것이 추천되지만, 관련 연구주제에 대한 RCT 연구가 부족할 경우 어느 연구설계까지 포함할지를 정해야 함 • 임상질문의 영역에 따라 최선의 답변이 가능한 연구설계를 우선적으로 고려해야 함

PICOTS－SD를 효율적으로 작성하기 위해서는 첫째, Medline과 같은 주요 데이터베이스를 이용하여 patient와 intervention 요소의 주요어를 조합하여 관련 문헌을 개괄적으로 검색한다. 둘째, 약 수백 개의 관련 문헌의 초록을 검토하여 각 문헌의 PICO－SD 내용을 정리한 후 공통적인 기술과 특이한 기술을 구별한다. 셋째, 포함여부의 결정이 필요한 사항을 해당 분야 전문가와 의견을 교환하여 정의에 포함시킬 지를 확정한다.

체계적 문헌고찰을 계획하는 첫 단계는 이와 같이 연구가설을 명확히 설정하는 것이며, 이는 추후 관련 문헌 검색, 선정 등을 위한 기준설정의 근간이 된다. 본 장에서는 핵심질문 작성부터 메타분석에 이르기까지 아래의 체계적 문헌고찰을 예시로 기술하고자 한다. 동 연구(Roberts, 2011)는 저혈량증, 화상, 저단백혈증과 같은 중질환(critical illness; hypovolaemia, burns, hypoproteinaemia)의 환자를 대상으로 하여 인간알부민용액 또는 혈장단백용액 투여효과를 알부민 비투여 또는 결정질용액 투여효과와 비교하여 사망률을 보기 위한 연구로 PICO－SD 정의는 〈표 5－4〉와 같다.

표 5-4	PICO-SD의 정의
Patient	• Critically illness; hypovolaemia, burns, hypoproteinaemia
Intervention	• Human albumin solution or plasma protein fraction(PPF)
Comparator	• No administration of albumin or PPF • administration of crystalloid solution
Outcomes	• All-cause mortality
Study design	• Randomized controlled trials

② 문헌검색

　　체계적 문헌고찰에서 검색전략의 철저함은 평가질문과 관련된 문헌이 배제되지 않아야 하므로 매우 중요하다. 문헌고찰 수행과정에서 재현가능하고 신뢰할만한 검색전략을 세우고 이를 따르는 것은 필수적이다. 체계적 문헌고찰을 수행하는 과정은 후향적이므로 비뚤림(bias)과 무작위 오류(random error)가 발생하기 쉽다. 그러므로 이 두 요소 모두에 조직적이고 비뚤림 없는 전략을 세우는 것이 요구된다.

　　문헌검색의 목적은 평가질문에 대한 답을 구할 수 있는 적절한 문헌을 찾아내는데 있다. 문헌검색은 많은 시간이 소요되는 복잡한 과정을 통해 이루어진다. 이 과정을 보다 효과적으로 수행하기 위하여 문헌검색 전문가 및 평가주제와 관련된 임상전문가와 협의하면서 개발해야 할 필요도 있다.

　　일반적으로 검색전략은 반복적인 과정을 거치면서 수립되며 다음 과정을 거치는 것이 도움이 될 수 있다. 첫째, 현재까지 동일한 주제로 출판된 체계적 문헌고찰을 찾아보고, 둘째, 관련된 문헌의 양을 추정하기 위한 준비검색을 실시한다. 셋째, 평가질문으로부터 도출된 검색어들을 다양하게 조합하면서 시범검색을 시행한다. 넷째, 연구결과를 고찰하면서 이 부분에서의 질문사항이나 평가에 고려해야 할 사항 등에 대해 관련 분야의 전문가들과 협의한다.

　　문헌검색을 수행하기 위한 일반적인 접근법은 다음과 같다.

- 첫 번째 단계로 평가질문을 각 개별요소들, 즉 Population, Intervention, Outcomes, 연구유형으로 자세하게 분류하는 것이다.
- 그 다음 이 요소들의 개념과 관련된 동의어, 복수·단수형 단어(예: woman, women), 다른 철자를 사용하는 단어(alternative spellings, 예: behavior, behaviour), 어근이 같은 유사한 다

른 표현어(예: feminism, feminist, feminine)와 약어 그리고 약제와 치료재료의 경우 상품명의 목록을 작성한다. 다양한 용어들은 교과서, 전문용어사전 및 학술지와 검색엔진에서 사용된 subject headings 및 entry terms, indexing terms를 고려함으로써 얻어질 수 있다.

• 마지막으로, 정교한 검색어 일련들을 논리연산자(boolean operator) AND와 OR을 사용하면서 구축하면 된다.

문헌검색전략 중 검색원을 결정하는 것은 잠재적으로 관련된 문헌들을 모으는 범위를 결정한다는 점에서 중요하다. 의학분야의 전자 검색엔진 중 가장 일반적인 것은 Medline과 Embase이다. 미국의 NLM[3]에서 제시한 COSI 모델[4]에서도 이 두 검색엔진은 핵심 검색원에 속해 있고 영국 SIGN[5]의 기준에서도 체계적 문헌고찰에서의 검색의 편중을 최소화하는 충족 조건으로 Medline과 Embase, Cochrane Library와 같은 검색엔진을 사용할 것을 권장하고 있다.

일차논문들에 대한 검색은 일반적인 검색엔진을 사용하면서 수행되지만 충분하지 않다. 또한 평가주제의 전문분야에 따라 선택하는 검색원은 유동적일 수 있다. 체계적인 문헌고찰을 위해서는 다음과 같은 다양한 자원들이 검색되어야 하며 때로 수작업을 병행할 필요도 있다.

• 관련된 일차논문들과 종설문헌들로부터의 참고문헌 목록들
• 잡지, 회색문헌(즉, technical reports, 진행 중인 연구), conference proceedings
• 임상연구 등록부
• 인터넷

적절한 자원을 선택하는데 있어 평가주제와 관련된 특정 분야의 연구자나 임상전문가들의 전문적인 자문을 구하는 것도 중요하다.

2.1 검색전략 수립

일반적으로 검색전략(search strategy)의 특성은 '민감도(sensitivity)'와 '정밀도(precision)'라는

---

3 National Library of Medicine, NLM
4 http://www.nlm.nih.gov/archive/20060905/nichsr/ehta/chapter3.html#COSI
5 Scottish Intercollegiate Guidelines Network, SIGN

용어를 이용하여 설명한다. 민감도란 검색전략에 의해 모든 적절한 논문을 찾아낸 비율을 말하며 이는 검색방법의 포괄성을 의미한다. 검색의 정밀도는 부적절한 문헌들을 배제하는 검색능력을 의미한다. 민감도가 높은 전략은 반대로 정확성이 떨어진다. 검색전략의 민감도를 높이게 되면 정밀도가 낮아져 핵심질문과 연관성이 낮은 문헌들을 많이 포함하게 된다. 따라서 적절한 수준의 민감도와 정밀도를 가지는 검색전략을 수립하는 것이 중요하다.

효율적인 검색전략, 즉 적절한 수준의 민감도와 정밀도를 가지는 검색전략을 수립하기 위해서는 주제영역 및 각 검색엔진의 MeSH[6]에 관한 지식 그리고 핵심질문에서 분류되는 PICOTS-SD 요소의 적절한 조합이 요구된다. 이때 사용되는 개념이 Boolean logic이다. Boolean logic은 개념들 간에 연산자를 사용하여 정확한 질문을 만드는 논리적인 방법이다.

마지막으로 고려할 수 있는 중요한 요소는 원하는 연구유형만을 검색해내는 것이다. 체계적 문헌고찰과 무작위배정비교임상시험(randomized controlled trials)은 각 검색엔진별로 이들만을 검색하는 검색식(search filter)이나 검색기능이 발달해 있지만 그 밖의 연구유형들(관찰연구(observational study), 질적연구(qualitative study) 등)은 그렇지 못하다. 따라서 찾고자 하는 주제에 대한 연구유형이 체계적 문헌고찰과 무작위배정비교임상시험이 아니라면 연구유형을 검색전략에서 생략하는 것이 민감도의 손상을 예방할 수 있다.

2.1.1 검색어 선정

검색어 선정에 있어 첫 단계는 평가주제에 맞는 주요 개념어들(concepts)을 규명해내는 것이다. 이는 주로 핵심질문의 구성요소인 Patients, Interventions, Outcomes, Study Design으로부터 도출된다. 주요 개념어는 Medline의 경우 Medical Subject Headings-MeSH의 개념을 사용한다. 이는 표준화된 단어나 구의 형태로 문헌의 주요내용을 표현한 것이다. MeSH는 계층적으로 배열되어 있어 이를 MeSH tree라고 한다. Medline은 입력한 검색어를 자동으로 MeSH term으로 전환시켜 관련 Subject Headings-MeSH를 선택할 수 있게 하고 있으며 선택한 MeSH는 그 보다 하위수준에 있는 MeSH를 자동으로 포함하는 'explode'의 기능을 활용할 수 있게 하고 있다. 그러므로 어떤 MeSH를 사용해야 할지, 'explode'기능을 적용할 지를 결정하기 위해서는 평가주제와 관련된 MeSH가 MeSH tree에서 어디에 위치하고 있는 지, 상·하부에 어떠한 MeSH가 있는 지를 자세히 살펴보고 정해야 한다. 또한 MeSH의 구분도 사람이 분류하므로 100% 정확하지 않기 때문에 보다 폭넓게 검색하기 위해서 우리는 사용가능한 검색어들의 'free text' 검색을 사용해야 한다. MeSH에 대한 검색과 explode 기능 활용 및

---

6 Medical Subject Heading, MeSH

'text word'로 검색한 결과의 예시는 〈표 5－5〉와 같다.

표 5-5 PubMed를 통한 검색 예시

검색어	검색 건수	감소된 문헌수
MeSH 및 explode 기능 활용의 예		
hypertension[MeSH]	170,423	
hypertension[mh:noexp]	154,925	15,498
MeSH와 Text Word 검색의 예		
hypertension[tw]	276,082	
hypertension[MeSH]	170,423	105,659

검색어 선정과정을 설명하기 위하여 예시 문헌의 PICO－SD 주요 개념어를 아래와 같이 규명할 수 있다.

〈예시〉 핵심질문: 정신분열증 환자에서 흡연이 효과적인가?

〈Effect of smoking on schizophrenia patients〉

Participants	=	Schizophrenia patients
Interventions	=	Smoking
Outcomes	=	Various outcomes
Study Design	=	Randomized controlled trials

※ Cochrane Schizophrenia Group 2007 Workshop 예시

위의 예시와 같이 핵심질문의 각 요소들에서 개념어들을 규명하는 것이 처음으로 이루어 지는 일이라면, 두 번째 단계는 이와 관련된 동의어 및 유의어, 관련어들을 확인하는 것이다. 서로 다른 저자들을 통해 기술되는 문헌들에서의 표현은 다양할 수밖에 없다. 그러므로 구조 화된 평가질문에 답할 수 있는 모든 논문들을 찾아내기 위해서는 주제어(Subject Headings)와 다르게 표현되는 관련 용어들을 발견해내야 한다. 〈표 5－6〉은 위 예제에서 도출 가능한 개념 어 및 관련어를 기술하였다.

표 5-6 PICO-SD 주요 개념어 및 관련어

Participants	Interventions	Study Design
Schizophrenia	Smoking	Randomized controlled trials
Schizoaffective disorder, Schizophreniform, schizoid, schizotypal	Cigarettes, Tabacco, Nicotine, Cannabis, Cigars	Controlled clinical trial, Random allocation

※ Cochrane Schizophrenia Group 2007 Workshop 예시

2.1.2 검색어 활용

검색전략을 구축하는 것은 Boolean logic 연산자들을 사용하면서 수행된다. 주요연산자는 AND, OR, NOT이 있고 AND의 변형 연산자들(ADJ, NEAR)이 있다. 논리연산자를 사용한 검색은 검색식의 왼쪽에서 오른쪽의 순서로 검색이 이루어진다. 주요 논리연산자와 그 기능은 〈표 5−7〉과 같다.

표 5-7 주요 논리연산자 및 기능

논리연산자	기능
AND	'AND' 연산자는 AND 왼쪽과 오른쪽에 있는 검색어를 모두 포함하고 있는 문헌을 검색하고자 할 때 사용한다. 'AND'를 사용하면 검색결과를 작게 할 수 있다.
OR	'OR' 연산자는 OR의 왼쪽과 오른쪽에 있는 검색어 중 어느 한 곳에 만이라도 포함되어 있는 문헌을 검색하고자 할 때 사용한다. 'OR'를 사용하면 검색범위가 늘어난다.
NOT	'NOT' 연산자는 NOT 왼쪽에 있는 검색어는 포함하지만 오른쪽에 있는 검색어는 포함하지 않는 문헌을 말한다. NOT을 사용하면 특정한 단어를 포함한 문헌을 배제할 수 있다.
괄호 '( )'	괄호 '( )' 연산자는 여러 가지 검색어와 연산자를 이용해서 검색하고자 할 때 우선검색이 이루어져야 하는 부분에 사용한다.

또한 논리연산자를 사용하여 검색어를 적용한 예를 그림으로 표현하면서 검색되는 범위와 검색 건수의 변화는 〈표 5−8〉과 같다.

표 5-8 논리연산자 사용에 따른 검색범위

검색어	Boolean 연산
Cancer	Cancer
Radiotherapy	Radiotherapy
Cancer AND Radiotherapy	Cancer Radiotherapy
Cancer OR Radiotherapy	Cancer Radiotherapy
Cancer NOT Radiotherapy	Cancer Radiotherapy

논리연산자를 이용한 검색 외에 구(Phrase) 검색(" ")이 있다. "term1 term2"(예: "blood pressure")의 형식으로 검색어를 입력하고 정확한 의미를 가지는 검색어를 사용하고자 할 때 사용된다. 이 경우 두 단어를 구로서 검색하면 나란히 연결된 단어를 찾게 되므로 반드시 해당 문구만을 검색한다. 구 검색은 일반적으로 검색의 정밀도를 높이고자 할 때 사용된다.

논리연산자 'OR'은 동일한 개념 영역의 검색어들을 조합할 때 사용된다. 예를 들면, 위의 Intervention에 대한 검색어를 'OR'로 조합해야 우리는 Albumin과 관련된 검색을 수행했다고 할 수 있다.

Smoking OR Cigarettes OR Tabasco OR Nicotine OR Cannabis OR Cigars	=	Albumin 검색

보다 효율적으로 검색전략을 구축하기 위해서 절단연산자(truncation operator)와 만능문자(wildcard)의 개념을 접목시킬 필요가 있다. Participant의 검색어를 찾아보면 우리는 동일한 의미를 다양하게 표현한 단어들을 찾을 수가 있다. 예를 들면, 'Schizo'에 바탕을 두고 schizo-phrenia, schizoid, schizophreniform, schizotypal, schizoaffective disorder의 다양한 표현들을 접하게 된다. 이런 경우 우리는 "schizo$"나 "schizo*"와 같이 검색엔진마다 활용이 다양한 절단연산자를 활용할 수 있다. 이처럼 절단기능은 하나의 어근에서 파생된 다양한 단어들을 검색하고자 할 때 사용된다. 이것은 앞의 글자로 시작되는 단어를 포함하는 모든 문헌을 검색하여 준다. 고로 절단기능의 사용은 검색의 민감도를 높이기도 하므로 충분히 고려하여 타당할 경우 사용하여야 한다.

만능문자(wildcard)는 어떤 하나의 글자를 단어 속에 끼워 넣는 것을 허용하는 기능을 수행한다. 이것은 다른 spelling으로 표현되는 단어를 검색하는데 유용하다. Ovid 검색엔진의 경우 예를 들면 "?"는 한 개의 글자가 있거나 없는 경우의 단어들을 포함하는 문헌을 검색하여 준다. organi?ation이라고 검색어를 사용하면 일부 검색엔진에서는 organization, organisation의 문헌들을 찾아주고, paediatric, pediatric이란 단어를 포함하는 문헌들 한번에 검색하기 위해서 p?ediatric이란 검색어를 사용하면 된다.

절단기능과 만능문자의 경우 검색엔진에 따라 *n, ?n, ???으로 단어의 개수를 n개로 지정할 수 있는 기능을 제공하기도 한다.

2.2 검색어 조합

검색전략의 범위로 결정된 각각의 PICOTS 개념에 대한 검색이 이루어지면, 각 분야별 검색들을 논리연산자 'AND'를 사용하면서 결합한다. 즉 다음과 같은 원리이다. 이렇게 함으로써 같은 논문 내에 'smoking'과 'schizophrenia'를 대상으로 연구한 'RCT[7]' 문헌들만을 발견해낼 수 있다.

Schizophrenia 검색	AND	Smoking 검색	AND	Randomized Controlled Trials

※ Cochrane Schizophrenia Group 2007 Workshop 예시

---

7 Randomized Controlled Trial, RCT

Ovid−Medline에서는 동일한 문장에서 서로 가까이에 위치한 특정 단어들을 검색할 수 있는 'ADJ(adjacency)'를 사용할 수 있고 Cochrane Library에서는 'NEAR'로 인접연산자 기능을 제공하고 있다. 예를 들어 Ovid−Medline에서 'term1 ADJn term2' 형식으로 'random$ adj3 assign$'라고 검색창에 입력하면 동일 문장에서 각 두 검색어 사이에 3개 이내의 단어를 허용하면서 두 단어를 포함하는 문헌들을 찾을 수 있다. 그러므로 .... randomly assigned....., 뿐 아니라 ....the assignment of participants was randomized ....로 표현된 문헌들도 검색된다. 검색엔진마다 비슷한 개념의 with, same 등의 검색연산자가 사용가능하다.

지금까지의 기본적인 검색전략 개념을 바탕으로 전체 검색전략을 세워보면 다음과 같다.

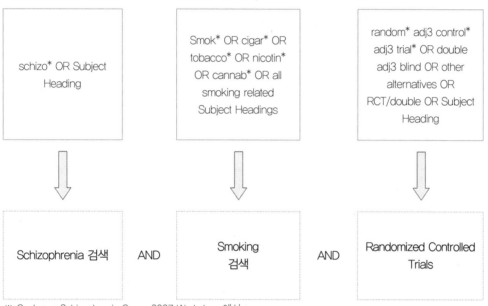

※ Cochrane Schizophrenia Group 2007 Workshop 예시

현재 사용되는 검색연산자들(search operators)에 대하여 〈표 5−9〉에 자세하게 기술하였다. 각 검색연산자들은 검색엔진별로 작동되는 기능에 차이가 있는 경우도 있으므로 각 검색엔진에서 사용되는 연산자의 기능을 파악한 후, 이를 적절히 이용하여 효과적인 검색전략을 세워야 한다.

표 5-9 검색연산자 및 정의

연산자	정의	비고
XOR	• 입력된 검색어 중 하나라도 있으면 검색됨. • 입력된 검색어 모두가 포함된 문헌은 제외됨. • 예: film XOR theatre => film과 theatre 단어를 모두 포함하는 문헌은 검색 안 됨.	PubMed: × Ovid: × Embase: ×
*, $	• 끝 글자가 다른 어근이 동일한 단어들을 검색하기 위해 사용됨. • 검색엔진에 따라 다르나 주로 단어 끝에 사용됨. • 그러나 단어의 끝, 중간, 처음에 사용되는 경우도 있음. • $는 OVID에서만 가능함.	PubMed: ○(끝) Ovid: ○(끝) Embase/Cochrane library: ○(끝)
*n, $n	• 위 *기능에 n개의 글자수로 제한하는 기능을 가짐. • 예: cart*2 ⇒ cart나 carts는 검색되나 cartridge는 검색되지 않음.	PubMed: × Ovid: ○ Embase: ×
?, #	• 검색어내 중 단지 한 개 글자를 대체할 수 있는 단어를 포함하는 문헌을 검색할 경우(예: sm?th, organi?e) 검색엔진에 따라 대체되는 글자 수만큼 사용할 수도 있음(예: t??th). • <u>Ovid의 경우</u> 한 개 글자나 대체 글자가 없는 경우? 사용 가능함(예: colo?r ⇒ color or colour). • #는 한 개의 글자가 대체 가능함(예: wom#n ⇒ woman or women).	PubMed: × Ovid: ○ Embase: ○
ADJ	• 두 개 단어 이상이 인접해 있는 경우 검색되는 기능을 수행함. • 검색입력된 순서를 정확히 따르면서 검색됨. • 예: blood ADJ pressure	PubMed: × Ovid: ○ Embase: ×
ADJn	• 동일 문장 내에서 두 단어 사이에 n개(1~99)의 단어를 포함하는 문헌을 검색하고자 할 경우 입력된 검색어 순서는 의미없음. • 예: biotechnology ADJ5 engineering을 검색창에 입력하면 각 단어 사이에 (최대)5개로 5개 이내 단어를 포함하는 경우의 문헌들이 검색됨. • Embase의 경우 동일한 기능이 *n으로 사용됨.	PubMed: × Ovid: ○ Embase: (*n)- ○
NEAR	• 2개의 검색어가 동일한 문장에서 발견되는 경우에 사용됨. • 입력된 검색어 순서는 의미없음. • n이 생략될 경우는 default로 1인 경우임. • <u>코크란도서관 검색 시</u> 6개 단어 이내 두 검색어가 나타날 경우를 default로 하고 있음. • 예: diabetes near mellitus 로 검색창에 입력하면 두 단어 내에 6개 이하의 단어를 포함하는 것을 허용하는 문헌이 검색됨. • diabetes near/5 mellitus로 검색창에 입력시 두 검색어 사이에 5개 이하의 단어를 포함하는 문헌이 검색됨.	PubMed: × Ovid: × Embase: ×
NAERn	• NEAR의 기능에서 검색어간에 검색가능한 최대수(1-99)를 구체화할 수 있음. • <u>코크란도서관 검색 시</u> 'NEARn' 및 'NEAR/n' 형태로 이용 가능함. • 예: "diabetes NEAR3 mellitus"	PubMed: × Ovid: × Embase: ×

연산자	정의	비고
WITH	• 같은 문장 내에서 검색어로 입력한 단어를 포함하는 문헌이 검색됨. • 검색어 입력 순서는 의미없음.	PubMed: × Ovid: × Embase: ×
SAME	• 동일한 field나 같은 단락(paragraph)내에서 검색어로 입력한 단어를 포함하는 문헌이 검색됨. • 검색어 입력 순서는 의미없음.	PubMed: × Ovid: × Embase: ×
NEXT	• 코크란도서관 검색시 구(phrase)로 인식되는 검색이 이 수행됨. • " "와 동일한 기능임. • 예: diabetes next mellitus = "diabetes mellitus"	PubMed: × Ovid: × Embase: ×

2.3 검색전략 수정 · 보완하기

검색어를 선정하는 초기 단계에서는 문헌검색이 충분하지 않을 수도 있고 너무 많은 검색결과를 나타낼 수도 있다. 이럴 경우 어떻게 검색전략을 수립해야 하는 것인 지에 대한 정확한 답은 없으나 다음과 같은 과정을 거치면 도움이 될 수 있다.

정밀도가 지나치게 높아 적은 수의 문헌이 검색되어 찾고자 하는 문헌검색의 범위를 넓히고자 할 때는 다음 사항들을 고려해보라. 첫째, 검색전략으로 결정한 PICOTS의 개념범위를 줄인다. 보통 participant와 intervention, 연구유형을 개념범위로 사용한다면, 평가주제와 검색결과에 따라 participant와 intervention, 혹은 intervention 범위만을 사용할 수도 있다. 둘째, 동일한 개념영역에서는 논리연산자 'OR'를 주로 사용하고 동일한 의미로 쓰이는 다른 검색어들을 찾아낸다. 셋째, 더 일반적인 검색어를 사용한다. 넷째, Boolean operators를 정확히 사용했는 지 확인한다. 다섯째, 사용된 검색어의 많은 다양한 표현어를 찾기 위해 절단검색어를 사용하거나 다른 철자의 표현어를 검색어로 사용한다.

민감도가 높은 전략을 사용하여 문헌검색 결과의 양이 많아 이를 줄이고자 할 때는 첫째, 논리연산자 'AND' 나 'NOT'의 사용을 고려한다. 이때 'NOT' 기능의 특성을 정확히 이해하고 검색단계에서 배제되는 문헌이 없도록 신중을 기울여야 한다. 또한 동일 개념영역에서 기본적으로 주요 개념어의 관련어들의 검색은 'OR'을 사용하면서 수행하지만 'AND' 연산을 이용해 관련 개념어를 결합하는 것이 도움이 될 경우도 있다. 가령 patient(P)의 영역에서 신체부위를 나타내는 검색어와 질병을 의미하는 검색어를 'AND'로 결합하는 전략을 사용할 수도 있다. 둘째, 더 명확하고 구체적인 다른 표현어들을 찾아낸다. 셋째, Boolean operators를 정확히 사용했는 지 확인한다. 넷째, 더 정확한 표현어인 검색어를 사용한다. 다섯째, 절단검색 사용을 최소화한다. 절단검색 사용 시 꼭 절단을 사용해야 하는지 숙고할 필요가 있다. 예로

laser와 lasers의 표현만을 선택해도 된다면 굳이 laser*를 사용할 필요는 없다. 단지 laser OR lasers로 검색하면 된다.

2.3.1 검색원

모든 보건의료저널에 대한 모든 출판물을 검색할 수 있는 검색원은 없다. 검색엔진의 선택은 평가주제에 따라 달라진다. 예를 들면, PsycInfo 검색원은 정신건강 주제에서는 핵심적인 자원으로 고려되지만 감염질환의 진단검사에 대한 검색에는 포함할 필요가 없다.

보건의료분야에서 평가에 사용되는 중요 검색원에 대해서는 일반적으로 인정받는 검색원과 특정 분야에 집중되어있는 검색원으로 나눌 수 있다. 검색원별 기본사항을 알고 사용가능성을 고려하면서 평가주제에 적합한 검색원을 결정하도록 한다. 주요 검색원에 대한 기본사항 및 특성은 〈표 5 – 10〉과 같다.

표 5-10 보건의료분야에서의 주요 검색엔진

일반적 데이터베이스	
MEDLINE 무료 (http://www.ncbi.nlm.nih.gov/sites/entrez?db=pubmed) 유료 (http://gateway.ovid.com)	미국립의학도서관(NLM)의 의학문헌 검색엔진에 대한 전반적인 정보가 수록되어있으며, 미국과 전세계 80여 개국에서 출판된 약 5,000종의 최신 의학 및 생물학 저널에 대한 초록이 실려있다. 1996년 이후의 생명의학 분야의 초록이 있거나 없는 문헌의 서지사항을 제공한다. 최근 들어 그 이전의 기록물도 수록하고 있어 현재 1950년 이후부터(OLD MEDLINE: 1950~1996년)의 기록물에 대한 정보검색이 가능하며 OVID Technologies에 의해 제작된 검색엔진을 통해 유료로 제공되고 있다. 모든 자료가 MeSH 주제어로 색인되는 기능을 가진다. PubMed는 National Center for Biotechnology Information(NCBI)에서 개발한 검색엔진으로 NCBI Entrez 검색시스템 내에 있는 여러 검색엔진 중 하나로 1997년 6월부터 무료로 서비스를 제공하고 있어 접근성면에서 장점을 가진다. 갱신주기가 매일이며 PREMEDLINE을 포함하고 있어 출판사 사이트와 직접 연결되어 출판이전이나 출판과 동시에 검색되는 기능이 가능하여 최신 자료 이용에 용이하다. OVID- MEDLINE의 경우 다양한 검색기능을 제공하는 상용검색엔진으로 PubMed에 비해 최신성에 제한점이 있다.
EMBASE 유료 (http://www.embase.com)	EMBASE는 네덜란드 Elsevier사에서 제작한 검색엔진으로 생물의학 및 약학 관련 정보를 제공한다. EMBASE.com은 EMBASE의 1974년 이후부터 자료 1,100만개와 MEDLINE의 1966년 이후 자료 700만개, 총 1,800만개 이상의 자료를 보유하고 있는 통합 데이터베이스이다. 70개국 이상, 7,000개 이상의 저널이 수록되어 있다. MEDLINE과 중복되는 문헌의 비율은 주제마다 다르나 약 30%정도라고 보고되고 있으며(Smith, 1992), 유럽지역 등 비 영어권 논문이 MEDLINE보다 많은 것이 특징이다. MEDLINE과 자료의 갱신은 매일 이루어지며 매년 60만건 이상의 정보가 추가되고 있다. 모든 서지정보는 인덱스 시스템에 의해 검색이 정확히 이루어지도록 되어 있어 동의어로부터 EMTREE로 자동 번역되어 검색된다. 검색의 민감도가 MEDLINE에 비해 높다.

Science Citation Index (www.isinet.com/isi/products/citation/sci)	SCI 검색은 인용하는 문헌과 주요 과학 및 기술 잡지로부터 출판된 "source" article의 정보를 제공하는 전자검색엔진이다. 이 검색엔진을 통해 주요 문헌을 확인하고 이를 인용한 각 문헌을 점검할 수 있다. 고로 동일한 주제의 다른 문헌들을 찾아내는데 용이하다. 이것은 주요 논문의 출판으로부터 시간에 따른 순방향 검색의 한 방법이다. 또한 SCI 검색은 이를 색인하는 기록물들의 참고문헌 목록들을 포함한다.
특정주제별 데이터베이스	
PsycINFO	미국심리학회의 전세계 심리학, 정신의학 및 관련분야의 문헌을 수록한 포괄적인 검색엔진으로 1806년부터 최근까지의 심리학 관련 문헌에 대한 초록을 제공하는 검색엔진이다.
CENTRAL (The Cochrane Central Register of Controlled Trials)	CENTRAL은 MEDLINE과 EMBASE에 포함되어 있는 서지 사항 뿐 아니라 다른 곳에서 출판된 또는 출판되지 않은 연구문헌도 포함하고 있다(약 60% 정도가 MEDLINE과 중복). 원문은 제공하지 않는다.
CINAHL (Cumulative Index to Nursing & Allied Health Literature)	1982년부터 현재까지 보건학, 간호학, 건강관리 응급처치 및 임상의학 분야 등 전반의 자료를 수록한 검색엔진으로 1,300여종의 저널에 대한 서지 정보와 핵심적인 저널 원문이 수록되어 있다.
NHS EED (NHS Economic Evaluation Database)	NHS EED는 보건의료관련 중재들의 근거기반 의사결정을 내릴 때 비용과 효과에 대한 판별, 평가, 판단이 어려우므로 의사결정자가 경제적인 가치를 판별하고, 질을 평가하며, 상대적인 장점과 단점을 쉽게 알 수 있도록 도와주기 위해 개발된 검색엔진이다.

국내 전자검색엔진은 여러 가지가 있으나 그 검색범위가 서로 중복되어 있고 체계적으로 구분되어 있지 않아 체계적 문헌고찰을 수행하기 위해서 많은 시간과 노력이 요구되고 있다. 국내 검색엔진별 기본사항 및 실제 사용상의 특성은 〈표 5-11〉과 같다.

표 5-11 국내 전자 검색엔진 목록 및 특성

국내 검색엔진	개요	특성
KoreaMed (http://www.koreamed.org)	KoreaMed는 1997년 이후 출판된 한국보건의료 및 의학 관련 논문의 서지사항 및 초록 정보를 제공하여 1997년 12월 31일부터 인터넷을 통해 서비스가 제공되고 있다.	논리연산자 사용 가능. 영어로만 검색 가능.
국립중앙도서관 (http://www.nl.go.kr)	의학관련 문헌은 연속간행물 및 단행본의 학위논문과 기사색인 카테고리를 통해 서지사항을 확인할 수 있다. 검색된 자료가 원문자료가 구축되어 있으면 원문을 무료로 제공한다(한국교육학술정보원과 링크되어 제공됨).	띄어쓰기에 따른 검색결과가 다름. 연도별 정렬기능 이용하여 연도 제한 가능함.

국내 검색엔진	개요	특성
국회도서관 (http://www.nanet.go.kr)	국회도서관에서는 각종 목록·색인 등의 국가 서지검색엔진을 구축하고 있다. 1945년 이후의 국내 석박사학위논문을 비롯한 1910년 이후의 국내 학술지 기사를 색인하고 있다.	일반검색에서 논리연산자 사용가능함. 띄어쓰기에 따른 검색결과가 다르고, 바구니담기를 통해 검색된 문헌의 중복을 배제할 수 있음. 연도제한 기능 있음.
한국교육학술정보원 (http://www.riss4u.net)	KERIS 학술정보연구서비스를 제공하는 RISS 검색엔진은 국내외 의·약학 외 인문과학, 사회과학, 자연과학 및 공학, 교육학 등의 주제별 검색과 학술지 논문, 학위논문, 학술지 및 인터넷 자원의 정보도 제공한다. 해외전자정보 서비스를 제공하고 있어 일본 및 해외 학위논문과 학술지 논문을 검색할 수 있다.	영어 검색이 가능하며 한글 검색보다 민감도가 높게 검색됨. 검색된 문헌을 내서재로 담으면 중복 문헌이 제거되면서 저장됨. 연도순 정렬기능 이용하여 연도 제한 가능함.
KISTI 과학기술학회마을 (http://society.kisti.re.kr/index.jsp)	KISTI 과학기술학회마을은 한국과학기술정보연구원에서 구축한 학술정보 종합 검색엔진으로 의/약학 분야 학술지 및 저널들의 원문을 무료로 제공한다.	상세검색에서 제목 or 초록 or 키워드로 설정하여 검색. 산업분야로 의/약학을 지정할 수 있음. 영어와 한국어 검색 가능하나 영어 검색이 훨씬 민감도가 높게 검색됨.
국내의학학술지초록검색 (http://kmbase.medric.or.kr)	KMbase는 2000년 5월에 의학연구정보센터에서 서비스를 처음 제공하였으며 주로 보건의료 분야 문헌의 서지사항 및 초록 정보를 제공한다. 저널별 검색, 원문제공저널별 검색, 링크아웃제공별 검색, 2007년 이후 출판된 논문만을 대상으로 연구 분야별 검색 기능이 제공된다.	띄어쓰기에 따른 검색결과가 다르고 검색필드에서 전체 and 전체로 검색. 연도제한 기능 있음.

2.4 검색엔진을 이용한 검색결과 보완하기

체계적 문헌고찰은 관련되는 모든 논문들을 찾아내고 이들을 평가하는데 목적이 있다. 고로 검색은 체계적(systematic)이고 편견없이 포괄적(comprehensive)으로 이루어져야 한다. 전자 검색엔진만을 사용할 경우 출판비뚤림과 언어비뚤림이 발생되므로 이를 최소한으로 줄이는 노력을 기울여야 한다. 이를 위한 방법 중 Hand searching은 가장 효과적이지만 시간이 많이 소요되는 단점을 가진다. CENTRAL[8]은 handsearched journals와 proceedings를 포함하고 있는 검색엔진이므로 유용하다.

---

8 Cochrane Library Clinical Trials, CENTRAL

2.4.1 회색문헌

회색문헌(gray literature)은 상업적으로 출판되지 않은 문헌들이다. 많은 중요한 자료들이 주요 검색자원 외에서도 찾아질 수 있다. 이러한 출처를 "Gray" 또는 "Fugitive" 문헌이라고 명명한다. 예를 들면 internal reports, market research reports, conference proceedings, policy and research institute studies, theses 등이 해당된다. 이들은 중요한 자료일 수 있지만 대개 동료심사를 거치지 않은 상태이므로 연구환경 등을 자세히 점검해야 하는 등 사용하기에 제약점도 따른다.

회색문헌을 찾기 위해서는 출판되지 않았거나 연구진행 중인 논문에 대해 기관이나 제약회사, 연구소 및 정부연구기관의 전문가들과 접촉해야 한다. 또한 다음과 같은 사이트를 이용하는 것도 도움이 된다.

Gray Literature sources :
- http://www.science.gov/
- Index to Theses, Dissertation databases
- Internet
http://library.open.ac.uk/resources/reports.html
http://stneasy.fiz-karlsruhe.de

Clinical Trial을 검색할 수 있는 대표적인 웹 사이트는 다음과 같다.

FDA - drug approval packages (USA)
- www.fda.gov/cder/foi/nda/index.htm
Current controlled clinical trails (Multinational)
- www.controlled-trials.com/, www.nci.nih.gov/clinicaltrials
Clinical Trials (Multinational)
- http://clinicaltrials.gov/
Center Watch (Mainly USA)
- www.centerwatch.com/

Trials Central (Mainly USA)
- www.trialscentral.org/
National Cancer Institute (Multinational)
- www.cancer.gov/clinicaltrials
National Research Register (UK)
- http://www.nrr.nhs.uk/

3 문헌선택

문헌선택과정의 목적은 잠재적으로 관련된 일차논문들의 검색이 완료되면, 이 문헌들의 서지사항과 전문을 이용하여 평가에서 제시한 질문을 명확히 다루고 있는 문헌들을 찾아내는 데 있다. 이 선택과정은 명료해야 하며 판단오류의 위험을 최소화하기 위한 방법으로 수행되어야 한다. 이 과정은 문헌선택기준의 선정과 이에 따른 여러 단계에 걸친 문헌선택과정으로 이루어진다. 특히 문헌선택과정 중 언어의 제한을 두지 않도록 하는 것이 중요하다.

3.1 문헌선정기준

문헌선택기준을 설정하는 목적은 평가질문에 대한 직접적인 근거를 제공하는 일차논문들을 확실하게 규명해내기 위함이다. 비뚤림의 가능성을 줄이기 위하여 선택기준은 평가계획서(review protocol)를 정의하는 과정에서 결정하여야 하며 평가질문에 기초하여 논리적으로 만들어야 한다. 일차적인 문헌 검토를 통해 초안을 작성하고 전문가 자문을 받아 수정 보완한다. 이 기준들은 사전점검을 통해 문헌들을 정확히 분류하고 신뢰성있게 해석된다는 확신을 갖는 것이 필요하다.

평가질문의 구성요소에 연구유형이 포함되기도 한다. 고로 문헌선택기준에 언급되기도 한다. 이런 경우 평가계획서를 수립하는 단계에서 사전에 어떤 연구유형을 평가에 적용할 것인 지를 언급하여야 한다. 이는 평가주제와 관련한 문헌의 수와 연구형태를 고려하여 결정할 수 있다. 일반적으로 치료법에 대해서는 무작위배정비교임상시험이 가장 타당한 결과를 제공해줄 수 있다고 여기지만 이것은 이용가능한 연구문헌의 양이 많을 때 적용될 수 있는 접근법이다. 진단법 연구에 대해서는 무작위배정비교임상시험보다는 관찰연구에서 그 해답을 찾을 수 있으며 자주 안전성에 대한 정보는 사례연구를 통해 얻어질 수도 있다. 이런 면을 충분히 고려한 후 연구유형을 문헌의 선택기준에 포함시켜야 할 것이다.

〈표 5−12〉는 문헌선택기준 작성의 예시이다.

표 5-12 문헌선택기준 작성의 예

핵심질문: 임상적 중환자에서 알부민 주입이 사망위험을 줄이는가?

질문 요소	선택기준	배제기준
Patient	• 저혈량증(hypovolaemia), 화상, 저알부민혈증을 가진 임상적 중환자를 대상으로 연구한 문헌	• 저혈량증(hypovolaemia), 화상, 저알부민혈증을 가지지 않은 임상적 중환자를 대상으로 연구한 문헌 • 수술전 혈량 충전을 받았거나 혈액 희석(haemodilution)을 시행한 환자 및 복수천자시 알부민을 투여한 대상을 포함한 문헌
Intervention	• 인간 알부민 용액 또는 PPF 주입	• 인간 알부민 용액 또는 PPF 주입에 대해 연구하지 않은 문헌
Comparators	• 알부민, PPF 미투여 또는 결정질 수액 주입	• 알부민, PPF 미투여 또는 결정질 수액 주입과 비교하지 않은 문헌
Outcomes	• 모든 원인으로 인한 사망을 주요 결과로 보고한 문헌	• 모든 원인으로 인한 사망을 주요 결과로 보고하지 않은 문헌
Study Design	• 무작위배정비교임상시험(RCT)	• RCT 이외 연구(비무작위임상시험, 관찰연구, SR, 메타분석 등)

선택기준을 확정할 때 다음 사항을 확인할 필요가 있다.

• 다양한 populations를 함께 분류하는 것이 타당한가?
• 다양한 interventions를 함께 분류하는 것이 타당한가?
• 어떤 결과변수(outcomes)가 임상적으로 중요한가?
• 어떤 연구유형이 선택 또는 배제되어야 하는가?

연구논문이 출판된 언어는 배제기준의 하나가 될 수 있으며 이는 주로 평가자의 편중에서 발생된다. 이것은 원칙적으로 체계적 문헌고찰이 추구하는 목적을 저해하는 요인이다. 유럽이나 일본, 중국 등에서 발표되는 논문들은 자국의 언어로 많이 출판된다. 또한 검색엔진 자체에서도 일본 등 각 나라에서 발행되는 학술지를 모두 포함하고 있지 않기 때문에 이런 문헌에 대한 접근성은 현실적으로 떨어진다. 긍정적인 결과를 보고하는 연구는 영어로 출판될 가능성이 크다는 근거가 증가하고 있으며 영어를 사용하지 않는 국가에서 부정적인 결과를 나타낸 연구가 자국의 언어로만 종종 출판된다. 따라서 검색 및 문헌선택기준을 영어로 제한한다면 긍정적인 결과를 보고한 문헌이 증가할 것이고 이는 출판비뚤림을 나타내게 된다.

문헌선택기준을 고려함에 있어 출판형태를 고려하는 것 또한 필요하다. 일반적으로 동료심사가 이루어진 학술지에 게재된 문헌을 선택기준으로 정한다. 고로 초록만 발표된 경우나 동료심사를 거치지 않은 문헌은 배제하는 것이 일반적이다. 또한 수기검색이나 진행 중인 연구를 포함할 지는 사전에 계획서 작성과정에서 결정되어야 한다. 이러한 문헌을 포함하거나 동료심사되지 않은 문헌을 포함하는 경우엔 문헌의 질 평가를 반드시 시행하여야 하고 해당 연구가 수행된 실험 환경에 대한 점검이 이루어져야 한다.

국내 문헌에서 학위논문의 경우 이는 동료심사문헌으로 판단되나 정기간행물인 학술지에 게재된 문헌과는 다른 특성이 있으므로 이에 대한 포함 여부는 평가목적과 문헌의 수 등을 고려하여 전문가 자문을 통해 고려해야 한다. 국내 학위논문을 포함할 경우 해외 학위논문의 포함여부 또한 고려하여야 한다.

3.2 문헌선택과정

문헌선택은 다단계 과정으로 이루어진다. 일단 문헌이 선택과정에서 배제되면 재고될 여지가 없으므로 선택과정의 마지막 단계를 제외하고 모든 단계에서 선택하는 방향으로 수행하는 것이 중요하다. 또한 적어도 두 명의 연구자가 이 과정을 독립적으로 수행해야 관련 문헌들이 배제될 가능성을 줄일 수 있다.

문헌선택과정 초기 단계에는 선택기준이 편견없이 해석되어야 한다. 각 검색엔진에서 검색된 문헌들의 중복검색이 완료되면 연구자들은 첫 번째 단계로 제목과 초록을 바탕으로 해당 문헌이 평가주제와 관련이 없는 명확한 경우에만 문헌을 배제한다. 두 번째 단계로 일차검색단계를 거쳐 남은 문헌에 대해 전문을 구하여 문헌선택기준에 따라 문헌 배제가 타당할 경우 배제하도록 한다. 문헌선택과정의 일반적인 원칙은 배제기준 중 하나라도 해당되면 배제시켜야 하고 선택기준은 모두 만족해야 한다는 것이다.

배제된 문헌에 대해서는 배제이유를 확인할 수 있는 목록을 작성하여 문헌선택과정에 대한 명확성과 투명성을 확보하여야 한다. 또한 두 명 이상의 평가자가 수행하게 될 문헌선택과정은 각자가 수행한 과정에 대한 기록을 전자문서화 하는 것이 차후의 사용에 용이하며 선택 및 배제사유의 명확성을 확보하는데도 유용하다.

두 명 이상의 연구자들이 각 논문을 평가할 때, 연구자들 간의 일치도가 Cohen Kappa 통계치를 사용하여 측정될 수 있다. 각각의 의견 불일치 사항은 토론을 통해 해결할 수 있다. 불일치의 원인은 종종 한 연구자의 간단한 부주의 때문이다. 만약 불일치의 원인이 판단의 차이 때문이라면 그 문제는 합의를 통해 해결해야 한다. 합의가 이루어지지 않을 경우 제3의 평가자의 개입이나 전문가 자문을 통해 이견을 조정해야 한다. 보통은 해당 문헌에 대한 정보를 더 확보한 후에 이런 판단의 불일치를 해결하게 되므로 연구자들은 해당 문헌을 일단 선택하고 정보를 통한 판단이 가능하게 될 때 선택하거나 배제를 결정해야 한다. 이것은 평가계획서를 재점검하게 되는 문제가 될 수도 있고 부가적인 정보 습득을 위해 저자들에게 연락하게 될 수도 있다. 몇몇 논문들의 선택 및 배제에 대한 불확실성에 대해서는 민감도분석을 시행해야 하며, 한 명의 연구자는 전문가 자문위원들과 함께 선택·배제된 논문들에 대해 의견을 교환하는 것을 고려할 수도 있다. 이와 같은 문헌선택과정의 상세한 현황은 평가의 객관성과 투명성을 유지하고 재현성을 확보하기 위해 보고서에 기술되어야 한다.

문헌선택과정에서 동일한 연구대상의 많은 다른 출판물들을 접하게 된다. 정확하게 중복되는 경우도 있지만 대부분 약간의 연구시기의 차이로 연구참여자 수를 증가시켰거나 추적관찰기간을 늘려 보다 최근에 보고한 논문들이다. 특히 더 좋은 결과를 보고한 문헌들에서 더욱 중복출판물들이 많기 때문에 중복하여 문헌을 선택할 경우 연구결과에 비뚤림을 초래하게 된다. 하지만 다양하게 출판된 문헌들을 통해 단일 연구논문에서 찾아낼 수 없는 특성이나 문헌의 질에 대한 유용한 정보를 얻을 수 있다. 고로 모든 출판물들은 조사되어야 하지만 해당 자료는 가장 긴 추적기간을 가지는 대규모 연구로 가장 완벽한 보고물을 사용하면서 한번 카운트되는 것이 권할 만하다.

3.3 문헌선택과정에서 고려해야 할 사항

3.3.1 출판비뚤림

평가주제와 관련된 적절한 문헌의 확인은 연구자가 어떻게 관련 문헌에 쉽게 접근할 수 있는 지에 달려있다. 일부 문헌은 연구결과의 통계적 유의성이 부족하거나 출판언어, 연구유형, 출판시기 및 검색원에서의 색인이 어떻게 되어있는 지에 따라 발견하기 어려울 수 있다.

임상중재가 연구를 통해 그 효과를 증명하지 못하였을 때 출판될 가능성이 낮아지고 반대로 치료에 대한 효과가 통계적인 유의성을 나타내는 연구들이 동료심사를 거쳐 게재되는 학술지에 더 잘 채택된다. 따라서 관련 주제의 평가를 수행하는 연구자는 출판될 가능성이 낮은 문헌을 발견하기 어려워진다. 이렇듯 출판비뚤림(publication bias)은 연구문헌의 출판가능성이 연구결과의 유의성과 관련될 때 발생한다. 특히 건강관련 회사로부터 연구비 지원을 받은 경우 회사의 이익과 관련이 없다고 판단될 때 논문게재 신청을 잘하지 않기 때문에 이런 비뚤림이 나타나기도 한다.

이를 극복하기 위해서는 주요 의학학술지에 게재된 것 외에도 연구된 자료를 찾아내기 위한 노력을 기울여야 한다. 체계적 문헌고찰에서는 이러한 접근성이 떨어지는 연구문헌을 찾아내는 체계적인 방법을 사용함으로써 이 비뚤림을 피할 수 있다. 그럼으로써 중재의 효과가 과장되거나 과소평가되는 것을 막고 보다 현실이 고려된 평가결과를 보고할 수 있게 된다.

3.3.2 출판언어

평가자가 이해하지 못하거나 읽을 수 없는 언어로 문헌이 출판되었을 때 이를 평가에 포함시키지 않는 것은 타당하지 않다. 긍정적인 결과를 보고한 연구는 영어로 출판될 가능성이 크다. 영어를 사용하지 않는 국가에서 부정적인 결과를 보고한 연구가 그 나라 언어로만 출판되기도 한다. 따라서 검색이 영어로만 제한된다면, 긍정적인 결과를 보이는 연구가 더 많아질 것이다. 이런 원인으로도 출판비뚤림이 발생한다.

출판언어와 관련한 문제는 검색원의 선택에서도 고려되는 사항이다. 대부분의 검색원, 특히 대표적인 검색자원인 Medline의 경우 북미대륙의 학술지가 절반 이상을 차지한다. 영어로 출판되지 않는 저널을 포함하는 것에 대해 검색원들이 이들 전부를 포함하고 있지 않기 때문에 이 부분에 있어 비뚤림을 야기하게 된다. 또한 외국언어로 출판된 문헌의 해석 문제나 자료추출시 필요한 정보를 얻기 위해 의사소통하는 문제 등 여러 문제를 내포하게 된다. 이렇듯 출판언어에서 파생되는 문제는 평가자 일 개인에게 원인이 있기도 하지만 검색원 전반의 시스템적인 부분도 관계되므로 해결하기 쉽지 않다. 그러나 Cochrane Review Group에 평가가 등록되면 국제적으로 언어와 관련된 문제에 도움을 받을 수 있으므로 평가자는 이와 같은 문제를 감소시키는 노력을 최대한 기울여야 한다.

3.4 문헌선택과정 결과 제시

체계적 문헌고찰에서 포괄적이고 체계적인 문헌검색과 문헌선정의 각 단계별 과정은 PRISMA 흐름도(Moher, 2015)에 따라 제시되어야 한다. 본 장에서 예시로 제시한 코크란 리뷰에서의 문헌선정흐름도는 〈그림 5−1〉과 같이 제시되었다.

그림 5-1 문헌선정흐름도

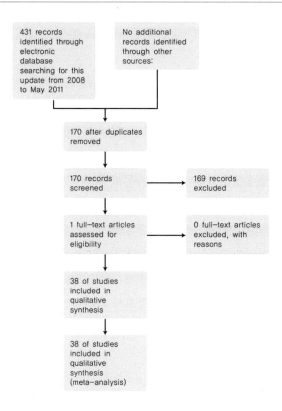

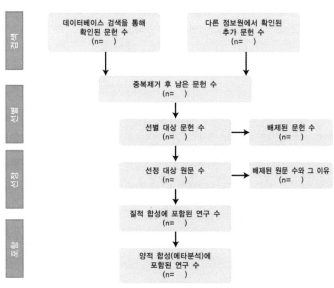

출처: Moher, 2015; 김수영, 2011.

국문으로 문헌선정과정을 정리할 경우 국문판 PRISMA 흐름도(김수영, 2011)를 활용할 수 있다. 이는 PRISMA 그룹에 의해 검증을 받은 흐름도로서 홈페이지9에서도 확인 및 다운로드가 가능하다.

3.5 배제문헌 및 사유 제시

문헌선정과정에 대한 결과를 흐름도로 제시한 이후 문헌 선정의 명확성과 재현가능성을 확보하기 위하여 3차 선정과정인 전문(full-text)을 검토한 이후 배제한 문헌에 대해서는 그 사유를 밝혀야 한다. 특정 유형은 없으므로 배제문헌에 따른 배제사유를 확인할 수 있는 형태로 제시하면 된다. 보고서로 출간할 경우 부록에 이러한 상세한 내용이 제시될 수 있지만, 논문으로 출간할 경우 배제문헌 및 사유는 흐름도로만 제시되는 것이 일반적이다. 그러나 이러한 경우에도 연구자들은 논란이 될 수 있다고 판단되는 연구에 대해서는 저장기록물로 배제사유 및 목록을 보관하고 있어야 한다. 배제사유의 경우 여러 가지가 해당될 수 있으나 2차, 3차 문헌선정 과정부터는 연구자간 배제사유를 합의하여 하나의 사유로 정리하는 것을 권장한다.

예시 1.

배제문헌	배제사유
Evans JM, Karram MM, Mahdy A, Robertshaw D, Evans JM, Karram MM et al. Urinary tract injury at the time of laparoscopic and robotic surgery: presentation and management. Female pelvic med 2013; 19(4):249-252.	비교임상연구 아님

예시 2. 배제사유

① 대상군이 자궁암(자궁경부암, 자궁내막암) 환자만이 아닌 경우
② 로봇-복강경하 자궁적출술이 대상이 아닌 문헌
③ 개복수술이나 복강경수술과 비교 분석되지 않은 연구
④ 사전에 정한 결과변수가 보고되지 않은 경우
⑤ RCT 및 비교임상연구가 아닌 문헌

9 http://prisma-statement.org/ Translations/Translations.aspx

배제문헌	배제사유
Carugno JG. Physician risk estimation of operative time: A comparison of risk factors for prolonged operative time in robotic and conventional Laparoscopic Hysterectomy. Journal of Gynecologic Surgery 2014; 30(1):15-19.	①
Catanzarite T, Saha S, Pilecki MA, Kim JY, Milad M et al. The effect of operative time on perioperative morbidity after laparoscopic hysterectomy. Obstet Gynecol 2014; 123 Suppl 1:123S.	③
Diaz-Feijoo B, Gil-Ibanez B, Perez-Benavente A, Martinez-Gomez X, Colas E, Sanchez-Iglesias JL et al. Comparison of robotic-assisted vs conventional laparoscopy for extraperitoneal paraaortic lymphadenectomy. Gynecol Oncol 2014; 132(1):98-101.	②
Evans JM, Karram MM et al. Urinary tract injury at the time of laparoscopic and robotic surgery: presentation and management. Female pelvic med 2013; 19(4):249-252.	⑤

4 비뚤림위험 평가

비뚤림은 체계적인 오류로 결과나 추정에 있어 참값으로부터 벗어남을 의미하며 비뚤림 위험은 비뚤림이 발생할 위험 정도를 말한다. 비뚤림은 중재효과를 과소추정 또는 과대추정 하게 하는 요인으로 작용하기 때문에 체계적 문헌고찰에서 문헌의 비뚤림위험을 비평적으로 평가하여 이를 결론 도출에 반영하는 것이 중요하다. 이는 체계적 문헌고찰에서 생성된 근거 의 질이 온전히 여기에 포함된 일차연구문헌의 질에 좌우되기 때문이다. 체계적 문헌고찰이 일반적인 서술적 고찰과 구별되는 중요한 요인도 비뚤림위험 평가의 수행과 그 결과를 고찰 결과에 반영하는 기전의 영향이 크다.

4.1 비뚤림위험 평가도구 및 접근법

4.1.1 연구설계별 평가도구

임상연구문헌은 다양한 연구 디자인으로 수행되며 각 연구설계에 따라 비뚤림이 초래되 는 영역과 평가요소가 다르기 때문에 이를 적절히 평가할 수 있는 평가도구를 사용하여 평가 를 수행한다. 무작위배정비교임상시험 평가도구에는 척도도구와 점검목록도구로 구분된다. 척도도구에는 자다드척도와 차머스도구가 있지만 척도도구를 통해 평가된 점수의 의미가 불 명확하고 척도 종류에 따라 결과가 달라지는 문제가 있다. 점검목록도구는 평가문항에 대해

만족하는 여부에 대해 개별적으로 평가하는 것으로 대표적인 도구가 SIGN[10]이 개발한 점검
목록과 코크란연합의 비뚤림위험(RoB[11]) 도구이다. 코크란의 RoB 도구는 점검목록도구 형태
의 영역평가도구이다. 비무작위 연구의 비뚤림위험 평가도구는 매우 다양하지만, 도구의 편
의성, 타당도 검증, 평가결과의 활용 등의 제한점으로 많이 사용되지 않고 있다. 이들 중 타
당도가 입증되어 활용되고 있는 도구로는 수술중재에 대한 비무작위 연구의 비뚤림위험을
평가하는 도구인 MINORS[12](Slim, 2003)와 Newcastle-Ottawa Quality Assessment Scale이 있
다. MINORS는 척도방식의 도구이며 Newcastle-Ottawa 도구는 체크리스트 방식이다.

최근 들어서는 비뚤림 영역에 따라 위험정도를 평가하는 방식이 가장 적용 타당하다고
받아들여지면서 무작위배정비교임상시험은 코크란연합의 RoB를, 비무작위 관찰연구는 RoB
ANS[13]의 사용을 추천한다.

4.1.2 비뚤림위험 평가 방법

최근에 일반적으로 활용되고 있는 비뚤림위험 평가도구는 평가영역에 따른 체크리스트
방식을 활용한다. 평가문항을 단순화하고 문항에 대한 주관적인 판단의 가능성을 최소화하고
평가자의 연구방법론에 대한 이해도와 숙련도에 따른 평가결과 변동을 최소화하기 위한 노력
을 기울여 만들어진 도구이다. 각 문항에 대해 연구문헌의 본문에 어떤 내용이 구술되어 있는
지에 따라 비뚤림위험이 "높음(high risk of bias)", "낮음(low risk of bias)"으로 판정하고 구체적
인 기술이 확인되지 않을 때는 "불명확(unclear risk of bias)"으로 판정한다. 평가문항에 대한 평
가 가이드라인이 두 도구에는 제시가 되어 있기 때문에 사용이 용이하다.

4.2 RCT 문헌의 비뚤림위험 평가

4.2.1 코크란 비뚤림위험 평가도구

무작위배정비교임상시험에서의 비뚤림 종류는 선택비뚤림(selection bias), 실행비뚤림
(performance bias), 결과확인비뚤림(detection bias), 탈락비뚤림(attrition bias), 보고비뚤림(reporting
bias)의 5가지이다. 코크란 RoB 도구는 각 비뚤림을 평가하기 위하여 무작위배정순서 생성, 배
정순서 은폐, 참여자·연구자의 눈가림, 결과평가자의 눈가림, 불완전한 결과자료, 선택적 결

---

10 Scottish Intercollegiate Guideline Network, SIGN
11 Risk of Bias, RoB
12 Methodological Index for non-randomized studies, MINORS
13 Risk of Bias Assessment tool for Non-randomized Study, RoBANS

과보고, 기타 타당도를 위협하는 다른 잠재적 비뚤림위험의 7가지 영역으로 평가한다(〈표 5-13〉).

표 5-13　코크란 비뚤림위험 평가도구의 비뚤림위험 평가영역

비뚤림 종류	기술	코크란 비뚤림위험 평가영역
선택비뚤림	• 비교 그룹들의 기저상태에 대한 체계적인 차이	• 무작위배정순서 생성 • 배정순서 은폐
실행비뚤림	• 제공되는 중재 및 관심중재 이외 다른 요인의 노출에 대한 그룹간의 체계적인 차이	• 연구참여자·연구자에 대한 눈가림 • 다른 잠재적 타당도 위협요인
결과확인비뚤림	• 결과를 확인하는 방법에서의 그룹간의 체계적인 차이	• 결과평가에 대한 눈가림 • 다른 잠재적 타당도 위협요인
탈락비뚤림	• 탈락에 대한 그룹간의 체계적인 차이	• 불완전한 결과자료
보고비뚤림	• 보고된 연구결과와 보고되지 않은 연구결과간의 체계적인 차이	• 선택적 결과보고

4.2.2 평가 방법

4.2.2.1 무작위배정순서 생성

무작위배정순서 생성은 진정한 무작위배정이 이루어졌는 지를 평가하는 영역이다. 연구들은 비교가능한 그룹을 형성했는 지를 평가할 수 있도록 배정순서 생성의 방법을 자세하게 기술해야 한다. 평가자는 배정순서 생성이 적절한 무작위 요소의 사용으로 수행되었는 지에 따라 'low risk', 'high risk', 'unclear risk'로 평가한다. 적절한 무작위 순서생성 방법에는 컴퓨터, 난수표, 동전, 카드, 주사위 던지기, 추첨 등이 있다. 두 군의 배정비를 맞추기 위해 블록무작위화와 같은 제한된 무작위화를 사용하는 경우도 있으며, 질병중증도나 연구기관과 같은 예후인자에 따라 무작위배정이 이루어지는 층화무작위배정도 흔히 쓰인다. 생일, 병록번호, 내원일 등을 이용하여 배정하는 것은 비무작위화 방법으로 고려되며 임상의 판단, 환자선호, 검사결과, 중재 이용가능성 등으로 배정한 경우도 'high risk'로 평가되어야 하는 경우이다. 'low risk'와 'high risk'로 평가할 만한 구체적인 판단근거가 제공되지 않은 경우는 'unclear risk'로 평가한다.

4.2.2.2 배정순서 은폐

배정순서 은폐는 군 배정 이전에 부적절한 배정은폐로 인해 발생되는 선택비뚤림을 의미한다. 평가자는 연구들에서 배정에 대한 사전지식을 차단하기 위하여 적절한 방법을 사용했는 지를 평가한다. 적절한 배정순서 은폐방법에는 제3자에 의한 중앙배정방식(예: 전화, 웹 기반, 약국−관리기반의 무작위화), 동일한 모양의 일련번호를 기재한 약 보관함, 일련번호를 기재한 불투명하고 봉해진 봉투를 사용하는 경우가 있다. 연구참여자나 연구자가 배정을 예측할 가능성이 있는 방법에는 무작위배정 스케줄이 공개되는 방식(예: 무작위 번호 리스트), 적합한 안전장치가 없는(예: 봉해지지 않았거나 불투명하지 않거나 일련번호가 매겨지지 않은 경우) 봉투 사용, 교대방법, 생일, 사례보고연번, 기타 다른 명확하게 은폐되지 않은 절차를 사용하는 경우가 해당된다. 배정순서 은폐의 비뚤림위험을 평가할 만한 정보를 부족하게 보고한 경우는 'unclear risk'로 평가하며, 예를 들어 봉투를 사용했다고만 보고된 경우, 연번, 불투명 여부, 봉해진 여부 등을 파악할 수 없다면 이 평가영역의 비뚤림위험은 불명확하다고 평가한다.

4.2.2.3 연구참여자연구자 눈가림

연구참여자·연구자 눈가림은 배정된 중재에 대한 지식으로 인해 연구수행 동안 참여자와 연구자에 의해 발생하는 실행비뚤림이다. 눈가림이란 군 배정 이후 배정상태를 모르는 것으로, 중재 자체보다는 어떤 중재를 받았는 지를 알 수 있는 위험을 줄임으로서 연구결과에 미치는 영향을 줄이는 것이다. 참여자나 연구자에 대한 눈가림이 시행되지 않으면 비교군의 기대 부족, 중재군간 다른 행동 등의 차이로 연구결과에 영향을 미칠 수 있다. 눈가림 여부는 결과에 따라 비뚤림위험이 클 수도 있고 영향이 크지 않을 수도 있다. 예를 들어 참여자의 중재에 대한 지식은 행동결과 등의 결과에는 영향을 미칠 수 있으나 생리적 결과나 사망 등에는 영향을 미치지 않는다. 따라서 눈가림이 결과에 영향을 미치지 않는 경우에는 참여자·연구자 눈가림에 대한 비뚤림위험을 낮게 평가할 수 있다. 관심결과의 특성에 따라 비뚤림위험이 달라질 수 있으므로 이 항목에 대한 평가는 결과에 따라 나누어 평가해야 한다.

4.2.2.4 결과평가 눈가림

결과평가자에 의해 배정된 중재의 지식으로 인해 발생되는 결과확인비뚤림이다. 결과평가에 대한 눈가림 여부는 결과에 따라 비뚤림위험이 결과에 미치는 영향이 다르므로 관심결과의 특성에 따라 결과를 나누어 평가한다. 평가는 결과평가 눈가림 수행 정도에 따른 영향에 따라 평가한다. 즉 결과평가 눈가림을 수행하지 않았어도 리뷰평가자들이 결과 측정에 영향을 미치지 않을 것으로 판단할 경우 해당 결과는 'low risk'로 평가된다. 결과평가 눈가림이 도중에 눈가림이 깨진 경우, 이것이 결과 측정에 영향을 미친다고 판단되는 경우 이는'high risk'로 평가된다.

4.2.2.5 불완전한 결과자료

불완전한 결과자료에 대한 평가는 불완전한 결과자료의 처리나 그 정도 및 특성에 의해 발생되는 탈락비뚤림에 대한 평가이다. 결과자료가 연구 중 탈락되거나 분석 중 배제되면 탈락비뚤림 가능성이 높아진다. 불완전한 결과자료는 탈락과 배제를 모두 포함하며, 탈락은 참여자가 연구참여를 포기하는 경우, 결과 측정을 약속대로 시행하지 않은 경우, 이사 등으로 인해 연구참여를 유지하지 못한 경우, 추적관찰이 중단된 경우 등이다. 배제는 참여자가 포함기준을 만족하지 않거나 치료받은대로 분석('as treated' analysis)이 시행되어 해당 중재를 받은 경우만 분석하거나 다른 이유로 배제되는 등의 경우이다. 따라서 탈락비뚤림을 평가하기 위해서는 탈락사유와 탈락률을 고려해야 한다. 배정된대로 분석(ITT[14])은 탈락비뚤림이 낮다고 볼 수 있으며, 치료받은 대로나 계획서대로 분석(PP[15])을 시행한 경우에는 비뚤림위험이 높을 수 있다. 결측치의 사유가 진정한 결과와 관련이 없는 생존자료와 같은 경우는 비뚤림위험이 낮다고 평가된다. 또한 결측치를 적절한 통계적 방법에 따라 다루었다면 비뚤림위험이 낮다고 평가할 수 있다.

4.2.2.6 선택적 결과보고

연구문헌에서 결과를 선택적으로 누락하거나 결과 중 일부 데이터만 선택하거나, 동일한 자료를 이용해 일부 분석결과만을 보고하는 경우 보고비뚤림이 발생한다. 또한 데이터의 하위그룹만 보고하거나 자료를 선택적으로 과소보고하는 경우에도 보고비뚤림이 발생할 수 있다. 이러한 비뚤림을 확인하기 위해서는 프로토콜(사전에 정한 일차변수 또는 이차변수)과 출판된 연구결과를 비교하는 방법이 가장 타당하다. 그러나 프로토콜이 없는 경우, 방법에 기술된 결과와 보고된 결과의 변수를 비교할 수 있다. 또한 관련 연구주제에 일반적으로 수집되고 보고되는 결과가 보고되지 않았다면 보고비뚤림의 가능성이 높다고 판단할 수 있다. 선택적 결과보고의 비뚤림위험이 낮다고 판단되는 경우는 프로토콜로 사전에 규정된 결과변수가 사전에 정한 방식대로 보고된 경우이며 프로토콜이 없는 경우라면 출판된 결과가 기대되는 모든 결과변수를 보고하고 있는 경우이다. 반면, 선택적 비뚤림위험이 높다고 판단되는 경우는 사전에 정한 일차결과가 보고되지 않았거나 하나 이상의 일차결과가 사전에 정하지 않은 분석방법이나 자료의 일부만을 사용하여 보고된 경우, 사전에 정하지 않은 주요 결과를 하나 이상 보고한 경우, 고찰에서 정한 하나 이상의 결과가 불완전하게 보고된 경우 등이다.

---

14 Intention To Treat, ITT

15 Per Protocol, PP

4.2.2.7 기타 비뚤림

일부 주제 영역, 특정 연구설계에서 고려가 필요한 영역이다. 교차설계 임상시험의 경우 교차설계의 적절성, 잔류효과(carryover effect), 제1기의 자료만 이용가능한 경우, 부정확한 분석, 비교차설계 연구결과와의 비교가능성 등 비뚤림위험이 있다. 군집 무작위 임상시험에서는 모집비뚤림(recruitment bias), 기저 불균형, 군집 탈락, 부정확한 분석, 개별 무작위 임상연구와의 비교가능성 등이 해당된다.

4.3 관찰연구문헌의 비뚤림위험 평가

4.3.1 ROBANS 2.0 평가도구

비무작위 연구에서의 비뚤림위험 평가도구는 코크란의 RoB 평가도구와 유사한 RoBANS[16]가 대표적이다(김수영, 2013). RoBANS는 코호트연구, 환자 – 대조군연구, 전후연구, 단면연구에 적용할 수 있으며 비교연구에는 적용할 수 없다. RoBANS 도구에서 5가지 비뚤림 종류에 따른 평가영역은 대상군 비교가능성, 대상군 선정, 교란변수, 노출 측정, 평가자의 눈가림, 결과평가, 불완전한 결과자료, 선택적 결과보고이다(〈표 5-14〉).

표 5-14 RoBANS 비뚤림위험 평가도구의 평가영역

평가 영역	설명	비뚤림 종류
대상군 비교 가능성	비교가 부적절한 대상군 선정으로 인해 발생한 선택비뚤림	선택비뚤림
대상군 선정	부적절한 중재 혹은 노출군 또는 환자군 선정으로 인한 선택비뚤림	
교란 변수	교란변수 확인과 고려가 부적절하여 발생한 선택비뚤림	
노출 측정	부적절한 중재 혹은 노출 측정으로 인해 발생한 실행비뚤림	실행비뚤림
평가자의 눈가림	부적절한 평가자 눈가림으로 인해 발생한 결과확인비뚤림	결과확인비뚤림
결과평가	부적절한 결과평가 방법으로 인해 발생한 결과확인비뚤림	
불완전한 결과자료	불완전한 자료를 부적절하게 다루어 발생한 탈락비뚤림	탈락비뚤림
선택적 결과보고	선택적 결과보고로 인해 발생한 보고비뚤림	보고비뚤림

---

16 Risk of Bias for Nonrandomized studies, RoBANS

4.3.2 평가 방법

4.3.2.1 대상군 비교가능성

비무작위 연구에서의 선택비뚤림은 비교집단을 선정하는 과정에서 나타나는 계통적 차이 때문에 발생하는 비뚤림을 말한다. 비교를 위해 선택한 두 집단은 중재 혹은 노출을 제외하고는 가능하면 유사하여야 한다. 선택비뚤림은 두 군의 비교가능성(comparability)을 담보하지 못하여 발생한다.

4.3.2.2 대상군 선정

대상군의 참여시점에 중재 혹은 노출과 관련된 결과가 있다면 비뚤림의 원인이 될 수 있다.

4.3.2.3 교란변수

교란변수는 중재 혹은 노출과 결과의 인과관계를 교란시킬 수 있는 요인을 말한다. 교란변수의 가능성에 대해서 언급하지 않은 경우는 비뚤림위험이 높다고 할 수 있다. 또한 교란변수가 적절하게 분석이나 디자인단계에서 고려되지 않은 경우는 비뚤림위험이 높다고 평가할 수 있다. 또한 고려한 교란변수를 제시만 하고 디자인 단계나 분석단계에서 고려하지 않은 경우 개별 연구에서 적절성 여부를 판단해야 한다. 교란변수를 통제하기 위하여 연구자가 디자인 단계에서 사용한 방법(짝짓기, 특정 하부집단에 대한 제한 등)과 분석단계에서 사용한 방법(층화, 성향점수(propensity scores), 회귀분석(regression) 등의 통계적 보정 등)을 확인하고 적절히 사용되었는 지를 판단한다.

4.3.2.4 노출 측정

연구하려고 하는 요인에 대상자가 노출되었는 지, 노출정도는 어떠한 지에 대하여 적절한 방법으로 평가하는 것이 필요하며 적절하지 않을 경우 비뚤림위험이 발생할 수 있다. 객관적이고 표준화된 방법으로 노출을 측정하면 실행비뚤림위험을 낮출 수 있다.

4.3.2.5 평가자의 눈가림

코호트연구, 단면연구, 전후연구에서는 결과평가자가 연구가설을 알고 있거나 해당 환자가 속한 군을 알고 있으면 비뚤림위험이 발생할 수 있다. 관찰연구의 경우 연구참여자나 연구자 등에 대한 눈가림은 시행되지 않기 때문에 결과평가자의 눈가림이 중요하다. 후향적인 경우에도 결과평가자가 연구가설을 모른다면 비뚤림위험을 줄일 수 있기 때문에 후향적인 경우에도 비뚤림위험을 평가할 수 있다.

4.3.2.6 결과평가

부적절한 방법으로 결과를 확인하였을 때 결과확인비뚤림(detection bias)이 발생할 수 있다. 결과(outcome)의 특성에 따라 결과확인비뚤림을 줄일 수 있는 방법이 다르다. 심리적(psychological) 결과나 삶의 질, VAS 등 환자결과보고(patient reported outcome)의 경우에는 신뢰도와 타당도가 입증된 도구를 사용하여 비뚤림위험을 낮추는 것이 필요하다.

4.3.2.7 불완전한 결과자료

연구결과 중 탈락되거나 배제된 자료를 고려하지 않으면 비뚤림이 생길 수 있다. 불완전한 자료에는 탈락(attrition)과 배제(exclusion)가 있으며, 탈락에는 철회(withdrawal), 추적관찰 소실 (follow up loss), 중도탈락(drop out) 등이 포함된다. 개별결과자료가 없는 경우를 '결측(missing)' 이라고 한다.

4.3.2.8 선택적 결과보고

선택적 결과보고는 보고하기로 예정되어 있던 결과 중 일부만 선택하여 보고하는 것이다. 연구자들이 결과를 보고하지 않은 이유는 그 결과가 유의하지 않은 경우가 많기 때문이며, 이를 고려하지 않으면 메타분석의 결과는 과대평가될 가능성이 있다.

4.4 비뚤림위험 평가 결과제시 및 분석반영 방법

4.4.1 비뚤림위험 평가 결과 제시

코크란 RoB 도구와 RoBANS 도구를 이용하여 각 항목에 대하여 '비뚤림위험 낮음(low risk of bias)', '비뚤림위험 높음(high risk of bias)', '비뚤림위험 불확실(unclear risk of bias)' 세 가지 중 하나로 답한다. 이 결과를 RevMan 소프트웨어를 이용하여 입력하면 그림 두 가지(비뚤림위험 그래프, 비뚤림위험 요약)가 제공되어 전반적인 평가결과를 파악할 수 있다.

그림 5-2

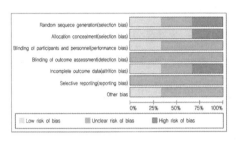

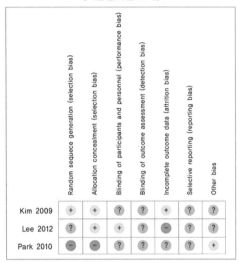

코크란 RoB 도구와 RoBANS 도구의 비뚤림위험 평가결과는 3가지 방식으로 해석되는 것이 추천된다.

- 한 연구에서 결과간의 비뚤림위험 요약: 순서생성이나 배정은폐와 같은 영역은 한 연구 안에서 여러 결과에 영향을 주지만, 눈가림이나 불완전한 결과자료는 결과에 따라 다른 비뚤림위험을 갖는다.
- 한 연구에서 하나의 결과의 비뚤림위험을 요약: 결과에 따라 비뚤림위험이 다를 수 있기 때문에 이 방법이 가장 일반적으로 추천된다. 비뚤림위험 요약을 위해서는 결과에 따라 모든 항목을 포함해야 한다.
- 연구간에 하나의 결과에 대해 비뚤림위험을 요약: 이 방법은 메타분석이나 GRADE 근 거수준 평가에서 주로 이용된다.

4.4.2 비뚤림위험 평가의 분석반영 방법 및 예시

체계적 문헌고찰 수행에서 비뚤림위험 평가결과는 반드시 언급되어야 하며, 비뚤림위험 이 높은 연구의 해석에 있어서는 주의가 필요하기 때문에 분석단계에서 이 점은 충분히 고려 하여 메타분석 등을 시행해야 한다.

4.4.2.1 비뚤림위험의 영향 조사

① 비뚤림위험에 따른 결과 도표화: 비뚤림위험에 따라 층화하여 forest plot과 같은 중재효
   과추정그래프를 작성하는 방법이 있다. 이 방법을 통해 비뚤림위험에 따라 중재 효과
   에 차이가 나타나는지 확인할 수 있다.

② 불확실한 비뚤림위험으로 평가된 연구: 비뚤림위험을 판단할 수 있는 정보가 부족하
   여 비뚤림위험이 '불확실'로 평가된 연구는 일반적으로 비뚤림위험이 '높음'으로 평가
   된 연구와 통합하고 낮은 비뚤림위험으로 평가된 연구들과 결과를 비교한다. 불확실
   로 평가된 연구들을 낮게 평가된 연구와 통합하는 것은 추천되지 않으며, 비뚤림위험
   이 '높음', '낮음', '불확실' 세 부분으로 나누어 평가되는 방식은 활용되기도 한다.

③ 하위그룹 비교와 메타회귀분석: 평가영역 중 주요 평가영역 한 가지의 영역에서의 비
   뚤림 차이로 하위군분석을 시행하여 비뚤림위험이 다른 그룹간 중재효과차이를 비교
   할 수 있다. 메타회귀분석을 이용하는 방법 중 이분형 결과의 연구에서는 메타회귀분
   석 결과를 아래와 같이 오즈비(비뚤림위험이 높거나 불확실한 연구의 중재/비뚤림위험이 낮
   은 연구의 중재)와 상대위험도로 나타낼 수 있으며, 연속형 결과자료에서는 메타회귀분
   석 결과를 중재군 간의 평균값 차이로 나타내게 된다. 연구의 수가 충분할 경우, 메타
   회귀분석에서도 한 개 이상의 비뚤림위험 평가 영역을 포함하여 분석할 수 있다.

4.4.2.2 분석단계에서의 포함전략

실제 분석단계에서 비뚤림위험 평가결과를 반영하는 방법에는 아래 세 가지 전략이 있다.

① 모든 연구를 전체적으로 분석하고 비뚤림위험에 대해서는 서술적으로 고찰: 이 방법
   은 가장 단순한 방법이면서 포함된 연구들의 비뚤림위험이 일관적으로 높음, 낮음, 혹
   은 불확실로 평가되었을 때 적합하므로 다양한 비뚤림위험을 가진 연구들이 포함되었
   다면 추천되지 않는다.

② 비뚤림위험이 낮음(또는 낮음+불확실)의 연구만 제한하여 분석: 평가영역 중 중요 영역
   이나 기준에 적합한 비뚤림위험이 낮은 연구만을 구분하여 분석하는 방법이다. 불확실
   한 연구도 포함할 경우, 그 사유는 명확히 제시되어야 하며, 분석 이후에는 민감도분
   석을 통하여 비뚤림위험이 높은 연구가 결과에 어떠한 영향을 미치는지 보여줄 수도
   있다.

③ 다양한 분석 제시: 모든 연구를 포함하여 분석한 결과를 제시하거나 비뚤림위험이 낮은
   연구들만 포함하여 분석한 결과를 제시하는 방법이다.

4.4.2.3 비뚤림위험 평가결과 활용 예시

아래는 한국보건의료연구원에서 수행한 연구과제(김가은, 2011)에서 무작위배정비교임상시험 연구에서 골관절염 환자에서 글루코사민의 효과를 분석한 결과 중 비뚤림위험 평가결과를 활용한 예시이다. 위약과 비교한 RCT 연구들의 통증감소에 대한 메타분석 결과를 배정은폐와 민간연구비 출처에 따른 기타 비뚤림 항목을 중요 평가영역으로 고려하여 각 영역에서의 비뚤림위험 평가결과에 따라 구분하여 중재효과를 비교한 방법이다. 배정은폐 영역에 있어 비뚤림위험이 낮게 평가된 연구는 적절하게 배정은폐가 수행된 것으로 간주하고 높거나 불확실한 연구는 부적절하게 수행된 연구로 고려하여 분석을 수행한 예시이며, 민간연구비 출처에 따른 평가영역에 대해서는 민간연구비 출처가 확인된 경우는 비뚤림위험이 높은 것으로 평가하였고, 민간기관이 아닌 공공기관 등의 연구비를 받은 경우에는 비뚤림위험이 낮은 것으로, 정보가 확인되지 않아 불확실로 평가된 경우는 그대로 불확실하다고 간주하여 이를 그대로 반영하여 세 가지로 나누어 하위그룹 분석을 시행한 사례이다.

그림 5-3

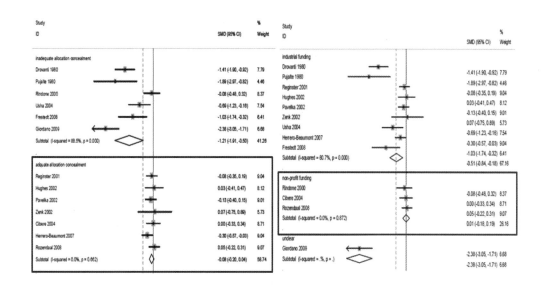

위약과 비교한 황산염 글루코사민의
통증감소 효과 by 배정은폐

위약과 비교한 황산염 글루코사민의
통증감소 효과 by 민간연구비 출처

출처: 김가은, 2011.

5 자료추출

　　자료분석을 수행하기 위해서는 필요한 자료를 최종 선정된 각 문헌들로부터 추출해내야 한다. 체계적 문헌고찰의 메타분석에 이용되는 자료는 통상적으로 문헌에 보고된 통계적 요약치가 될 것이며, 잘 설계된 자료추출양식을 이용하여 변수 설계 및 분석 설계에 부합하는 통계적인 정보를 오류없이 추출하고 이와 더불어 선정된 문헌들의 개별연구 관련 정보를 추출하는 것이 중요하다.

　　오류없는 자료추출을 위해서는 잘 설계된 분석계획이 선행되어야 한다. 어떠한 정보가 어떠한 형태로 추출되어야 할 지를 분석계획 및 보고계획에 따라 표준화된 자료추출양식을 설계하는 것이 좋다. 예를 들어, 체계적 문헌고찰에서 분석에 포함된 문헌들의 특성 요약자료를 〈그림 5−4〉와 같이 제시하여 전반적인 자료의 특성을 확인하고 추후 분석을 보조할 수 있는 정보로서 활용할 수 있도록 하는 것이 중요하다. 이와 같은 요약을 위해 추출되어야 할 정보로 각 연구별로 사용된 중재 및 대상 환자군의 특성과 연구설계에 관한 정보를 추출해야 할 것이다. 또한 분석에 포함될 각 변수에 대하여 변수 특성을 확인하여 자료 합성에 필요한 정보가 무엇인지 파악하고 해당 자료를 추출할 수 있는 형태의 양식을 계획한다. 메타회귀분석이나 소그룹분석이 계획되어져 있다면 이를 위해 필요한 공변량으로 고려할 변수를 계획하고 이를 위한 정보추출형태를 양식에 포함한다. 자료추출양식에 대한 예시는 코크란 트레이닝 사이트[17]에서 연구자들에게 개방하여 제공하고 있는 양식을 내려 받아서 참고하여 각 연구에 맞게 수정하여 활용할 수 있다.

---

17 http://training.cochrane.org/resource/collecting-data

그림 5-4 문헌 특성표 예시

Trial	Line of treatment	Experimental drugs	Dominant ethnicity No. (%)	Median age (range)	Adenocarcinoma No. (%)	EGFR mutation analysis	Number of patients				Follow-up duration Median, in month (range)
							TKI group		Control group		
							EGFR WT[a]	Total[b]	EGFR WT[a]	Total[b]	
INTEREST[12,27] 2008 and 2010	Second- or later-line	Gefitinib vs Docetaxel	White 1090 (74.4)	61 (20-84)	830 (56.6)	Direct sequencing	106	733	123	733	7.6 (NR)
IPASS[6,28] 2009 and 2011	First-line	Gefitinib vs Paclitaxel + Carboplatin	Asian 1214 (99.8)	57 (24-84)	1214 (99.8)	ARMS	91	609	85	608	17.0 (NR)
ML20322[29] 2012	First-line	Erlotinib vs Vinorelbine (oral)	Asian (100)	77 (70-90)	73 (64.6)	Direct sequencing	21	57	15	56	13.0 (NR)
TITAN[13] 2012	Second-line	Erlotinib vs Docetaxel or Pemetrexed	White 362 (85.4)	59 (22-80)	210 (49.5)	Direct sequencing	75	203	74	221	27.9 vs 24.8[c] (0.0-50.3)
First-SIGNAL[30] 2012	First-line	Gefitinib vs Gemcitabine + Cisplatin	Asian (100)	57 (19-74)	313 (100)	Direct sequencing	27	159	27	154	35.0 (19.3-49.4)
TORCH[14] 2012	First-line	Erlotinib vs Gemcitabine + Cisplatin	Non-Asian 736 (96.8)	62 (27-81)	422 (55.5)	Direct sequencing + Fragment analysis + MS	119	380	117	380	24.3 (NR)
KCSG-LU08-01[31] 2012	Second-line	Gefitinib vs Pemetrexed	Asian (NR)	NR (30-78)	141 (100)	Direct sequencing	18	71	20	70	15.9 (NR)
CT/06.05[32] 2013	Second- or third-line	Erlotinib vs Pemetrexed	White 66 (NR)	66 (37-86)	257[d] (77.4)	Direct sequencing	55[e]	179	57[e]	178	29.0 vs 27.3[c] (NR)
TAILOR[15] 2013	Second-line	Erlotinib vs Docetaxel	White 217 (99.1)	67 (35-83)	155 (70.8)	Direct sequencing + Fragment analysis	109	112	110	110	33.0 (NR)
DELTA[33] 2013	Second- or third-line	Erlotinib vs Docetaxel	Asian (NR)	67 (31-85)	207 (68.8)	Highly sensitive PCR-based method[43]	109	150	90	151	(NR)
CTONG-0806[34] 2013	Second-line	Gefitinib vs Pemetrexed	Asian (NR)	57 (24-78)	151 (96.2)	Direct sequencing	81	81	76	76	(NR)

출처 : Lee, 2014.

　　체계적 문헌고찰에서 추출되는 통계적 자료는 환자개별단위에서 얻어진 자료이기 보다는 연구보고서에서 제시되어진 요약통계량의 형태인 경우가 대부분이다. 따라서 현재 계획하고 있는 분석에서 필요한 자료가 무엇인 지를 파악하기 위해서는 통계적 이해와 숙련도 또한 필요하다. 예를 들어, 분석에 포함될 변수가 연속형인 경우 일차적으로 추출되어야 할 정보는 각 중재군별 결과변수의 평균치와 표준편자 그리고 환자수이겠으나, 실제로 각 논문이나 보고서에는 이와 같이 추출하기 쉬운 명백한 형태로 자료가 제시되지 않은 경우가 많다. 특히, 결과변수가 생존자료인 경우에는 생존곡선, 위험비와 신뢰구간, 로그순위검정 결과, 콕스 비례위험모형을 통한 보정된 결과 등 다양한 통계분석이 시도되고 결과가 보고되는 형태 또한 다양하다. 따라서 보고서에 보고되어 가용한 통계적 정보들을 수집한 후 통계적 이해를 기반으로 가공하여 분석에 필요한 통계요약치를 산출해야 한다. 때에 따라서는 논문에 보고된 그래프로부터 필요한 정보를 추출 해내어야 하는 경우도 있다. 자료수집단계에서 어떠한 통계적 가공이 필요하며 어떠한 정보들이 추출되어야 할 지를 설계하여 자료추출양식에도 반영하여야 한다. 이를 위해서는 보고된 자료가 기반하고 있는 통계분석의 내용과 특성에 대한 명확한 이해가 필요하므로 통계전문가의 자문과 협업이 필요하다.

자료추출을 수행하는 연구자 간의 이해의 차이 또는 추출오류에 의해 추출된 정보가 다를 수 있으므로 다수에 의한 문헌자료 추출과 연구자 간 추출자료 불일치에 대한 검토 및 합의 방법에 대하여 고려하여야 한다.

6 자료의 통합분석

6.1 메타분석 개요

메타분석(meta-analysis)이란 여러 개의 연구결과를 요약하여 종합적인 추론을 이루기 위한 통계적 방법이다. 일반적으로 체계적 문헌고찰은 메타분석을 사용하여 정량적인 접근을 통해 수행하게 되나 반드시 메타분석을 포함해야만 체계적 문헌고찰이 수행되는 것은 아니다.

메타분석은 기존의 연구들로부터 공통적인 치료효과를 확인하고 결과를 종합함으로써 더욱 명확한 결과를 제시할 수 있다. 또한 모든 가능한 자료를 망라하여 사용함으로써 결과추정치의 정밀도를 높일 수 있는 장점이 있다. 그러나 메타분석을 수행하기 위해서는 임상적으로 유용하고 의미있는 결과를 이끌어 낼 수 있도록 환자와 치료법 및 결과변수에 대하여 연구들 간에 충분한 동질성 확보가 우선되어야 한다. 문헌들 간에 결과자료의 통계적인 통합분석이 불가능하다고 판단될 경우 각 문헌에서 추출된 근거들을 기술하고 정성적으로 요약하여 전반적인 근거의 양상을 정리하는 접근이 더욱 적절할 수 있다.

실제 분석과정은 먼저 자료의 내용을 표로 요약하고 그래프로 정리한 후에 메타분석을 수행하는 방식으로 수행된다. 분석을 수행한 후에는 연구간의 동질성을 확인하고 만약 동질성이 위배된다면 동질성을 위배하는 요인이 무엇인지 탐색하여 설명하는 과정이 필요하다. 최종적으로 연구에서 유도된 결론이 미칠 수 있는 영향을 검토해보고 출판비뚤림 등 비뚤림 개입 가능성과 이로 인한 결과의 과장 및 결론의 왜곡 가능성 살펴보아야 한다.

6.2 자료의 요약과 통합분석

자료를 통합하기에 앞서, 앞 절에서 설명한 과정에 따라 선정된 관련문헌들로부터 추출된 자료를 일차적으로 출판연도, 설계, 대상 피험자, 임상적 중재, 대조적 중재, 결과변수, 질 평가 등 자료에 대한 전반적인 파악이 가능하도록 표로써 요약한다. 기존에 수행되어 있는 연구들이 사용한 방법과 내용을 한눈에 파악함으로써 연구의 질이나 연구간 동질성에 대한 대략적인 평가가 가능하도록 한다. 주로 저자명이나 연구수행자와 연구출판연도를 활용하여 각 연구에 대한 표지자를 설정하여 사용하며, 분석에 포함될 개별 연구들의 대략적인 내용이 한눈에 파악될 수 있게 한다. 연구별로 포함된 연구대상수가 얼마나 되며, 임상적 중재는 무엇을 사용했으며, 대조군은 무엇이었는 지와 추적관찰기간 및 1차 평가변수에 대한 결과 파악이 가능하다. 이와 같은 요약표를 통해 시험군이나 대조군에 대한 중재법이 연구 간에 충분히 유사한지, 환자군 특성이 충분히 유사한지, 연구의 질이 연구 간에 심하게 차이가 나는지 등을 일차적으로 확인할 수 있다.

구체적인 메타분석의 방법은 결과변수의 특성에 따라 결정된다. 혈압과 같은 연속형 결과변수는 평균차 또는 표준화된 평균차 등 평균에 기반한 결과요약치를 이용하고, 사망여부와 같은 이분형 자료의 경우는 상대위험도(RR[18]), 대응위험비(OR[19]), 절대위험차(ARD[20]) 등을 효과 크기 측정에 흔히 이용하며, 무질병 생존기간과 같은 생존형 자료는 생존분석결과를 이용한 위험비(HR)[21]로써 군간 상대적인 치료효과크기를 요약한다. 그 외 진단법 평가연구의 경우는 진단법의 민감도(sensitivity)와 특이도(specificity)를 통합하거나 SROC[22] 곡선으로 결과를 요약할 수 있다. 구체적으로 어떤 자료를 기존의 연구결과문헌으로부터 추출해야 할 것인 지는 어떤 결과변수를 통해 연구결과를 측정하고 어떤 척도를 통해 효과를 요약할 것인 지를 통해 결정되며, 앞 절에서 설명한 대로 이에 따른 자료추출 내용과 세부방식을 담은 자료추출양식을 설계하여 사용함으로써 자료추출과정 중에 따를 수 있는 오류와 비뚤림을 최소화하고 오류 발생시 추적이 가능하게 하는 것이 필요하다.

---

18 Relative Risk, RR

19 Odds Ratio, OR

20 Absolute Risk Difference, ARD

21 Hazard Ratio, HR

22 Summary Receiver Operating Characteristic, SROC

6.3 메타분석의 원리

여러 연구결과들을 통합하여 산출하는 종합적인 결과추정치는 각각의 개별적인 연구결과들의 가중평균으로써 얻어지는 것이라고 이해할 수 있으며 아래와 같은 산술식으로 표현할 수 있다.

$$\bar{y} = \frac{\sum_{i=1}^{n} y_i w_i}{\sum_{i=1}^{n} w_i}, w_i = \frac{1}{var(y_i)}$$

K개의 연구결과를 통합한다고 할 때, i번째 연구의 치료효과측정치를 y_i라고 하고 그 연구에 부여할 가중치를 w_i라고 할 때, 치료효과추정치의 분산에 반비례하는 값을 가중치로 설정하여 가중평균을 산출함으로써 통합추정치를 얻는 것이라고 이해할 수 있다. 만약 여러 연구들의 치료효과에 동일한 가중치를 준다고 한다면, 즉 $w_i = 1$이라고 설정한다면 위 식은 $\bar{y} = \sum_{i=1}^{n} y_i/n$로서, 각 연구에서 얻어진 효과추정치들에 대해서 우리가 흔히 알고 있는 산술평균을 취하는 것이 될 것이다. 이와 같은 통합분석모형은 고정모형(fixed effect model)의 일종이다. 통합의 형태는 메타분석에서 고려해야 할 다양한 문제점을 다루기 위해서 평균을 취하는 방식이나 가중치를 부여하는 방식이 좀 더 복잡한 구조를 갖게 될 수 있으며, 위에서 설명한 단순한 모형이 메타분석에 대한 직관적인 원리를 이해하는데 도움이 될 것이다.

위와 같이 종합 결과추정치라는 것은 직관적으로는 여러 연구들로부터 얻어진 치료효과크기들의 '평균'을 의미한다. 다만, 각 개별 연구결과는 통합추정치 산출에 동일하게 공헌을 하는 것이 아니라, 더 신뢰할만한 연구결과에 가중치를 더 많이 두고 그렇지 못한 연구에는 가중치를 적게 두어 종합적인 치료효과를 추정하고자 하는 것이 메타분석의 원리라고 할 수 있겠다. 다시 말하면 각 개별연구로부터 제공받은 치료효과에 대한 추정치들을 특정방식으로 평균을 내어 종합적인 효과추정치를 산출하되, 오차가 작은 추정치를 제공한 연구결과에는 큰 가중치를 두고 오차가 큰 추정치를 제공한 연구결과에는 적게 가중치를 두어 평균을 얻는다는 개념이다. 반드시 그렇지는 않을 수 있으나, 일반적으로 연구대상수가 큰 연구로부터 얻어진 추정치는 정밀한 추정결과를 제공하게 되어 상대적으로 큰 가중치가 할당되게 될 것이다.

〈그림 5-5〉에서는 〈그림 5-4〉에서 선정된 11개의 문헌들 중 무진행 생존이 평가되었던 10개의 문헌으로부터 EGFR변이음성군에서의 생존자료를 추출하여 통합 분석한 결과를 제시하였다. 그림의 각 선들이 제시하는 바는 개별 임상시험의 결과로서 얻어진 무진행 생존에 대한 위험비(HR)와 이의 95% 신뢰구간이며, 10개 임상시험 중 대부분의 연구에서 EGFR변이음

성군의 경우 표적항암제 보다 항암화학요법을 지지하는 방향의 결과를 보였었음을 관찰할 수 있다. 위험비의 통합추정치는 1.46(1.10-1.81)로서 5% 유의수준에서 항암화학요법이 통계적으로 유의하게 무진행 생존을 연장시켰음을 제시하였다.

본 연구의 경우 관심 결과변수가 무진행생존인 생존자료이고 각 개별문헌에서 문헌별로 위험비를 계산할 수 있는 정보들을 추출하여 각 연구에서의 대조군 대비 시험군의 치료효과 요약치를 HR로 추정하였다. 실제 계산과정에서는 OR이나 RR, HR 같은 비 형태의 측정치를 사용할 때는 이를 그대로 사용하기보다 로그변환을 취하여 계산을 수행하고 계산과정이 끝난 후 최종적으로 역변환을 취해 결과를 제시하는 과정을 따른다. 앞서 설명한 것과 같이, 각 연구에서 산출된 해당 문헌의 Log(HR)값이 Yi가 되며, 각 Log(HR)의 95% 신뢰구간 산출에 이용되었던 분산값의 역수가 그 문헌의 Yi에 주어지는 가중치로 설정된 것이다. 이와 같은 계산과정을 통해 그림 하단의 통합추정치로 HR = 1.41 및 95% 신뢰구간(1.10, 1.81)이 산출된 것이다. 연구별로 제시된 HR 추정값과 통합추정치 및 신뢰구간들이 그래프로 표현된 것이 〈그림 5−5〉에서 보는 메타분석의 숲그림이다.

그림 5-5 메타분석결과

Source	No. of Patients With WT *EGFR*		Progression-Free Survival, HR (95% CI)	Favors TKI / Favors Chemotherapy	Weight, %
	TKI	Chemotherapy			
INTEREST,[12,27] 2008 and 2010	106	123	1.24 (0.94-1.64)		11.57
IPASS,[5,28] 2009 and 2011	91	85	2.85 (2.05-3.98)		10.90
ML20322,[29] 2012	21	15	0.50 (0.25-0.97)		6.81
TITAN,[13] 2012	75	74	1.25 (0.88-1.78)		10.64
First-SIGNAL,[30] 2012	27	27	1.42 (0.82-2.47)		8.12
TORCH,[14] 2012	119	117	2.07 (1.58-2.71)		11.67
KCSG-LU08-01,[31] 2012	18	20	0.56 (0.28-1.13)		6.56
TAILOR,[15] 2013	109	110	1.39 (1.06-1.82)		11.66
DELTA,[33] 2013	109	90	1.45 (1.09-1.94)		11.45
CTONG-0806,[34] 2013	81	76	1.96 (1.37-2.78)		10.62
Overall: I^2=79.1%; P<.001	756	737	1.41 (1.10-1.81)		100

HR (95% CI) 0.1 — 1.0 — 10

출처 : Lee, 2014.

그래프는 연구결과들을 시각적으로 제시하기에 가장 효과적인 방법으로, 메타분석에서 가장 통상적으로 사용되는 결과표현방식은 각 개별 연구들로부터 얻어진 효과크기의 점추정치와 신뢰구간 및 종합적인 요약추정치와 신뢰구간을 평행하게 그려나감으로써 나무들이 **빽빽하게** 서있는 숲과 같은 형태를 이루게 하는 숲그림(forrest plot)이다. 이와 같은 제시방법은 전반적인 치료효과의 크기에 대한 가늠뿐만 아니라 개별 연구결과들의 동질성 정도를 시각적으로 어림잡아 평가 가능하도록 한다. 그림의 신뢰구간이 정렬된 양상을 통해 기존연구결과들의 방향성과 일관성 등을 확인할 수 있고, 통합추정치를 하단에 제시하여 개별 연구결과들과 대비하여 해석할 수 있게 한다. 통합추정치가 얻어지게 되는 과정에서 각 개별 연구에서 배당된 가중치의 상대적 크기를 확인할 수 있으며, 그림에서 보듯 상대적으로 많은 가중치를 얻게 된 연구결과에서 제시된 효과추정 위험비의 신뢰구간이 더 짧은 것을 그림을 통해 시각적으로 확인할 수 있다.

6.4 이질성 탐색

통합분석을 수행할 때의 기본과정은 분석에 포함된 근거문헌들이 같은 질문에 답하기 위해 매우 유사하게 수행된 동질한 문헌들이라는 것이다. 문헌들 간에 상당한 정도로 결과값들이 상이하여 해당 연구들이 서로 매우 유사한 연구라는 동질성 가정에 위배될 가능성이 있다면 이들로부터 공통적인 통합치료효과를 산출하여 제시하는 것은 적절하지 못할 수 있고 산출된 통합추정치를 해석하기에도 어려움이 있을 수 있다. 이때 연구결과가 연구 간에 서로 달라질 수 있는 이유는 연구들 간 연구 특성의 차이(임상적 이질성, clinical heterogeneity)에서 비롯될 수 있다. 즉 각 문헌 간에 연구대상의 상이성, 임상적 중재방식의 차이, 병용요법 사용여부나 차이, 결과변수의 측정방식의 차이, 연구설계상의 차이, 연구의 질 등이 연구들을 통합하기 어려울 만큼 동질하지 않거나 파악되지 않는 다른 요인들이 있을 수도 있다. 임상적 이질성에 대한 일차적인 통제는 잘 계획된 문헌 선정기준의 설계와 앞서 소개한 문헌 특성표에 대한 정성적인 검토를 통해 이루어진다.

개별 연구들이 제시하고 있는 연구결과의 크기가 연구간 상이한 정도(통계적 이질성, statistcal heterogeneity)는 그래프를 통해 시각적으로 확인할 수도 있을 것이고, 동질성에 대한 가설을 설정한 후 이에 위배되는 지를 방법론적으로 검정을 통해서 확인할 수도 있다

시각적으로 확인하는 방법은 숲그림의 그래프를 통해 연구 간의 신뢰구간 및 치료효과 추정치에 공통적인 부분이 있는 지 확인하는 것이다. 어떤 연구는 비교군을 어떤 연구는 시험군을 지지하는 결과를 보이고 있어서 연구 간 결과의 방향성이 상이하여 서로 매우 동질하다고 결론내리기는 어려운 상황일 수도 있고, 같은 방향을 지지하더라도 그 크기에 있어서 상당한 차이가 있을 수 있는데, 그림을 통해 이를 시각적으로 파악할 수 있다. 이처럼 상이한 정도

가 통계적으로 유의한지 여부를 검정을 통해 확인할 수도 있는데, 이를 이질성 검정(test for heterogeneity)이라고 하며 카이검정을 이용한다. 동질성에 대한 가설을 설정한 후 가설이 기각되는 지를 통계적 검정을 통해서 확인하는 것이다. 동질성이 위배되면 각 연구들에서 나오는 치료효과가 동질성 가정하에서의 공통적인 치료효과로부터 많은 변동을 갖게 될 것이고, 이를 이론적으로 계산한 것이 카이검정 통계량이다.

카이검정을 통해 연구간 유의한 상이성을 확인하고자 하는 경우, 검정 대상이 되는 일차적 연구들의 수가 그리 많지 않은 경우가 대부분이기 때문에 검정력이 부족한 경우가 많으며 유의하지 않은 결론을 도출하기가 쉽다. 그러므로 카이검정을 시행할 경우 유의수준을 5%보다는 10%로 설정하여 동질성 검정을 하는 것이 일반적이다.

통계적 이질성에 대한 카이검정은 가설검정을 통해 연구결과 간 상이한 정도에 대한 통계적 유의성 여부를 판정하기 위해 사용이 가능하나, 카이검정 통계량이 이질성의 정도 혹은 그 크기 자체를 측정하는 측정치는 아니다. 이질성 정도를 정량화하기 위한 지표로서 사용되는 것이 I^2이며, 다음과 같이 정의될 수 있다.

$$I^2 = 100\% \times \frac{(Q-df)}{Q}$$

여기에서의 Q가 곧 앞서 언급한 카이검정 통계량이며 df는 자유도를 일컫는다. 이질성에 대한 카이검정 시 대략적으로 카이검정 통계량이 자유도 보다 클 때 통계적인 유의성이 커지게 되는데, I^2값은 연구결과들 간에 나타나는 이질성의 정도를 퍼센티지로서 표현한 것으로서, 이 값이 크면 클수록 이질성이 문제가 되며 음수의 값을 갖게 될 때는 0으로 처리하여 연구결과들 간에 보이는 상이성 정도가 크게 문제가 되지 않는 것으로 간주한다. 일반적인 가이드로는 20%, 50%, 75% 수준으로 상이성의 심각한 정도를 판단하게 된다.

이와 같이 다양한 검토 방법들을 수행해볼 수 있으나, 그래프를 통한 판단은 주관적인 문제가 있고, 통계적 검정은 포함된 연구수가 적을 때 검정력의 문제가 있으며, 이질성 지표는 명확한 기준을 설정하기 어려운 제한점이 있으므로, 이질성에 대한 정성적 이해와 더불어 여러 방식을 통해 다각적으로 검토하는 것이 필요하다. 연구 간 동질성에 대한 가정이 위배되는 상황이라면 이질성의 원인이 되는 요인을 찾는 것이 중요하며 종합적인 결론을 내리는데 있어서도 세심한 주의가 요구된다. 연구 간 이질성 원인을 찾기 위한 방법으로는 연구 간 결과를 다르게 만든 요인이 될만한 환자 특성, 치료방법의 차이, 연구설계 등의 요인에 따른 하위그룹 분석(subgroup analysis)이나 메타회귀분석(meta-regression, Thompson, 2002) 등이 주로 사용된다.

〈그림 5-5〉에서 제시된 결과에서도 다른 대부분의 연구결과와 달리 두 편의 연구결과가 매우 상이함을 관찰할 수 있고 검정을 통해서도 매우 유의한 통계적 이질성이 제시되었다(I^2 =79.1%, P<0.001). 실제로 본 분석은 해당 이질성 정도를 가중치 산정에 반영하는 랜덤모형의 메타분석법을 사용한 결과이나, 이와 같은 모형의 선택이 통계적 이질성 문제를 해결해주는 것은 아니다.

각각의 연구로부터 산출된 치료효과추정치를 통합하여 평균적인 종합치료효과를 산출할 때 각각의 연구에서 가정한 실제 효과가 공통적임을 가정하는 모형을 고정효과모형(fixed effect model)이라 한다. 즉 각각의 연구는 같은 모집단에서 얻어졌음을 가정하는 것이다. 이때는 연구 간 결과추정치들 간에 충분한 동질성이 보장되어야 한다. 앞서 수식을 통해 설명한 통합추정치 산출과정은 이러한 고정효과모형으로 종합 치료효과를 추정하는 방법에 해당한다. 만약 동질성이 위배되었다면 각 연구들 간에 공통적인 치료효과가 존재한다고 말하기 어렵다. 하지만 이질성을 고려한 모형을 사용할 수도 있는데 이것이 랜덤효과모형(random effects model) 이다. 이것은 이질성에 해당하는 추가적인 변동을 감안한 것으로 앞서 설명한 산출과정에서 가중치를 아래와 같이 재설정할 수 있다.

$$w_i = \frac{1}{Var_w + Var_b}$$

여기에서 Var_w는 연구 내에서의 변동(연구대상들 사이), Var_b는 연구들 간의 변동(이질성을 반영)을 나타낸다. 이렇게 가중치를 설정하면 통합추정치의 신뢰구간이 넓어지게 되어 좀 더 정밀한 추정을 못하게 되는 단점이 있지만 적절히 설명되지 못한 이질성을 통합추정치에 대한 불확실성을 추가한 종합적인 추정치를 얻을 수 있다.

앞서 예시된 비소세포폐암 연구의 경우 사전에 임상적으로 정의된 몇 가지 요인들에 대해 〈그림 5-6〉과 같이 소그룹분석을 이용한 이질성 탐색을 수행하였으며 EGFR유전자분석법의 민감도에 따라 연구결과가 다른 양상이 연관있을 수 있음을 관찰하였다. 즉 덜 민감한 유전자분석법을 사용한 연구들에서는 EGFR유전자변이음성환자들 중 상당수가 위음성, 즉 사실상 EGFR유전자변이양성환자들로서 표적치료제의 이득을 볼 수 있는 환자들이었을 가능성이 있었다고 설명할 수 있겠다. 실제로 다른 결과를 보였던 2개의 연구에서 사용된 유전자검사방법은 민감도가 낮은 직접순서결정법이었음을 〈그림 5-4〉에 제시된 문헌특성요약표를 통해 확인할 수 있다.

그림 5-6 요인별 소그룹 분석결과

Subgroup	No. of Trials	No. of Patients With WT *EGFR*		Progression-Free Survival, HR (95% CI)	Heterogeneity Within Subgroups	
		TKI	Chemotherapy		I^2, %	P Value
Line of treatment						
First[5,14,28-30]	4	258	244	1.53 (0.87-2.69)	86.6	<.001
Second or later[12,13,15,27,31-34]	6	498	493	1.34 (1.09-1.65)	55.2	.048
Subgroup difference: P = .58						
Experimental drug						
Erlotinib[13-15,29,32,33]	5	433	406	1.33 (0.97-1.81)	76.7	.002
Gefitinib[5,12,27,28,30,31,34]	5	323	331	1.49 (0.95-2.33)	83.9	<.001
Subgroup difference: P = .67						
Ethnicity						
Asian-dominant[5,28-31,33,34]	6	347	313	1.30 (0.82-2.06)	85.2	<.001
White-dominant[12-15,27,32]	4	409	424	1.47 (1.15-1.87)	65.1	.04
Subgroup difference: P = .78						
EGFR mutation analysis method						
Direct sequencing-only[12,13,27,29-32,34]	6	328	335	1.12 (0.79-1.58)	73.3	.002
More sensitive platform[5,14,15,28,33]	4	428	402	1.84 (1.35-2.52)	78.7	.003
Subgroup difference: P = .11						

Favors TKI   Favors Chemotherapy

0.1   1.0   10
HR (95% CI)

출처 : Lee, 2014.

탐색할 수 있는 정보가 제한적인 상태에서 수행되는 반복적인 분석에 따른 통계적 오류가 적절히 감안되지 못하는 소그룹분석과 메타회귀분석 등의 요인 탐색은 수행과 해석에 주의를 요하게 된다. 무엇보다도, 탐색할 요인들을 메타분석 프로토콜 작성 시에 사전에 정의해 놓고 다양한 사후분석을 하지 않는 원칙을 따르는 것이 일차적으로 중요하고, 분석결과는 특정한 가설을 확증하는 근거로서 해석되기보다는 가설 제시의 수준에서 탐색적으로 해석되는 것이 필요할 것이다.

6.5 비뚤림 탐색

체계적 문헌고찰 연구를 통해 방대한 기존 문헌정보를 과학적으로 정리하여 기존 일차연구결과들이 상호간에 결론의 일관성을 보이는지 확인할 수 있으며, 현재까지 존재하는 모든 상황을 객관적으로 고려한 결과를 통해 비뚤림이 최소화된 정보를 제공할 수 있고, 메타분석의 사용으로 개별적인 일차연구결과가 확보하지 못한 검정력을 얻을 수 있는 장점 등을 통해 강도 높은 임상근거를 제공할 수 있으나, 체계적 문헌고찰을 통해 얻어진 결과 또한 비뚤림위험에 놓일 수 있다. 개별연구의 비뚤림위험 평가과정에서 적절히 감지되지 못한 일차연구들

내의 비뚤림이 메타분석 결과의 비뚤림으로 이전될 수도 있고, 검색전략의 불충분 및 부적절함으로 또는 기존 문헌상의 자료결측으로 인한 비뚤림이 메타분석에 유입될 수도 있다.

일반적으로 통계적 유의성을 제시하는 연구결과가 유의미한 연구결과로 인식되어 연구자의 출판의도를 높이고 학술지 측의 게재승인 가능성 또한 높이는 상황이 있을 수 있다. 출판과정이 갖는 이러한 성향과 특성은 긍정적인 결과를 보인 자료가 문헌검색과정에서 검색될 확률을 높이며, 통계적 유의성을 보이지 못한 연구결과들은 출판되지 못하고 사장되어 문헌상에서 배제된 상태에서 메타분석이 이루어질 가능성이 있으며, 이 경우 이미 출판된 연구결과를 통합하여 재분석하는 메타분석을 통해 얻어진 근거는 사실보다 과대추정되는 결과를 낳을 수 있다. 이는 전통적인 출판비뚤림 현상으로 메타분석에서 주의 깊게 다루어야 할 부분이다.

출판비뚤림의 개입 여부를 일차적으로 탐색하는 방법은 〈그림 5−7〉과 같이 각 연구로부터 얻어진 분석지표 추정치에 해당 추정치의 정밀도를 나타내는 지표를 대응하여 산점도로 제시하는 깔대기그림(funnel plot)을 통해 시각적으로 판단하는 것이다. 그림 아래쪽의 정밀도가 낮은 연구일수록 여러 방향의 결론을 도출할 수 있게 되어 제시된 추정치들 간의 변동이 커지고 상단의 정밀도가 높은 연구결과들일수록 특정 값 주변으로 수렴하며 분포하는 형태를 보이게 되어 깔대기를 뒤집어놓은 것과 같은 형태를 띠게 될 것이므로 이와 같은 패턴에서 분석자료가 얼마나 어긋나는 지를 탐색하려는 것이 목적이다. 만약 출판비뚤림이 존재한다면 그림의 어느 한 부분에 공백이 생기거나 양쪽으로 대칭되지 못하는 형태로 나타나게 될 것이므로, 이를 통해 출판비뚤림의 가능성을 살펴볼 수 있는 것이다.

그림 5-7 깔대기 그림

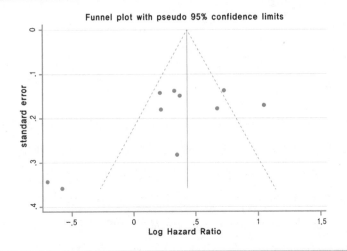

그러나 메타분석에 포함된 연구의 수는 그리 많지 않은 경우가 대부분이므로 깔대기 그림으로 출판비뚤림을 알아보기에는 한계가 있다. 뿐만 아니라 그림형태의 대칭되는 정도에 대한 판단은 주관적일 수 있고, 이를 통계적 검정으로 확인하는 Egger의 검정법 등이 존재하나 메타분석에 포함된 연구의 수가 적을 경우 적절하지 못한 문제가 있다. 보다 근본적으로는, 예시된 분석에서와 같이 자료의 이질성이 큰 경우에는 제시된 그림에서도 보듯이 깔대기 그림의 비대칭성의 일차적인 원인은 이질성일 가능성이 크고, 깔대기 그림의 비대칭성은 다양한 원인을 가질 수 있는 복합적인 현상이므로 이를 출판비뚤림 여부로 해석하는 데는 무리가 있다.

흔히 체계적 문헌고찰 결과는 근거수준으로 최상위급 임상적 근거를 제공하는 것으로 이해되고 있으나, 이는 충분한 자료에 기반하고 비뚤림을 최소화하는 설계와 수행 및 그 결과에 대한 적절한 해석을 제공했을 때 가능할 것이다. 기존의 이미 출판된 연구결과 데이터를 잘 가공해서 현재까지 존재하고 있는 근거들을 총망라하여 최선의 근거를 제공하거나 새로운 가설을 제시할 수 있는 메타분석은 유용한 분석법이나, 이를 적절히 활용하기 위해서는 메타분석 수행의 방법론에 대한 충분한 이해가 뒷받침되고 다양한 방향에서 나타날 수 있는 자료의 현상이 분석에 미치는 영향을 적절히 파악하여야 하며 그렇지 못한 경우 메타분석 결과 또한 비뚤림의 산물로서 제시될 수 있음을 유념해야 할 것이다.

7 근거수준평가 및 결론제시

앞 절에서 설명한 분석방법들을 통한 근거합성과정의 마지막 단계는 분석을 통해 제시된 근거의 강도에 대한 전반적인 평가를 통하여 결론을 도출하는 과정이 필요하다. 체계적 문헌고찰의 결론은 해당 연구가 제시하고 있는 근거에 기반하여 명확히 서술되어야 한다. 또한 앞으로 필요한 추가적인 연구에 대한 제안과 현재의 연구결론이 의료현장에 미칠 수 있는 영향 등을 함께 제시한다.

구체적인 정책적 제안이 해당 체계적 문헌고찰의 연구배경 및 목적인 경우가 아니라면 일반적으로는 특정한 권고는 체계적 문헌고찰 자체의 연구결론에서는 피할 것이 권장된다. 체계적 문헌고찰의 연구배경과 목적에서 해당 연구가 향후 연구에 대한 제안, 의료현장의 영향, 의료정책적인 권고 등을 포함해야 할 것인 지가 우선 명확해야 할 것이고, 연구결론으로부터 특정 권고가 이루어질 때는 해당 체계적 문헌고찰의 고찰범위 밖의 문제가 아닌 지와 제안된 권고가 본 체계적 문헌고찰의 근거로 뒷받침되는 사안인지 확실히 검토하여야 한다.

특정 의료중재의 의료현장 적용에 대한 권고안은 임상진료지침을 통해 제시되는 것이고 이와 같은 권고안을 만들 때 체계적 문헌고찰이 제시하는 결과와 결론에 대한 검토를 통해 해당 권고안의 근거로 삼게 된다. 따라서 체계적 문헌고찰의 보고서는 이와 같은 평가가 가능할 수 있도록 필요한 정보를 충분히 제공할 필요가 있다.

체계적 문헌고찰을 통해 제시된 근거의 신뢰성은 구축된 근거의 질과 양, 근거합성방법의 적절성, 그리고 결과 및 결론에 대한 기술의 명확성 및 투명성에 종합적으로 의존한다. 비뚤림 위험이 큰 일차연구들이 적절한 질 평가를 거치지 않고 근거합성에 포함되면 합성된 결과로부터 얻어진 결론의 진실성에 영향을 미치게 된다. 따라서 결론을 도출할 때 양질의 근거에 좀 더 신뢰성을 부여하여 결론 제시에 비뚤림의 도입을 최소화하려는 노력이 필요하다. 근거합성을 위한 분석과정에서 이와 같은 시도를 포함하여 결론을 도출할 수도 있다. 이때 이를 어떠한 방법으로 시도하였는 지에 대한 명확한 기술과 방법론적인 해명이 제시되어야 한다. 또는 결론을 제시할 때 근거에 유입되었을 수 있는 다양한 비뚤림의 가능성을 정성적인 방법으로 고찰하고, 잠재적 문제점들을 반영하여 최종적인 근거의 수준을 제시하여야 한다. 이 외에도, 근거합성과정 자체에서 사용된 방법론적인 결함으로 인해 결론에 내재될 수 있는 잠재적인 비뚤림 가능성에 대한 독자의 의문을 해소시켜줄 수 있도록 근거합성방법론에 대한 명확한 설명과 제시가 필요하다.

임상진료지침 작성자 및 기타 권고사항을 사용하는 사용자는 권고사항이 어떤 근거수준에 기반하고 있는 지 이해할 수 있어야 한다. 의사결정을 위한 근거수준에 대한 판단에 적용할 수 있는 체계적이고 명백한 방법을 사용한다면 판단오류를 줄이고 사용자와의 소통을 향상시킬 수도 있다. 체계적 문헌고찰을 통해 확인한 내용의 근거수준을 평가하기 위해서는 다양한 방법을 활용할 수 있는데, 다양한 중재 및 상황에 활용될 수 있도록 근거의 수준과 권고의 강도를 객관적으로 평가하여 등급화할 수 있는 여러 가지 도구체계들이 개발되어 제시된 바 있다(Atkins, 2004; Harris, 2001; Treadwell, 2006; Guyatt, 2008; Guyatt, BMJ 2008; Guyatt, 2008).

근거수준을 결정할 때는 근거를 제공하는 연구에서 사용된 연구설계, 근거문헌의 질, 근거의 양, 근거의 일관성, 근거의 직접성 등의 요소를 고려한다. 좀 더 구체적으로는, 핵심질문에 대한 답을 얻기 위해서 얻을 수 있는 최선의 연구설계가 사용되었는 지, 결론의 내적 타당도에 영향을 미치는 요인으로서 연구설계 및 연구수행과정 중 비뚤림을 유입할 수 있는 특정 요소들의 영향을 최소화하기 위한 조치가 적절히 시행되었는 지, 근거의 양이 충분한지, 연구들간 제시된 결과의 방향성 및 크기에 있어서 충분히 유사하고 일관성이 있는 지, 연구결과를 적용하려고 하는 대상군 및 중재와 결과변수 등이 적절한지 등에 관한 문제를 고려하여야 하는 것이다. 기존의 다양한 근거수준 평가체계는 이러한 근거수준의 여러 요소를 일부 혹은 전체를 사용하여 평가한다.

NICE(영국), CADTH(캐나다), AHRQ(미국), WHO 등 해외기관들 및 국내 보건의료연구원에서는 앞서 언급한 근거수준의 모든 요소를 평가하는 GRADE시스템(GRADE working group, 2004)을 사용하며, GRADE 내용을 수정하여 목적과 필요에 맞추어 사용한다. GRADE[23]는 Working Group[24]에 의해 개발된 방법으로, 연구방법론 전문가, 진료지침 개발자 등이 근거의 수준과 권고의 강도의 등급화를 위해 제시한 평가안으로, 근거에 기반하여 근거수준을 평가하고 권고안 도출에 이르는 과정에 관한 것이며, 체계적 문헌고찰에서는 특정 권고안을 제시하지 않으므로 체계적 문헌고찰 결과에 대한 근거수준 평가를 위해서는 GRADE의 전 과정을 적용하지는 않는다.

한국보건의료연구원에서는 GRADE를 근거수준 평가도구로 사용하는 이유로서, 근거수준 결정에 객관적인 기준을 사용하며, 근거수준 평가과정을 모두 공개하여 투명화에 기여할 수 있고, 해당 도구를 50개 이상의 기관에서 공식적으로 적용하고 있으며, 교육자료 등 풍부한 자료원이 존재하고, GRADEpro 프로그램[25]을 이용하여 근거수준 평가과정을 객관적으로 진행할 수 있다는 점을 들고 있다(김수영, 2011). 실제적 평가를 위한 구체적인 평가개념 및 단계별 평가방법과 GRADEpro에 대한 사용안내는 GRADE handbook[26][27] 및 한국보건의료연구원의 체계적 문헌고찰 매뉴얼[28]의 세부내용을 참고할 수 있다.

체계적 문헌고찰에서 제시되는 개별결과에 대해서 GRADE 등의 도구를 이용하면 각 결과에 대해서 근거수준을 '높음', '중등도', '낮음', '불충분'등의 단계로 등급을 평가하여 제시한다. 체계적 문헌고찰의 최종적인 결론은 제시된 근거수준에 기반하고, 제시된 효과의 크기, 가치와 선호도, 비용 등의 정보를 종합하여 내려야 한다. 또한, 앞서 언급된 평가도구들이 체계적 문헌고찰의 결과나 결론이 통상적으로 의료현장에 모두 적용될 수 있는 지에 대한 '일반화'의 문제까지 모두 고려하여 설계되지는 않으므로 결론으로부터 특정한 권고를 도출할 때는 이러한 점을 추가적으로 감안해야 한다.

---

23 the Grading of Recommendations, Assessment, Development and Evaluation, GRADE

24 http://www.gradeworkinggroup.org/

25 https://gradepro.org/

26 http://gdt.guidelinedevelopment.org/app/handbook/handbook.html

27 http://www.who.int/hiv/topics/mtct/grade_handbook.pdf

28 https://www.neca.re.kr/

참고문헌

• 건강보험심사평가원. 임상연구문헌 분류도구 및 비무작위 연구의 비뚤림위험 평가도구. 2013.
• 김가은, 박상민, 홍석원 등. 골관절염 환자에서 글루코사민의 임상적 효과. 서울: 한국보건의료연구원: 2011.
• 김수영, 박지은, 서현주 등. NECA 체계적 문헌고찰 매뉴얼. 서울: 한국보건의료연구원: 2011.
• 김수영, 박지은, 서현주, 서혜선, 손희정, 신채민, 이윤재, 장보형, 허대석. NECA 체계적 문헌고찰 매뉴얼. NECA 연구방법 시리즈 , 2011
• Atkins D, Best D, Briss PA, Eccles M, Falck-Ytter Y, Flottorp S, et al. Grading quality of evidence and strength of recommendations. BMJ 2004;328:1490-7.
• Egger M. Smith GD, Altman DG. Systematic reviews in health care: meta-analysis in context. London: BMJ Publishing Group: 2001.
• Grades of Recommendation, Assessment, Development, and Evaluation (GRADE) Working Group. Grading quality of evidence and strength of recommendations. BMJ 2004;328: 1490-4.
• Guyatt GH, Oxman AD, Kunz R, Falck-Ytter Y, Vist GE, Liberati A, et al. Going from evidence to recommendations. BMJ 2008;336:1049-51.
• Guyatt GH, Oxman AD, Kunz R, Vist GE, Falck-Ytter Y, Schünemann HJ, et al. What is 'quality of evidence' and why is it important to clinicians? BMJ 2008;336:995-8.
• Guyatt GH, Oxman AD, Vist GE, Kunz R, Falck-Ytter Y, Alonso-Coello P, et al. GRADE: an emerging consensus on rating quality of evidence and strength of recommendations. BMJ 2008;336:924-6.
• Harris RP, Helfand M, Woolf SH, Lohr KN, Mulrow CD, Teutsch SM, et al. Current methods of the US Preventive Services Task Force: a review of the process. Am J Prev Med 2001;20: 21-35.
• Higgins JP, Thompson SG, Deeks JJ, et al. Measuring inconsistency in meta-analyses. BMJ. 2003;327:557-60.
• Lee JK, Hahn S, Kim DW, et al. Association of first-generation epidermal growth factor receptor tyrosine kinase inhibitors vs conventional chemotherapy with survival in patients with advanced non-small-cell lung cancer harboring wild-type epidermal growth factor receptor: a meta-analysis. JAMA. 2014;311:1430-7.
• PRISMA Group. Preferred reporting items for systematic reviews and meta-analyses: the PRISMA statement. BMJ. 2009;339:b2535.
• PRISMA-P Group. Preferred Reporting Items for Systematic Review and Meta-Analysis Protocols (PRISMA-P) 2015 statement. Syst Rev. 2015;4:1.

• Roberts I, Blackhall K, Alderson P, et al. Human albumin solution for resuscitation and volume expansion in critically ill patients. Cochrane Database Syst Rev. 2011;11:CD001208.

• Rothstein HR, Sutton AJ, Borenstein M. Publication bias in meta-analysis: prevention, assessment and adjustments. Chichester: John Wiley & Sons: 2005.

• Slim K, Nini E, Forestier D, et al. Methodological index for non-randomized studies (minors): development and validation of a new instrument. ANZ J Surg. 2003;73:712-6.

• Sutton AJ, Abrams KR, Jones DR, et al. Methods for meta-analysis in medical research. Chichester: John Wiley & Sons: 2000.

• The Cochrane Collaboration. Cochrane Handbook for Systematic Reviews of Interventions Version 5.0.2. 2009.

• Thompson SG, Higgins JP. How should meta-regression analyses be undertaken and interpreted? Stat Med. 2002 Jun 15;21(11):1559-73.

• Treadwell JR, Tregear SJ, Reston JT, Turkelson CM. A system for rating the stability and strength of medical evidence. BMC Med Res Methodol 2006;6:52.

더 읽을거리

• Brunetti M, Shemilt I, Pregno S, et al. GRADE guidelines: 10. Considering resource use and rating the quality of economic evidence. J Clin Epidemiol. 2013;66:140-50.

• Cook DJ, Mulrow CD, Haynes RB. Systematic Reviews: Synthesis of Best Evidence for Clinical Decisions. Ann Intern Med. 1997;126:376-80.

• Institute of Medicine. Finding What Works in Health Care: Standards for Systematic Reviews. Washington, DC: The National Academies Press: 2011.

• Treweek S, Oxman AD, Alderson P, et al. Developing and Evaluating Communication Strategies to Support Informed Decisions and Practice Based on Evidence(DECIDE): protocol and preliminary results. Implement sci. 2013;8:6.

CHAPTER 6

경제성 평가

1 경제성 평가의 개요

1.1 경제성 평가란 무엇인가?

경제성 평가란 한정된 자원(예산)을 두고 경쟁하는 대안들이 있을 때, 각 대안들을 실시하는데 소요되는 비용과 결과를 비교 분석하여 주어진 자원으로 가장 큰 산출을 기대할 수 있는 대안을 찾아가는 것이다. 만약 우리가 쓸 수 있는 자원이 무한하다면 굳이 경제성 평가를 할 필요가 없다. 어떤 일이든 구성원들에게 조금이라도 도움이 되는 일이라면 그 일을 하는 것이 가장 바람직한 선택일 것이다. 그러나 우리가 쓸 수 있는 자원이 어떤 식으로든 제한되어 있다면, 그리하여 효과가 있는 것으로 알려진 대안을 모두 실시할 수는 없다고 한다면, 불가피하게 선택이라는 것을 해야 한다. 물론 선택기준이 경제적 효율성만은 아니다. 자원배분의 공정성이나 형평성 등도 자원배분 시 고려해야 할 요소의 하나이다. 경제성 평가는 선택의 여러 기준들 중 경제적 효율성 측면에서 가장 나은 대안이 무엇인 지에 대한 정보를 얻을 목적으로 실시한다.

그러나 아무리 자원의 제약조건이 있다고 하더라도 경제성 평가가 항상 가능하거나 바람직한 것은 아니다. 평가를 하기 위해서는 정보가 필요하다. 그런데 관련 정보를 전혀 얻을 수 없거나, 일부 정보가 있다고 하더라도 신뢰할만한 것이 아닐 때는 이에 기초하여 경제성 평가를 한다는 것이 하등 소용없는 일이 될 수도 있다. 부실한 정보 위에서 얻은 결론 또한 부실할 수밖에 없을 것으로 보기 때문이다. 따라서 기초정보가 부족할 경우 경제성 평가에 앞서 양질의 정보를 생산하는 노력을 우선할 필요가 있다. 또한 경제성 평가에서 중요한 것은 비용-효과비나 순편익 등의 결과값만이 아니라 그 값이 도출되기까지 어떤 논리적 추론과정을 거쳤으며, 어떤 정보들이 활용되었는 지 등 평가과정 전체라 할 수 있다. 비록 최종결과는 하나의 종합적인 지표로 표현되지만, 평가과정에서 다양한 비용과 편익의 종류와 규모를 가늠하고, 이에 대한 경중의 평가를 통해 경제적 효율성에 대해 판단을 하게 된다. 분석과정 하나 하나 가 독자에게는 판단에 필요한 정보를 제공해줄 수 있으며 최종결과값이 타당한 기초정보와 타당한 논리적 바탕 위에서 추론된 것인 지 확인할 수 있게 해준다. 따라서 경제성 평가결과 를 활용할 때에는 최종결과값에만 주목할 것이 아니라 분석의 전반적 과정을 함께 검토할 필 요가 있다.

최근 들어 효율성은 안전성, 효과, 삶의 질[1]과 더불어 의료기술평가의 중요한 한 영역으로 자리잡아가고 있다. 특히 의약품의 경우 건강보험 급여 여부를 결정하는 과정에서 경제성 평 가 자료 제출을 요구하는 나라가 늘고 있으며, 의사결정에 있어 주요 고려요소의 하나로 부각 되고 있다. 나아가 암검진 사업이나 치매선별검사 등 각종 보건사업의 경제적 타당성을 평가 하거나 진료지침을 만드는 과정에서도 경제성 평가가 활용되고 있다.

1.2 경제성 평가의 종류

그렇다면 경제성을 평가하는 방법으로는 어떤 것이 있는가?

흔히 경제성 평가 기법을 비용−최소화분석, 비용−효과분석, 비용−효용분석, 비용−편 익분석으로 분류한다. 비용만 보거나 효과만 본 경우는 온전한 의미에서의 경제성 평가라 부 르지는 않는다. 경제성 평가란 것이 투입과 산출을 함께 고려하는 것이고, 그런 의미에서 볼 때 비용 측면만 분석하거나, 효과만 분석하여 비교한 것은 경제성 평가라 볼 수 없다는 것이 다.

1.2.1. 비용-최소화 분석

경제성 평가방법 중 비용−최소화분석(cost−minimisation analysis)은 비교하는 대안들의 효 과가 다르지 않으므로 비용만 비교하는 방법이다. 이 경우 효과가 동일하므로 비용이 가장 저 렴한 대안이 가장 효율적 대안이라 할 수 있다. 그러나 비용최소화 분석은 효과가 동일함을 전제로 하는데, 실제 효과가 동일함을 증명한 경우는 많지 않다는 것이 이 방법론을 적용함에 있어 한계로 작용한다(Briggs, 2001). 이에 최근에는 경제성 평가 기법들을 분류하면서 비용− 최소화분석을 제외하기도 한다.

---

1 Quality of Life, QoL

1.2.2 비용-효과분석, 비용-효용분석

비용−효과분석(cost−effectiveness analysis)이나 비용−효용분석(cost−utility analysis)은 효과의 크기가 다를 때, 효과의 차이와 비용의 차이를 함께 고려하여 경제성을 평가하는 방법이다. 혹자는 비용−효과분석이나 비용−효용분석을 따로 구분하지 않고 비용−효과분석으로 통칭하기도 한다. 비용−효과분석이나 비용−효용분석이 비용−편익분석과 다른 점은 결과가 건강효과 그 자체로서 평가된다는 것이다. 비용−효과분석의 경우 혈압, 혈당의 변화나 수명 증가와 같이 효과의 크기를 나타내는 자연단위를 그대로 사용하고, 비용−효용분석은 건강수명이나 질보정수명(QALY[2])과 같이 삶의 양적인 측면과 질적인 측면을 함께 반영한 지표를 사용한다. 두 방법 모두 분석결과를 바탕으로 투입비용 대비 더 큰 건강개선을 주는 대안, 혹은 한 단위 건강효과를 얻는데 더 적은 비용이 소요되는 대안을 선택한다.

비용−효과분석에서 사용되는 효과지표는 건강성과를 나타내는 단일지표로, 비교대안들 간에 공통으로 측정된 것이어야 한다. 만약 비교대안들의 효과지표가 여러 가지라면 그 중에서 가장 중요한 공통 효과지표를 선정하게 된다. 따라서 비교대안들마다 강점을 보이는 효과지표가 서로 다르다면 이중 어느 하나를 취하여 비용−효과분석을 하는 것이 대안들을 비교하는 공정한 방법인지에 대해 의문이 있을 수 있다. 또한 비용−효과분석을 함에 있어 비교대안들의 효과지표가 동일해야 하므로 비교의 범위가 제한된다는 문제점이 있다. 따라서 여러 국가에서 발표한 경제성 평가 지침에서는 비용−효과분석보다는 비용−효용분석을 기본분석으로 권장하고 있다.

비용−효용분석은 건강개선정도를 결과지표로 사용한다는 점에서 비용−효과분석과 동일하지만 건강의 수준과 이에 대한 선호를 반영한 포괄적 지표를 사용한다는 점에서 다르다. 흔히 사용하는 대표적 결과지표로 QALY를 들 수 있는데, 이 외에도 건강연수(HYE[3]), 장애보정생존연수(DALY[4])와 같은 지표도 사용할 수 있다. 사용하는 지표가 포괄적이므로 비교의 범위도 비용−효과분석보다는 넓다.

1.2.3 비용-편익분석

한편 비용−편익분석(cost−benefit analysis)은 편익을 평가함에 있어 건강수준의 개선이나

---

2 Quality-adjusted Life Year, QALY
3 Health Years Equivalents, HYE
4 Disability-adjusted Life Year, DALY

생존기간의 연장과 같이 건강 그 자체를 나타내는 지표가 아닌 그에 대한 선호로 평가하는데, 이때 선호는 지불의사의 형태로 표현된다. 만약 측정하고자 하는 편익에 대해 경쟁시장이 형성되어 있다면 시장가격을 편익의 크기를 반영하는 값으로 사용한다. 이는 시장가격이 시장 참가자의 선호를 반영한 것이라 보기 때문이다.

시장이 존재하지 않거나 불완전한 경우 다른 방법을 사용하여 지불의사를 유추한다. 대표적인 것이 컨조인트 분석(conjoint analysis)이나 조건부가치측정법(contingent valuation)처럼 설문조사를 통해 가상의 상황을 제시하고, 이에 대한 응답자의 지불의사를 유추하는 방법이다. 혹은 시장에서 관찰된 선택을 통해 간접적으로 선호를 유추하는 방법도 있다. 예를 들어 고소득을 올릴 수 있는 위험한 직업과 그렇지 않은 직업 사이의 선택에서 드러난 선호를 바탕으로 통계적 생명의 가치를 평가하는 방법이 있다. 비용－편익분석이 다른 분석방법과 다른 것은 건강개선이 아닌 다른 형태의 결과도 편익으로 함께 고려된다는 점이다. 따라서 건강 외 다른 편익이 큰 경우는 비용－편익분석이 더 적절할 수도 있다. 그러나 비용－편익분석은 선호를 어떻게 평가하느냐에 따라 결과의 변이가 크며, 사람의 생명이 지닌 가치를 돈으로 환산하게 된다는 것에 대한 심리적 저항, 그리고 지불의사라는 것이 지불능력과 무관하지 않다는 점에서 지불능력이 큰 사람에게 발생하는 편익을 더 크게 평가하게 될 수 있다는 형평성 측면의 문제점으로 인해 보건의료분야에서는 비용－편익분석보다 비용－효과분석이 더 많이 활용되고 있다.

이상 네 가지 경제성 평가 기법 외에 요즘은 각종 교재나 가이드라인에서 비용－결과분석(cost－consequence analysis)도 소개하고 있다. 비용－결과분석에서는 비교대상이 되는 프로그램들의 비용과 건강결과들을 나열할 뿐 합산결과를 제시하지는 않으며, 다양한 결과의 상대적 중요성을 제시하지도 않는다. 나열된 비용과 건강결과 항목들을 바탕으로 이들을 비교하고 종합하는 것은 의사결정자의 몫으로 남게 된다. 이 방법은 평가결과를 도출함에 있어 가정을 최소화할 수 있지만 의사결정자가 져야 할 판단의 부담은 상대적으로 커지는 방법이다. 그러나 비용－결과분석은 다양한 비용과 건강결과를 분해된 형태로 제시함으로써 비용－효과분석이나 비용－편익분석의 유용한 출발점이 될 수 있고, 또한 분석의 투명성을 증진시킬 수 있다는 의의가 있다.

이상 분석 기법 중 어느 것을 사용할 것인 지는 효과의 크기, 삶의 질 측면에서의 개선효과가 큰 프로그램인지 여부 그리고 비교범위가 어떠한 지에 따라 결정된다. 그렇다고 이상의 방법들이 서로 배타적인 것은 아니다. 비용－효과분석이나 비용－효용분석, 비용－편익분석을 수행하기 전 비용－결과분석을 할 수도 있고, 비용－효과분석이나 비용－효용분석, 비용－편익분석의 결과를 함께 제시할 수도 있다. 이후 이어지는 절에서는 이 중 비용－효과분석과 비용－효용분석에 초점을 맞추어 경제성 평가의 방법을 제시할 예정이다.

표 6-1 경제성 평가 유형별 비용과 결과의 측정

연구 유형	비용의 측정, 가치평가	포함되는 결과 항목	결과의 측정, 가치평가
비용 분석	화폐단위	없음	없음
비용-효과분석	화폐단위	대안들에 공통된 주요 효과(단일효과), 그러나 효과의 달성 정도는 다름	자연단위(예: 수명연장, 감소된 장애일수, 혈압 감소 등)
비용-효용분석	화폐단위	단일 혹은 다중 효과, 모든 대안들에 공통적일 필요는 없음	건강 수명, QALYs
비용-편익분석	화폐단위	단일 혹은 다중 효과, 모든 대안들에 공통적일 필요는 없음	화폐단위

출처: Drummond MF, Sculpher MJ, Claxton K, et al. Methods for the economic evaluation of health care programmes. Oxford: Oxford University Press: 2015.

2 경제성 평가의 원리

2.1 평가 절차와 고려사항

일단 경제성 평가를 하기로 결정하였다면, 다음으로 경제성 평가의 틀을 구체적으로 설계하는 단계에 들어가게 된다. 분석 틀을 설계하기 전 임상적 측면이나 경제성 평가 측면에서 선행연구자료들을 검토해 본다면 연구설계를 하는데 많은 도움을 얻을 수 있을 것이다.

연구에 앞서 먼저 평가목적을 분명히 할 필요가 있다. 왜 경제성 평가를 하고자 하며, 평가과정을 거쳐 궁극적으로 알고자 하는 것은 무엇인가, 즉 연구질문은 무엇인가 하는 점을 분명히 하는 것이 이 단계에서 해야 할 일이다. 의사결정의 배경에 대한 충실한 정보는 누구를 주 독자로 할 것인 지, 연구관점은 무엇으로 할 것인 지 등의 선택에 있어 지침이 되어줄 것이다.

분석관점을 정하는 것도 중요하다. 즉 누구의 관점에서 본 비용과 편익인가를 분명히 하는 것이 나중에 비용과 결과를 추정함에 있어 분명한 지침이 된다. 분석관점은 보통 환자관점, 보험자관점, 사회적 관점, 보건의료체계관점 등으로 구분된다.

분석관점을 정하였다면 다음으로 해야 할 일은 어떤 기법을 이용하여 분석할 것인 지를 정하는 일이다. 분석기법에 대해서는 앞에서 설명하였다. 분석기법을 결정하기 위해서는 치료법의 효과에 대해 어느 정도의 판단이 선행되어야 한다. 따라서 분석을 진행하는 과정에서 치료법의 효과에 대한 판단이 달라진다면 분석기법의 변경이 필요할 수도 있다.

분석관점과 분석기법 등을 결정하고 난 다음에는 분석프로그램에 대한 정의를 보다 분명히 할 필요가 있다. 현재 분석하고자 하는 프로그램이 누구를 대상으로 한 것이며, 언제, 어느 정도의 간격으로 투입되는 것인 지, 프로그램을 실시하는데 필요한 투입요소(인력, 자원)로는 어떤 것이 있는 지, 혹 함께 투입되어야 할 다른 동반 프로그램이 있지는 않은지 등에 대해 분명히 기술할 필요가 있다. 도입 초기와 도입 후 어느 정도의 시간이 흐른 후 시술자의 숙련도가 달라지고, 이에 따라 시술의 성과 또한 달라질 수 있는 의료기술이 있다면 중재가 이루어지는 시점에 대한 검토도 필요하다. 특히 진단기술의 경우 진단의 민감도, 특이도 등에 대한 정보는 물론, 진단 후 치료기술의 효과 및 비용 등이 모두 진단기술의 경제성 평가에 고려되는 만큼 의사결정을 둘러싼 더 많은 배경정보가 필요하다.

하위그룹별 분석(subgroup analysis)이 필요하다면 이에 대해서도 연구를 기획하는 단계에서 미리 그 계획을 세우는 것이 필요하다. 효과나 비용 측면에 있어 집단 간 이질성이 존재한다면 이는 하위그룹 분석을 필요로 하는 이유가 될 수 있다. 그러나 하위그룹 분석의 경우 관심있는 하위그룹에 대한 결과를 얻을 수 있다는 장점은 있지만 그룹을 지나치게 세분화할 경우 표본의 크기가 작아 분석의 정확도를 떨어뜨릴 수 있다는 한계가 있다.

마지막으로 분석기간에 대한 고려가 필요하다. 질병의 발생-치료-치유 혹은 실패의 일련의 사건이 단기간에 발생하고 마무리된다면 사건의 결과에 대한 직접적 관찰이 가능하고, 이를 이용하여 경제성 평가를 실시하면 된다. 그러나 단기간의 관찰만으로는 질병 치료의 궁극적 결과를 확인할 수 없다면 분석기간을 언제까지로 할 것인 지에 대해서도 의사결정을 하여야 한다. 짧은 기간 동안 관찰한 중간단계의 결과물만을 놓고서 경제성 평가를 할 것인 지, 아니면 모형구축을 통해서라도 장기결과를 추정하여 반영할 것인 지에 대한 의사결정이 필요하다. 후자의 경우 치료의 궁극적 목표 달성정도를 반영할 수 있다는 장점은 있지만 불확실성이 그만큼 커지는 문제점도 안고 있다.

이상의 단계는 반드시 시간적으로 한 방향으로만 진행될 필요는 없다. 중재안과 비교안에 대한 정의를 먼저 내린 후 분석관점과 분석기법, 분석기간을 그 뒤에 결정할 수도 있고, 또 분석을 진행하면서 처음의 계획을 변경할 수도 있다. 다만 그 과정을 명확히 기록할 필요가 있다. 본격적인 분석을 진행하기 전 개념모델을 구축한다면 일관된 분석을 진행하는데 도움이 될 수 있을 것이다.

2.2 비교대안 선정

분석대상 프로그램에 대한 정의와 더불어 비교대상이 되는 프로그램에 대한 기술도 필요하다. 의약품의 경우 의약품경제성평가지침에 비교대상 선정기준이 제시되어 있다(건강보험심사평가원, 2011). 즉 비교할 만한 약제가 있는 경우라면 그중 가장 널리 사용되는 것을 비교대상으로 선정하되, 비교할만한 약제가 마땅치 않은 경우라면 다른 시술법도 비교대상이 될 수 있다고 밝히고 있다. 검진프로그램의 경우 서로 다른 검진방법뿐 아니라 검진의 간격을 달리한 것이 각각의 대안으로 비교되기도 하는데 대장암 선별검진의 경우를 예로 든다면 검사법의 종류뿐 아니라 같은 검사법이라 하더라도 그 간격을 어떻게 할 것인가에 따라 서로 다른 대안으로 구분하여 비교 평가되곤 한다(박상민, 2004).

비교가능한 대안들 중 가장 비용－효과적인 대안이 비교대상으로 적절하나, 현실적으로 이에 대한 정보를 알 수 없는 상황에서는 표준치료법, 최저비용의 대안, 현재 가장 널리 사용되는 치료법 등이 대안이 될 수 있다. 때로 다른 마땅한 치료법이 없는 경우 아무런 처치도 하지 않는 것이 대안이 될 수 있다(Neumann, 2017). 기존 교과서 등에서는 다양한 범위의 대안들을 고려할 것을 권고하고 있으나, 가이드라인에 따라 분석의 일관성 확보 차원에서 하나의 기준을 제시하기도 한다. 같은 중재법이라 하더라도 비교대안이 달라지면 비용－효과성에 대한 판단이 달라질 수 있는 바, 의사결정의 일관성 확보를 위하여 비교대안 선정에 대한 지침을 제시하는 것이다.

2.3 분석관점

경제성 평가에서는 분석관점에 따라 분석에 포함되는 비용과 결과의 범위가 달라지므로, 서로 다른 분석결과를 비교하기 전, 분석관점을 확인할 필요가 있다. 같은 대상을 두고 평가하더라도 분석관점에 따라 비용－효과비 혹은 비용－편익비가 달라질 수 있다. 따라서 경제성 평가를 공식적 의사결정의 근거로 활용하는 많은 국가에서는 평가의 일관성, 비교가능성 확보를 위해 가이드라인을 통해 특정 분석관점을 채택하도록 권고한다.

일반적으로 채택되는 분석관점으로는 환자관점, 보험자관점, 사회적 관점 등이 있는데, 이는 누구의 입장에서 비용과 결과를 볼 것이냐에 따라 달라지는 관점이다. 환자관점으로 분석하면 환자가 의료기관을 방문하면서 직접 지불하는 비용이나 교통비용은 분석에 포함되겠지만, 보험자 부담분은 분석에 반영되지 않는다. 보험자관점에서 분석할 때는 건강보험에서 부담하지 않는 교통비 등은 분석에서 제외된다. 반면 사회적 관점에서는 그 사회를 구성하는 경제주체 누구에게 발생하든지 간에 사회 전체적으로 자원의 순소비가 발생했다면 비용으로, 편익이 발생했다면 편익으로 집계한다. 과거 많은 경제성평가지침에서는 사회적 관점을 기본분석(base case analysis)의 관점으로 채택할 것을 권장하였다. 사회적 관점이야 말로 사회가 가진 자원의 효율적 배분 결정을 위해 적절한 관점이라는 것이다. 그러나 현실적으로는 사회적 관점으로 비용과 편익을 분석하기에는 가용한 자료가 부족하다는 문제점이 있다. 또한, 보건 분야 의사결정자의 입장에서는 주로 보건의료분야에 미치는 영향에 관심이 있을 것인 바, 사회적 관점은 의사결정자의 관점과 차이가 있다는 의견도 있다.

이에 요즘은 제한적 사회적 관점, 혹은 보건의료체계관점을 기본분석의 관점으로, 사회적 관점하의 분석은 보완적으로 제시하도록 권고하는 경우가 많다. 보건의료체계관점에서는 보통 건강과 보건의료의 제공과 직접 관련된 비용이나 건강관련 결과는 분석에 포함되나 이와 관련되지 않은 비용이나 결과는 기본분석에서 제외한다. 뉴먼 등(2017)은 보건의료부문 관점에서는 보험자나 환자가 부담하는 현재와 미래의 공식적인 보건의료 부문 비용이 비용으로 집계되며, 이 비용에는 현재 고려중인 질병과 관련된 비용은 물론 관련되지 않은 의료비용도 포함된다고 정의하였다(Neumann, 2017).

〈표 6-2〉에서는 주요 국가의 가이드라인에서 권고하는 분석관점을 제시하였다. 호주의 약제급여자문위원회(PBAC[5])와 의료서비스자문위원회(MSAC[6])에서는 보건의료체계관점을 제시하였는데, 보건의료의 제공과 관련되지 않은 비용은 기본분석에서 제외된다. 영국의 NICE[7]는 결과로는 직접적 건강효과만을, 비용으로는 NHS와 PSS[8]에 발생하는 비용을 포함하도록 권고하였다. NHS와 PSS의 밖에서 발생하는 비용과 편익에 대해서는 분석범위를 결정하는(scoping) 단계에서 논의하되, 기본분석이 아닌 보충적 분석의 형태로 별도 제시하도록 하고 있다. 그러나 생산성 손실과 관련한 비용은 기본분석이든 보충분석이든 포함하지 않는다. 환자 간병비용의 경우 NHS와 PSS에서 부담하였어야 하나 환자 보호자에 의해 제공된 경우에 한해 비용에 포함하도록 하고 있고, 시간비용은 기분분석에 포함하기보다 별도로 제시하도록 하고 있다.

---

5 Pharmaceutical Benefit Advisory Committee,
   https://pbac.pbs.gov.au/content/information/files/pbac-guidelines-version-5.pdf;
6 Medical Services Advisory Committee,
   http://www.msac.gov.au/internet/msac/publishing.nsf/Content/0BD63667C984FEEACA25801000123AD8/$File
   /TherapeuticTechnicalGuidelines-Final-March2016-Version2.0-accessible.pdf
7 National Institute for Health and Care Excellence,
   https://www.nice.org.uk/media/default/about/what-we-do/our-programmes/developing-nice-guidelines-the
   -manual.pdf
8 Personal Social Service, PSS

표 6-2 국가별 분석관점

	영국	호주	스웨덴	우리나라
분석관점	NHS와 PSS관점	보건의료체계관점	사회적 관점	제한적 사회적 관점
포함하는 비용범위	NHS와 PSS가 부담하는 비용으로 NHS나 PSS에서 부담하였어야 하나 환자 보호자에 의해 제공된 간병비용은 포함. 시간비용은 별도로 제시	의료비용만 포함. 보건의료의 제공과 관련되지 않은 비용은 기본분석에서 제외	생산성 손실 비용도 포함(인적자본접근법 사용). 치료를 통해 생존기간이 연장된 경우 추가 생존기간 동안의 비용도 포함(총 소비-총생산)	직접 의료비용, 환자 및 가족 부담비용 포함. 시간비용이나 교통비용도 포함
포함하는 결과 범위	건강효과	건강효과	건강효과	건강효과
비고	생산성 손실 비용은 추가 분석으로도 제시하지 않음	생산성 손실비용은 포함하지 않음	생산성 손실비용 포함	생산성 손실비용 포함하지 않음

출처: PBAC (2016), Guidelines for preparing a submission to the Pharmaceutical Benefits Advisory Committee (Ver. 5.0); MSAC (2016), Technical guidelines for preparing assessment reports for the Medical Services Advisory Committee- Medical Service Type: Therapeutic (Version 2.0); NICE (2014), Process and methods guides: Developing NICE guidelines: the manual; TLV(2003), General guidelines for economic evaluations from the Pharmaceutical Benefits Board (LFNAR 2003:2); 건강보험심사평가원 (2011), 의약품 경제성 평가지침 및 자료작성 요령.

스웨덴[9]은 드물게 가이드라인에서 사회적 관점을 채택할 것을 권고하는 국가이다. 따라서 스웨덴에서는 이환과 치료의 과정에서 손실된 생산성 또한 분석에 포함하도록 하고 있으며, 이때 생산성 손실의 크기를 측정하는 방법으로는 인적자본접근법을 권고하고 있다. 만약에 치료가 생존에 영향을 미친다면 증가된 생존기간 동안 발생한 비용 또한 포함되어야 하는데, 이는 연장된 생존기간 동안 발생한 총 소비에서 총 생산을 뺀 값으로 한다.

우리나라 의약품경제성평가가이드라인의 경우 초판에서는 사회적 관점을 기본분석으로 하되 생산성 손실이나 해당 질병과 관련없는 미래의 비용은 별도 제시하도록 하였으나, 개정판에서는 제한적 사회적 관점을 기본분석으로 채택할 것을 권고하였다. 그러나 관점의 명칭만 바뀌었을 뿐 실제 분석에 포함하는 비용과 결과항목의 범위가 달라진 것은 아니다. 이는 사회적 관점을 채택하고 있음에도 불구하고 기본분석에서 생산성 손실 등을 제외하도록 한

9 https://www.tlv.se/Upload/English/Guidelines-for-economic-evaluations-LFNAR-2003-2.pdf

것은 타당하지 않다는 비판을 수용한 것으로, 다른 나라 가이드라인과 비교하자면 사회적 관점과 보건의료체계관점의 중간쯤에 위치하는 관점을 채택하고 있다고 할 수 있다.

　분석관점과 관련하여 가장 논란이 되어온 것은 기본분석에 생산성 손실을 포함할 것인지 여부였다. 사회적 관점으로 보자면 생산성 손실 또한 기본분석에 포함하는 것이 타당하겠지만 이를 포함한다는 것은 생산성이 그 자체로 중요하고 건강중재의 적절한 부산물이라는 하나의 가치판단을 내포한다. 그리고 임금에 기초하여 생산성을 측정할 경우 높은 임금을 받는 사람들의 건강에 영향을 미치는 중재에 보다 우호적 결정을 할 수 있다는 문제점이 있다. 따라서 주요 교과서에서는 생산성 손실 등에 대해 기본분석에 포함하는 것 보다 별도로 제시할 것을 권고하고 있다(Drummond, 2015; Neumann, 2017).

2.4 서로 다른 시간대에 발생하는 비용과 효과의 평가

　경제성 평가에서 빼놓을 수 없는 과정이 할인(discount)이다. 할인은 미래에 발생하는 비용 혹은 편익을 현재 시점에서의 가치로 환산하는 방법인데, 할인을 하는 근거에는 대부분의 사람들은 미래에 얻게 될 1만 원보다 지금 당장 1만 원을 얻는 것을 더 선호한다는 상식이 깔려 있다. 비용이라면 지금 당장 그 비용을 지불하는 것보다 미래로 그 지불을 늦추는 것을 선호하고, 편익이라고 한다면 미래가 아닌 지금 당장 그 편익을 얻는 것을 선호한다는 것이다. 물론 인플레이션이나 투자 위험 등을 모두 배제한 상태에서도 그렇다는 것이다. 이를 시간 선호라고 말한다. 따라서 비용이나 편익이 한 해에 그치지 않고 미래에도 계속 발생하는 경우라면 서로 다른 시점에 발생하는 비용과 편익을 어떻게 비교할 것인가 하는 문제가 발생한다. 동일한 비용, 편익이라 할지라도 지금 발생하는 것과 1년 후에 발생하는 것, 5년 후, 10년 후에 발생하는 것은 그 가치가 각각 다르기 때문이다. 따라서 서로 다른 시점에 발생하는 비용, 편익을 비교하려면 이를 동일 시점의 값으로 환산한 후 비교하여야 한다. 대부분 현재 시점을 기준으로 미래의 비용, 편익을 평가하게 되는데 미래 비용, 혹은 편익을 현재 시점의 가치로 환산해주는 방법이 할인이다.

　할인을 하는 과정은 다음과 같이 나타낼 수 있다.

$$\text{현재가치(Present Value)} = C_0 + \frac{C_1}{(1+r)} + \frac{C_2}{(1+r)^2} + \frac{C_3}{(1+r)^3} + \cdots\cdots + \frac{C_n}{(1+r)^n}$$

　위 식에서 r은 할인율을 의미하는데, 보통 물가상승률을 제외한 사회적 시간선호율을 사용한다. 우리나라의 경우 의약품경제성평가가이드라인을 통해 비용, 편익 모두 5% 할인율을 기본으로 사용하도록 제시하고 있다(건강보험심사평가원, 2011). 물론 국가에 따라 기본할인율을 달리 제시하는 경우도 있다. 미국의 경우 보통 3%를 채택하며, 영국의 경우 비용, 편익 모두 3.5%의 할인율을, 호주의 경우 비용, 편익 모두 5%의 할인율을 사용하도록 제시하고 있다.

할인율 5%, 3%라고 하는 것은 보통 연간할인율을 의미한다. 비용과 편익이 1년 내에 모두 발생하는 대안들이 있다면 구태여 할인율을 적용하지 않는 것이 보통이다. 반면 비용과 편익이 1년을 넘어 먼 미래까지 확장된 경우, 그리고 예방프로그램처럼 비용과 편익의 발생시점이 대칭적이지 않은 경우, 즉 비용은 프로그램 도입 초기에 주로 발생하나, 편익은 대부분 먼 미래에 발생하는 경우가 있다면 할인율이 비용−효과분석 결과에 미치는 영향이 매우 커진다. 비용, 편익에 모두 동일한 할인율을 적용할 것인가의 문제도 논란거리의 하나이기는 하나 대부분의 가이드라인에서 동일 할인율을 권고하고 있다.

3 비용분석

3.1 경제성 평가의 비용 항목

경제성 평가에서 사용하는 비용은 시장에서 관찰되는 비용들 이외에도 경제학의 기회비용(opportunity cost) 개념을 자주 이용한다. 기회비용은 실제로 화폐가치로 지불하는 비용들뿐만 아니라 어떤 자원을 이용하는 선택에 따라 그 자원으로 생산할 수 있었지만 포기하게 된 다른 선택으로 생산할 수 있는 가치로 측정하고 이러한 가치들이 여러 개 있으면 그 중 가장 큰 가치로 측정한다. 예를 들어 간호사가 와상환자의 욕창관리를 위해 자세를 교정하는 행위는 비용을 측정하기 힘들지만 그 간호사가 이런 행위 대신 그 시간만큼 다른 생산행위를 할 수 있기에 간호사의 시간당 생산성의 가치, 즉 시간당 임금(노동시장이 경쟁적이라면 생산성의 가치=임금)을 이용하여 욕창관리를 위한 자세교정행위에 필요한 시간을 시간당 임금에 곱하여 비용을 측정하는 것이 바로 기회비용의 개념을 이용하는 예이다. 시장가격을 이용하는 경우 보건의료부문과 같이 시장이 불완전하면 (공급자의 수가 제한적이고 소비자에게 완전정보가 주어지지 않음) 비용측정이 정확할 수 없고 비뚤림이 생기게 된다. 이러한 이유로 경제성 평가에서 비용은 흔히 불확실성을 내재하게 되고 경제성 평가결과의 해석에 있어 점추정(point estimation)보다 구간추정(range estimation)이 의미가 있게 된다.

3.2 비용 추정범위와 관점

한국보건의료연구원에서 출간한 비용측정지침(김윤희, 2013)에 보다 자세한 비용산출방법이 정리되어 있지만 비용 산출에 있어 가장 중요한 시작점은 분석관점(perspective, viewpoint)에 따라 비용분석을 시작해야 한다는 점이다. Drummond(2005)의 경제성 평가연구에 대한 비판적 평가 체크리스트에서도 관점이 명시되어 있는 지 여부(체크리스트 1.3)가 평가기준에 들어 있고 적절한 관점이 사용되었는 지 여부(체크리스트 4.2)가 비용 산출과 관련하여 평가기준에 포함되어 있다. 분석관점이 고정되어 연구가 시작되면 어떤 비용항목이 포함되어야 하는지 여부가 정해진 관점에 의해 명확해지고 경제성 평가연구 도중에 특정한 결론을 유도하기 위해 특정 비용을 더하거나 빼는 행위가 제한되게 된다. 예를 들어 편두통환자가 편두통으로 인해 생산성이 떨어지게 되어 발생하는 생산성손실비용은 사회적 관점(societal perspective, social viewpoint)에서는 포함되지만 보험자관점(payer perspective)에서는 포함되지 않는다.

표 6-3 분석관점별 비용항목 포함여부

관점		보험자관점	보건의료체계 관점	사회적 관점
직접비용	의료비용	포함	포함	포함
	비 의료비용		포함	포함
간접비용	시간비용		포함	포함
	생산성 손실비용			포함

출처: 김윤희(2013)의 〈표 1–5〉를 수정하였음.

분석관점은 필요에 따라 다양하게 진화하고 있는데 Garrison 등(2010)에 의하면 사회적 관점에 맞게 경제성 평가연구를 수행하는 데 어려움이 따르므로 제한된 사회적 관점(limited societal perspective)이나 확장된 보건의료체계 관점(extended health system perspective) 등이 사용되고 있고 이러한 관점들이 더 현실적이라고 제안하고 있다. 이러한 새로운 분석관점들은 비용추정의 범위가 전통적인 사회적 관점의 추정범위에서 벗어나 특정비용을 제외하거나 전통적인 보건의료체계 관점의 추정범위를 확장하여 특정비용을 추가하는 방식으로 진화하고 있다.

3.3 비용측정

3.3.1 비용측정방법

분석관점이 결정되어 포함할 비용항목들의 범위가 정해지면 다음 단계는 포함되는 각 비용항목별로 자원사용량 측정값과 단위비용을 곱하여 항목별 비용을 추정하게 된다. 이때 미시적 비용측정법(micro costing)과 거시적 비용측정법(macro costing 혹은 aggregate costing)을 사용할 수 있는데 전자는 각 비용항목에 해당하는 자원들을 세세하게 사용량을 측정하고 각 자원의 단위비용들을 이용하여 비용측정을 하는 것으로 전통적인 행위기반 비용측정(activity based costing 혹은 time and motion study)으로 연결될 수 있다. 후자는 환자 1인당 평균진료비 등을 공개된 통계자료나 이미 출간된 연구논문 등에서 가져와서 사용하는 방법으로 공개된 값이 있으면 상대적으로 쉬운 방법이나 미시적 비용측정법만큼 정확하지 않다. 행위기반 비용측정법이 부적합한 경우는 관련 자원사용량이나 단위비용들의 편차가 커서 한두 곳의 사용량이나 단위비용 측정으로 대표성을 확보하기 힘든 경우들이고 이런 한계를 극복하기 위해 측정 장소들을 늘리기 위해서는 많은 시간과 비용이 수반되어 결국 제한된 연구환경에서는 수행하기 어려워지는 경우들이다. 실제 경제성 평가연구에 있어서는 어느 한 가지 비용측정법이 사용되기 보다는 상황이나 가용성에 맞추어 복합적인 방법들이 주로 사용된다. 예를 들어 새로운 치료법의 비용은 기존 자료가 없기에 행위기반으로 측정하고 다른 비용들은 거시적 비용들을 이용할 수도 있고 환자 코호트나 청구자료들을 조작적 정의를 사용하여 분석한 뒤 그 측정치들을 환자사례별(per casemix), 질환별, 일당비용 등으로 정리하여 사용하는 것이 흔한 방법이다. 이때 주의해야 할 점은 어떤 추정방법을 이용하여 얻었더라도 추정된 비용값들은 초기값으로 사용될 뿐이고 경제성 평가연구과정에서 비용 모수들은 초기값에서 시작하여 불확실성을 충분히 반영할 만큼 넓은 범위의 확률분포를 이용하여 민감도분석이 진행되어야 한다는 점이다. 예를 들어 도저히 비용자료를 구할 수 없는 치료비용에 대하여 전문가들의 의견을 받아 평균 30만원의 치료비용을 추정하였다면 민감도분석에서 만원부터 100만원까지 치료비용을 바꿔가면서 경제성 평가결과가 얼마나 달라지는지 볼 수도 있고 표준편차를 계산하여 치료비용의 95% 신뢰구간 내에서 민감도분석을 해 볼 수도 있다. 물론 전문가들이 예측하기 힘든 경우이면 민감도분석에서 훨씬 넓은 범위를 보거나 혹은 다른 모수들을 고정하고 이 치료비용을 변화시켜 가면서 어떤 값이 되면 경제성 평가결과가 뒤집어지는 지를 도출하는 경계치분석(threshold analysis)이란 특수한 민감도분석을 할 수도 있다.

3.3.2 비용추정기간과 측정시점

비용추정기간은 경제성 평가연구의 대상기간에 맞춰 추정하게 되는데 치료법 간의 경제성 비교의 목적이 환자에게 어떤 치료법(중재방법)이 더 경제성이 있는 지를 보는 것이라면 치료기간 뿐만 아니라 이후의 여생을 포함하여 연구하는 것이 더 바람직하다. 예를 들어 고도비만환자에게 비만수술과 약물치료 간의 경제성 평가를 한다면 수술비용과 약물치료비용만 비교하는 것이 아니라 치료효과가 장기간 지속될 수 있기에 치료시점부터 여생동안 혹은 향후 10년간의 의료비를 포함하여 평가하는 것이 더 바람직한 연구설계이다.

비용추정기간이 1년 이상인 경우 할인율을 적용하게 되는데 장기비용추정에서는 할인율이 매우 큰 영향을 미치기에 민감도분석에서 할인율을 반드시 포함하여 결과를 제시하여야 한다.

또한 중재방법이 수술법이거나 매우 혁신적인 방법이라 학습곡선(learning curve)에 의해 치료성과가 개선된다면 비용측정에 있어서도 학습기간이 충분히 진행된 이후의 비용과 성과를 측정하는 것이 바람직하다. 이때 충분한 학습기간의 정의는 관련분야 전문가 의견이나 문헌 등을 통해 선정하고 민감도분석에서 여러 시나리오의 충분한 학습기간 적용에 따른 비용들을 고려할 수 있다. 예를 들어 앞의 고도비만환자에 대한 수술법의 비용과 성과 측정에 있어 100례 이상의 경험이 있는 의사들이 집도한 사례들만 모아 비용과 성과를 계산하여 연구에 이용하고 민감도분석에서 다양한 기준 50례, 200례 등을 적용하여 분석한 결과들을 고려할 수 있다는 뜻이다.

3.3.3 생산성 손실 측정방법

김윤희 등(2013)에 의하면 생산성 손실비용은 질병이환이나 조기사망으로 인해 환자의 노동능력이 손상 혹은 상실된 것과 관련된 비용으로 정의하고 있다. 이때 결근으로 인한 손실(absenteeism)과 출근했으나 정상적인 생산성을 보이지 못하는 손실(presenteeism)을 모두 포함한다. 분석관점에 따라 생산성 손실 비용의 포함여부가 달라지는데 사회적 관점과 같이 포함하는 경우에는 산출방법을 선택하여야 하는데 인적자본접근법과 마찰비용접근법 중 하나를 보통 선택한다.

인적자본접근법은 질병으로 인해 손실된 노동시간에 손실의 정도와 노동의 가치(시장가격 혹은 시간당 임금)를 곱하여 계산하는 방법으로 계산이 상대적으로 쉬워 널리 사용되나 생산성 손실비용을 과다추계한다는 단점이 있다. 인적자본접근법의 적용대상도 유급노동자인 환자만 대상으로 계산하는 방법과 유급노동여부와 상관없이 모든 인구집단에 속하는 환자들 혹은

65세 이하인 환자들만을 대상으로 계산하는 방법이 있다.

마찰비용접근법은 인적자본접근법의 한계를 극복하기 위해 만들어진 방법으로 유급노동자의 생산성 손실만을 마찰비용(friction cost) 개념으로 추정하는데 마찰비용은 질병으로 인해 숙련노동자가 정상적인 생산성보다 낮아진 생산성을 보이는 마찰기간 동안 대체노동자를 고용한다고 보고 대체노동자를 고용하기까지 노동자가 부족한 기간과 대체노동자의 생산성을 숙련노동자의 생산성만큼 끌어올리기 위해 훈련시키는 기간의 비용들을 산정하여 생산성 손실비용을 측정한다. 이때 노동자 모집비용 및 대체노동자 훈련과 관련된 비용 등이 포함된다. 마찰비용 적용시 대체노동자를 고용할 정도가 아닌 짧은 기간의 결근비용은 인적자본접근법과 유사하게 산정하나 생산성가치의 80%를 적용하는 방법을 보통 사용한다. 마찰비용접근법은 생산성 손실을 유급노동자의 결근에만 초점을 맞추어 과소추계한다는 비판과 경제학 이론에 맞지 않는 가정에 근거해 이론적 근거가 없는 방법론이라는 비판이 존재한다. 생산성 손실비용 추정과 관련된 보다 자세한 논의들은 김윤희 등(2013)과 Sculpher(2001)를 참고할 수 있다.

3.3.4 공통비용의 할당

공통비용(overhead cost)은 건물관리비나 행정비용 등 특정 중재를 제공하기 위해 필요한 자원이나 해당 중재에만 사용되는 것이 아니라 다른 곳에 동시에 사용되는 자원들의 비용을 의미한다. 이러한 비용들은 100% 반영하기에는 과다추정의 문제가 있고 특정한 방법으로 부분반영하게 되는데 Drummond(2005)에서는 직접배분, 단계적 배분, 반복된 단계적 배분, 완전배분의 4가지 방법을 제시하고 있다. 직접배분은 각 공통비용별로 적절한 분배기준을 찾고 이에 따라 각 부서별로 배분하는 직관적인 방법으로 예를 들어 병원에서 행정비용은 근무시간을 분배기준으로 삼아 모든 진료과들의 총 근무시간에서 해당부서의 근무시간의 비율을 총 행정비용에 곱하여 해당부서의 행정비용으로 더하고 청소비용은 면적을 분배기준으로 삼아 진료과들의 총 면적에서 해당 부서의 면적 비율을 총 청소비용에 곱하여 해당부서의 청소비용으로 더하는 방법이다. 다른 방법들은 상대적으로 좀 더 복잡한 절차나 계산으로 공통비용을 각 부서별로 나누게 되는데 자세한 내용은 Drummond(2005) 섹션 4.3의 계산예시들과 참고문헌들을 읽어보기 바란다.

3.4 가치평가

3.4.1 현시선호와 진술선호

가치평가는 개개인의 선호도에 따라 달라지는데 대표적인 예가 시장에서 생산자와 소비자의 선호에 따라 결정되는 시장가격이라고 할 수 있다. 시장가격과 같이 실제 시장 혹은 다른 유사환경에서 경제주체들의 선택과정 중 관찰할 수 있는 선호를 현시선호(revealed preference)라고 한다(Mark, 2004). 보건의료분야에서도 건강장해에 대한 보상가격처럼 관찰할 수 있는 건강상태에 대한 선호도 혹은 가치가 존재하지만 그러한 정보는 제한적이다. 사회보험이 적용되고 있고 소비자들이 충분히 정보를 가지고 있지 못하다는 측면에서 더욱 그러하다. 따라서 많은 연구자들이 다양한 가치평가방법을 이용하여 가상의 가치를 매기는 과정을 수행하는데 이를 진술선호(stated preference)라고 한다(Ali, 2012). 보건의료분야에서는 현시선호 자료의 제한성으로 인해 진술선호를 이용하는 경우가 대부분이다. 다만, 이러한 가상의 가치를 도출하는 과정에서도 실제 선호와 다른 선택을 할 수 있는 문제 등이 발생할 가능성이 있고 선호도를 도출하는 방법에 따라서 같은 상태의 선호도가 다르게 나타나는 문제가 있을 수 있다(Dolan, 2000). 따라서 현시선호와 진술선호 모두 일정한 정도 건강상태에 대한 선호도를 반영하고 있지만 각각 제한점이 있다고 할 수 있다. 그러므로 이용가능한 현시선호가 있다면 가치평가과정에서 이를 진술선호와 같이 고려할 필요가 있을 것이다.

3.4.2 지불의사 측정

지불의사(WTP[10])는 진술선호를 측정하는 방법으로 시장가격이 존재하지 않거나 자연경관과 같이 가치측정이 어려운 것들의 가치측정을 위해 사용되는 방법으로 보건의료분야에서는 비용편익분석에서 "사망자 한 명을 감소시키기 위한 투자비용(VPF[11])"과 같이 사업비용을 사망감소확률로 나누어 계산하는 방법과 조건부가치측정법(contingent valuation)이나 컨조인트 분석(conjoint analysis) 등을 이용하는 방법들이 있다.

조건부가치측정법은 가상의 시나리오를 제시하고 해당 상황에서 지불의사를 측정하는 방법으로 댐을 짓기 위해 수몰시켜야 하는 자연경관을 보존하기 위해 얼마나 지불할 용의가 있는 지, 본인이 골다공증에 걸려 1년내 대퇴부 골절확률이 10%라고 할 때 골절확률을 5%로 줄이기 위해 얼마를 지불할 용의가 있는 지 등을 묻게 되는데 가치측정이 어려운 것들에 대해 조사하는 만큼 개방형 설문으로 물을 경우 대답하기 곤란하거나 엉뚱한 답변이 나올 수 있어 지불금액을 제시하고 낼 수 있는 지를 묻게 된다. 즉 답변자는 예/아니오를 선택할 수만 있고 답변에 따라 제시금액을 내리거나 올려서 두 번 묻는 이중경계 양분형 설문을 할 수도 있다. 보통 초기 제시금액이 큰 영향을 미치기에 현실적인 초기금액을 여러 개 만들어 놓고 답변자

---

10 Willingness to Pay, WTP
11 Value of Preventing a Fatality, VPF

마다 그 중에서 무작위로 한 값을 선택하여 설문에 사용하여야 한다. 보건의료분야에서 조건부 가치측정법에 관한 보다 자세한 설명은 안정훈 등(2010)을 참고하기 바란다.

컨조인트 분석은 마케팅 등에서 널리 사용하는 방법으로 설문을 통하여 제품의 여러 특성들을 다양하게 구성한 예시들을 주고 그 중에서 어느 것을 선택하는지 설문하여 제품의 특성들이 구매행위에 미치는 영향을 분석하는 방법이다. 보건의료분야에서는 약제와 같은 치료법에 대하여 치료비용과 여러 가지의 치료효과, 부작용, 지속기간 등 치료의 특성들을 다양하게 바꾼 예시들을 제시하여 선택하게 함으로써 특성들과 비용의 교환비를 분석하여 한 가지 특성의 개선에 대한 지불의사를 측정하는 방법이 사용된다. 컨조인트 분석에서 선택하게 하는 방법은 둘 중 하나를 선택하게 하는 짝비교, 둘 중 하나를 얼마나 더 선호하는지 묻는 점수화 짝비교(graded pair comparison), 여러 개들의 순위를 정하게 하는 순위법 등이 있다. 보건의료분야의 컨조인트 분석에 대한 보다 자세한 설명은 Johnson(2008)을 참고하기 바란다.

3.4.3 수가와 비용

우리나라의 비용연구에서 단위비용을 추정하는데 가장 널리 사용되는 것이 건강보험 수가(fee schedule)이다(김윤희, 2013). 우리나라에서 건강보험 수가는 행위별 수가(fee for service)를 기본 급여원칙으로 삼고 있는 건강보험제도에서 각 의료행위별로 건강보험에서 미리 정하여 상환해주는 금액을 의미하는데 현재의 수가체계는 미국 메디케어에서 사용하던 자원기준상대가치(RBRVS[12])를 근간으로 각 의료행위별로 투입된 의료자원의 양을 점수화하여 상대가치점수라는 비교체계를 만들고 1점당 환산지수(conversion factor)를 곱하여 수가를 계산하는 방식을 사용하고 있다. 이때 환산지수는 매년 국민건강보험공단 이사장과 병원협회, 의사협회, 치과의사협회, 한의사협회 등 의료계 대표들 간의 협상으로 결정되는데 각 영역 및 의원과 병원의 종별에 따라 차등환산지수가 적용되고 있다. 비용추정에 있어 비용대비수가비(cost to charge ratio)를 이용하기도 하는데 이때 비용대비수가비는 병원이 이윤을 추구하는 점을 감안하여 실제 비용은 청구하는 수가보다 낮을 것으로 보아 1보다 작은 값이 사용된다. 즉 병원의 청구수가가 $1,000이고 선행연구에 의해 미국에서 비용대비수가비는 0.8이라고 알려져 있다면 실제 비용은 둘을 곱한 금액인 $800이라고 추정하는 방법이 사용된다. 우리나라에서는 오히려 수가가 너무 낮아 실제 비용을 보상해 주지 못하고 있다는 주장이 오랫동안 의료계에서 있어 왔고 해외의 의료비용과 비교해 보더라도 약가나 재료대를 제외한 의사들의 행위에 대한 수가 인정이 낮은 편이라 1보다 작은 비율을 사용하는데는 무리가 있고 1보다 큰 비율을 사용하기

---

12 Resource-Based Relative Value Scale, RBRVS

에도 근거가 없어 건강보험 수가를 그대로 비용으로 사용하고 있다.

3.5 비용추정 자료원

김윤희 등(2013)의 연구에 의하면 2011년 3월까지 우리나라에서 이루어진 약 80편의 경제성분석 연구들에서 비용추정의 자료원으로 가장 흔히 사용된 것들은 건강보험 청구자료, 건강보험수가, 병원 환자자료이고 드물게 설문조사나 국민건강영양조사 등의 자료원이 사용되었다고 한다.

비용추정 자료원과 사용방법들은 한국보건의료연구원에서 발간한 "보건의료분야에서 비용 산출방법" 매뉴얼에 상세히 제시되어 있으므로 해당 책자를 참고하기를 권고한다(김윤희, 2013).

 # 4 건강결과의 측정과 평가

4.1 결과지표

제한된 재원의 사용이라는 측면에서 비용대비 효과에 대한 평가의 중요성은 증가하고 있으며, 보험 급여 등 의료 수행의 의사결정단계에서 경제성 평가의 역할 및 방법론 또한 점점 진화하고 있다. 그러나 여러 지침들이 제시되고 있는 중에도 아직 논쟁이 진행되고 있는 다양한 쟁점들이 남아 있으며, 경제성 평가에서 어떠한 건강결과지표를 선택하여 평가에 반영해야 할 것인가 또한 그 중에 하나이다.

경제성 평가연구는 어떠한 건강결과를 선택하는가에 따라서 여러 가지 방법으로 수행될 수 있다. 본 절에서는 경제성 평가연구에서 사용되는 주요 건강결과지표의 유형과 이에 대한 특징을 소개하고, 지표측정방법 및 해당 건강결과값이 제공할 수 있는 과학적 근거에 대해 설명하고자 한다.

임상적 결과지표는 일반적으로 의료과정에서 측정되는 질병 또는 관리에 의해 유발되는 징후 및 증상에 대한 측정치를 의미한다. 결과지표는 질병 관련 후유증이나 사망과 같이 특정 결과로써 단순하게 측정될 수 있는 것도 있지만 질병의 복잡한 자연경과에 대한 지식에 의존하여 정의되어야 하는 것들도 있으며, 결과지표로서 부작용을 함께 고려해야 하기도 한다. 상황에 따라서는 다양한 주요 관련 합병증 중 하나 이상의 합병증 발생 여부와 같이 여러 결과들의 조합으로 정의하기도 한다. 이러한 임상적 결과지표들은 치료결과에 따른 환자의 삶의 질과 관련이 있을 수도 있겠으나 그렇지 않을 수도 있다. 따라서 SF-36[13] 등과 같이 의료중재의 효과를 일반적인 건강상태에서의 삶의 질 측면에서 측정하고자 하는 시도 또한 경제성 평가에서 중요하게 다루어진다.

임상적 결과지표들은 질병의 치료에 따라 궁극적으로 개선되어야 할 실제적인 결과지표라기 보다는 '대리결과(surrogate outcome)' 또는 '중간결과(intermediate outcome)'인 경우가 많다. 예를 들어, 심혈관계 질환의 치료는 궁극적으로 뇌졸중, 협심증, 심장마비, 또는 사망을 방지하는 것이 목적이나 혈압이나 지질 개선을 측정하여 평가하거나, 골다공증 환자에서 골절 대신 골밀도 등의 지표를 측정하여 평가하는 것이 이에 해당한다. 대리지표의 변화가 궁극적인 건강결과의 개선에 다다르지 않을 수도 있기 때문에 이와 같은 대리지표의 사용은 실제적인 문제를 가질 수 있다(Temple, 1999; Ciani, 2013). 예를 들어, 염화 불소는 임상시험에서 골밀도 증가 및 골절 예방에 대한 긍정적 결과들이 보고되고 있으나 동시에 골절발생률을 증가시키는 것으로 관찰되어 항골절 치료제로서 의문이 제기되어 왔다. 또한, 호르몬 대체요법은 콜레스테롤 레벨을 낮추지만 뇌졸중 및 심장질환의 위험을 증가시키는 것으로 보고되고 있다. 그럼에도 불구하고 최종결과지표를 관찰하기까지 매우 긴 시간이 요구되거나 매우 드물게 일어나는 사건이 최종 결과지표인 경우 이를 충분한 대상에서 충분한 기간을 두고 관찰하기까지 막대한 비용과 시간이 소요되므로, 대리지표의 중요성은 꾸준히 대두되고 있다.

경제성 평가를 위한 분석에서는 평가대상이 되는 치료중재법을 사용하게 됨으로써 '궁극적으로' 기대하는 치료효과를 측정하는 변수가 적절한 결과지표가 된다. 예를 들어, 암질환 환자들을 대상으로 특정 의약품을 사용함으로써 수명이 얼마나 연장되었는 지를 중앙생존기간 또는 생존율로써 측정하거나, 만성 통증질환자들을 대상으로 관심중재법 사용을 통한 통증감소효과를 특정 통증지표를 사용하여 측정하는 것 등이 이에 해당한다. 관심중재법으로부터 궁극적으로 기대하는 효과를 평가하는 결과지표를 통해 얻어진 결과를 최종결과(final outcome)라고 한다.

경제성 평가는 주요한 임상결과들을 확인할 수 있을 정도의 충분한 기간을 통해 얻어진 최종결과를 기반으로 수행하는 것이 요구된다. 경제성 평가에서 사용되는 최종결과로서는 평가대상 중재 사용에 따라서 연장될 것으로 기대되는 생존연수 또는 연장된 생존기간에 삶의 질이 보정된 QALY와 같은 지표들이 주로 사용된다. 경제성 평가에서 대리지표와 같은 중간 결과값을 사용할 경우에는 해당 지표와 최종 결과 사이에 강한 연관관계가 있음이 입증되었

---

13 Short Form 36, SF-36

거나, 적절한 대리결과지표로서 공인된 것이어야 한다(Taylor, 2009; Velasco Garrido, 2009; European network for Health Technology Assessment, 2013).

4.2 경제성 평가와 임상시험

경제성 평가에 사용할 임상적 결과에 대한 가장 타당성이 높은 지표값을 제공하는 자료원은 잘 수행된 임상시험일 것이다. 그러나 충분한 관찰이 동반되지 않은 임상시험은 치료효과에 대한 의료현장에서의 효과(effectiveness)보다는 잘 조절된 상태에서의 효능(efficacy)을 평가하게 되므로, 결국은 결정수형이나 마콥모형과 같은 통계적 모델링방법으로 궁극적인 결과를 묘사하려는 시도를 하게 되지만, 모델링방법들은 표준화되기 어렵다는 한계점이 있다.

비용대비 치료효과에 대한 분석은 무작위배정비교임상시험 같은 임상연구와 더불어 수행될 수 있다. 임상시험을 설계할 때 경제성 평가를 위한 분석을 함께 계획하여 비용을 위한 자료 및 경제성 평가에 필요한 최종결과지표에 대한 자료수집계획을 임상시험 설계에 포함하여 수행하는 것이다. 임상시험과 경제성 평가연구를 병렬하여 진행하는 문제는 임상시험의 설계 및 분석과 해석에 대한 새로운 해결해야 할 문제점들을 제기하기도 한다. 이는 기존에 단지 신약허가를 위해 요구되었던 전통적인 효능평가 신약임상시험이 어떻게 바뀌어야 할 지에 대한 고민을 불러일으키기도 할 것이다. 예를 들어, 효능 및 부작용 그리고 비용을 절감하는 새로운 치료가 등장했을 때 이것이 기존에 널리 오래도록 쓰이고 있던 표준치료의 실제적인 유효성과 비교했을 때 어떻게 평가되어야할 것인 지에 답을 해야 하는 상황으로 바뀌어 가고 있기 때문이다.

의사결정을 해야 하는 정부나 평가기관의 입장에서는 새롭게 시장진입을 시도하는 신약이 등장하였을 때 효과 및 안전성 그리고 비용효과성에 대한 정보를 모두 제공하는 것이 가장 이상적일 것이나, 현재까지의 II상 또는 III상 신약 임상시험들은 효능과 안전성을 검증하기 위한 설계에 집중되어 있으므로 신약의 효과에 대한 정보는 제공하지 못하는 경우가 많다. 치료효과의 효과란 잘 통제된 무작위배정비교임상시험 환경을 벗어나서 실제 의료현장에서 해당 치료가 환자에게 이익이 되는 좋은 결과를 보일 것인가를 의미한다. 장기적인 관찰적 연구들은 통상적 의료과정에서 치료결과로 나타나는 장기효과나 비용 및 부작용 관리 등에 대한 정보를 제공하기에 이상적일 수 있으나, 허가 후 IV상 연구 등을 통해서 수행될 수 있고 시장진입 시점에서는 평가되기 어렵다. 따라서 최근에는 III상 연구로서 전통적인 효능연구 보다 효과를 평가하기 위한 연구설계들이 시도되고 있으며 이러한 경우에는 임상시험과 더불어 신약평가시점에서 경제성 평가연구를 동시에 진행하는 것 또한 가능할 것이다.

특정 임상시험이 치료의 효능을 평가하는가 또는 효과를 평가하는가의 문제는 명확히 구분하기 어려울 수도 있으나, 효능평가를 위한 임상시험과 효과평가 임상시험은 여러 측면에서 다른 점을 가지고 있다(〈표 6-4〉).

표 6-4   효능 평가시험과 효과 평가시험의 차이점

	효능(efficacy)시험	효과(effectiveness)시험
시험목적	• 최적의 환경에서 중재의 효과평가	• 통상적인 의료현장에서 중재의 효과평가
결과활용	• 시판허가	• 현장적용
중재	• 고정된 용법과 설계에 따른 용량 증감	• 융통성 있는 용법적용
비교군선정	• 위약 • 중재효과를 극대화 시킬 수 있는 대조군	• 통상적 치료 • 최소비용의 최선의 치료
시험설계	• 엄격히 통제된 무작위배정비교임상시험	• 공개시험을 포함하여 통제를 최소화한 무작위배정비교임상시험
연구대상	• 자격조건에 따른 선정기준을 만족하는 대상	• 폭넓은 연구대상 • 탈락률 높음
결과변수	• 특정조건에 따른 결과변수 • 단기적인 결과변수 • 중재법의 기전과 관련된 결과변수	• 포괄적인 결과변수 • 단기 및 장기적인 결과변수
분석	• 프로토콜 준수(per protocol) 대상군 분석	• 배정된대로(intention to treat) 분석

효능 또는 효과 평가 임상시험은 연구의 목적과 가설에 있어서 우선적으로 차이가 있다. 효능평가시험은 최적의 상황에서 치료효과가 있는 지를 보이는 것이 목적이고 효과평가 시험은 일상적인 의료상황과 근접한 환경에서 치료효과가 있는 지를 보이는 것이 목적이다. 따라서 전자는 독성 노출이 최소화된 환경에서 최대 효능을 확인하는 것이 주목적이고 신약허가 등의 기준을 만족시키기 위한 목적에 부합할 수 있다. 그러나 효과란 사전 통제되지 않은 다양한 개입이 이루어지는 의료현실 속에서 치료를 수행하면서 기대할 수 있는 전반적인 효과를 입증하여야 하는 것을 뜻한다. 즉 실제 진료현장에서는 여러 질환을 동시에 가지고 있는 등 훨씬 다양한 특성의 환자가 치료대상이 될 수 있고 사전에 정의되지 않은 치료법의 변경이 이루어지거나 치료를 받던 환자들이 중도에 치료를 중지하거나 다른 치료로 변경하게 되는 경우도 다양하게 나타날 수 있다. 이러한 모든 상황이 감안된 상태에서 해당 치료를 현장에 도입했을 때 어떠한 효과를 기대할 수 있는 지를 제시하는 것이 효과평가의 목적이다.

효능평가와 효과평가 사이에서는 사용되는 결과지표에서도 차이가 있을 수 있다. 효능평가시험에서 고려되는 결과지표들은 치료기전의 생물학적 기반과 관련된 결과지표를 이용하여 치료의 기전을 고려했을 때 기대되는 개선결과를 확인하는 것이 일차적인 목적이 된다. 효과평가시험에서 고려되는 결과지표는 환자에 대한 이득뿐 아니라 사회적인 이득을 동시에 고려하게 된다. 예를 들어, 치료결과로서 활동능력의 향상이나 삶의 질 등에 대한 평가에 보다 관심을 두게 되게 된다. 특정 치료 결과가 환자가 기대하는 궁극적인 이득으로서 적절한 효과지표라고 할 수 있을 것인가는 그것이 해당 치료의 도입 및 사용을 결정해야 하는 의사결정자가 결정을 내릴 수 있는 정보가 될 수 있는 지 여부라고 할 수 있을 것이다. 즉 해당 지표에 근거하여 두 대안치료법 사이에 같은 비용을 투자하여 치료를 결정한다면 어느 쪽을 결정할 것인가에 대한 답을 줄 수 있는 지이다.

4.3 간접비교의 활용

앞서 언급한 바와 같이 치료효능평가 임상시험의 경우 평가된 결과지표가 경제성 평가의 관점에서 적합하지 않은 경우가 많을 뿐 아니라 이때 비교된 대조치료도 경제성 평가에 적절하지 않은 경우가 많다. 신약 허가를 담당하는 규제기관의 입장에서는 위약을 대조하여 평가된 효과크기가 신약의 효능을 가장 과학적으로 평가한 근거로서 받아들 수 있는 반면에, 경제성을 평가하는 관점에서는 현재 이용되고 있는 다양하고 확실한 표준치료들과 비교된 효과가 중요하기 때문이다. 따라서, 시판 허가 중이거나 시판 허가 과정을 막 마친 신약들의 경우 경제성 평가 수행을 위해 적절한 비교대상과 비교된 무작위배정비교임상시험 결과가 부재한 경우가 빈번하며 이때 간접비교를 통한 효과 평가결과를 이용하는 것이 유일한 대안이 될 때가 있다.

치료법 B(비교치료법)에 대한 치료법 A(새로운 치료법)의 효과를 알고자 할 때, A와 치료법 C를 직접비교한 무작위배정비교임상시험과 치료법 B와 치료법 C를 직접비교한 무작위배정비교임상시험이 있을 경우 치료법 C를 공통대조군으로 하여 치료법 A와 치료법 B의 상대적인 효과 차이를 간접적으로 비교하는 방법을 기본적으로 생각해볼 수 있다(〈그림 6-1〉).

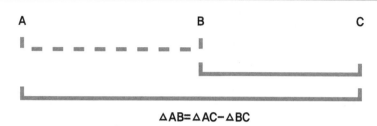

● 그림 6-1 간접비교를 통한 효과크기의 추정

$$\triangle AB = \triangle AC - \triangle BC$$

그림과 같이 위약(C)과 비교한 두 치료제(A, B)에 대한 각각의 무작위배정비교임상시험 결과가 존재할 때, 위약에 대한 각 치료제의 상대적 치료효과 결과값을 통계적으로 합성하여 두 치료제 간 비교를 고려할 수 있을 것이다. 그러나 직접비교 임상시험이 부재하여 평가치료와 대조치료 간의 개별 임상시험 결과를 간접적으로 비교할 경우, 개별 임상시험의 연구대상 및 시험방법 등의 상이함에서 비뚤림이 개입될 가능성이 크므로 치료의 실제 효과 개선을 파악하기 어려울 수 있다.

예를 들어, 〈그림 6-2〉에서와 같이 치료법 A와 C를 비교하는 임상시험 (1), (2)의 상황을 가정해볼 때, (1)의 자료를 이용하여 추정된 A와 B의 상대치료효과크기 △AB=20은 〈그림 6-1〉의 간접추정의 정의를 잘 반영하고 있다. 그러나 (2)의 임상시험 자료가 가용한 자료라고 할 때 우리는 △AB=35를 추정치로 고려하게 될 것이다. 그러나 동일한 치료법 C가 사용되었을 때 임상시험 (2)에서 얻어진 결과값이 35로 임상시험 (1)에서의 20과 상당히 달랐음은 여러 가지 의문과 고민의 여지를 남기게 될 것이다. 두 임상시험의 대상환자가 달랐을 수도 있고, 치료방법의 조건이 달랐을 수도 있고, 연구설계에서 차이가 있었던 결과였을 수도 있기 때문이다. 만일 (1)과 같은 조건에서 임상시험이 이루어졌더라면 그때의 C에 대한 B의 효과 차이는 15보다 더 컸을 수도 있으며 이는 간접추정된 A에 대한 B의 추정치 결과 또한 달라지게 했을 것이다. 이와 같이 간접적으로 추정된 A, B 간의 상대적 결과지표값 △AB는 A가 사용되어 수행되었던 임상시험과 B치료가 사용되어 수행되었던 임상시험들 간의 연구설계, 대상환자, 치료방법 등 조건이 매우 유사하고 따라서 동일한 위약이 사용된 결과값이 동일하다고 간주될 수 있을 만큼 유사하게 얻어질 때 타당하게 받아들여질 수 있을 것이다.

> **그림 6-2** 가용한 임상시험자료에 따른 간접비교효과 추정의 차이

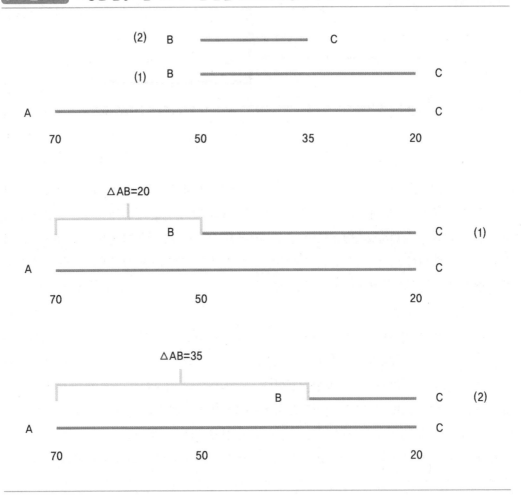

간접비교에 포함된 개별 임상시험의 연구대상 및 시험방법 등의 상이함에서 유입될 수 있는 비뚤림을 통제한 간접비교 수행을 위해 다양한 통계적 접근법들이 제시되어 온 바 있으나, 이는 충분한 정보가 제공되어 여러 가지 가정상황을 검증할 수 있을 때 이용할 수 있는 분석기법들이며, 기존 방법론들에 대한 명확한 이해를 바탕으로 타당한 접근을 통해 비교가 수행되어야 한다.

메타분석 수행에서 개별 임상시험자료를 이용한 간접비교에 대한 방법론이 90년대 말에 소개된 이래로, 네트워크를 통한 메타분석이나 베이지안 메타분석의 개념을 도입하여 보다 포괄적인 가정과 방법론을 동원한 통계적 방법론에 대한 연구가 2000년 이후 활발히 진행되었다(Cooper, 2004; Caldwell, 2005; National Institute for Health and Clinical Excellence, 2007; Sutton, 2008).

이후 이러한 접근의 타당성에 대한 다양한 검토가 이루어지고 있으며 영국 및 호주, 캐나다 등의 의료기술평가기관 및 관련 학회에서는 간접비교평가지침 마련을 위한 검토와 연구들을 수년에 걸쳐 수행하여 이를 토대로 지침안을 제시하고 있다(Commonwealth of Australia Pharmaceutical Benefits Advisory Committee, 2008; Hoaglin, 2011; Jansen, 2011; National Institute for Health and Clinical Excellence, 2008; Indirect Comparison Working Group, 2008). 국내에서도 간접비교평가에 관한 국내연구 여건 등을 감안한 지침안을 도출하여 간접비교를 수행하여 평가자료를 작성하거나 제출된 자료에 대한 검토를 수행하는 데 있어 참고할 수 있는 기준안 등을 제시한 바 있다(건강보험심사평가원, 2014).

4.4 QALY의 사용과 제한점

QALY는 의료적인 중재의 개입에 대한 결과측정수단으로서 비용−효용분석에 사용되는 결과지표로서, 주어진 치료의 결과로 연장된 수명에 그 치료를 받는 남은 수명기간 동안의 삶의 질이 반영된 효용가중치(utility weight)를 곱한 것으로써 치료의 결과를 측정한다. 따라서 QALY는 치료의 효과가 환자의 삶을 얼마나 연장시킬 것인가에 삶의 질을 얼마나 향상시킬지에 대한 요인을 결합하여 치료에 따른 잠재적 결과들을 하나의 측정치로 산출하여 표준치료 대비 신약 또는 새로운 치료기술의 추가적인 이득을 측정하는데 사용된다. 이와 같은 일종의 표준화 지표는 다른 질환들 간에 치료법들의 결과를 공통된 단위로 일관되게 고려할 수 있게 한다.

특정 중재의 결과로서의 건강상 이득은 QALY를 얼마나 획득하는지로써 표현이 되는데, QALY는 생존연수×효용가중치로 계산된다. 좀 더 구체적으로 QALY 의미를 이해해보면, 완벽한 건강상태에서 100% 삶의 질을 가진 상태에서 보내는 1년은 1QALY에 해당하며, 죽음은 0의 효용가중치를 갖는다. 완벽하지 못한 건강상태에서는 0에서 1 사이의 삶의 질 또는 효용가중치를 갖게 되어 이와 같은 상태에서의 1년의 삶의 기간은 1년 미만의 QALY로 환산된다. 즉 완벽한 건강상태에서 보내는 반년의 삶의 연장은 0.5의 효용가중치를 갖는 1년의 수명연장과 같은 가치를 갖는 결과로서 평가된다. 환자의 삶의 질은 일반적으로 일상생활의 활동능력, 통증 및 정신적 고통의 영향과 같은 가치에 기초한 질문을 통해 평가되며, 이는 다시 0에서 1의 효용가중치로 전환된다.

QALY를 이용한 건강결과는 다음과 같이 해석될 수 있다. 예를 들어서, 만성 질환을 가진 환자가 현재의 표준적 치료에 의해 5년간의 여명이 기대되며 그동안 기대되는 삶의 질이 완벽한 건강상태에서의 삶의 질의 반 정도에 해당된다고 할 때(효용가중치=0.5), 그는 현재 표준 치료에 의해 2.5QALY를 얻게 되는 것이다. 반면에 새로운 치료중재에 의해서도 동일하게 5년간의 여명이 기대되지만 새로운 치료에 의해 완벽한 건강상태에서의 삶의 질의 3/4에 해당할 정도로 호전될 것으로 기대된다고 할 때(효용가중치=0.75), 새로운 치료중재는 3.75QALY를 제공하게 되며, 새로운 치료는 건강상의 추가적 편익으로 1.25QALY를 제공한다고 평가할 수 있다.

그러나 효용가중치로 전환되는 건강관련 삶의 질(HRQoL[14])은 측정하기에 매우 복잡한 개념이다. 삶의 질이란 단지 질병이 부재한 상황만을 의미하기 보다는 개인의 전반적인 육체적, 정신적, 사회적 복리의 결합으로 나타나는 것이기 때문이다. SF-36의 선택적 버전인 SF-6D나 EQ-5D 등의 도구가 이와 같은 설문에 흔히 사용되며 이러한 설문은 임상시험을 통해서 이루어질 수도 있다. 통상적으로 QALY를 경제성 평가에 이용하고 있지만, 이에 따르는 제한점에 대한 지적과 비판적 견해가 존재하기도 한다.

의료기술의 경제성 평가의 QALY 사용에 대해 공통적으로 제기되는 비판적 견해는 다음과 같이 요약될 수 있다(Lipscomb, 2009). 첫째, 건강 관련 삶의 질을 측정하기 위한 몇 가지 일반적인 측정시스템들은 유사하기는 해도 동일한 측정치를 제공하지는 않는다는 점이다. 따라서 서로 다른 도구는 서로 다른 QALY 점수를 제시할 수 있고 관심있는 중재의 비용 효과성에 대해 다른 결론을 내릴 수 있다는 점이다. 둘째, QALY가 공정성 또는 분배에 관련한 문제를 제대로 반영하지 못한다는 점이다. QALY 기반 접근법에 따라 남성의 건강 중재가 여성보다 높은 QALY를 제시한다면 성별에 따라 다른 의료비를 지원해야 하는가 등의 의문이 제시될 수 있다. 셋째, QALY에 선호도가 반영되고 있는가 혹은 선호도가 반영되어야 하는가 등의 문제이다. 다음 절에서는 QALY을 도출하는데 사용되는 효용과 건강관련 삶의 질에 대해 그 개념과 구체적 측정방법들을 살펴볼 예정이다.

5 건강관련 삶의 질과 효용

경제성 평가에서 활용하는 다양한 건강결과에 대해서는 이미 이전 장에서 다루었다. 이번 장에서는 그 중에서 건강관련 삶의 질, 특히 효용에 대한 개념에 초점을 두고 기술하고자 한다. 비용-효용분석의 건강결과로 흔히 이용하는 QALY를 구하기 위해 필요한 효용은 '가치

14 Health Related Quality of Life, HRQoL

평가(valuation)'라는 과정을 통해 측정한다. 여기에서는 주요한 가치평가방법을 다루고 이와 관련한 몇 가지 사항도 같이 다룰 것이다.

5.1 건강관련 삶의 질과 효용의 개념

5.1.1 건강관련 삶의 질

건강관련 삶의 질의 개념에 대해서는 여러 연구자들이 정의를 내린 바 있다. 개인의 경험과 신념, 기대, 인식을 바탕으로 하여 신체와 정신 그리고 사회 차원에 대해 평가한 건강이라고 정의하기도 하고(Testa, 1996), 사람들의 생애에서 삶의 질 혹은 전반적인 안녕에 대한 건강 측면에서의 영향으로 개별적인 건강상태에 대한 가치라고 정의하기도 하였다(Brazier, 2007). 다른 연구자는 삶의 질의 건강 측면으로 일반적으로 장애와 일상 기능에 대한 질병과 치료의 영향이라고 정의하기도 한다(Mayo, 2015). 우리나라에서 수행한 연구에서는 자기 건강에 대한 인식과 전반적인 삶의 영역에서 건강상태로 인해 개인이 받는 기능, 감정 및 활동에 대한 영향이라고 정의한 바 있다(심재용, 1999).

이렇게 저자마다의 다양한 건강관련 삶의 질에 대한 정의가 있는 이유는 정확한 개념에 대한 합의가 없기 때문이다. 하지만 주요한 특성은 몇 가지 살펴볼 수 있다. 첫째로 건강관련 삶의 질을 평가할 때 여러 가지 건강영역을 살펴본다는 것이다. 대체적으로 중요한 건강영역으로 제시하고 있는 것이 신체, 사회, 정신 영역이라고 할 수 있는데, 세계보건기구의 건강에 대한 정의 개념과 그 맥락이 동일하다고 할 수 있다. 그리고 이렇게 여러 영역에서 삶의 질을 평가하기 때문에 평가한 건강관련 삶의 질을 표현할 때에는 일차적으로 각 영역별로의 수준을 표시하는 프로파일 형태로 표현한다. 이렇게 표현하면 다양한 영역에서 각각 건강관련 삶의 질을 평가하므로 세부영역별로 건강관련 삶의 질의 문제를 파악하고 그 결과를 비교할 수 있다는 장점이 있다. 하지만, 전체 수준을 총괄하여 삶의 질을 직접적으로 비교하지 못하므로 모든 영역이 개선되지 않는 한, 즉 일부 영역은 개선되고 일부 영역은 악화된 경우, 전체적으로 좋아졌는지 등의 판단하기 어렵다는 단점이 있다. 건강관련 삶의 질을 표현하는 다른 방식으로는 정량적인 단일값으로 표현하는 방식이 있는데 이를 보통 지표(index)라고 부른다. 프로파일로 표현한 건강상태를 하나의 점수로 표현함으로써 개선여부 판단이 용이하다는 장점이 있다.

두 번째 특성은 건강관련 삶의 질이 평가자가 주관적으로 인지한 자신의 건강상태를 의미한다는 점이다. 예컨대, 의료진이 동일한 상태라고 판단한 건강상태(예: 동일한 병기의 암)라도 환자마다 자신의 상태를 다르게 평가할 수 있다. 따라서 일반적으로 건강관련 삶의 질을 평가할 때에는 설문지 방식으로 평가당사자가 직접 평가하도록 한다. 주관적으로 인지한 건강이라는 개념을 조금 더 확대해서 생각해보면, 개인뿐만 아니라 지역, 민족, 국가 등 집단에 따라 같은 상태에 대해 건강관련 삶의 질을 평가하는 시각이 다를 수 있다고 볼 수 있다. 따라서 외국에서 개발한 도구를 사용하고자 할 때 단순히 번역하기 보다는 문화적 특성 등을 잘 반영하여 번역해야 한다. 번역과정은 저자가 개별적으로 제시하는 경우도 있고 학회 등에서 지침을 개발하여 제시하기도 한다(Wild, 2005).

〈그림 6-3〉에 건강관련 삶의 질 측정도구를 개념적으로 분류해 제시하였다. 건강관련 삶의 질 측정도구는 전체 수준을 평가하는 일반측정도구(generic instrument)와 질병, 일부 건강상태나 인구집단을 대상으로 건강관련 삶의 질을 평가하는 대상별 측정도구(condition specific instrument)로 나눌 수 있다. 그리고 선호도(preference)를 반영한 지표를 구할 수 있는 지에 따라 선호도기반측정도구(preference based instrument)와 비선호도기반측정도구(non-preference based instrument)로 나눌 수 있다. 일반측정도구의 경우, 전반적인 건강관련 삶의 질 상태를 평가하는 도구이므로 질병이나 대상에 관계없이 적용할 수 있다는 장점이 있다. EQ-5D, SF-36, WHOQOL 등이 대표적인 도구이다. 대상별 측정도구는 일부 대상(예를 들면, 암, 천식 등 어떤 질병을 가진 환자나 노인, 어린이 등 일부 연령계층 등)에 적합하도록 구성한 건강관련 삶의 질 평가도구이다. 대상별 특성을 반영하여 구성하였기 때문에 대상자들의 건강관련 삶의 질을 평가영역이나 반응도 측면에서 더 잘 평가할 수 있다는 장점이 있다. 암환자를 대상으로 한 EORTC QLQ-C30가 대상별 도구의 한 예이다. 이러한 도구는 일반적으로 대상자의 건강관련 삶의 질을 프로파일로 표현한다. 반면, 선호도기반측정도구의 경우, 평가자의 선호도를 바탕으로 개별 건강관련 삶의 질 영역별로 가중치를 부여함으로써 지표를 구하여 전체적인 건강관련 삶의 질 수준을 표현할 수 있다. 대표적인 도구로 EQ-5D, SF-6D 등이 있다.

그림 6-3 건강관련 삶의 질 측정도구의 구분

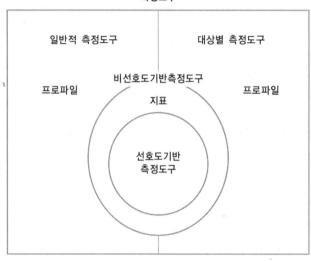

5.1.2 효용

효용은 원래 재화나 서비스를 소비함으로써 얻는 만족도를 의미하는 경제학 분야의 용어이다. 보건의료영역에서는 폰 노이만(John von-Neumann)과 모겐스턴(Oskar Morgenstern)의 기대효용이론(expected utility theory)을 기반으로 건강상태에 대한 효용을 도출하고 있다(Drummond, 2015). 그들은 불확실한 상황에서 일어날 수 있는 사건의 확률과 그 사건의 효용을 바탕으로 기대효용을 계산하였는데, 보건의료영역에서는 주로 사망의 효용을 0으로, 완전한 건강상태는 1로 효용을 부여하여 다룬다.

경우에 따라 효용을 앞서 기술하였던 선호도와 다소 혼용하여 사용하고 있는데 그 개념에는 다소 차이가 있다. 선호도는 일종의 포괄적인 의미로 쓰는 용어라고 할 수 있고, 효용은 기대효용이론에 따라 불확실한 상황에서 선택에 따라 구한 선호도라고 할 수 있다. 이때 확실한 상황에서 구하는 선호도는 가치(value)라고 한다(〈표 6-5〉). 유사한 다른 표현으로 건강관련 삶의 질을 반영하는 가중치라는 뜻으로 질가중치(quality weight), 효용을 반영한 가중치라는 뜻으로 효용가중치라고 부르기도 한다.

표 6-5 가치평가방법의 분류

상태간 비교	불확실성	
	확실히 발생할 건강상태를 평가 (가치)	확률에 따른 불확실성을 반영하여 건강상태를 평가 (효용)
직접 비교하지 않는 방법	점수화 척도(rating scale) 범주척도화(category scaling) 시각아날로그척도(visual analogue scale)	
직접 비교하는 방법	시간교환(time trade-off) 선행시간적용시간교환 (lead time time trade-off) 인교환(person trade-off) 인구집단건강상태등치 (population health equivalent) 이산선택(discrete choice experiment) 순위매기기(ranking)	표준기회선택(standard gamble)

5.2 가치평가방법

5.2.1 표준기회선택법

표본기회선택법[15]은 불확실한 상황에서의, 즉 확률에 따라 발생할 수도 있고 발생하지 않을 수도 있는 상황을 고려한 건강상태 가치평가방법이다. 죽음보다 나은 건강상태를 평가할 때와 죽음보다 못한 건강상태를 평가할 때 방법이 다르다.

죽음보다 나은 건강상태(state better than death)(예: 질환 M)를 평가하는 경우를 먼저 살펴보자(〈그림 6-4〉). 이 경우, 어떤 치료방법 A로 치료를 하면 완전한 건강상태로 회복되어 T년을 살 수 있게 된다고 하자.[16] 다만, A 치료에는 부작용이 있는데, 부작용이 발생하면 즉시 사망하게 된다. A 치료를 받을 때 이 두 가지 사건 밖에 발생하지 않는다면, 완전한 건강상태로 회복될 확률이 p일 때, 부작용 때문에 즉시 사망하게 될 확률은 $1-p$가 된다. 여기에서는 A 치료를 받는 것 외에 다른 대안이 있을 수 있는데, A 치료를 받지 않고 보존적 치료인 치료 B를 받으면서 질환 M 상태로 T년을 사는 것이다. A 치료를 받을 때 비용은 전혀 들지 않으며 다른 문제를 일으킬만한 사항은 없다고 가정하자. 이 경우, 응답자가 A 치료를 받을 것인 지는 질

---

15 Standard Gamble, SG
16 표준기회선택법에서 해당 건강상태로 사는 기간은 다르게 정할 수 있다.

환 M의 경중도와 건강해질 확률 p에 달려 있을 것이다. 확률 p가 1이라면 A 치료를 받는 것이 합리적인 선택이 될 것이다. 만일 확률 p가 0이라면 아무도 A 치료를 받지 않을 것이다. 그래도 질환 M 상태가 죽음보다는 나은 상태이기 때문이다. 따라서 확률 p의 값은 0에서 1 사이의 값이 될 것이다. 여기서 질환 M이 아주 경한 질환이라면 아주 낮은 부작용 확률에도(즉, 죽을 확률이 조금이라도 있다면) 사람들은 치료를 받지 않으려고 할 것이다. 하지만 중한 질환이라면 사람들은 일정한 정도의 위험을 감수하고서라도 치료를 받고자 할 것이다. 우리는 여기서 이 두 대안의 차이가 없는, 즉 A 치료를 받거나 받지 않는 것의 선호도가 같아지는 p_M을 찾을 수 있을 것이다. 이 때 확률 p_M이 질환 M에 대한 효용이 된다.

● 그림 6-4 **죽음보다 나은 건강상태에 대한 표준기회선택법 개념**

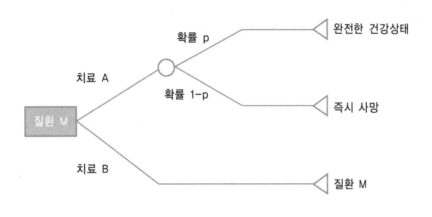

죽음보다 못한 건강상태(state worse than death)(예: 질환 N)의 경우에는 접근방법이 다르다 (《그림 6-5》). 이때 어떤 치료 C를 받을 때 p의 확률로 완전한 건강상태로 회복될 수 있다고 가정하는 것은 그 구조가 죽음보다 나은 건강상태의 가치평가에서와 같다. 다만, 부작용은 즉시 사망하는 것이 아니라 질병 N의 상태로 T년의 기간을 보내도록 가정한다. 이때, 반드시 T년 동안 죽음보다 못한 건강상태인 질환 N의 상태로 살아야 하며 중간에 생을 중단할 수 없다고 가정한다. 여기서 치료 C에 대한 대안은 즉시 사망하는 것이 된다. 이러한 선택상황에서 치료를 받을 지는 역시 질환 N 상태의 경중도와 완전히 건강한 상태로 회복될 확률 p에 달려 있을 것이다. 질환 N 상태가 단기간이라도 살기 싫은 아주 극심하게 나쁜 상태라면 p가 아주 높아야 치료 C를 선택하게 될 것이다. 여기서도 두 대안의 선호도가 같아지는 확률(p_N)을 구한다. 죽음보다 못한 건강상태의 효용을 구할 때에는 이렇게 구한 확률 p_N을 변환하여야 한다. 변환

방법에는 여러 가지가 있을 수 있지만, 단조변환하면 $-p_N$이 질환 N의 효용이 된다. 죽음보다 못한 건강상태의 효용을 구할 때 고려하는 점은 뒤에서 다시 기술하겠다.

그림 6-5 죽음보다 못한 건강상태에 대한 표준기회선택법 개념

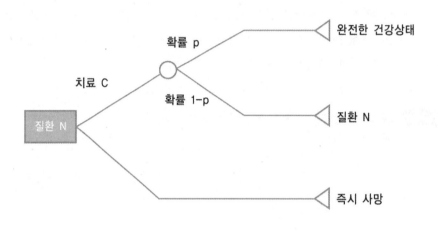

5.2.2 시간교환법

시간교환법은 흔히 TTO[17]라고 하는데 보건의료영역에서 효용을 보다 쉽게 추정하기 위하여 개발한 방법이다(Torrance, 1986). 여기서도 죽음보다 나은지 혹은 못한 지에 따라 다르게 접근한다. 죽음보다 나은 건강상태의 경우, 시간교환법은 어떤 질환 M 상태로 T년을 산 다음 즉시 사망하는 대안 1과 T년 보다 짧은 X년을 완전한 건강상태로 살고 즉시 사망하는 대안 2를 비교하게 된다(《그림 6-6》).[18] 이 두 대안에 대한 응답자의 선호도가 같아질 때까지 X년을 변화시켜 해당 건강상태의 선호도를 측정한다. 두 대안 중 한 대안을 선택하기 힘든 지점의 X가 X_M이라고 할 때, X_M/T가 건강상태 A의 선호도가 된다. 일반적으로 평가하려는 건강상태가 좋은 건강상태라면 응답자는 완전한 건강상태로 사는 기간 X년이 더 긴 지점을 선택할 것이다. 반대로 평가 건강상태가 상대적으로 더 나쁜 건강상태라면 완전한 건강상태로 사는 X년의 기간이 더 짧아져도 해당 대안을 선택할 것이다. 응답자들은 시간교환법에서 건강상태의 경중도에 따라 완전한 건강상태로 사는 기간을 선택하게 된다.

---

17 Time Trade-Off, TTO
18 시간교환법에서도 표준기회선택법에서와 마찬가지로 해당 기간을 다르게 정할 수 있다.

그림 6-6 죽음보다 나은 건강상태에 대한 시간교환법 개념

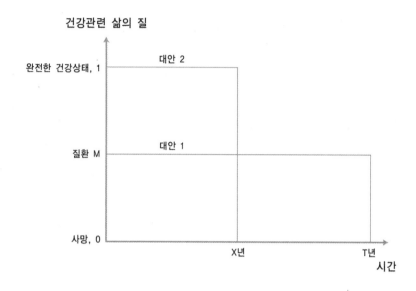

그림 6-7 죽음보다 못한 건강상태에 대한 시간교환법 개념

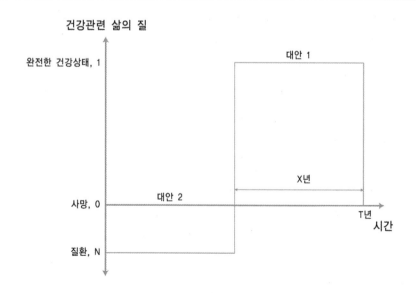

죽음보다 못한 건강상태(예: 질환 N)에서는 해당 상태로 사는 기간과 완전한 건강상태의 합이 T년이 되도록 구성하여 즉시 사망하는 것과 비교한다(〈그림 6-7〉). 즉 죽음보다 못한 건

강상태인 N 상태로 (T−X)년을 살고, 나머지 X년을 완전한 건강상태로 사는 것을 즉시 사망하는 것을 비교하여 두 대안이 무차별해지는 T보다 짧은 X_N년을 구한다. 이때 죽음보다 못한 건강상태 N에 대한 선호도도 표준기회선택법과 마찬가지로 변환하는 방법은 여러 가지가 있을 수 있으나 단조변환 처리하면 $\dfrac{-X_N}{T}$이 된다.

5.2.3 이산선택실험법

이산선택실험법(discrete choice experiment)는 마케팅 영역에서, 특히, 소비자의 효용을 분석하기 위해 많이 적용하고 있는 선호도 측정방법이다. 이 방법에서는 상품의 다양한 속성에 따라 소비자들이 선호도에 기반하여 선택하는데 이때 효용을 극대화하는 상품을 선택한다고 가정한다. 가장 간단한 형태인 짝비교(paired comparison)의 구체적인 실행방법은 다음과 같다. 먼저 평가하고자 하는 건강상태 중 두 개씩 짝을 이루어 실험조합을 구성한다. 응답자는 이 두 가지 건강상태 중 선호하는 상태를 선택하게 된다. 이산선택실험법에서는 평가자가 단순히 주어진 사례 중에서 선호하는 상태를 선택하면 되기 때문에 시간교환법이나 표준기회선택법보다 직관적으로 이해하기 쉬운 방법이다. 그리고 선호도 도출이 간접적으로 이루어져서 연구자의 영향을 받을 가능성이 적으며, 사회적 기대의 영향을 덜 받고 실제에 가까운 선호도를 제공한다는 장점이 있는 것으로 알려져 있다. 최근에 질병부담연구(Salomon, 2012)에서 장애가중치(disability weight) 산출에 주요 방법으로 도입하였고, 유로콜 그룹에서도 적용한 바 있다. 하지만, 두 연구 모두에서 선호도에서 0에서 1의 범위를 구하기 위한 기준상태(anchor)를 적용하지 못하여 이산선택실험법 자료 단독으로 선호도를 구하지 못했고 다른 선호도 추정모형과 결합모형(hybrid model)을 구축하여 선호도를 구하는데 활용하였다.

5.2.4 시각아날로그척도

시각아날로그척도(visual analog scale)법은 온도계나 자 모양과 같은 시각보조도구를 이용하여 건강상태별로 선호도에 따라 점수를 부여하는 방법이다. 대표적으로 사용하는 시각아날로그척도법 중 하나는 EQ−5D를 개발한 유로콜 그룹에서 사용하는 EQ VAS이다(〈그림 6−8〉). EQ VAS는 20cm 길이의 온도계 모양의 척도로서 직선의 제일 상단은 상상할 수 있는 최고의 건강상태로 100점으로 표시하고, 직선의 제일 하단은 상상할 수 있는 최저의 건강상태로 0점으로 표시한다. 응답자들은 이 시각보조도구를 참조하여 평가대상 건강상태에 대해 점수를 부여하게 된다. 죽음이나 죽음과 같은 상태를 평가하면 죽음보다 나은 상태와 그보다 못한 상태에 대해서도 선호도를 구할 수 있다. 비교적 쉽게 수행할 수 있다는 장점이 있는 반면, 구한 건강상태 선호도가 간격척도가 아니라는 연구결과가 있어서 이론적 단점이 제기되고 있다.

이런 이유로 인해 시각아날로그척도법은 단독으로 사용하기보다는 다른 방법과 함께 보조적으로 사용하도록 권고하고 있다. 시각보조도구를 사용하여야 하므로 따로 자료를 제공하지 않는 한 전화조사로는 진행하기 어렵다는 단점도 있다.

그림 6-8 EQ-5D-3L의 시각아날로그척도

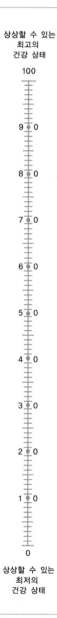

건강상태가 얼마나 좋고 나쁜지를 표현하는 것을 돕고자, 당신이 상상할 수 있는 최고의 상태를 100으로, 당신이 상상할 수 있는 최저의 상태를 0으로 표시한 눈금자(온도계와 비슷함)를 그려 놓았습니다.

당신의 생각에 오늘 당신의 건강상태가 얼마나 좋고 나쁜지를, 아래의 상자로부터, 오늘 당신의 건강상태가 얼마나 좋고 나쁜지를 나타낸 눈금자 위의 한 곳으로 선을 그어서 표시해 주십시오.

상상할 수 있는
최고의
건강 상태

100

9 0

8 0

7 0

6 0

5 0

4 0

3 0

2 0

1 0

0

오늘
당신의
건강상태

상상할 수 있는
최저의
건강 상태

5.2.5 기타 가치평가방법

다른 가치평가방법으로 점수화척도, 범주척도화, 순위법, 선행시간적용시간교환법, 인교환법, 인구집단건강등치법 등이 있다. 점수화 척도는 시각아날로그척도법에서처럼 시각보조도구를 사용하지 않고 해당 건강상태에 대한 상상만으로 점수를 부여하는 방법이다. 범주척도화 방법은 점수가 아닌 미리 정한 범주(예: 0~19, 20~39, 40~59, 60~79, 80~100)로 해당 건강상태를 분류하는 형식으로 가치평가하는 방법이다. 이들 방법은 경제성 평가를 위한 건강상태 선호도 평가에서는 잘 활용하지 않는다.

그리고 이산선택실험법을 보다 효율적으로 수행하는 방법 혹은 가치평가방법의 연습으로 활용할 수 있는 가치평가방법으로 순위법이 있다. 순위법(ranking method)은 3개 이상의 건강상태를 선호도에 따라 나열하는 방식으로 진행한다. 5개 건강상태까지는 순위법을 적용하였을 때 짝비교와 유사한 결과를 얻었음을 보고한 연구도 있다(Ock, 2016). 인교환법[19]이나 인구집단건강등치법[20]은 질병부담연구에서 장애보정생존연수(DALY[21])를 구하기 위한 장애가중치를 산출할 때 이용하는 선호도 측정방법이다(Murray, 1996; Salomon, 2012). 선행시간적용시간교환법은 죽음보다 못한 건강상태에 대한 가치평가를 할 때 적용하고자 개발하였고(Robinson, 2006; Devlin, 2011), 최근 EQ-5D-5L 가치평가연구에 이용하고 있다.

5.3 선호도 측정 접근방법

선호도를 측정하는 접근방법으로는 직접접근법, 간접접근법(Kind, 1995) 그리고 맵핑법이 있다.

5.3.1 직접접근법

직접접근법(direct approach)은 어떤 건강상태의 선호도를 구할 때 가치평가법을 바로 적용하는 방식으로 구하는 방법이다. 몇 가지 방식이 있을 수 있는데, 우선 환자나 질병경험자가 자신의 건강상태에 가치평가방법을 바로 적용할 수 있다. 이 경우, 평가하고자 하는 건강상태에 처해 있거나 이를 경험한 사람이 그 상태를 더 잘 이해하므로 해당 건강상태에 대한 선호

---

19 Person Trade-Off, PTO
20 Population Health Equivalence, PHE
21 Disability Adjusted Life Year, DALY

도를 가장 잘 반영한다고 할 수 있다. 하지만, 질병을 가지거나 경험한 사람의 시각이 다른 사람들과 다르기 때문에 질병 간 비교를 할 때 직접 비교가 가능한가에 대해 의문이 있을 수 있다. 따라서 환자 혹은 질병경험자가 구한 건강상태 선호도는 진료상황에서의 의사결정 관련 연구에서 해당 집단에 적용할 때 보다 유용하다고 할 수 있다(Patrick, 1993).

다른 방법으로 가상의 건강상태(hypothetical health state) 혹은 사례(vignette)를 구성하여 이에 대해 전술한 가치평가방법을 적용하여 해당 상태의 선호도를 구하는 방법이 있을 수 있다. 예를 들어, 다음에 제시한 예시는 진단, 증상, 치료, 진행과 예후로 구성한 대장암의 가상 사례를 구성하여 표준기회선택법으로 해당 사례의 효용을 추정하였다(Lee, 2017, 글상자 참조).

직접접근법 적용을 위한 가상의 건강상태 사례 예시

Lee 등(2017)은 진단, 증상, 치료 진행과 예후를 이용하여 대장암과 관련한 건강상태 사례를 구성하였다. 아래 예시는 그 중 한 상태에 대한 사례이다.

◎ 결장 절제술 치료를 받는 결장암

• 진단: 당신은 최근 결장 절제술이 필요한 결장암을 최종 진단받았습니다.
• 증상: 임상적 증상은 거의 없지만 빈혈, 가벼운 소화 불량, 점액변 및 혈변, 배변 습관의 변화가 나타날 수 있습니다.
• 치료: 당신은 개복수술 또는 복강경수술을 통해 종양을 제거하는 수술을 받게 됩니다.
• 질병 경과 및 예후: 수술 후 일시적으로 배변 습관의 변화가 올 수 있으며 수술 후 1년 이내에 변의 횟수는 정상화됩니다. 수술 후 3~15%에서 암이 재발합니다. 당신은 정기적 외래 방문을 통해 경과 관찰을 하게 되며 3~6개월 간격으로 혈액 검사, 흉부 X-ray, 대장내시경, CT검사를 받게 됩니다. 당신의 5년 생존율은 약 85%~97%입니다.

5.3.2 간접접근법

간접접근법(indirect approach)은 선호도기반측정도구를 이용하여 어떤 건강상태의 선호도를 구하는 방법이다. 간접접근법을 이용하여 선호도를 구하기 위해서는 앞에서 기술하였던 직접접근법을 이용하여 이용하려는 선호도기반측정도구의 가치평가표(valuation set)미리 구하여야 한다. 그리고 가치평가표가 있는 선호도기반측정도구를 환자 등 평가하고자 하는 대상에게 적용하여 해당 상태의 프로파일을 구한다. 그런 다음 가치평가표에서 각 프로파일의 선호도를 대입하여 최종적으로 해당 상태의 선호도를 구한다. 〈그림 6-9〉에서는 뇌졸중 상태에 대한 효용 도출시 직접접근법과 간접접근법을 적용할 때를 비교하여 나타내었다. 그림에서도 알 수 있듯이 간접접근법으로 구하게 되면 환자의 관점으로 자기 건강상태를 평가하도록 하면서도 일반인구집단이 바라본 건강상태에 대한 선호도를 반영할 수 있다는 장점이 있다.

· 그림 6-9 **뇌졸중 상태에 대한 효용 도출시 직접접근법과 간접접근법의 적용 비교**

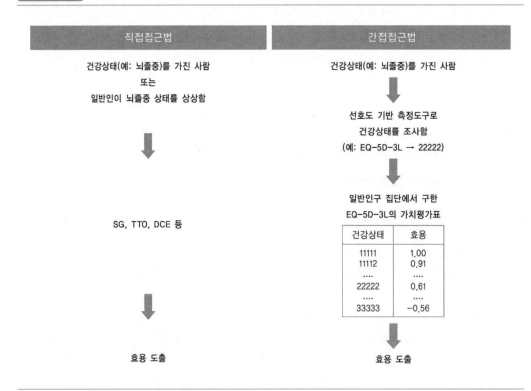

간접접근법에 활용하는 도구들을 선호도기반측정도구라고 하는데, 일반적으로 이러한 도구들은 다양한 차원을 반영한다는 차원에서 다속성 효용 도구(MAUI[22])라고도 부른다. 이러한 도구로는 여러 가지가 있지만, HUI,[23] EQ-5D-3D와 EQ-5D-5L, SF-6D 등이 대표적인 도구라고 할 수 있다. 최근 우리나라에서는 국민건강영양조사에 적용하기 위하여 HINT-8을 개발한 바 있다(〈표 6-6〉). 표에서 제시하고 있는 바와 같이 도구마다 항목이 다르기 때문에 전술한 바와 같이 대상 질환에 대한 적용하려는 도구의 타당성을 평가한 후 이용해야 한다.

---

22 Multi-Attribute Utility Instrument, MAUI
23 Health Utility Index, HUI

표 6-6 주요 선호도기반측정도구

	HUI3	SF-6D	EQ-5D-3L	EQ-5D-5L	HINT-8
항목과 항목별 수준의 수	시각(6) 청각(6) 말하기(5) 보행(6) 기민성(6) 감정(5) 인지(6) 통증(5)	신체 기능(6) 역할 제한(4) 사회 기능(5) 정신 건강(5) 신체 통증(6) 활력(5)	운동능력(3) 자기관리(3) 일상 활동(3) 통증/불편감(3) 불안/우울(3)	이동성(5) 자기관리(5) 일상 활동(5) 통증/불편감(5) 불안/우울(5)	계단오르기(4) 통증(4) 활력(4) 일(4) 우울(4) 기억(4) 수면(4) 행복(4)
우리나라 가치평가표	없음	없음	있음	있음	있음
가치평가표를 위한 선호도 측정 방법	표준기회 선택법	표준기회 선택법	시간교환법	선행시간적용 시간교환법, 이산선택실험법	표준기회 선택법

간접접근법 이용시 건강상태별 선호도 계산하기

개념적으로 간접접근법에서는 이미 구한 건강상태별 선호도를 대입하여 구하면 되지만, 실제로 전체 건강상태에 대한 선호도가 제시되어 있는 가치평가표를 가지고 있지 못한 경우가 많으므로 해당 건강상태에 대한 선호도를 직접 계산하여 구하여야 하는 경우가 많다. 일반적으로는 해당 주요 논문에 계산하는 식을 제공하고 있으므로 그 식을 이용하여 구하면 어렵지 않게 상태별 선호도를 구할 수 있다. 다음은 우리나라의 EQ-5D-5L 건강상태에 대한 선호도 산출모형 결과이다(Kim, 2016). 단, 주의하여야 할 것은 이 모형이 선호도 자체를 결과변수로 한 것이 아니라 (1-건강상태 선호도)를 결과변수로 하여 구한 회귀모형이라는 점이다. 5개 차원별로 더미변수를 구한 후 해당 계수를 곱한다. N4의 경우는 5개 차원 중 하나라도 4 혹은 5 수준의 차원이 있으면 1, 아니면 0을 대입하여 구하며, 상수는 '11111' 상태를 제외한 모든 상태의 선호도를 구할 때 이용한다(따라서 '11111'의 선호도는 1.00이 된다).

이동성		자기관리		일상 활동		통증/불편감		불안/우울		기타	
M2	0.046	S2	0.032	U2	0.021	P2	0.042	A2	0.033	상수	0.096
M3	0.058	S3	0.050	U3	0.051	P3	0.053	A3	0.046	N4	0.078
M4	0.133	S4	0.078	U4	0.100	P4	0.166	A4	0.102		
M5	0.251	S5	0.122	U5	0.175	P5	0.207	A5	0.137		

다음은 위의 식을 이용하여 "12345" 건강상태에 대한 선호도를 구하는 것을 나타낸 예시이다.

(1 − "12345" 선호도) = 0.096+M1*0+S2*0.032+U3*0.051+P4*0.166+A5*0.137+N4*0.078

"12345" 선호도 = 1−0.096−0.032−0.051−0.166−0.137−0.078=0.44

대개의 경우, 일반측정도구를 기반으로 한 선호도기반측정도구를 이용하지만, 최근 대상별 측정도구를 바탕으로 선호도기반측정도구를 개발하는 연구도 진행된 바 있다. 유럽의 EORTC 그룹에서는 암 환자를 대상으로 건강관련 삶의 질을 측정하는 도구인 EORTC QLQ−C30을 기반으로 8개 차원을 가진 선호도기반측정도구인 EORTC−8D를 개발하였다(Brazier, 2012). 일반측정도구가 어떤 질환의 건강관련 삶의 질을 잘 나타내주지 못할 수도 있으므로 그러한 제한점을 극복하려는 시도라고 할 수 있겠다. 하지만, 실제 전체 건강상태를 충분히 반영할 수 있는 지와 관련한 측면에서 아직은 그 활용에 제한이 있다고 하겠다.

5.3.3 맵핑법

맵핑(mapping)법은 비선호도기반측정도구의 결과를 이용하여 선호도를 예측하는 모형이나 알고리듬을 이용하여 건강상태의 선호도를 구하는 방법이다(Longworth, 2013). 건강관련 삶의 질은 시간에 따라 그 수준이 변하기 때문에 과거의 건강관련 삶의 질은 직접 측정하지 못한다. 그렇기 때문에 기 시행된 임상시험에서 선호도를 측정하지 못하였을 때, 일반측정도구나 질병별 측정도구를 이용한 결과가 있다면 이를 바탕으로 해당 건강상태의 선호도를 측정하고자 할 때 맵핑법을 이용할 수 있다. 또한, 선호도 측정은 일반적인 상태 평가보다는 보다 정신측정학적으로 힘든 작업이므로 비용과 시간이 상대적으로 많이 소요된다는 문제가 있을 수 있다. 따라서 맵핑법을 활용함으로써 시간과 비용을 절감할 수 있다는 이점도 있을 수 있다. 영국에서도 보건의료기술평가를 할 때 필요한 경우 맵핑을 이용하여 선호도를 측정할 수 있다고 제시하고 있다(NICE, 2013). 다만 그 과정에서 불확실성이 상당히 수반될 수 있으므로 그 과정을 충분히 잘 기술하도록 의무를 부과하고 있다.

맵핑법은 이렇듯 연구수행의 편의성 측면에서 장점이 있지만, 예측모형이 없다면 맵핑법은 이용할 수 없다. 그러므로 맵핑을 이용하기 위해서는 비선호도기반측정도구와 선호도기반측정도구 자료를 같이 측정한 자료(Brazier, 2010)를 바탕으로 다양한 예측모형 기법(Mortimer, 2008)을 활용하여 맵핑 예측모형을 도출한 결과가 있음을 확인할 필요가 있다. 더불어 적용한 인구집단이 유사한 지도 살펴보아야 하며 구한 맵핑 알고리듬이 적용할 수준인지도 평가할 필요가 있다. 우리나라에서는 일반인구집단에서 SF−36를 EQ−5D에 맵핑한 연구

(Kim, 2014), 암환자를 대상으로 EORTC QLQ-C30과 EQ-5D를 맵핑한 연구(Kim, 2012; Kim, 2012), 관절염환자(Kim, 2016)와 두드러기환자(Park, 2017)를 대상으로 한 연구 등의 결과가 발표되어 있다. 이러한 영역에서는 우리나라 자료를 바탕으로 하여 상대적으로 활용가능성이 있으나 그 외 영역에서는 외국에서 개발한 맵핑 알고리듬을 활용할 수밖에 없으므로 그 활용에 제한점이 있다고 할 수 있다.

5.4 선호도 측정 관련 고려사항

5.4.1 평가자

건강상태 선호도를 측정할 때, 고려해야 할 측면 중 하나는 누가 평가하는가이다. 이를 고려해야 하는 이유는 질병경험 유무, 연령 등이 선호도에 영향을 미칠 수 있기 때문이다(Sackett, 1978; Slevin, 1990; MVH group, 1994). 환자 혹은 질병경험자에게 해당 건강상태를 평가하도록 할 수도 있는데 경험을 바탕으로 해당 상태에 대한 이해도가 높다는 장점이 있다(Buckingham, 1993). 하지만 질병을 가진 사람마다 관점이 다르므로 서로 다른 질병을 비교하기는 어려울 수 있다. 또한 실제 상태에 대한 적응으로 인해 건강상태에 대한 환자의 선호도는 일반 대중의 선호도 보다 더 높은 경향이 있다(Nord, 2009; Shaw, 2011). 이 때문에 주로 삶의 길이보다는 질에 영향을 미치는 중재의 QALY 추정치는 환자선호도를 사용할 때 낮아질 수 있다. 다른 관점으로 해당 분야 전문가인 의사가 평가해야한다는 의견도 있다. 이들은 다른 사람들보다 많은 관련 상태를 경험했으므로 상태를 보다 잘 이해할 수 있다는 장점이 있다. 하지만 이러한 경우 주관성이라는 건강관련 삶의 질의 특성을 잘 반영하지 못하게 된다. 그리고 다른 관점으로는 일반인구집단이 평가하도록 해야 한다는 주장이 있다. 이 경우, 가상적 혹은 간접적으로 평가한다는 측면에서 제한점이 있으므로 일반대중에서 건강상태 선호도를 측정할 때는 개인들이 직접 경험하지 못한 상태가 어떻게 그들의 삶의 질에 영향을 미칠지 잘 설명해야 한다. 일반적으로 자원을 분배하는 의사결정을 할 때 일반대중은 중요한 평가대상자가 된다. 특히 경제성 평가에서 사회적 관점으로 결과를 살펴보고자 할 때에는 일반인구집단 구성원이 평가한 건강상태 선호도를 사용할 것을 권고하고 있다(Patrick, 1993). 왜냐하면 건강상태 선호도는 종종 우선순위 선정을 통한 의사결정에 활용하는데, 이해당사자(환자 혹은 의사) 사이에 이해상충이 생길 수 있기 때문이다. 이러한 경우, 제3자 혹은 사회적 관점에서 선호도를 측정한다면 보다 공정하게 분배할 수 있기 때문이다. 이러한 이유로 비용-효과 방법론에 대한 합의문을 도출한 바 있는 워싱턴 패널(Washington Panel)은 경제성 평가 기본분석에서는 일반인을 대상으로 선호도를 측정할 것을 권고하였다(Russell, 1996; Sanders, 2016). 더불어 가치평가에는 문화적 요인도 영향을 미치기 때문에 우리나라에서 가치평가연구를 수행한 결과를 이용하는 것도 중요할 것이다.

5.4.2 가치평가방법

가치평가방법은 각각의 장단점이 존재하므로 어떤 방법이 더 좋은 방법이라고 말하기 어렵다. 시각아날로그척도법은 상대적으로 수행하기 쉽다는 장점이 있는 반면, 개념적으로 효용을 구하는 방법이 아니다. 표준기회선택법은 효용을 구하는 이론적 배경을 바탕으로 한 방법이지만, 확률에 대한 개념 문제 때문에 수행이 쉽지 않다. 시간교환법은 표준기회선택법보다는 이해하기 쉽고, 효용과 유사한 값을 도출하지만, 역시 효용은 아니라는 단점이 있다. 다른 방법들도 이와 유사한 장단점이 있다. 다만, 경제성 평가, 특히 비용－효용분석을 수행하기 위하여 질보정수명을 구하기 위해서는 효용 혹은 그에 준하는 값을 구하여야 한다. 그러므로 표준기회선택법이나 시간교환법과 같이 상태를 직접 비교하는 방법을 이용하도록 우리나라 의약품경제성 평가지침을 비롯하여 여러 경제성 평가지침에서 권고하고 있다(ISPOR, 2017).

5.4.3 죽음보다 못한 상태의 처리

죽음보다 못한 상태의 처리와 관련하여 고려해야 할 점이 있다. 우선 죽음보다 못한 건강상태가 있는 지에 대한 고민이 필요하다. 장애보정생존연수의 경우에는 개념 자체로 죽음보다 못한 상태는 존재하지 않는 것으로 가정하고 있다. 그렇기 때문에 장애가중치에는 1보다 큰 값이 없다(Salomon, 2012). 일부 다른 효용연구에서도 죽음보다 못한 건강상태가 없는 것으로 가정하고 연구를 진행하기도 한다(Cho, 2015; Kang, 2014). 가정한 건강상태가 죽음보다 낫다고 판단하는 경우도 있고, 가치평가법의 적용편이성 측면에서도 그 점이 유리하기 때문이다. 혹은 죽음보다 못한 건강상태가 된다면 생을 포기하게 되므로 현실적으로 그러한 상태가 없다고 주장하기도 한다. 하지만, 죽음보다 못한 건강상태는 있다고 가정하는 것이 오히려 보다 현실적이라고 볼 수 있다. 현재 건강상태는 죽음보다 못하지만 치료를 통해 회복할 수 있으면 꼭 생을 포기하는 의사결정을 하지 않기 때문이다.

또 하나 고려할 점은 죽음보다 못한 건강상태에 대한 선호도 값의 하한선과 관련한 부분이다. 이론적으로 죽음보다 못한 상태에 대한 선호도에 하한선은 없다고 할 수 있다(Lamers, 2007). 즉 음의 무한대까지 값이 가능하다. 영국의 대규모 EQ－5D 가치평가연구에서는 변환식을 통해 하한선을 －39로 하기도 하였다(Gudex, 1994). 다만 두 가지 모두에서 음의 값에 가중치가 너무 커지는 문제가 발생하기 때문에 상한선이 ＋1인 것을 고려하여 하한선을 －1까지 주는 것을 권고하고 있다(Patrick, 1994). 하한선을 이와 같이 정하더라도 어떻게 처리할 것인지에 대한 문제도 남아 있다. 하한선 이하의 값은 −1로 처리하는 절단방식이나 선형변환(linear transformation)이나 단조변환(monotonic transformation)도 가능한데, 기존 EQ−5D 연구에서는 단조변환을 사용하였고(Gudex, 1994), 우리나라 EQ−5D−5L 가치평가연구에서도 단조변환을 이용한 바 있다(Kim, 2016).

5.4.4 선호도 측정 접근방법

선호도 측정 접근방법을 선택하는 것도 중요한 고려요인 중에 하나이다. 맵핑법의 경우, 불확실성이 상당히 존재하므로 이용할 수는 있되 상대적으로 직접접근법이나 간접접근법에 비해 권고하지 않는다고 할 수 있다. 직접접근법과 간접접근법은 어떤 방법을 더 선호한다고 할 수는 없다. 다만, 비교성을 확보하고 일관된 결과를 도출하기 위하여 경제성 평가를 보건의료기술평가도구로 적극 활용하고 있는 몇몇 국가에서는 EQ−5D나 다른 선호도기반측정도구를 이용한 간접접근법을 선호하고 있다(PBAC, 2008; CADTH, 2006; NICE, 2013). 경제성 평가를 진행할 때 여러 방법을 이용하여 도출한 결과가 있는 경우라면, 민감도분석을 이용하여 결과가 어떻게 달라지는 지를 확인할 필요가 있을 것이다.

5.4.5 선호도기반측정도구

선호도기반측정도구는 대부분 외국에서 개발한 것이다. 따라서 우리나라에서 적용하기 전에 대상집단에서 타당도와 신뢰도를 평가하고 이용하는 것이 필요하다. 특히, 효용을 구하기 위하여 이용하는 MAUI의 경우, 일반측정도구의 특성을 가지고 있다. 그런 측면에서 특정한 조건을 가진 환자 혹은 집단에서 적용가능한지 살펴볼 필요도 있다. 더불어 가치평가표를 구한 대상집단이 우리나라인지도 중요한 고려점이다. 직접 가치평가 과정에서 사회문화적 특성이 영향을 줄 수 있기 때문이다. 우리나라 의약품경제성 평가지침에서도 국내에서 타당도 검증이 이루어진 도구를 사용하도록 권고하고 있다(건강보험심사평가원, 2011).

6 결정분석모형을 이용한 경제성 평가

6.1 결정분석과 경제성 평가

결정분석(decision analysis)이란 불확실성(uncertainty) 하에서의 의사결정을 돕기 위한 체계적인 접근방법으로 정의된다. 결정분석은 수학, 경제학, 심리학, 공학, 통계학 등 여러 분야의 학문에 뿌리를 두고 있는 다학제적 학문분야이며, 두 가지 큰 특징을 가진다. 첫째, 결정분석은 사람들의 의사결정이 이성적인 사고에 따라 이루어져야 한다는 규범적인 성격을 내포하면서도 사람들이 실제 생활에서 가장 바람직하고 이성적인 방식에 따라서만 의사결정을 내리는 것은 아니라는 점을 인정하여 더 나은 의사결정을 내리도록 돕는 것을 목적으로 한다. 둘째, 현대사회에서의 의사결정은 선택가능한 대안들의 효용이나 비용을 쉽게 비교할 수 없을 만큼 복잡한 경우가 대부분이기 때문에, 대개 의사결정과정을 돕기 위한 모형을 사용하는데 이 모형은 결정분석모형(decision-analytic model)이라고 통칭된다.

이러한 특성을 가진 결정분석은 공학, 경영학, 공공정책학, 환경과학, 기상학, 보건학, 의학 등 다양한 학문 분야내에서의 의사결정을 돕기 위해 응용되어 왔다. 그 중에서도 보건의료와 관련된 의사결정은 큰 불확실성을 수반하는 복잡하고 어려운 과정인 경우가 흔하기 때문에, 불확실성하에서 최선의 의사결정을 돕는 결정분석은 최근 보건의료분야에 점점 더 활발하게 응용되고 있는 추세이다. 결정분석은 특히 보건의료분야 경제성 평가의 이론적, 방법론적 틀을 구성하는데 기여를 해 왔으며, 실용적 측면에서는 결정분석의 특성을 반영한 결정분석모형이 경제성 평가를 위한 주요 도구의 하나로서 널리 사용되고 있다.

6.2 모형의 필요성

앞 절에서 기술된 바와 같이 경제성 평가의 유형은 다양한 방식으로 분류될 수 있는데, 특정 대안의 효과와 비용에 대한 근거로부터 총 효과와 비용을 어떤 방식으로 얻는가에 따라 분류해 본다면 임상시험기반(trial-based) 경제성 평가와 모형기반(model-based) 경제성 평가로 대별될 수 있다.

임상시험기반 경제성 평가는 임상시험 계획시 각 치료군과 비교군 간의 효과와 안전성에 대한 데이터뿐 아니라 경제성 평가에 필요한 추가적인 자료(예: 삶의 질과 효용 및 다양한 관점에서의 비용) 수집에 대한 계획도 포함한다. 즉 임상시험기반 경제성 평가는 효과와 비용 추정에 필요한 정보를 환자수준에서 수집한 후 이 정보나 근거들을 특별한 모형을 이용하지 않고 결합하여(예: 비용-효과비) 다양한 형태의 경제성 평가(예: 비용-효과분석 또는 비용-효용분석)를 수행한다. 이러한 임상시험기반 경제성 평가는 비뚤림의 최소화 등 임상시험이 타 연구설계에 비해 갖는 장점의 대부분을 그대로 가지지만 임상시험의 한계로 인한 단점 또한 지니게 된다. 일례로, 임상시험이 대부분 단기간에 걸쳐 수행되기 때문에 효과가 임상시험 기간 이후의 시점에 발현되는 경우(예: B형 간염 백신), 임상시험에서 얻어진 효과 자료만을 이용하여 경제성 평가를 수행하고자 할 때는 효과의 형태가 특정 임상적 대리지표에 국한되거나 효과를 과소추정할 수 있는 위험성이 있다. 또한, 타 연구설계에 비해 높은 비용이 요구되는 임상시험의 특성상 임상시험 참여자 수가 인구집단을 대표할 만큼 충분하지 않을 수도 있다. 또 다른 한계점으로는, 임상시험 설계시점부터 경제성 평가 수행을 고려했다 해도, 임상시험 수행에 요구되는 높은 비용과 고도로 통제되어야 하는 환경 때문에 경제성 평가시 고려되어야 하는 모든 관련 대안들이 비교군으로 포함되기 어려운 상황을 들 수 있다.

모형기반 경제성 평가는 효과와 비용의 추정에 결정분석모형(이하 모형)을 이용함으로써, 임상시험기반 경제성 평가의 한계를 극복할 수 있다. 일반적으로, 모형의 이용은 다음의 장점을 갖는다. 첫째, 모형은 관심대상 질병의 자연사가 밝혀져 있지 않을 경우 근거에 기반한 시뮬레이션을 통해 관찰되지 않은 자연사에 대한 통찰을 제시할 수 있다. 둘째, 모형의 이용은 다른 방법으로는 시도하기 어려운 "what if" 유형의 질문(예: 근거의 극심한 부재나 윤리적 이유로 임상시험이나 타 연구설계를 통해 검증하기 어려운 질문들)에 대한 답을 제시해 줄 수 있다. 셋째, 모형을 이용할 경우 한 연구내에서 다양한 형태의 산출물을 얻을 수 있고 다수의 연구목적을 검증할 수 있다. 넷째, 임상적 수준의 문제와 인구집단 수준의 문제를 모두 다룰 수 있다. 경제성 평가에 사용되는 모형의 기본기조 및 특성은 다음 절에서 좀 더 자세히 기술된다.

보건의료분야 경제성 평가의 경우 임상시험의 숫적 증가와 함께 임상시험기반 연구의 수가 증가하고 있는 추세이나, 여전히 모형기반 연구가 경제성 평가의 대다수를 차지한다. 이는 컴퓨터의 성능 향상 및 모델링 기법의 발달, 그리고 점점 복잡해져가는 보건의료분야 의사결정문제의 성격에 기인한다고 볼 수 있다.

6.3 결정분석모형의 기본구조 및 특성

결정분석모형은 불확실성하에서 여러 대안 중 가장 나은 옵션을 선택하고자 하는 결정분석 과정을 돕는 도구 또는 틀이므로 결정분석의 목적에 상응하는 기본구조 및 구성요소를 갖는다. 〈그림 6-10〉에 나타난 바와 같이, 결정분석모형의 기본구조는 결정문제와 이의 해결을 위해 평가하고자 하는 여러 대안들, 각 대안을 선택할 경우 얻어지는 결과(consequences) 및 각 결과의 가능성을 나타내는 확률, 그리고 각 결과에 부여되는 보상(payoffs)으로 이루어져 있다. 결정분석모형의 왼쪽에 위치한 사각형으로 표현된 결정마디(decision node)는 모든 비교대상 대안들을 표시한다(〈그림 6-10〉의 예에서는 결정문제에 대한 대안이 두 가지 존재한다고 가정한다). 결정마디에서 한 대안을 선택한 이후 오른쪽으로 모형을 따라가면, 원형의 확률마디(chance node)가 나타난다. 이 마디는 대안선택 또는 앞사건의 결과로 일어날 수 있는 발생가능한 모든 상호배타적인 사건들을 각 사건의 발생확률과 함께 나타내준다. 이때, 각 사건들은 상호배타적이므로 한 확률마디에서 뻗어 나온 각 사건의 확률을 모두 합하면 1이 되어야 한다(〈그림 6−10〉의 예에서는 확률 A1+확률 A2=1이다). 가장 단순한 형태의 결정분석모형을 도식화하기 위해 〈그림 6−10〉에는 각 대안별로 하나의 확률마디만 나타나 있지만, 실제 모형에서는 각 사건이 다시 여러 단계의 확률마디를 거칠 수 있다. 첫 확률마디 이후 나타나는 확률마디는 앞 사건이 일어난다는 조건하에 일어날 수 있는 후속사건들을 조건부확률과 함께 표현한다. 모형의 맨 오른쪽 끝에 위치한 삼각형은 최종마디(terminal node)라고 불리며 각 경로에 따른 사건이 종료되고 결과에 이르렀음을 나타내준다.

그림 6-10 **결정분석모형의 기본구조**

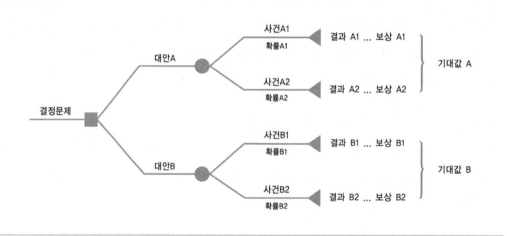

이러한 기본구조에 기반하여, 결정분석모형은 여러 대안 각각에 대해 각 대안을 택할 경우 얻어지는 결과들의 가능성을 확률을 통해 표현하며, 각 결과에 따른 보상을 비용 및 건강효과의 형태로 추정하고, 각 결과에 따른 확률과 보상에 근거하여 각 대안에 대해 비용과 효과의 기대값(expected values)을 계산한다. 이 기본구조 및 특성은 뒷절에서 소개될 모든 형태의 결정분석모형에 공통으로 적용된다.

결정분석모형을 이루는 3가지 주요 구성요소인 확률, 보상, 기대값에 대한 좀 더 자세한 설명은 아래와 같다.

6.3.1 확률

결정분석모형에서 어떤 사건이 일어날 가능성은 모두 확률의 형태로 표현된다. 한 가지 유념할 점은 결정분석은 확률(probabilities)에 대해 베이지언 통계학(bayesian statistics)과 같은 관점을 견지한다는 점이다. 즉 결정분석에서 확률을 일컬을 때 어떤 사건의 관찰된 빈도에 기반한 확률의 개념 외에도 한 개인의 기존 지식이나 경험에 근거한 믿음 등 좀 더 주관적인 확률의 개념을 포괄한다. 이에 따라 결정분석에서는 어떤 결정을 뒷받침할 근거가 전혀 존재하지 않을 경우(예: 아직 개발중인 백신의 효과) '전문가 의견(expert judgement)'이 확률값으로 사용되기도 한다.

6.3.2 보상

앞에서 기술되었듯이, 결정분석모형을 통해 여러 대안을 평가할 경우, 각 대안은 사건발생 확률에 따라 하나 또는 그 이상의 상태(또는 결과)에 이르게 된다. 각 대안을 선택한 결정에 따라 도달한 모든 가능한 상태 또는 결과에는 그에 상응하는 보상(payoffs)이 여러 형태로 부여된다. 결정분석의 학문적 발원이 경제학에서 널리 사용되는 개념인 기대효용이론과 밀접한 관계를 맺고 있기 때문에, 초기 결정분석에서 사용되어 온 표준적 보상은 기대효용이론에 따라 정의된 폰 노이만-모겐스턴(von Neumann-Morgenstern) 효용이었다. 그러나, 결정분석이 보건의료분야 경제성 평가에 사용되면서 결정분석모형에 사용되는 보상의 형태는 연구의 유형에 따라 다양한 형태의 건강효과(예: 사망률, 기대여명, QALY 등)와 비용을 포함하게 되었다.

6.3.3 기대값

불확실성하에서 가장 나은 대안을 찾아내고자 하는 결정분석의 기본원리는 기대값(expected values)의 개념에 기반한다. 따라서 결정분석모형은 각 대안의 결과가 얻어질 가능성을 나타내는 확률과 각 결과에 부여되는 보상 정도(경제성 평가에서는 흔히 비용 또는 효과의 형태로 표현됨)를 결합하여 보상의 기대값을 계산한다. 예를 들어, 〈그림 6-10〉에서 각 대안의 기대값(기대비용)은 다음과 같이 계산된다.

$$\text{대안 A의 기대비용} = \text{확률}_{A1} * \text{보상}_{A1} + \text{확률}_{A2} * \text{보상}_{A2}$$
$$\text{대안 B의 기대비용} = \text{확률}_{B1} * \text{보상}_{B1} + \text{확률}_{B2} * \text{보상}_{B2}$$

이때, 결정분석의 보상이 한 가지 형태로만 주어질 경우, 보상의 성격이 긍정적이면(예: 치료후 수명) 가장 높은 기대값을 갖는 대안이 가장 나은 대안으로 선택되고, 보상의 성격이 부정적이면(예: 사망률) 기대값이 가장 낮은 대안이 최적의 대안으로 선택된다. 다음 절에서 설명되듯이, 경제성 평가에서처럼 보상이 비용과 효과 양 측면에서 주어질 경우, 최적의 대안은 비용-효과분석 또는 비용-편익분석 등 경제성 평가의 형태에 따른 결정규칙(decision rule)에 따라 선택된다.

6.4 모형의 분류기준 및 종류

결정분석모형은 다양한 형태를 지니며 여러 기준에 따라 다양한 방식으로 분류된다. 우선 컴퓨터를 이용한 시뮬레이션 유무에 따라 시뮬레이션 모형과 비시뮬레이션 모형으로 대별될 수 있다. 시뮬레이션은 실제 시스템을 통해 다루기 어려운 상황을 재현하거나 분석하기 위해 수학적 모형 및 컴퓨터를 사용하는 모델링 기법을 이용하여 수행하는 모의실험 또는 가상실험으로 정의된다. 결정분석모형은 복잡성의 정도에 차이가 있긴 하나 시뮬레이션 모형의 형태를 따르고 있는 경우가 대부분이다. 따라서 본 절에서는 시뮬레이션 모형에 대해 좀 더 자세히 기술하도록 한다. 참고로 비시뮬레이션 모형의 예로는 발생률 등을 계산하기 위한 간단한 산술식이나 회귀모형 등의 통계적 모형을 들 수 있다.

시뮬레이션 모형은 경제성 평가의 측면에서 유의미하게 여겨지는 모형의 주요 특성에 따라 다시 세분될 수 있다. 모형 분류에는 여러 측면의 특성을 고려할 수 있지만, 그 중 보건의료분야 경제성 평가에 사용되는 모형에 있어 가장 주요한 특성 3가지를 반영한 분류법은 다음과 같다. 첫째, 정적(static) 모형 대 동적(dynamic) 모형, 이 구분은 결정분석에서 모형을 구분함에 있어 첫 단계에서 이루어지는 가장 기본적인 유형구분이다. 정적모형은 어떤 인구집단 내 사건의 발생률이 개인간 상호작용에 영향을 받지 않고 시간이 지남에 따라 일정(constant)하다고 가정하며, 보통 비전염성 질환의 시뮬레이션에 많이 사용된다. 반면, 동적모형은 특정 사건의 발생률이 인구집단 내 개인의 상호작용에 의해 시간에 따라 계속적으로 변하는 것으로 간주하여 수학적 모형(mathematical models) 등을 이용하여 사건의 발생 양상 및 전파를 시간 경과에 따라 동적으로 예측한다. 따라서, 주로 감염성 질환의 인구집단 내 전파양상 추정에 많이 사용되며, 백신 평가에 적용될 경우 (질병 특성에 따라 다르기는 하나) 중재로 인한 집단면역(herd immunity) 효과를 추정할 수 있는 가능성을 갖는다. 둘째, 경제성 평가에서 첫째와 더불어 많이 사용되는 시뮬레이션 모형 분류법은 인구집단수준(aggregate- 혹은 population-level) 모형 대 개인수준(individual-level) 모형이다. 이 분류법에 따르면, 인구집단수준 모형은 한 코호트 또는 동질적 집단의 인구를 평균적인 전이확률에 의해 한 시점에서 다음 시점으로 이동시키면서 각 건강상태를 거치는 인구의 분율을 추적하게 된다. 이러한 특성을 지닌 모형은 코호트모형(cohort model)이라 명명되기도 한다. 반면, 개인수준의 모형은 한번에 한명씩 정해진 확률에 따라 모형의 출발점부터 마지막시점까지 시뮬레이션을 하면서 개인이 겪는 건강상태를 추적한다. 셋째, 결정적(deterministic) 모형 대 확률적(stochastic or probabilistic) 모형, 이는 한 확률마디에서 생길 수 있는 각 이벤트가 고정된 값을 가지고 일어날 것으로 보느냐, 무작위적인 확률값에 따라 일어날 수도 일어나지 않을 수도 있다고 보느냐에 따라 모형을 분류하는 것이다. 예를 들어, 사건 A가 일어날 확률이 0.3인 것으로 알려져 있을 때, 결정적 모형에서는 해당 확률마디에서 모의실험에 참여중인 인구 중 0.3에 해당하는 사람들은 사건 A를 겪는 반면, 확률적 모형에서는 해당 확률마디에서 무작위로 뽑히는 확률값이 0.3 이하(또는 이상)이면 사건 A가 일어나고 0.3 이상(또는 이하)이면 사건 A가 일어나지 않는 걸로 시뮬레이션 할 수 있다. 결정적 모형은 인구집단수준의 시뮬레이션에 자주 사용되고. 확률적 모형은 개인수준에 흔히 사용된다.

이상의 3가지 주요한 특성의 조합을 고려하면 2×2×2=8개의 세부적인 모형 형태를 생각할 수 있다. 이중 이론적으로는 가능하나 실제적으로는 거의 사용되지 않거나, 구축사례는 있되 자주 사용되지 않는 형태의 모형 4가지를 제외하면 경제성 평가에 흔히 사용되는 모형을 총 4개 유형으로 분류해 볼 수 있다. 각 유형에 속하는 모형의 특징 및 예는 다음과 같다.

첫째, '정적 – 인구집단수준 – 결정적' 모형(유형 1)은 가장 단순한 형태의 모형으로서 개인 간 상호작용을 고려할 필요 없는 사건을 인구집단수준에서 미리 결정된 확률값에 따라 시뮬레이션 한다. 결정수형과 마콥코호트모형이 대표적인 예이다. 결정수형과 마콥모형에 대해서는 뒷 절에서 좀 더 자세히 설명하기로 한다. 둘째, '동적 – 인구집단수준 – 결정적' 모형(유형 2)은 감염성 질환의 인구집단 내 전파양상을 시뮬레이션하는 경우에 자주 적용된다. 이 모형은 시뮬레이션 대상 질병의 역학적 특성 및 이환 여부에 따라 인구집단을 감수성자 – 감염자 – 회복자(면역획득자) 등으로 이루어진 컴파트먼트(compartment)로 나누고 각 군에 속한 개인들이 각 컴파트먼트에서 다른 컴파트먼트로 이동하는 속도를 연립 미분방정식으로 표현하기 때문에 '수학적 모형'으로 불리기도 한다. 셋째, '정적 – 개인수준 – 확률적' 모형(유형 3)은 만성질환과 같이 개인간 상호작용에 대한 고려가 필요없는 사건을 개인수준에서 확률적으로 시뮬레이션 한다. 이때, 사용되는 모형의 기본적 구조는 '정적 – 인구집단수준 – 결정적' 모형의 구조와 동일할 수 있다. 예를 들어, 특정 질환을 위한 마콥모형을 구축하면 인구집단이 미리 정해진 평균확률값에 따라 사건발생을 경험하게 할지(유형 1), 인구집단에 속하는 각 개인이 무작위적으로 선택되는 확률값에 따라 사건발생을 경험하거나 경험하지 않게 할지(유형 3)에 따라 다면적인 모형의 특징이 결정될 수 있다. 마지막으로, 가장 복잡한 유형인 '동적 – 개인수준 – 확률적' 모형(유형 4)에는 최근 점차 이용빈도가 증가하고 있는 에이전트기반 모형(ABM[24]), 이산사건시뮬레이션 모형(discrete event simulation model) 등이 속한다. 에이전트기반 모형은 자

---

[24] Agent-Based Model, ABM

율적 행위자들의 개별적 행동뿐만 아니라 행위자들간의 상호작용을 시뮬레이션하여 이들이 전체 시스템에 미치는 영향을 종합적, 다층적으로 파악하고자 하는 컴퓨터 시뮬레이션 모형의 한 종류이다. 이 모델링 기법은 최근 들어 의약학, 생태학, 공학, 사회과학 등 다양한 분야에서 활용도가 늘어나고 있는 추세이며, 의학 및 보건학 분야 응용의 예로는 인플루엔자 범유행 시뮬레이션을 들 수 있다. 이산사건시뮬레이션은 모형을 일정 시간 간격마다 실행시켜 일어나는 사건(예: 질병발생)을 추적하는 대신 사건이 임의의 시각에 불규칙적으로 일어날 수 있는 것으로 보고 사건이 일어나는 시점에만 모형을 실행시킴으로써 효율적으로 시뮬레이션을 수행하는 것을 가장 큰 특징으로 한다.

표 6-7 경제성 평가에 이용되는 시뮬레이션 기반 결정분석모형의 분류

분류기준		정적	동적
인구 집단수준	결정적	• 유형 1: 정적-인구집단수준-결정적 모형 • 예: 결정수형, 마콥 코호트 모형, 혼합모형(결정수형+마콥모형)	• 유형 2: 동적-인구집단수준-결정적 모형 • 예: 감염병의 전파역학(transmission dynamics) 시뮬레이션 모형
	확률적	(이론적으로는 가능하나 실제로는 거의 사용되지 않음)	(이론적으로는 가능하나 실제로는 거의 사용되지 않음)
개인수준	결정적	(이론적으로는 가능하나 실제로는 거의 사용되지 않음)	(이론적으로는 가능하나 실제로는 거의 사용되지 않음)
	확률적	• 유형 3: 정적-개인수준-확률적 모형 • 예: 마콥 마이크로시뮬레이션 모형(마콥 모형에 기반하여 개인수준에서 1차 몬테카를로 시뮬레이션을 수행하는 모형)	• 유형 4: 동적-개인수준-확률적 모형 • 예: 에이전트기반 모형, 이산사건시뮬레이션 모형

6.5 주요 분석모형

이 절에서는, 앞절에서 소개된 다양한 종류의 모형 중에서 현재 경제성 평가에 가장 빈번하게 사용되는 두 종류의 모형인 결정수형과 마콥모형을 좀 더 자세하게 설명하기로 한다.

6.5.1 결정수형

결정수형(decision trees)은 가장 기본적이며 단순한 형태의 결정분석모형이다. 따라서 결정수형의 구조는 〈그림 6-10〉에 소개된 결정분석모형의 기본구조와 같다. 좀 더 구체적인 예를 이용하여 결정수형의 주요 특성을 설명하자면 다음과 같다.

〈그림 6-11〉은 중증 설사의 주요 원인균으로 알려져 있는 로타바이러스로 인한 장염을

예방하기 위한 로타바이러스 백신의 비용-효과성을 평가하기 위한 결정수형의 도식화이다. 사각형으로 표시된 결정마디에서 뻗어 나온 선들은 평가대상인 모든 대안을 나타낸다. 로타바이러스성 장염(RVGE[25])은 그 특성상 깨끗한 식수나 위생에 의해 예방하기는 어렵고 백신이 거의 유일한 효과적인 예방책인 것으로 알려져 있다. 따라서, 로타바이러스 백신의 비용-효과성을 평가하기 위한 〈그림 6-11〉의 결정수형은 두 개의 대안(영아대상 백신접종 대 비접종)을 갖는다. 결정마디에서 백신접종 선택 후 결정수형을 따라 오른쪽으로 이동하면 출생코호트에 속한 영아들이 첫 번째 확률마디에서 두 가지 배타적인 사건, 즉 로타바이러스성 장염에 걸리거나 (백신의 효능이 100%가 아니므로 발생 가능) 걸리지 않는 사건에 직면한다. 한 확률마디에서 일어나는 모든 배타적 사건의 확률의 합은 1이 되어야 하므로, 로타바이러스성 장염에 걸릴 확률이 〈그림 6-11〉에서와 같이 0.006으로 주어지면, 걸리지 않을 확률은 여사건의 확률을 구하는 식인 $1-0.006=0.994$이다. 결정분석모형의 도식화에서는 여사건의 확률을 흔히 "#"로 표기한다. 〈그림 6-11〉의 결정수형은 로타바이러스성 장염에 걸릴 경우 다시 3가지 배타적인 사건(외래치료, 입원치료, 또는 사망)으로 귀결되는 것으로 가정한다. 이때, 입원치료를 받을 확률인 0.18은 로타바이러스성 장염에 걸렸다는 전제 하에 입원치료를 받을 확률인 조건부확률이다. 결정마디에서 백신을 맞지 않는 대안을 택할 경우 첫 번째 확률마디에서 일어나는 사건의 종류는 백신접종 시와 동일하게 2가지(RVGE 대 No RVGE)이나 각 사건의 발생확률이 달라지게 된다. 그러나, 백신을 접종하지 않은 상태에서 장염에 걸릴 경우 두 번째 확률마디에서 표현되는 사건들의 종류 및 조건부확률은 백신을 접종한 상태에서 일어나는 경우와 동일한 것으로 가정할 수 있다는 점을 유의해야 한다. 마찬가지로, 〈그림 6-11〉에서는 두 대안의 경우 모두 장염에 걸리지 않은 경우에는 더 이상의 사건으로 연결되지 않고 모의실험이 종료된다.

〈그림 6-11〉의 결정수형의 맨 오른쪽에는 각 결과에 대한 보상이 비용(단위, $)의 형태로 주어져 있다. 이 값을 기반으로 하여 앞에서 설명한 바와 같이 각 대안의 기대값을 계산하면 다음과 같다.

- 기대값(Vaccination) $= 0.006 \times (0.81 \times 14 + 0.18 \times 30 + 0.01 \times 35) + (1-0.006) \times 10 = \$10.04$
- 기대값(No Vaccination) $= 0.024 \times (0.81 \times 4 + 0.18 \times 20 + 0.01 \times 25) + (1-0.024) \times 0 = \$0.17$

---

25 Rotavirus Gastroenteritis; RVGE

● 그림 6-11 **결정수형의 예 (로타바이스 백신접종의 비용-효과분석을 위한 모형)**

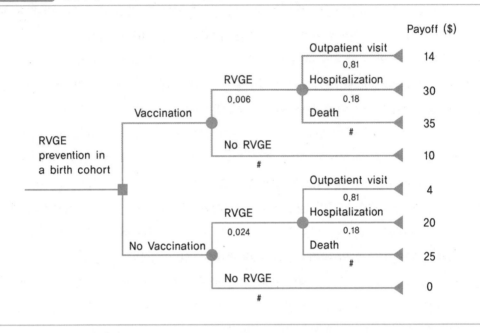

위의 예에서처럼 결정문제가 비교적 단순하고 질병의 자연사를 어느 정도 타당하게 단순화할 수 있는 경우에는 결정수형이 결정분석에 유용하게 사용될 수 있다. 그러나, 결정수형은 여러 단점을 갖는다. 첫째, 결정수형 내에서 사건의 시간순서가 일반적으로 왼쪽에서 오른쪽으로 배열되어 있기는 하지만, 결정수형은 모형 내 시간의 흐름을 명확히 반영하지 못한다. 이로 인해 반복적으로 발생하는 사건을 시뮬레이션하기 어렵다. 또한, 각 경로까지 이르는 종결시간이 다른 경우가 많아 미래에 발생하는 보상에 할인율을 적용하기도 어렵다. 둘째, 질병의 자연사가 복잡하거나 장기적인 예후와 관련된 결과를 나타내고자 할 경우 모든 경우의 수를 확률마디에서 뻗어 나온 가지로 나타내야 하기 때문에 모형이 쉽게 매우 커지고 복잡해지기도 한다. 최근에는 이러한 한계점을 극복할 수 있는 다양한 유형의 모형들이 구축되고 있다.

6.5.2 마콥모형

마콥모형(Markov model)은 결정수형이 다루기 어려운 복잡성을 극복하기 위해 결정분석에 흔히 이용되는 모형이다. 마콥모형은 서로 다른 경로를 이용해 결과를 나타내는 결정수형과 달리, 평가대상 대안의 모든 가능한 결과들을 나타내는 상호배타적인 일련의 건강상태를 정의하고, 각 상태에 속한 개인이 미리 정해진 기간 동안 일정한 시간 간격마다 다른 상태로 이동하게 함으로써 질병의 예후 및 대안의 영향을 시뮬레이션한다. 마콥모형 내에서 건강상태 간 이동이 일어나는 속도는 전이확률(transition probabilities)로 표현된다. 한 건강상태에서 다른 상태로 이동할 때 전이확률의 값은 현재 머물고 있는 건강상태의 특성에 의해 정해지며 현 상태에 이르기까지의 과거 이동경로가 어떠했는 지에 영향을 받지 않는다. 이는 마콥모형의 대표적 특징이며 마콥가정(Markov assumptions)이라고 불린다. 이와 같은 특성에 기반하여 마콥모형은 결정수형과 달리 회복 후 재발 등 보다 복잡하고 장기간에 걸쳐 일어나는 사건들을 시뮬레이션하는 데 유용하게 활용된다.

본 절에서는 간단한 예를 들어 마콥모형의 구축과정 및 특성을 좀 더 자세히 설명하기로 한다. 〈그림 6-12〉는 유방암 치료의 비용-효과성을 평가하기 위해 사용될 수 있는 3개의 건강상태만을 포함한 매우 단순한 마콥모형을 나타낸다. 그림의 왼쪽 상단 부분은 마콥 상태전이도(Markov state transition diagram)라고 불리는 도식이며, 아래쪽 부분은 결정분석모형의 기본구조에 따라 마콥모형을 도식화하고 있다. 아래쪽 도식에서 원형으로 둘러싸인 'M'은 마콥모형이라고 불리며 왼쪽 상단 도식에 의해 묘사된 건강상태간 전이의 시뮬레이션이 시작됨을 표시한다. 즉 마콥모형을 이용한 결정분석에서는 결정분석모형 기본구조에서 설명된 확률마디가 적정한 위치에서 마콥모형으로 대체되는 것으로 생각할 수 있다.

• 그림 6-12 마콥모형의 예 (유방암 치료를 위한 단순모형)

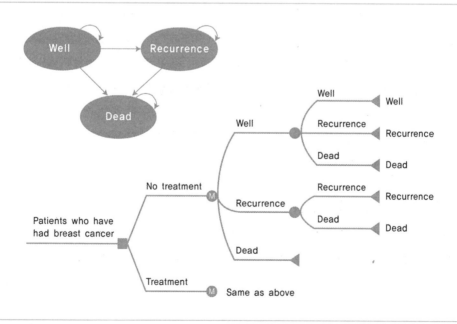

마콥모형의 구축 및 분석 과정은 다음 설명과 같다. 첫째, 결정문제와 관련성 있는 건강상태 및 건강상태간의 가능한 전이양상을 정의한다. 건강상태를 자세히 세분해 표현할수록 실제 현상을 더 잘 반영할 수 있기는 하나 세분화된 건강상태가 늘어날 때마다 다른 상태로의 전이확률에 대한 근거가 추가로 필요하게 되는 등 모형구축 측면에서의 부담도 함께 늘어난다. 경제성 평가 관련 모델링 가이드라인에 따르면 결정문제에 답할 수 있을 정도로 타당하게 질병의 자연사나 병리학적 특징을 단순화하는 과정이 용인될 수 있다. 〈그림 6－12〉의 예에서는 마콥모형의 특징을 설명하기 위해 정상－재발－사망이라는 3가지 건강상태만 포함한 모형을 이용하였고, 정상상태에서 재발로의 이동은 가능하나 재발상태에서 정상으로 돌아오지는 못하는 것으로 가정하였다.

둘째, 모의실험 시작시점에서의 대상인구의 연령과 각 상태간 인구분포를 결정한다. 본 예에서는 시작연령을 55세로 하고 모의실험 시작 시 모든 대상인구가 재발이 없는 정상상태에 머물고 있는 것으로 가정한다.

셋째, 각 상태간 전이확률을 결정한다. 전이확률의 값은 보통 임상시험이나 문헌에서 얻어진다. 이때 주의할 점은 비율(rate)과 확률(probability)을 구분하는 것이다. 비율은 특정 사건의 발생 분율과 속도를 나타내는데 있어 분모에 시간의 개념을 포함하며(예: 연간 비율), 0에서 무한대의 값을 가질 수 있는 반면, 확률은 시간의 개념을 내포하지 않으며 0에서 1 사이의 값만 지닐 수 있다. 결정분석모형 내에서 사건의 발생가능성은 모두 확률로 표현되어야 하므로, 전이에 관한 정보가 비율의 형태로 주어질 경우, 확률로 변환시켜 주는 과정이 필요하다. 결정분석에서는 흔히 한 사건이 일어나는 비율 또는 속도(r)가 특정 시간 기간(t) 동안 일정하다고 가정하는데 이는 생존분석에서 위험의 발생을 나타내는 함수로서 일정한(constant) 발생률을 가정하는 지수함수를 택하는 것과 같은 개념이다. 이 가정에 근거하면 다음 식을 이용하여 비율값을 확률값으로 전환할 수 있다.

$$Pr = 1 - e^{-rt}$$

전이확률 결정에 있어 또 하나 유념해야 할 점은 치료효과를 평가하고자 하는 모형의 경우 치료군과 비치료군의 전이확률이 치료효과를 반영하여 차별화되어야 한다는 점이다. 치료효과가 상대위험비(RR[26])로 주어질 경우, 치료군의 전이확률은 비치료군의 전이확률에 상대위험비를 곱하여 보정한 값으로 구할 수 있다. 〈그림 6－13〉은 〈그림 6－12〉의 모형에 사용되는

---

26 Relative Risk, RR

전이확률을 전이행렬(transition matrix)의 형태로 나타내고 있다. 이 행렬은 각 상태간 전이확률을 한 눈에 파악하기 용이하게 해 준다. 본 예에서 0.6의 상대위험비 값을 가정할 경우, 치료군에서 재발이 발생하는 확률이 비치료군의 60% 수준으로 낮아진 0.12(=0.2×0.6)이 됨을 〈그림 6-13〉에서 확인할 수 있다.

넷째, 분석을 위한 주기의 길이(cycle length)를 정한다. 주기란 마콥모형에서 개인이 다른 상태로 이동하기 전에 한 특정 상태에 머무는 최소한의 시간 길이를 의미한다. 이 주기는 질병의 자연사와 병리학적 특성을 고려하여 결정되어야 하는데, 모형내 주요 관심사건의 발생간격과 같거나 짧은 것이 바람직하다. 대상질환이 만성질환일 때는 1년을 주기로 삼는 경우가 흔하고 이환기간의 짧은 급성 감염성질환의 경우에는 1달이나 1주 등 더 짧은 기간이 선택되기도 한다. 본 절의 예에서는 1년 주기를 이용하였다.

다섯째, 모의실험 종료시점을 설정한다. 모의실험을 수행하는 기간은 각 대안의 모든 영향을 파악할 수 있도록 충분히 길어야 한다. 따라서, 모의실험에 포함되는 대상인구의 시작연령 및 질병의 예후의 특성, 치료효과 발현시기 등을 고려하여 종료시점을 결정한다. 만성질환을 대상으로 하는 결정분석에서는 흔히 생명표에 포함된 최장연령(99세)에 도달할 때까지 모의실험을 수행한다. 〈그림 6-12〉에 소개된 모형의 경우 이와 같이 종료시점을 설정하면 모의실험 수행기간은 총 44년(=99세-55세)이 된다.

• 그림 6-13 전이확률을 전이행렬을 이용해 표시한 예

(1) Transition matrix for "No treatment"

		To $t+1$		
		Well	Recurrence	Dead
From t	Well	0.7	0.2	0.1
	Recurrence	0	0.8	0.2
	Dead	0	0	1

(2) Transition matrix for "Treatment"　　　Assume that RR=0.6

		To $t+1$		
		Well	Recurrence	Dead
From t	Well	0.78	0.12(=0.2*RR)	0.1
	Recurrence	0	0.8	0.2
	Dead	0	0	1

여섯째, 각 사건에 따르는 보상 또는 결과값을 정하고 부여한다. 예를 들면, 〈그림 6-12〉의 예시의 경우, 재발이 일어나면 치료비용이 소요되는 것으로 가정할 수 있고, 효과값으로 QALY를 사용한다면 재발상태에 정상상태보다 낮은 삶의 질가중치를 부여할 수 있다. 이 값들은 모형 내에서 각 주기마다 연관사건과 결부되어 기록되며 모의실험이 끝날 때까지 전 기간에 걸쳐 축적된다.

일곱째, 모의실험기간이 1년 이상 장기일 경우 적절한 할인율을 부과한다. 할인과정 및 할인율에 대한 자세한 설명은 이미 앞절에서 제시된 바 있으므로 본 절에서는 생략하기로 한다.

여덟째, 앞의 단계를 모두 거쳐 모형구축을 완료한 후, 마지막으로 모의실험의 최종값을 얻기 위해 모형에 대한 분석과 평가를 수행한다. 모형을 평가하는 방법은 실제적으로 크게 두 가지로 나뉜다. 하나는 코호트 시뮬레이션이라 불리는 방법이고 다른 하나는 몬테카를로 시뮬레이션(Monte Carlo simulation 또는 마이크로시뮬레이션)이라 불리는 방법이다. 코호트 시뮬레이션은 앞서 설명한 모형의 분류 중 '정적-인구집단수준-결정적' 모형(유형 1)에 속하는 모형처럼 동일 연령(대)의 대상 인구집단 코호트를 미리 정해진 평균적 전이확률값에 따라 인구집단수준에서 동시에 이동시킨다. 몬테카를로 시뮬레이션은 모형 분류 중 '정적-개인수준-확률적' 모형(유형 3)에 속하는 경우로서, 인구집단이 아닌 각 개인이 한 번에 한명씩 구축된 모형을 통과하며 반복적으로 모의실험 과정을 겪게 된다. 이때 각 개인의 전이확률은 성별, 연령, 과거력, 위험요인 등 개인의 특성을 반영하여 정해진 확률분포에 따라 난수 발생(random number generation)을 통해 매 확률마디에서 무작위적으로 결정된다. 이 확률값에 따라 개인이 어떤 상태로 이동할 것인 지가 결정되고, 이에 따라 개인들은 모의실험 종료시점까지 평균적 경로가 아닌 서로 다른 경로를 따라 이동하게 된다. 몬테카를로 시뮬레이션은 이렇듯 모의실험을 반복적으로 수행하여 통계량의 분포를 경험적으로 얻어내는 접근법을 일컫는다. 몬테카를로 시뮬레이션을 이용하여 마콥모형을 평가하자면 우선 모형의 각 전이확률에 확률분포를 부여하는 확률화 과정을 거쳐야 한다. 모형의 확률화 과정에 대한 더 상세한 설명은 브릭스 등에 의한 관련 서적(Briggs, 2006)에 잘 기술되어 있다. 마콥모형 평가방법을 선택함에 있어 알아두어야 할 점은 두 접근법 모두 개인간 상호작용을 고려하지 않는 정적 방법이고 동일구조의 모형에 근거하고 있으므로, 몬테카를로 시뮬레이션을 수행할 경우 반복회수가 아주 커지면 얻어진 모형값이 대수의 법칙에 의해 코호트 시뮬레이션을 통해 얻어진 값에 수렴한다는 점이다.

6.6 모형의 선택

각 유형의 모형은 서로 다른 장단점을 갖는다. '정적 ─ 인구집단수준 ─ 결정적' 모형과 같이 상대적으로 간단한 유형의 모형은 모형구축에 비용이 덜 들고, 이해하기 더 쉽다는 장점을 갖는 반면, 복잡한 질병의 자연사나 인구집단 수준의 상호작용을 반영하기 어렵다. '동적 ─ 개인수준 ─ 확률적' 모형은 상대적으로 매우 복잡하며, 구축에 많은 비용과 시간이 소요되나 개별행위자들의 시스템 내 상호작용을 구현하는 등 실제 현상을 더 잘 반영할 수 있다는 장점을 갖는다. 따라서, 결정분석모형을 이용해 경제성 평가를 수용하기 위해서는 어떤 유형의 모형이 적합할 지에 대한 판단을 먼저 내린 후 모형 구축을 시작하여야 하는데, 이 과정에 참조할 수 있는 몇 가지 원칙은 다음과 같다. 첫째, 경제성 평가가 답하고자 하는 의사결정 문제와 연구질문에 대한 답을 할 수 있는 유형의 모형을 선택하여야 한다. 둘째, 관심대상 질병의 자연사와 특징을 잘 반영할 수 있는 모형을 선택하여야 한다. 셋째, 선택한 모형의 파라미터값 추정 시 이용 가능한 데이터가 있는 지 고려한다. 넷째, 서로 다른 모델링 방법 중에 선택을 해야 할 경우 연구자의 모형 이해도를 고려하여야 한다. 다섯째, 모형 구축에 걸리는 시간과 비용을 고려한다. 여섯째, 모형 구축 후 시뮬레이션에 걸리는 시간과 모델 구동의 용이성을 함께 고려한다.

6.7 모형의 한계와 최신 동향

이상과 같이 경제성 평가에 사용되는 결정분석모형의 특징을 간략히 살펴보았다. 모형은 아무리 정교하게 구축된다 할지라도 현실세계를 실재 그대로 반영할 수는 없으므로 내생적인 한계점과 더불어 여러 방법론적 이슈를 갖는다. 첫째, 실재세계를 잘 반영할 수 있는 모형을 구축하더라도 모형의 모수 추정에 기반이 될 근거자료가 충분치 않아 모형의 활용도가 제한되는 경우가 있다. 둘째, 모형의 유형을 선택하는데 있어 단순하며 투명도가 높은 구조를 우선시할 것인 지 아니면 모형 구축비용이 높더라도 현실세계를 반영하는 능력이 더 우수한 모형을 선택할 것인 지 사이의 거래(trade─off)가 발생할 수 있다. 셋째, 어떤 모형의 유형을 선택하느냐에 따라 모형값이 달라지고 경우에 따라서는 결정문제의 최적대안을 찾는데도 영향을 미칠 수 있는 등 모형구조 자체에 따른 불확실성이 존재한다. 넷째, 서로 다른 연구자 그룹들이 동일한 결정문제를 해결하기 위해 모형 구축을 시도하더라도 최종 모형이 흔히 달라 연구 간 결과 비교시 신뢰도가 낮아지기도 한다.

이러한 한계점 및 이슈들을 극복하고자 결정분석모델링에 관한 여러 가이드라인이 만들어졌다. 대표적인 가이드라인은 주요 저널인 MDM과 ISPOR에 의해 공동발간된 7개의 논문으로 구성된 시리즈와 미국의 2nd Panel on Cost-Effectiveness in Health and Medicine에 수록된 모델링 관련 권고사항, 그리고, 필립스 등에 의한 가이드라인(Philips, 2006)을 들 수 있다.

이러한 노력 및 컴퓨팅 기술의 향상에 기반하여 모형이 갖는 여러 한계점 및 방법론적 논란에도 불구하고, 결정분석모형의 구축 및 경제성 평가에의 응용은 점점 더 활발해지고 있으며, 에이전트기반 모형이 점차 늘어나는 등 모형의 복잡도도 빠른 속도로 증가하고 있다. 특히, 주목할만한 최근 동향 중의 하나는 근거자료가 희박하거나 질병의 자연사가 알려져 있지 않아 모수값의 불확실성이 매우 높을 경우 모형을 통해서 생산된 추정값과 경험적으로 얻어진 데이터를 모형적합도를 통해 비교하여 모수값을 추정해내는 캘리브레이션(calibration) 과정이 모형구축 과정의 일부로 수행되는 경우가 늘고 있다는 점이다. 이와 더불어, TreeAge 등 결정분석모형 구축을 위한 상용화된 패키지의 이용도 점차 보편화되고 있다. 그러나, 객체간 상호작용을 수반하는 동적 모형을 구축하는 데에는 여전히 상용화된 패키지만으로는 한계가 있으며 MATLAB, C++, R 등의 프로그래밍 언어를 사용하는 경우가 대부분이다.

⑦ 비용-효과성 평가

지금까지 경제성 평가에서 대안들의 비용과 효과를 어떻게 측정하는 지를 항목별로 살펴보았다. 비용과 효과를 구성요소별로 각각 측정하였다면 다음으로 할 일은 각각 측정된 비용과 효과를 결합하여 비용-효과에 대한 종합적 결과지표를 제시하는 일이다. 비용-효과분석이나 비용-효용분석의 경우 대개 비용-효과비, 순건강편익의 형태로 분석결과를 제시한다.

7.1 비용-효과비

비용-효과비에는 평균 비용-효과비(ACER[27])와 점증적 비용-효과비(ICER[28])의 두 가지가 있다. 평균 비용-효과비는 중재안과 비교대안의 두 대안이 있다고 했을 때 다음과 같이 중재안의 비용-효과비와 비교대안의 비용-효과비를 각각 구하여 비교하는 것이다. 이 경우

---

27 Average Cost-Effectiveness Ratio, ACER
28 Incremental Cost-Effectiveness Ratio, ICER

비용-효과비가 작은 대안일수록 더욱 비용-효과적이라 할 수 있다.

$$\frac{C_I}{E_I} \, vs. \, \frac{C_C}{E_C}$$

I: 중재안(intervention) C: 비교대안(comparator)

반면, 점증적 비용-효과비는 중재안과 비교대안을 비교하여 비용의 증분을 효과의 증분으로 나눈 값이다. 즉 중재안을 실시하는 것이 비교대안을 실시하는 것에 비해 효과 1단위 개선에 얼마만큼의 비용이 더 소요되는 지를 나타내는 지표이다.

$$ICER = \frac{C_I - C_C}{E_I - E_C}$$

$C_I - C_C$: 중재안으로 인한 비용 증가분
$E_I - E_C$: 중재안으로 인한 효과 증가분

평균 비용-효과비가 두 개의 비를 가지고 비용-효과성을 판단하는 반면, 점증적 비용-효과비는 한 개의 비를 두고 비용-효과성을 판단한다. 따라서 ICER을 통해 비용-효과성을 판단하기 위해서는 효과 1단위 개선에 대해 지불할 용의가 있는 한계 비용의 크기에 대한 개념이 정립되어야 하며, 이 값이 명확할 때 이와 비교하여 비용-효과성을 판정할 수 있다.

한 단위 효과의 증가에 대해 최대로 지불할 용의가 있는 한계비용을 K라고 할 때, ICER < K라면 중재안이 비용-효과적이라고 보는 것이다. 그러나 분모가 음수일 때, 즉 중재안이 비교대안보다 효과가 작을 때는 이와 같은 판정이 성립하지 않으므로 이러한 결정법칙이 일관되게 적용될 수는 없다.

뿐만 아니라 K값의 범위에 따라 비용-효과성에 대한 판정은 민감하게 달라질 수 있다. 가령, 중재안의 ICER이 2,000만원/QALY로 계산되었다고 하자. 만약 K값이 3,000만원/QALY라고 한다면, 이 중재안은 비용-효과적이라고 할 수 있으나, K값이 1,500만원/QALY라고 한다면, 이 중재안은 비용-효과적이지 않다고 판정한다.

그러나 ICER을 통해 판단할 수 있는 것은 주어진 대안이 비용-효과적인지 여부 만이다. ICER이 임계값(threshold)보다 매우 낮다는 이유로 "매우 비용-효과적"이라고 한다거나, ICER이 다른 것보다 더 낮기 때문에 더 비용-효과적인 것이라고 하는 것은 적절하지 않다. 비용-효과비는 매우 낮으나 편익 또한 매우 작다면, 높은 비용-효과비를 나타내는 중재보다 순편익은 오히려 더 작을 수도 있다.

그림 6-14 중재안과 비교대안의 효과 차이와 비용차이, 그리고 중재안의 비용-효과성

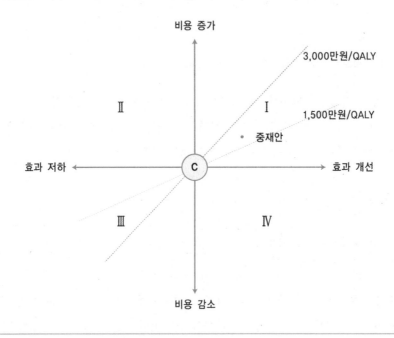

평균 비용–효과비와 점증적 비용–효과비 중 어느 것을 기준으로 비용–효과성을 판단할 것인 지는 비교되는 대안들의 관계에 달려있다. 비교대안들이 서로 독립적인 관계에 있다면, 즉 어느 한 대안의 실시 여부가 다른 대안의 실시 여부에 영향을 미치지 않는 독립적인 관계라면 평균 비용–효과비를 기준으로 비가 낮은 것부터 예산이 허용하는 범위 내에서 대안들을 선택하면 된다. 그러나 만약 대안들이 상호 경쟁하는 관계에 있다면, 즉 대안들끼리 상호 대체가 이루어지는 관계에 있다면 점증적 비용–효과비를 이용하여 판단하는 것이 적절하다.

7.2 복수의 대안이 있는 경우의 의사결정

비교대안이 두 가지 뿐이라면 문제는 보다 간단하겠지만, 비교대안이 여러 가지일 경우에는 확장된 우월성(extended dominance)의 원리에 의하여 열등대안을 제외하는 작업이 먼저 이루어져야 한다. 비교대안들을 효과의 순으로 나열하였을 때 인접한 대안보다 효과가 낮음에도 불구하고 비용은 더 높은 대안이 있다면 이는 열등대안으로 분류된다. 〈표 6-8〉에서는 대안 B와 E가 이에 해당한다(B는 C보다 효과가 작지만, 비용은 더 많이 소요된다. E는 D와 효과가 같으

나 비용은 더 많이 소요된다). 열등대안의 경우 비교대상에서 제외되며, 이 경우 열등대안에 인접한(열등대안보다 효과가 큰) 대안은 열등대안이 아닌 그 전 대안과 비교하여 ICER을 재계산하게 된다.

남은 대안을 효과의 크기 순으로 나열하였을 때 ICER은 오름차순으로 정리되어야 한다. 만약 뒤에 나오는 대안의 ICER이 앞에 위치한 대안의 ICER보다 더 작다면, 앞선 대안은 열등한 대안으로 평가된다. 이 대안을 실시하는 것보다 이 대안을 제외한 다른 인접한 두 대안을 일정한 비율만큼 섞어서 실시하는 것이 동일한 비용으로 더 큰 효과를 얻을 수 있는 방법이기 때문이다. 이를 약하게 열등(weakly dominated)하다고 한다. 〈표 6-8〉에서는 대안 A와 C, F가 이에 해당한다(A, C, F안의 경우 뒤에 나오는 대안보다 ICER이 낮아 열등대안으로 제외된 경우이다).

열등한 대안을 모두 제외하고, ICER을 오름차순으로 정리하고 나면 남은 대안들은 효율경계선(efficiency frontier)을 이룬다. 〈표 6-8〉에 제시된 예에서는 D, G, H, I 대안이 효율경계선상에 있는 대안들이 된다. 효율경계선에 위치한 점들 중 어느 대안을 선택할 것인가 하는 것은 예산 상황에 따라 달라진다. 예산이 충분하다면 효과가 큰 대안을 선택함으로써 총 효과를 최대화할 것이고, 예산이 부족하다면 주어진 예산에 맞는 대안까지를 선택하면 될 것이다.

표 6-8 여러 대안들의 비용-효과성 평가 (단위: 만원, QALY)

대안	비용	효과	비용증분	효과증분	ICER
A	1,000	1	-	-	dominated
B	1,500	1.2	-	-	dominated
C	1,350	1.3	-	-	dominated
D	1,400	1.5	1,400	1.5	933.3333
E	1,500	1.5	-	-	dominated
F	1,700	1.7	-	-	dominated
G	1,800	1.8	400	0.3	1333.333
H	2,000	1.9	200	0.1	2000
I	2,500	2	500	0.1	5000

그러나 고정된 예산이 없다면? 아마 우리가 의사결정을 하게 되는 많은 경우가 이에 해당할 것이다. 정부에서 약제비로 얼마만한 비용을 지불하겠다는 예산을 정해놓지 않은 상태에서 신약의 비용-효과성을 판단하게 되는 상황이 바로 이런 상황이다. 이 경우 효과 1단위 개

선에 대해 사회적으로 지불할 용의가 있는 최대 금액을 기초로 비용-효과성을 판단한다. 즉 위의 예에서 보자면 만약 우리 사회가 1QALY의 효과 개선에 대해 최대 3,000만원까지 지불할 용의가 있다고 한다면 I 대안은 비용-효과적 대안이 될 수 없다. I의 경우 ICER이 5,000만원/QALY이기 때문이다. 만약 사회적으로 수용가능한 지불 한계가 1,500만원/QALY라면? H 역시 선택 대상에서 제외될 것이다.

7.3 순편익

하나의 ICER값이 추정치로서 제시되었을 때 이 값이 얼마나 확실한 값인지에 대한 신뢰도 측정이 필요하다. 표본으로부터 산출된 추정치에 대한 확실성을 측정하는 전통적인 접근 방법은 신뢰구간을 산출하여 추정치 주변에 '실제 참값'이 위치할 수 있는 범위를 제시하는 것이다. 통계이론에 따라, 표본의 크기가 충분히 크다면 각 군에서 산출된 비용 및 효과 크기의 추정치는 모집단 실제 값 주변에 정규분포를 이루며, 정규분포를 따르는 통계량의 합산으로 이루어진 비용효과비의 분자 및 분모는 각각 모두 이론적으로 정규분포를 따르게 된다. 그러나 분수의 형태로 표현되는 전체 지표 자체의 이론적인 분포 설정은 쉽지 않아서 이론적인 계산을 이용하여 신뢰구간을 산출하는데 어려움이 있으며, 분모의 값이 0이 될 시에는 계산이 불가능해지는 문제도 있다. 따라서 ICER은 표본분포 및 신뢰구간을 이용하여 불확실성의 문제를 다루는데 있어 평가지표로서 매우 유용하다고 할 수는 없다.

비용-효과분석의 결과를 순편익으로 전환시킬 경우 이런 문제점을 회피할 수 있다는 장점이 있다. 앞서 소개한 비용효과비를 이용하여 비용효과성을 판정하는 ICER < K로 표현된 식의 좌우 항을 재정렬하면,

$$K(\overline{E_I} - \overline{E_C}) - (\overline{C_I} - \overline{C_C}) > 0$$

로서 표현할 수 있고, 이때 부등식 좌측 항은 순편익(NB[29])으로서 아래와 같이 정의한다.

$$NB = K(\overline{E_I} - \overline{E_C}) - (\overline{C_I} - \overline{C_C})$$

NB값이 0보다 큰 지, 작은 지에 따라 비용효과성을 판정할 수 있는데, 이와 같은 지표는

---

[29] Net Benefit, NB

비용효과비와 달리 '비'의 형태로 표현되는 지표가 아니므로 통계적인 이론 접근이 더욱 용이하며 표본을 통한 비용−효과 지표 추정치 산출에 따른 불확실성을 측정하고 제시하기 위한 다양한 접근을 시도할 수 있다.

8 불확실성 평가

8.1 경제성 평가와 불확실성

의료기술 및 중재에 대한 경제성 평가 수행을 위해서는 의료중재로 인한 건강결과 및 의료 관련 비용을 추정하기 위해 많은 정보가 요구되며 평가기간 등에 대한 가정 또한 요구된다. 분석을 위해 필요한 정보를 얻기 위해 역학, 경제학 및 여러 통계학적 방법들이 사용되지만 모든 방법론적인 접근에는 내재된 한계가 있다. 경제성 평가에서 얻은 결과는 분석에 사용된 가정 및 방법론에 따라 달라질 수 있으며 경제성 평가의 결론은 이에 매우 민감할 수 있다.

병의 진행경과가 단기간 내에 이루어지는 급성질환이 아닌 경우에는 보통 임상시험 종료시점에서 질병의 경과가 완료되지 않은 경우가 많으며 따라서 최종결과(final outcome)를 확인할 수 없는 경우가 많다. 이 경우 모형구축을 통해 임상시험 기간 이후의 경과를 추정하기도하는데 질병에 따라서는 환자의 생존기간 내내 경과를 추적하여야 할 수도 있다. 모형은 보다간단하고 이해하기 쉬운 구조로 상세하고 복잡한 '현실세계'를 표현하는 데 유용한 도구이며다양한 요소 간의 관계와 상호작용을 증명하는 데 유용할 수 있다. 또한 모형을 통해 의사결정자는 다양한 출처의 정보를 결합하고, 경우에 따라 평가기간을 넘어서 결과추정을 가능하게 할 수도 있다.

브릭스 등(2011)은 경제성 평가 모형구축을 통해 발생할 수 있는 불확실성을 방법론적, 구조적, 모수(parameter)의 불확실성으로 정리하여 분류하였다. 방법론적 불확실성은 경제성 평가를 위한 이상적인 모델이 어떻게 되어야 하는 지에 대한 인식이 분석자와 검토자 간에 다를때 발생한다. 분석자는 모형개발과정에서 분석관점, 평가기간, 할인율, 건강결과, 비용 산출방법 등에 대한 방법론적인 선택을 한다. 이러한 선택은 분석결과와 결론에 영향을 주게 되는데, 예를 들어 환자의 생존에 영향을 미치는 모든 치료법이 환자의 삶의 질에 실질적으로 영향을 미치지만 분석자가 삶의 질을 통한 효용 대신 임상적 결과로서 수명연장을 모형에서의최종건강결과로 선택하면 치료법에 대한 의사결정에 영향을 미치는 중재의 긍정적 효과를 배제하게 될 수 있다.

구조적인 불확실성은 질병의 자연사에 대한 근거 및 평가대상 중재 결과에 대한 확실한 근거자료가 존재하지 않거나 제한적이거나 모순되는 경우에 발생한다. 활용할 수 있는 양질의 근거가 없다면, 분석모형은 관련 건강상태를 무시하게 되거나 전이확률에 대한 부적절한 선택 또는 단기결과에서 장기결과를 외삽하기 위한 취약한 가설의 사용 등의 오류를 포함하게 될 것이다.

모수의 불확실성은 전이확률, QALY 및 비용과 같은 분석모형에 사용된 모수들의 수치를 사용할 수 없을 때 나타나는 불확실성을 의미한다. 모수의 불확실성은 주로 분석시점에서 모수값을 알 수 없거나, 중재에 대한 가용한 주된 결과는 적은 표본 또는 비뚤림이 있는 연구에서 얻어진 것이므로 일반화하여 받아들이기 어려운 경우 또는 가용한 정보의 신뢰성이 의심스러운 경우 등에서 발행한다.

모형이 최종적으로 보고하는 점증적 비용효과비와 같은 단일한 요약결과에 대한 해석은 다양한 요인의 신뢰수준이나 불확실성 수준에 따라 크게 좌우될 수 있다. 불확실성에는 모형을 구성하는 데 사용된 방법론(모형 구조)이 포함될 수도 있고 모형을 채우는 데 사용된 실제 값과 관련되어 발생할 수도 있다. 예를 들어, 모형을 검토하는 사람은 모형에 사용된 어느 특정 값(예: 치료 성공률)이 너무 높다고 의문을 가질 수 있으며, 이 경우 검토자는 모형에 사용된 값과 다른 대체값을 사용했을 때의 결과값에 대한 영향을 알 기를 원할 수 있다. 모형 내에 포함되어 있는 다양한 모수 추정에 따른 불확실성에 더하여 경제성 평가기간을 확장할수록 분석기간이 원 자료의 관찰기간보다 길어지고 실제로 자료가 관찰되지 않은 결과에 대한 외삽과정을 통해 불확실성이 추가로 발생할 수 있다.

경제성 평가 분석에 이용되는 모수 추정 및 평가기간 등의 가정에 따르는 불확실성을 다루는 방법론적인 접근을 민감도분석(sensitivity analysis)이라고 한다. 경제성 평가에 이용되는 다양한 가정에 대한 불확실성을 고려하기 위하여 가정된 시나리오를 변경하여 설정하고 경제성 평가결과 및 결론이 이와 같은 설정의 변화에 따라 얼마나 견고하게 유지되는지 또는 민감하게 변화하는 지를 확인하는 방법을 말한다.

Briggs 등(1999)은 경제적 평가 모형에 사용되는 모수 추정에 따르는 불확실성을 처리하는 방법을 세 가지 유형으로 분류한 바 있다. 첫 번째 접근법은 결정론적 민감도분석(deterministic sensitivity analysis)으로, 나머지 모수값들이 일정하다는 가정하에 각 모수의 값을 변경하여 분석을 수행하여 평가결과값의 민감도를 확인하는 것을 말한다. 두 번째 접근법은 극단적 시나리오 분석으로, 관심중재 개입에 대한 몇 가지 중요한 모수값들을 최상의 경우와 최악의 경우에 따른 시나리오 하에서 설정하여 평가결과가 이에 얼마나 민감하게 바뀔 수 있는 지를 확인하는 것이다. 마지막 접근방법은 확률적 민감도분석(probabilistic sensitivity analysis)이며, 이는 각 모수추정치의 변동이 정의된 확률분포의 패턴을 따름을 가정하여 이루어진다. 다음 절에서는 민감도분석의 세부적인 방법에 대하여 좀 더 구체적으로 설명하고자 한다.

8.2 불확실성 평가방법

8.2.1 결정론적 민감도분석

민감도분석의 가장 간단한 형태는 모형의 한 값을 주어진 양만큼 간단히 변경하고 모델의 결과에 미치는 영향을 확인하는 것이다. 예를 들어, 의료중재에 의한 효과의 크기가 확대 추정되었을 수 있다는 가정 하에 10% 축소하여 변경하게 되면 결과적인 비용―효과비가 급격히 증가할 수 있다. 한 번에 하나의 모수만 변경하여 시도해보는 분석을 일원 민감도분석(one―way sensitivity analysis)이라고 하며, 분석은 여러 모수에 대해 반복하여 수행될 수 있다.

분석자가 모형 결과에 가장 큰 영향을 미치는 모수를 테스트 하려고 할 때, 모형의 각 모수(또는 적어도 주요 모수들 각각)를 특정 크기만큼 변경해 볼 수 있다. 분석자는 각 모수가 변경될 때 모형의 결과에 미치는 영향을 기록하고, 이를 주분석결과를 기준으로 민감도분석결과의 주분석결과에 대한 증감의 크기정도를 시각적으로 확인할 수 있는 토네이도 다이어그램의 형태로 그래픽으로 표시할 수 있다(《그림 6―15》).

• 그림 6-15 토네이도 다이어그램

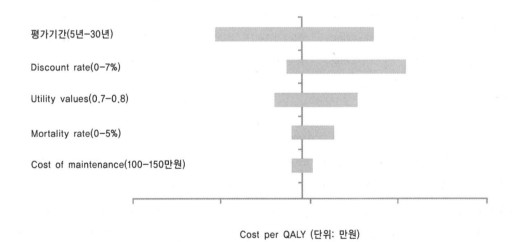

Cost per QALY (단위: 만원)

토네이도 다이어그램은 각 모수값의 고정된 변경이 주요 결과에 미치는 영향을 확인하는 데 유용하지만 모형에 입력된 값들에 대한 신뢰성을 나타내는 데는 유용하지 않을 수 있다. 예를 들어 특정 모수값에 대해서는 자료가 전혀 존재하지 않아서 입력되었던 값이 전혀 신뢰성을 갖지 못하는 경우, 이에 대한 민감도분석 결과는 그 자체가 무의미할 수 있다. 반대로, 의약품 비용 등 알려진 합리적인 모수값 자료가 존재하는 경우 이에 대한 크게 변동 없는 민감도분석은 결과의 신뢰도를 높일 수 있다. 일원 민감도분석을 수행하는 한 가지 형태는 각 모수값을 가능한 가장 낮은 값과 높은 값으로 변경해보는 것이다. 가능한 값의 정의는 모형마다 다를 수 있지만 일반적으로 자료에서 추정된 추정치의 신뢰구간에 따라 모수값을 변경하거나 문헌에서 관찰된 값의 전체 범위에 걸쳐 모수를 변경해 볼 수 있다.

일원 민감도분석은 모형에서 변경된 한 모수의 영향을 확인하는 데 유용하지만 두 개 이상의 모수를 동시에 변경하며 두 변수 간 관계를 반영하여 결과의 민감도를 확인해야 할 수도 있다. 이러한 접근법은 다원민감도분석(multi-way sensitivity analysis)이라고 하며, 각 핵심 모수값들의 주어진 범위 내에서 모수들 간 가능한 값들의 조합을 구성하고 이에 대한 결과의 변동을 보여주는 것으로 수행될 수 있다. 예를 들어 두 개의 주요 변수인 효과지표와 비용에 대한 각 모수값의 조합에 대한 분석결과를 〈표 6-9〉와 같이 제시할 수 있다.

표 6-9   다원 민감도분석의 예

			\u20A90	\u20A9151,800	\u20A9303,600	\u20A9455,400	\u20A9607,200
				Cost for intervention			
Effectiveness of intervention	0%	Cost saving		\u20A97,076,916	\u20A911,322,762	\u20A918,117,330	\u20A928,987,728
	10%	Cost saving		\u20A95,738,040	\u20A99,180,864	\u20A914,689,686	\u20A923,503,194
	20%	Cost saving		\u20A94,648,116	\u20A97,436,682	\u20A911,898,084	\u20A919,037,238
	40%	Cost saving		\u20A93,049,662	\u20A94,878,852	\u20A93,049,662	\u20A97,807,074

8.2.2 확률적 민감도분석

대부분의 분석모형에 포함된 각 모수에는 (예를 들어, 치료성공률 등) 점추정치가 적용된다. 메타분석 등의 연구를 통해 산출된 관심중재의 치료성공률 (예를 들어, 50%) 등을 이에 적용할 수 있을 것이다. 해당 메타분석은 점 추정치뿐 아니라 해당 추정치에 대한 95% 신뢰구간을 점 추정치 주변의 수치인 40~60% 등으로 함께 제시하게 될 것이며, 이는 추정치가 이와 같은 '분포'에서 얻어졌음을 의미한다.

확률적 민감도분석은 각 모수에 단일 값 대신 분포를 할당하여 분석하는 것을 말한다. 메타분석 결과 등 자료정보를 이용하여 확률분포를 설정하고 Crystal Ball[30]이나 WinBUGS[31] 등과 같은 소프트웨어 또는 프로그래밍을 이용하여 모형이 실행될 때마다 각 모수에 대해 하나의 값을 설정된 확률분포에서 임의로 선택하고 모형수행결과를 기록하게 된다. 이러한 방식으로 모형을 여러 번 실행을 반복하고 (경우에 따라 10만회 이상 반복) 소프트웨어는 매번 결과를 기록하며 결과의 변동을 확인할 수 있다. 이와 같은 과정을 개념적으로 〈그림 6-16〉과 같이 도식화 할 수 있다. 각 결과는 일반적으로 비용과 효과 또는 효용에 대한 2차원 도면에 〈그림 6-17〉과 같이 제시되며, 여기서 점들의 흩어진 정도가 적을수록 신뢰도가 높다고 할 수 있다. 또한, 산점도 위에 가정된 비용-효과 임계값의 한계선을 함께 표시하여 변동의 위치를 확인할 수도 있다. 본 그림에서 예시된 분석결과에서는 비용-효과 임계값이 6,000만원인 경우 모수추정치의 변동을 고려한 거의 모든 결과값들이 임계값 위에 분포하여 해당 중재는 비용 효과적이라고 결론짓기 매우 어렵다는 것을 확인할 수 있다.

그림 6-16 확률적 민감도분석 과정의 모식도

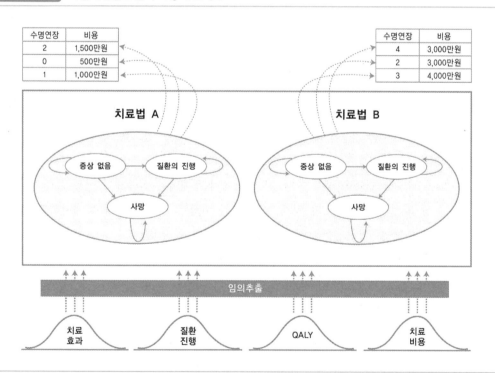

30 http://www.oracle.com/technetwork/middleware/crystalball/
31 https://www.mrc-bsu.cam.ac.uk/software/bugs/the-bugs-project-winbugs/

그림 6-17 Incremental Cost-effectiveness Plane (점선: 가정된 비용-효과 임계값)

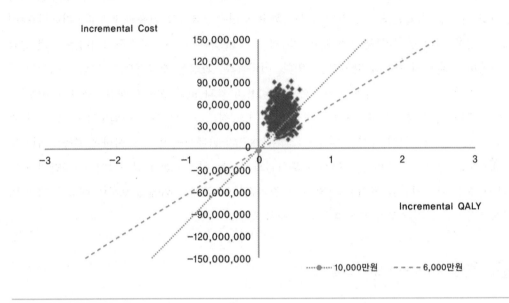

관심중재로부터 기대되는 효과를 위해 기꺼이 지불하려는 금액을 나타내는 비용-효과 임계값이 증가함에 따라 반복된 민감도분석 결과 중 해당 임계값보다 아래 위치하게 되는 결과값의 분율이 증가하게 된다. 해당 분률을 특정 임계값에 대해서 관심중재가 비용 효과적이라고 할 수 있을 확률, 즉 가능성에 대한 추정치로서 이해할 수 있으며, 임계값이 달라짐에 따른 분율의 변화를 〈그림 6-18〉과 같이 그래프로 제시한 것을 비용-효과 수용곡선(cost-effectiveness acceptability curve)이라고 한다. 본 그림에서는 해당 관심중재가 비용 효과적일 가능성이 90% 이상 되려면 비용-효과 임계값이 2억원 이상이 되어야 한다고 제시하고 있으며, 이와 같은 제시를 통해 신뢰도 수준을 정량적으로 해석할 수 있다.

그림 6-18　비용-효과 수용곡선

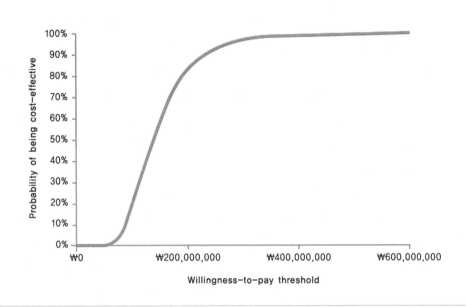

8.3 일반화의 문제

일반화 가능성(genaralizability)이란 특정 대상환자집단 또는 특정 상황에 적용되는 연구결과가 다른 집단 또는 다른 상황에 적용될 수 있는 지에 대한 정도를 의미한다. 예를 들어, 한 국가에서 수행된 경제성 평가 분석결과를 다른 국가로 옮겨서 고려하게 되면 국가 간 경제적 상황 및 의료관리 상황의 차이로 인해 추가적인 불확실성이 발생할 수 있다. 한 환경에서 수행된 평가결과가 다른 환경의 설정에서 의사결정과정에 적용하기 위해서 채택될 수 있을 때 이를 이전가능(transferable)하다고 한다(Drummond, 2009). 이러한 문제는 특히 해외에서 의약품 및 의료기기 제조업체가 개발하여 수행한 경제성 평가결과를 사용하여 특정 지역 또는 국가 수준에서 가격 책정 또는 급여 결정을 지원할 수 있는 가에 대한 문제와 연관이 있다.

국가 간 임상효과 결과에 대한 일반화는 대상 모집단을 정의하는 기준이 명확하게 제시되고, 잠재적인 차이점이 강조되고, 광범위한 민감도분석에 적용되는 주요 모수가 제공된다면 비교적 합리적으로 인정될 수도 있을 것이다. QALY의 경우에는, 문화적 차이에 따라 선호체계도 다를 수 있으므로 다른 나라에서 산출된 값을 일반화 시키는데 대한 우려가 제시된 바 있다(Canadian Agency for Drugs and Technologies in Health, 2006; National Institute for Health and Clinical Excellence, 2008; 건강보험심사평가원 2011). 반면 경제성 평가 자료는 일반적으로 평가에 사용된 자원의 단가나 비용의 차이 및 상이한 의료관리방법에 따른 자원 소비의 차이로 인해 국가 간 이전이 불가능한 것으로 간주된다.

캐나다나 영국 등 해외 및 국내 경제성 평가지침에서는 다른 나라에서 이루어진 경제성 평가결과를 활용하기 위해서는 경제성 평가에 포함되는 요소를 세분화하여, 비용을 가격에 대한 정보와 사용량에 대한 정보로 그리고 임상적인 결과는 효능에 대한 자료와 효과에 대한 자료로 나누어 자료원에 대한 정의와 기준을 조사하고, 비용은 평가결과를 활용할 국내 자료로 대체하여 사용하며 임상결과의 경우 일반화 가능성을 확인하여 적용 가능한 자료와 대체할 자료를 구분하여 해당 지역에 적절한 자료를 적용하는 것이 필요하다.

일반화에 대한 문제는 다른 지역에서 수행된 경제성 평가결과를 관할 지역에서 고려하고자 할 때도 발생하지만, 평가결과를 적용하고자 하는 해당 국가를 포함하여 여러 국가들이 공동으로 참여하는 다국가임상시험(multi-national trial) 결과를 효과추정의 근거로 사용하여 해당 국가에 적용하기 위한 경제성 평가가 이루어지는 경우에도 발생하게 된다. 이 경우에는 내국인 피험자의 수가 통계적으로 의미있는 결론을 내릴 수 있을 정도로 충분하다면 내국인 피험자의 임상시험 결과를 사용하여 주 분석을 수행하고, 전체 피험자의 결과를 이용하여 민감도분석을 실시하거나 내국인 피험자의 수가 충분치 않은 경우에는 전체 피험자의 임상시험 결과를 사용하되, 내국인 피험자의 임상시험결과는 민감도분석을 통해 반영하도록 권고된 바 있다(건강보험심사평가원, 2011).

다국가 임상시험 자료를 사용하여 일반화 문제를 해결하기 위한 접근으로 회귀분석적인 접근을 활용할 수도 있다. 기저위험, 상대 치료효과, 효용 및 자원 이용에 대하여 다국가 임상시험 자료를 이용하고, 전체 자료를 이용한 회귀분석모형을 통하여 해당 국가에 대한 비용자료를 추정하는 방식이다. 이때, 국가 집단 간 변동을 반영하여 환자와 국가를 다수준으로 고려하는 모형을 적절하게 적용할 수 있다.

⑨ 경제성 평가와 의사결정

앞에서 살펴보았듯이 수용 가능한 지불한계가 변화함에 따라 동일한 ICER을 두고서도 비용-효과성에 대한 판단이 달라질 수 있다. 그렇다면 우리 사회의 1QALY 개선, 혹은 1년 수명연장에 대한 지불한계, 즉 수용가능한 비용-효과비의 임계값은 얼마인가? 기존 논의에서는 임계값을 효과 1단위 개선에 대한 사회적 지불의사로 보았다. 그러나 현실에서는 인구집단을 대상으로 지불의사를 조사하고 이를 기준으로 의사결정을 하는 경우는 매우 드문 것으로 알려져 있다. 지불의사를 어떻게 측정하느냐에 따라 결과가 크게 달라지는 방법론상의 한계 때문에 많은 국가가 사회적 지불의사 측정과 그 결과의 적용에 소극적이 아닌가 생각된다. 현실적으로는 1인당 GDP 수준을 고려하여 임계값을 설정하는 경우가 많은데, 이 또한 삶의 가치라는 것은 생산수단 이상을 의미한다는 점에서 비판의 여지가 있다(Bertram, 2016).

반면 비용-효과성을 판단하는 임계값은 구성원들의 지불의사가 아니라 기회비용에 기반하여야 한다는 주장도 있다(Woods, 2016). 이때 기회비용은 새로운 중재법을 받아들임으로써 포기하게 되는 기존의 치료법이 주는 편익으로 정의된다. 자원이 제약적인 상황에서는 새로운 기술을 받아들임에 따라 추가 비용이 소요되는 만큼, 다른 어느 부분의 투자는 줄어들 수밖에 없고, 기존 치료법을 통해 얻을 수 있었던 편익을 포기하게 된다. 보건의료 부문 예산을 고정시켜놓지 않고 생각하더라도, 새로운 기술을 받아들이는 과정에서 추가비용이 소요되어야 한다면 이는 다른 소비를 통해서 얻을 수 있는 편익의 감소를 초래할 것이므로, 이를 감안해야 한다는 것이 이들의 주장이다.

그렇다면 다른 나라들은 무엇을 근거로 비용-효과성을 판단하는가?

우리보다 앞서 경제성 평가를 의사결정의 자료로 활용하고 있는 많은 국가에서는 기존의 의사결정 내용을 참고하여 비용-효과성을 판단하고 있는 것으로 알려져 있다. 그리고 대부분의 나라에서 특정한 하나의 수치를 비용-효과성을 판단하는 임계값으로 명시적으로 밝히고 있지는 않았다. 영국의 경우 의료기술평가를 하면서, 1QALY당 20,000~30,000파운드를 의사결정시 참고하는 범위로 제시하고 있으나, 의료기술의 성격에 따라 이 기준을 상회하는 기술도 채택될 가능성은 열어놓고 있다. 호주의 경우는 학술논문을 통해 AU$ 42,000~76,000이 참고할만한 범위로 제시되고는 있으나, 호주 정부에서는 임계범위에 대해 공식적인 의견을 제시하지 않고 있다. 스웨덴의 경우도 임계범위에 대해 밝히고 있지 않다.

이렇듯 많은 국가들에서 비용-효과성 측면에서의 수용한계를 명시적으로 밝히고 있지 않는 것은, 급여여부라고 하는 의사결정에 고려하는 요소가 비용-효과성만은 아니기 때문이다. 설령 ICER이 높다고 하더라도 꼭 필요한 의료기술이라고 한다면 채택할 수 있다는 것이고 ICER이 낮다고 하더라도 대체할만한 다른 기술이 충분하고, 가격 면에서 상대적으로 고가란 판단이 든다면 반드시 수용할 이유가 없다는 것이 명시적으로 임계값을 밝히지 않는 이유라 할 수 있다.

일반적으로 매우 위중한 질환에 사용되는 의료기술이고, 대체할만한 치료법이 충분치 않은 경우라고 하면 ICER이 다소 높더라도 채택되는 경향이 강하고, 반대로 그다지 위중한 질환이 아니고 대체할만한 다른 치료법이 충분한 경우라면 비용-효과성 자체가 급여 여부 판단에 있어 중요한 잣대가 된다. 참고로 호주 PBAC의 가이드라인을 보면 비용−효과적이지 않은 것으로 판단된 약제의 경우, 구제 대상에 해당하는 지를 한번 더 점검하게 된다. 구제 대상은 다른 대체치료법이 없는 경우, 질환이 매우 위중한 경우, 그리고 진행성이며 조기사망으로 이어질 위험이 있는 경우, 대상 질환자 수가 매우 적은 경우에 해당하는 경우 등이다. 스웨덴의 경우도 급여 여부 결정에 있어 비용−효과성 외에, 국민들의 의료요구, 형평성, 사회적 연대 등의 가치를 함께 고려한다(Eckard. 2014). 영국에서는 말기 질환자가 누리는 QALY에 가중치를 부여함으로써 1QALY 개선에 30,000파운드를 상회하는 기술이 권고될 수 있는 여지를 두고 있다.

경제성 평가는 공리주의 철학에 기초해있는데, 공리주의가 자원의 분포에 대한 무관심으로 비판받듯이, 경제성 평가 또한 개인들 간 자원의 배분 문제에 대해서는 무관심하다. 그러나 현실의 의사결정자들은 결코 이러한 문제들에 무관심하지 않다. 자원배분의 우선순위를 다룬 여러 선행연구들에서 사회 구성원들은 자원배분의 효율성뿐 아니라 형평성, 공정성에도 많은 관심을 가지고 있는 것으로 밝혀진 바 있다. 따라서 자원배분의 효율성에만 초점을 맞춘 경제성 평가는 의사결정의 한 요소일 뿐, 의사결정 그 자체가 아님을 유념할 필요가 있다. 실제 현실의 여러 의사결정기구에서도 경제성 평가결과뿐 아니라 다른 여러 판단기준들을 함께 고려하고 있는 것으로 알려져 있다. 질병의 중증도나 대체치료법의 존재 유무 등이 함께 고려되는 대표적 기준이다. 또한 경제성 평가를 확장하여 형평성 측면의 영향도 함께 고려하고자 하는 움직임도 일부 있으나, 아직까지는 의사결정자들의 숙의(deliberation)가 강조되고 있는 형편이다.

그러나 각 기준들을 어느 정도의 비중으로 고려할 것인가는 그 사회가 공유하는 가치와 관련된 것이고, 따라서 의사결정과정에서는 이런 사회적 가치를 잘 반영할 수 있도록 노력할 필요가 있다.

참고문헌

- 건강보험심사평가원. 임상적 유용성 평가를 위한 간접비교 수행단계별 자료제출 지침. 서울: 건강보험심사평가원: 2014.
- 건강보험심사평가원. 의약품 경제성평가지침 및 자료작성 요령. 서울: 건강보험심사평가원: 2011.
- 김윤희, 신상진, 박주연 등. 보건의료분야에서 비용 산출방법. 서울: 한국보건의료연구원: 2013.
- 박상민, 장윤정, 윤영호 등. 대장암 선별검사의 비용-효과분석. 가정의학회지. 2004;25:297-306.
- 심재용, 이정권, 김수영 등. 한국형 건강관련 삶의 질 측정도구 개발. 가정의학회지. 1999;20:1197-208.
- 안정훈, 김윤희, 신상진 등. 근거중심의 진료에 맞는 한국적인 보건의사결정을 위한 방법론 연구. 서울: 한국보건의료연구원: 2010.

- Ali S, Ronaldson S. Ordinal preference elicitation methods in health economics and health services research: using discrete choice experiments and ranking methods. Br Med Bull. 2012;103:21-44.
- Bertram MY, Lauer JA, Joncheere K, et al. Costeffectiveness threshold: pros and cons. Bull World Health Organ. 2016;94:925-30.
- Bilcke J, Beutels P, Brisson M, et al. Accounting for methodological, structural, and parameter uncertainty in decision-analytic models: a practical guide. Med Decis Making. 2011;31:675-92.
- Brazier JE, Yang Y, Tsuchiya A, et al. A review of studies mapping (or cross walking) non-preference based measures of health to generic preference-based measures. Eur J Health Econ. 2010;11:215-25.
- Brazier JE, Rowen D, Mavranezouli I, et al. Developing and testing methods for deriving preference-based measures of health from condition-specific measures (and other patient-based measures of outcome). Health Technol Assess. 2012;16:1-114.
- Brazier JE, Rowen D, Mavranezouli I, et al. Measuring and valuing health benefits for economic evaluation. Oxford: Oxford University Press: 2007.
- Briggs AH, Claxton, K, Sculpher M. Decision Modelling for Health Economic Evaluation. Oxford: Oxford University Press: 2006.
- Briggs AH, Sculpher M. An Introduction to Markov modelling for economic evaluation. Pharmacoeconomics. 1998;13:397-409.

• Briggs AH, O'Brien BJ. The death of cost-minimisation analysis? Health Econ. 2001;10:179-84.

• Briggs AH, Gray AM. Handling uncertainty in economic evaluations of healthcare interventions. BMJ. 1999;319:635-8.

• Buckingham K. A note on HYE (healthy years equivalent). J Health Econ 1993;12:301-9.

• Caldwell DM, Ades AE, Higgins JP. Simultaneous comparison of multiple treatments: combining direct and indirect evidence. BMJ. 2005;331:897–900.

• Canadian Agency for Drugs and Technologies in Health. Guidelines for the economic evaluation of health technologies. 2006.

• Centre for Health Economics. Time trade-off user manual: Props and self-completion methods. 1994.

• Cho S, Kim H, Kim SH, et al. Utility estimation of hypothetical chronic obstructive pulmonary disease health states by the general population and health professionals. Health Qual Life Outcomes. 2015;13:34.

• Ciani O, Buyse M, Garside R, et al. Comparison of treatment effect sizes associated with surrogate and final patient relevant outcomes in randomised controlled trials: meta-epidemiological study. BMJ. 2013;346:f457.

• Commonwealth of Australia Pharmaceutical Benefits Advisory Committee. Guidelines for preparing submissions to the Pharmaceutical Benefits Advisory Committee. 2008.

• Cooper NJ, Sutton AJ, Abrams KR, et al. Comprehensive decision analytical modelling in economic evaluation: a Bayesian approach. Health Econ. 2004;13:203-26.

• Culyer AJ, Newhouse JP. Handbook of health economics. North Holland: Elsevier: 2000.

• Department of Health, Commonwealth of Australia. Guidelines for preparing a submission to the Pharmaceutical Benefits Advisory Committee. Canberra: Australian Government Publishing Service: 2016.

• Devlin NJ, Tsuchiya A, Buckingham K, et al. A uniform time trade off method for states better and worse than dead: feasibility study of the 'lead time' approach. Health Econ. 2011;20:348-61.

• Drummond M, Barbieri M, Cook J, et al. Transferability of economic evaluations across jurisdictions: ISPOR Good Research Practices Task Force report. Value Health. 2009; 12:409-18.

• Drummond M, McGuire A. Economic evaluation in health care: merging theory with practice. New York: Oxford University Press: 2001.

• Drummond M, Sculpher MJ. Torrance GW, et al. Methods for the economic evaluation of health care programmes. Oxford: Oxford University Press: 2005.

• Drummond MF, Sculpher MJ, Claxton K, et al. Methods for the economic evaluation of health care programmes. Oxford: Oxford University Press: 2015.

• European network for Health Technology Assessment. Endpoints used in relative effectiveness assessment of pharmaceuticals: Surrogate Endpoints. 2013.

• Garrison LP, Mansley EC, Abbott TA, et al. Good research practices for measuring drug costs in cost-effectiveness analyses: a societal perspective. Value Health. 2010;13:8-13.

• Gold MR, Siegel JE, Russell LB, et al. Cost-Effectiveness in Health and Medicine. New York: Oxford University Press: 1996.

• Hoaglin DC, Hawkins N, Jansen JP, et al. Conducting indirect-treatment-comparison and network-meta-analysis studies: report of the Indirect Comparisons Working Group to the Pharmaceutical Benefits Advisory Committee: assessing indirect comparisons. 2008.

• Hoaglin DC, Hawkins N, Jansen JP, et al. Conducting indirect-treatment-comparison and network-meta-analysis studies: report of the ISPOR Task Force on Indirect Treatment Comparisons Good Research Practices: part 2. Value Health. 2011;14:429-37.

• International Society for Pharmacoeconomics and Outcomes Research. Pharmacoeconomic Guidelines Around The World. 2017.

• Jansen JP, Fleurence R, Devine B, et al. Interpreting indirect treatment comparisons and network meta analysis for health-care decision making: report of the ISPOR Task Force on Indirect Treatment Comparisons Good Research Practices: part 1. Value Health. 2011;14:417-28.

• Johnson FR. Measuring conjoint stated preferences for pharmaceuticals: a brief introduction. Durham: RTI Health Solutions: 2008.

• Kang HJ, Kang E, Jo MW, et al. The utility score of epilepsy with partial seizure measured by TTO, VAS, and EQ-5D in the general Korean population. Epilepsy Res. 2014;108:963-71.

• Kim EJ, Ko SK, Kang HY. Mapping the cancer-specific EORTC QLQ-C30 and EORTC QLQ-BR23 to the generic EQ-5D in metastatic breast cancer patients. Qual Life Res. 2012;21:1193-203.

• Kim HL, Kim D, Jang EJ, et al. Mapping health assessment questionnaire disability index (HAQ-DI) score, pain visual analog scale (VAS), and disease activity score in 28 joints (DAS28) onto the EuroQol-5D (EQ-5D) utility score with the KORean Observational study Network for Arthritis (KORONA) registry data. Rheumatol Int. 2016;36:505-13.

• Kim SH, Kim SO, Lee SI, et al. Deriving a mapping algorithm for converting SF-36 scores to EQ-5D utility score in a Korean population. Health Qual Life Outcomes. 2014;12:145.

- Kim SH, Jo MW, Kim HJ, et al. Mapping EORTC QLQ-C30 onto EQ-5D for the assessment of cancer patients. Health Qual Life Outcomes. 2012;10:151.
- Kim SH, Ahn J, Ock M, et al. The EQ-5D-5L valuation study in Korea. Qual Life Res. 2016; 25:1845-52.
- Kind P, Dolan P. The effect of past and present illness experience on the valuations of health states. Med Care. 1995;33:AS255-63.
- Lamers LM. The transformation of utilites for health state worse than death: consequences for the estimation of EQ-5D value sets. Med Care. 2007;45:238-44.
- Lee JY, Ock M, Jo MW, et al. Estimating utility weights and quality-adjusted life year loss for colorectal cancer-related health states in Korea. Sci Rep. 2017;7:5571.
- Lipscomb J, Drummond M, Fryback D, et al. Retaining, and enhancing, the QALY. Value Health. 2009;12:S18-26.
- Longworth L, Rowen D. Mapping to obtain EQ-5D utility values for use in NICE health technology assessments. Value Health. 2013;16:202-10.
- Mayo N. Dictionary of Quality of Life and Health Outcomes Measurement. Milwaukee: International Society for Quality of Life Research. 2015.
- Medical Services Advisory Committee. Technical guidelines for preparing assessment reports for the Medical Services Advisory Committee-Medical Service Type: Therapeutic. 2016.
- Mortimer D, Segal L. Comparing the Incomparable? A systematic review of competing techniques for converting descriptive measures of health status into QALY-weights. Med Decis Making. 2008;28:66-89.
- MVH group. The measurement and valuation of health: first report on the main survey. 1994.
- National Institute for Health and Care Excellence. Guide to the methods of technology appraisal. 2013.
- National Institute for Health and Care Excellence. Process and methods guides: Developing NICE guidelines: the manual. 2014.
- National Institute for Health and Clinical Excellence. Briefing paper for methods review workshop on evidence synthesis (indirect and mixed treatment comparisons). 2007.
- National Institute for Health and Clinical Excellence. Guide to the methods of technology appraisal. 2008.
- Neumann PJ, Sanders GD, Russel LB, et al. Cost-Effectiveness in Health and Medicine. New York: Oxford University Press: 2017.
- Nord E, Daniels N, Kamlet M. QALYs: some challenges. Value Health. 2009;12:S10-5.

• Ock M, Yi N, Ahn J, et al. How Many Alternatives Can Be Ranked? A Comparison of the Paired Comparison and Ranking Methods. Value Health. 2016;19:655-60.

• Park SY, Park EJ, Suh HS, et al. Development of a transformation model to derive general population-based utility: Mapping the pruritus-visual analog scale (VAS) to the EQ-5D utility. J Eval Clin Pract. 2017;23:755-61.

• Patrick DL, Erickson P. Health status and Health Policy. New York: Oxford University Press: 1993.

• Patrick DL, Starks HE, Cain KC, et al. Masuring preferences for health states worse than death. Med Decis Making. 1994;14:9-18

• Pharmaceutical Benefits Advisory Committee. Guidelines for preparing submissions to the Pharmaceutical Benefits Advisory Committee. 2008.

• Philips Z, Bojke L, Sculpher M, et al. Good practice guidelines for decisionanalytic modelling in health technologyassessment: a review and consolidation of quality assessment. PharmacoEconomics. 2006;24:355-71.

• Robinson A, Spencer A. Exploring challenges to TTO utilities: valuing states worse than dead. Health Econ. 2006;15:393-402.

• Russell LB, Gold MR, Siegel JE, et al. The role of cost-effectiveness analysis in health and medicine. Panel on Cost-Effectiveness in Health and Medicine. JAMA. 1996;276:1172-7.

• Sackett DL, Torrance GW. The utility of different health states as perceived by the general public. J Chronic Dis. 1978;31:697-704.

• Salomon JA, Vos T, Hogan DR, et al. Common values in assessing health outcomes from disease and injury: disability weights measurement study for the Global Burden of Disease Study 2010. Lancet. 2012;380:2129-43.

• Sanders GD, Neumann PJ, Basu A, et al. Recommendations for Conduct, Methodological Practices, and Reporting of Cost-effectiveness Analyses Second Panel on Cost-Effectiveness in Health and Medicine. JAMA. 2016;316:1093-103.

• Shaw JW. Use of patient versus population preferences in economic evaluations of health care interventions. Clin Ther. 2011;33:898-900.

• Siebert U, Alagoz O, Bayoumi AM, et al. State-transition modeling: a report ofthe ISPOR-SMDM Modeling Good Research Practices Task Force-3. Med Decis Making. 2012;32:690-700.

• Slevin ML et al. Attitudes to chemotherapy: comparing views of patients with cancer with those of doctors, nurses and the general public. BMJ. 1990;300:1458-60.

• Sutton AJ, Ades AE, Cooper N, et al. Use of Indirect and Mixed Treatment Comparisons for

Technology Assessment. PharmacoEconomics. 2008;26:753-67.

- Taylor RS, Elston J. The use of surrogate outcomes in model-based cost-effectiveness analyses: a survey of UK Health Technology Assessment reports. Health Technol Assess. 2009; 13:1-50.

- Temple R. Are surrogate markers adequate to assess cardiovascular disease drugs? JAMA. 1999; 282:790-5.

- Testa MA, Simonson DC. Assessment of Quality-of-Life Outcomes. N Engl J Med. 1996;334: 835-40.

- Torrance GW. Measurement of health state utilities for economic appraisal: A review. J Health Econ. 1986;5:1-30.

- Velasco Garrido M, Mangiapane S, Surrogate outcomes in health technology assessment: An international comparison. IJTAHC. 2009;25:315-22.

- Weistein MC, O'Brien B, Hornberger J, et al. Principles of Good Practice for Decision Analytic Modeling in Health-Care Evaluation: Report of the ISPOR Task Force on Good Research Practices-Modeling Studies. Value Health. 2003;6:9-17.

- Wild D, Grove A, Martin M, et al. ISPOR Task Force for Translation and Cultural Adaptation. Principles of Good Practice for the Translation and Cultural Adaptation Process for Patient-Reported Outcomes (PRO) Measures: report of the ISPOR Task Force for Translation and Cultural Adaptation. Value Health. 2005;8:94-104.

- Woods B, Revill P, Sculpher M, et al. Country-level cost-effectiveness thresholds: Initial estimates and the need for further research. Value Health. 2016;19:929-35.

- World Health Organization. The Global Burden of Disease. 1996.

PART **03**

근거의
활용

임상진료지침

1 임상진료지침의 개념

1.1 임상진료지침의 정의

임상진료지침은 특정한 임상적 상황에서 의료제공자와 환자의 의사결정을 지원하기 위해 체계적으로 개발된 방침이라 할 수 있다(Woolf, 1999). 또한 임상진료지침은 보건정책 형성에 중요한 역할을 할 수 있으며(IOM committee, 1990; Browman, 2003) 치료만이 아니라 보건의료서비스의 여러 주제들을 다루도록 진화해왔다.

1.2 임상진료지침의 필요성

임상진료지침의 필요성은 다음과 같이 요약할 수 있다.

• 효과가 입증된 치료를 증진하고 효과가 없는 것은 지양하게 하고, 치료의 일관성을 유지하게 한다.
• 임상진료지침은 치료의 여러 대안을 제시하고 장단점을 요약, 가능한 결과의 크기 및 확률을 평가한다.
• 의사들이 임상적 결정에 대한 질을 향상하는데 도움을 준다.
• 임상진료지침은 표준화된 치료를 통해 효율성을 개선할 수 있다.

2 임상진료지침의 개발과정

임상진료지침의 개발과정은 〈표 7−1〉과 같이 제시할 수 있으며, 여기에 단계별 개발 내용이 요약되어 있다. 개발계획은 임상진료지침의 내용 및 개발여건에 따라 수립해야 한다. 단계별 개발계획을 세울 때, 기존 임상진료지침 존재 여부 등 근거의 질과 양을 고려하여 효과적인 개발방법을 우선적으로 고려해야 하며, 개발 후 개정계획 및 임상진료지침을 보급하고 실행하는 방법에 대한 내용을 포함하는 것이 바람직하다.

표 7-1 임상진료지침 개발과정

단계	내용
1단계: 개발계획 수립	• 주제선택 • 개발기간 및 개발범위 결정
↓	↓
2단계: 개발그룹 구성	• 임상진료지침 주제에 맞는 임상의사, 정보전문가를 포함하여 다학제적 개발그룹 구성 • 근거기반방법론 교육
↓	↓
3단계: 핵심질문 도출	• 핵심질문 구성
↓	↓
4단계: 문헌검색	• 핵심질문에 맞는 검색전략 수립 • 전자 데이터베이스 및 수기검색 시행 • 논문 제목 및 초록 기준으로 평가대상 문헌 선택
↓	↓
5단계: 문헌에 대한 비판적 평가	• 2인이 선택된 문헌을 비판적 평가함 • 문헌에 대한 비판적 평가를 수행 후, 이견이 있는 부분을 조정
↓	↓
6단계: 근거의 종합	• 문헌에서 자료를 추출하여 근거표 작성 • 각 핵심질문에 대한 근거수준 결정
↓	↓
7단계: 권고안 작성	• 근거의 양, 질, 일관성과 일반화 가능성 및 적용성 평가
↓	↓

8단계: 임상진료지침 도출	• 등급을 바탕으로 임상진료지침 도출
↓	↓
9단계: 외부검토	• 초안 작성 • 자문위원회를 비롯한 외부 전문가에 배포
↓	↓
10단계: 수정 및 공표	• 외부 지적사항 수정 • 추가 근거수집 및 평가

2.1 개발계획 수립

임상진료지침은 개발과정이 복잡하고 많은 비용과 노력이 필요하며 여러 분야의 사람들이 공동으로 개발하게 되므로 본격적으로 개발하기 이전에 개발계획을 수립하는 것이 좋다. 개발계획에는 단계별 개발내용, 개발비용 및 기간, 대상인원을 포함하여야 한다.

2.1.1 임상진료지침 주제 선택기준

개발목적에 따라 임상진료지침 주제를 선정하게 되는데, 미리 구체적인 기준을 마련하고 이에 따라 선정하는 것이 중요하다.

임상진료지침 개발에 있어 적절한 주제의 선택이 출발점이다. 임상진료지침은 보건의료의 필요성이 인정되고 중요하며, 가능하고 바람직한 변화에 대한 기대가 있어야 하며, 실행하였을 때 의료의 질과 건강결과를 개선할 수 있는 가능성이 있어야 한다. 임상진료지침 개발과정 중에 주제를 바꿀 경우 많은 자원과 시간이 낭비되므로 관련 자료를 충분히 검토하고 여러 분야 전문가들의 논의를 통해 결정해야 한다. 일반적으로 다음 요소를 고려한다.

- 질병부담 및 임상적 중요성: 질병부담이 높거나 비용이 많이 소요되는 질환, 유병률, 위험도가 큰 질환이 임상진료지침 대상이 된다.
- 진료행위 변이의 존재: 진료행위의 변이(variation)가 큰 경우 임상진료지침의 필요성이 인정된다.
- 임상진료지침 개발 및 효과에 대한 가능성: 임상시험 결과 등 임상진료지침을 개발할 수 있는 근거가 충분히 있는 주제를 선택해야 하며 임상진료지침을 실행했을 때 가져올 수 있는 효과 및 편익을 고려해야 한다.

2.1.2 기존 임상진료지침의 검색

개발하려는 임상진료지침 주제와 동일한 임상진료지침이 있다면 새로운 임상진료지침 개발이 불필요하거나 기존 임상진료지침을 갱신하는 것이 더 효과적일 수 있다. 일반적으로 임상진료지침 관련 포털사이트, 국내외 주요 전자데이터베이스, 인터넷 검색사이트 등을 검색한다. 외국의 임상진료지침은 G−I−N,[1] N−G−C,[2] NICE[3] 등에서 접근이 가능하며 국내의 경우 문헌, 관련 학회, 전문가 등을 통해 찾아보도록 한다.

2.1.3 임상진료지침의 범위

선택된 임상진료지침 주제에 대하여 개발비용 및 기간, 질병부담 및 임상적 중요성, 근거의 질과 양 등을 고려하여 개발하려는 임상진료지침의 구체적인 범위를 설정한다.

2.2 개발그룹 구성

2.2.1 임상진료지침 개발그룹 구성 시 고려사항

- 다학제성: 임상진료지침 개발그룹은 원칙적으로 다학제적으로 구성되어야 한다. 그 이유는 첫째, 다학제적 개발그룹이 다양한 과학적 근거를 파악하고 비판적으로 평가하여 범위, 유연성을 강화할 수 있으며, 둘째, 임상진료지침 사용 시 발생할 수 있는 다양한 문제를 파악할 수 있고 지침을 실행할 수 있게 하며, 셋째, 임상진료지침 개발의 참여가 지침의 당사자로 지침 실행을 가능하게 할 수 있기 때문이다.
- 적합성: 개발그룹 구성은 충분히 시간을 할애할 수 있으며 그룹 내 의사소통 및 협력에 장애가 없어야 한다.
- 개발그룹 규모: 주제의 범위에 따라 적절한 규모의 임상진료지침 개발그룹을 구성해야 한다. 개발그룹 규모가 커질수록 다양한 분야의 사람들이 임상진료지침 개발에 참여할 수 있으나 효과적인 의사결정이 어려워진다는 단점이 있다. 개발그룹은 임상진료지침 주제 및 개발환경에 따라 다양하나, 일반적으로 10~20명으로 구성된다.
- 이해관계의 충돌(conflict of interest): 임상진료지침을 개발할 때, 외부의 상업적인 영향을

---

1 Guidelines International Network, G−I−N(http://www.g−i−n.net)
2 National Guideline Clearinghouse, N−G−C(https://www.guideline.gov/)
3 National Institute for Health and Clinical Excellence, NICE(https://www.nice.org.uk/)

받지 않아야 하므로 임상진료지침 개발그룹의 구성원들은 이해관계 충돌여부를 잘 고려하여야 한다. 이 점은 점차 중요성을 더해가고 있다.

2.2.2 임상진료지침 개발그룹 구성원

- 임상의사: 임상의사로는 의과대학 교수가 중심이 되나, 지침의 사용자인 개원의나 병원 봉직의 등도 포함하도록 한다.
- 의사 외 보건의료인: 간호사, 약사 등 개발하려는 임상진료지침 주제에 관련이 있는 보건의료인이 포함된다.
- 방법론 전문가: 체계적 문헌고찰 전문가, 정보관리자, 역학자 등이 포함되기를 권고한다.
- 환자: 환자도 개발그룹의 일원으로 포함되는 것이 강조되고 있다.
- 개발그룹 리더: 개발그룹 리더가 중요한 역할을 맡게 되며, 구성원 중에서 선임된다.

2.3 핵심질문 구성

핵심질문(key question)은 정해진 범위의 내용을 질문 형태로 구체적으로 명료화시키는 것이다. 이를 바탕으로 근거의 수집 및 검토가 이루어지고 임상진료지침 권고안이 만들어진다. 하나의 임상진료지침에서 다루는 핵심질문의 수는 개발기간, 인력, 비용 등을 고려하여 결정한다. NICE의 경우 10~18개월 동안 15~20개 핵심질문을 결정하도록 하고 있다. 핵심질문은 PICOTS[4]의 요소를 포함하여야 한다.

2.4 문헌검색

핵심질문에 기초하여 문헌검색을 위한 검색전략을 짜게 된다. 필요한 문헌을 선택할 수 있게 되도록 검색할 데이터베이스를 선정하고 데이터베이스별 검색전략과 적절한 검색어의 조합을 만든다. 실제 검색을 할 때에는 임상전문가 및 정보전문가와 함께 검색어, 검색전략 및 데이터베이스를 결정하고 예비검색을 통해 검색전략을 평가하여 수정할 수 있다.

2.4.1 데이터베이스 선정

일차적으로 PubMed, Embase, Cochrane CENTRAL 등과 같은 핵심 데이터베이스와 국내

---

4 Patient/Problem, Intervention, Comparison, Outcomes, Time period, Study design, PICOTS

데이터베이스를 검색한다. 나아가 기타 학술지에 대한 수기 검색, Web of Science, DARE 등과 같은 다른 데이터베이스, CINAHL, PsycINFO, ERIC, CANCERLIT 등과 같은 주제가 특화된 데이터베이스, 학술대회 초록집, 출판되지 않은 문헌, 현재 진행되고 있는 임상시험 등이 포함될 수 있다. 대체로 임상진료지침의 경우 핵심 데이터베이스로 검색을 하는 것이 일반적이다.

2.4.2 검색어

검색어는 PICOTS에서 도출되며, 주제어(subject headings, MeSH, EMtree 등)와 텍스트 검색을 모두 사용하는 것이 일반적이다. 주제어는 표준화된 단어나 구의 형태로 문헌의 주요 내용을 대표하는 것으로 나무형태로 가지를 치고 있어 상·하부에 어떤 주제어가 있는 지를 살펴보고 정해야 한다. 연구설계에 따른 검색은 무작위배정비교임상시험, 체계적 문헌고찰은 SIGN, PubMed, Cochrane highly sensitive search strategy, BMJ의 Clinical Evidence 등에서 제시하고 있는 검색전략을 사용해 볼 수 있다. 이밖에도 연구설계에 대한 검색전략을 보고하고 있는 개별논문을 참조해 볼 수도 있으며 CRD[5] 홈페이지에서 다양한 검색전략을 모아 수록해놓고 있으므로 이를 참조할 수 있다.

2.4.3 검색전략

문헌검색은 연구설계별로 접근하는 것이 좋다. 1단계에서는 체계적 문헌고찰 등 이차문헌을 중심으로 검색하여, 검토과정을 통해 해당 임상질문에 대해 충분한 지를 판단한다. 충분치 않다면 무작위배정비교임상시험, 관찰연구 순으로 검색을 확대한다.

2.4.4 문헌포함 및 배제

본격적인 문헌 포함 및 배제 작업을 시작하기 전에 예비조사를 통해서 이후 선택/배제 과정에서의 시행착오를 줄이도록 한다. 문헌선정은 적어도 두 명의 연구자가 독립적으로 수행하며, 일반적으로 ① 중복배제, ② 제목 및 초록 확인 후 배제, ③ 원문 확인 후 배제의 순서로 진행된다. 이 때 흐름도를 제시하여 독자가 쉽게 이해할 수 있도록 한다. 문헌선정 결과에 연구자 간에 불일치가 있는 경우 연구자간의 토론이나 제 3자와 의견교환을 통하여 불일치를 해소하도록 한다. 문헌을 배제하는 경우 1차 배제 시에는 주로 해당 사유 및 개수를 흐름도에 간단히 남기고, 2차 배제 시에는 사유를 별도로 정리하고 보고서 작성 시 부록에 보고한다. 검

---

5 Center for Review and Dissemination, CRD(http://www.york.ac.uk/inst/crd/intertasc/index.htm)

색을 한 이후로 더 추가된 문헌이 있는 지를 확인하기 위해 연구 종료시점 1~2개월 전에 재검색을 시행할 수 있으며, 재검색을 위해 각 검색엔진과 웹사이트에 자동알림시스템을 이용할 수 있다.

2.5 근거의 평가

2.5.1 근거평가의 이유

근거평가를 하는 이유는 지침의 권고안을 구성하는데 사용할 근거의 최소한의 질적 수준을 보장해야 하기 때문이다. 이를 위해 근거에 사용될 문헌에 대해 질적 수준과 타당성을 평가하게 되며, 평가의 결과는 문헌의 근거수준을 결정하며, 결과적으로 권고사항의 등급에 영향을 미치게 된다. 근거평가는 주로 연구설계에 초점을 두며, 연구결과의 타당성을 손상시키는 오류가 얼마나 존재하는 지를 파악한다. 일반적으로 무작위배정비교임상시험이 가장 근거의 수준이 높다고 알려져 있으나, 질문 성격에 따라 그 질문의 문제를 가장 잘 설명할 수 있는 연구설계가 존재할 것이다. 양질의 근거로 받아들일 수 있는 기준을 세워 포함기준으로 설정하는 것이 필요하다.

2.5.2 근거평가도구

근거의 질을 평가하는 도구는 다양한데, 평가도구들이 공통적으로 다루고 있는 항목에 관하여 정리된 공통 도메인은 〈표 7-2〉와 같다. 근거의 평가과정은 불가피하게 일정한 주관적 판단이 개입되게 마련이며, 잠재적 비뚤림을 최소화하기 위해서 각 문헌에 대하여 최소한 두 사람의 구성원이 별개로 평가하는 것이 좋다.

• 표 7-2 연구유형별 질평가의 주요 도메인

연구유형	평가의 주요 도메인
체계적 문헌고찰	문제 설정, 검색 전략, 선택/배제 기준, 자료 추출, 포함된 연구의 질과 타당성, 자료 분석, 연구비 지원처
무작위배정비교임상시험	대상 인구집단, 무작위화, 눈가림, 중재, 결과, 통계적 자료 분석, 연구비 지원처
관찰연구	대상의 비교가능성, 노출과 존재, 결과 측정, 통계적 자료 분석, 연구비 지원처
진단연구	대상 인구집단, 진단에 대한 기술, 적절한 비교 그룹, 눈가림

2.6 근거의 종합

2.6.1 근거의 질

근거의 질은 평가된 연구들의 방법론적 엄격성에 관한 것이다. 이는 판단의 근거가 되는 연구들이 얼마나 비뚤림을 최소화하였는 지에 관한 것이며, 연구방법 및 연구수행의 질적 수준에 의하여 결정된다.

2.6.1.1 연구설계 유형

의료서비스의 효과를 파악하는 데 있어서 무작위로 배정하지 않는 연구결과는 비뚤림이 개입하였을 가능성이 많다. 임상진료지침 개발그룹은 서로 다른 연구설계에서도 같은 결과가 보고되었는 지를 확인해야 한다. 그렇지 않다면, 연구설계 수준이 높은 것에 더욱 많은 가중치를 두는 것이 좋다. 무작위배정비교임상시험은 'high', 관찰적 연구는 'low', 기타 다른 연구는 'very low'로 판정하고 문헌의 질 평가를 통해 상향 또는 하향 조정한다.

2.6.1.2 연구의 질

연구를 수행함에 있어서 여러 가지 비뚤림이 개입될 수 있다. 연구의 질적 수준은 비뚤림이 개입되었을 가능성을 판단하는데 중요하다. 개발그룹은 동일한 연구설계라 할지라도 질적 수준에 따라 연구간에 일관된 결과를 보이는지 파악하여야 한다. 그렇지 않다면 잘 수행된 연구결과에 가중치를 두는 것이 바람직하다.

- 환자요인: 환자와 관련된 요인들이 진단의 민감도와 특이도 혹은 중재효과의 차이를 초래할 수 있는 지를 판단하여야 한다. 이런 요인으로 성, 연령, 인종 등의 요소를 들 수 있다.
- 공급자요인: 공급자 혹은 구조적 요인들이 중재의 효과를 변화시킬 수 있는 지, 진단검사의 민감성과 특수성을 변화시키는 지를 고려하여야 한다. 예를 들면, 경험있는 의료인이 처치를 하였는 지, 이 요인에 따라 결과를 해석하는 지에 관한 것이다.
- 문화적 요인: 임상진료지침 개발그룹은 위에 언급한 요소들에 대하여 문화적 요인이 미치는 영향의 크기를 고려하여야 한다. 건강증진에 대한 태도 혹은 약에 대한 태도 등이 일례이다.

2.6.1.3 일관성

근거의 일관성은 상충되는 연구결과를 해석할 때 중요하게 고려되어야 한다. 잘 수행된 연구에서 도출된 결론이라면 대상 중재의 효능은 그 연구의 맥락에서는 증명된 것이라고 할 수 있다. 그러나 이 결과가 연구대상 및 조건을 넘어서 일반화된다는 것이 자동적으로 보장되지는 않는다. 예를 들어 무작위배정비교임상시험 결과와 상충되는 결과를 보고한 관찰연구가 있는 경우에는 무작위배정비교임상시험의 연구조건과 대상집단의 유사성을 검토하여야 한다. 역으로 만일 무작위배정비교임상시험 결과가 관찰연구에 의해서 확인된다면 권고사항은 강력한 것이 된다. 이상적인 것은 무작위배정비교임상시험을 통한 효능이 확립되고, 뒤이어 중재방안을 더 넓은 범위의 사람들에게 배정하여 효과성을 확립하는 것이다. 그러나 이런 경우를 만족시키는 사례는 현실적으로 많지는 않다.

2.6.1.4 적용성

임상진료지침의 상당수는 외국의 인구집단을 대상으로 한 연구로부터 도출되었기 때문에 이를 통해 국내에 필요한 권고안을 만드는 것이 필요하다. 임상진료지침 개발그룹은 외국의 결과를 우리나라 환자에 일반화하는 것에 대해 사려깊게 고려할 필요가 있는데 이 경우 근거를 약하게 하고 권고사항도 등급이 하향되기도 한다. 흔히 쓰이는 방법의 하나는 인구집단의 특성을 고려하는 것이며, 우리나라에 일반화하지 못하는 만큼 특성의 차이가 존재하는 지를 판단하는 것이다. 이 경우 연구대상 및 조건을 얼마나 일반화할 수 있는 가에 관한 문제가 대두된다. 다른 방법은 사회적 요인과 같은 환경조건을 고려하는 것인데 이는 연구결과의 일반화를 제한할 수 있으며, 우리나라에 적용할 수 없도록 할 수 있으므로 이러한 요소들이 다른 지에 대한 검토가 필요하다.

2.6.1.5 요소별 비중 고려

주어진 주제에 대하여 고려해야 할 여러 요소들(효과, 부작용, 비용 등)을 어떻게 종합하고 비중을 둘 지를 정하여야 한다. 부작용의 정도가 종합적 판단에 있어서 중요한 요소라면 근거가 비록 약하다고 하여도 이에 충분한 비중을 두어 판단하여야 한다. 즉 편익뿐만 아니라 위해의 위험에 대하여서도 고려하여야 하며, 각 요소의 비중을 종합하여 판단하는 것이다. 또한 보고자 하는 결과가 종합적 판단에서 얼마나 중요한 것인 지를 고려하여야 하며, 근거의 등급화 과정에서 이해득실을 따질 때 숙고되어야 한다.

2.6.2 근거수준의 등급화

문헌에 대한 질 평가는 이상의 네 가지 측면을 고려하여 시행한다. 각 항목에서 문제점이 있다면 근거수준을 하향 조정하며, 이와 같은 과정을 거쳐 다음과 같이 근거를 등급화할 수 있다.

GRADE 그룹에서 효과를 평가하는데 있어서 확신이 향후 연구결과들에 의해 거의 바뀔 것 같지 않을 경우 'High', 향후 연구결과들에 따라 효과에 대한 판단에 있어서 우리의 확신에 중요한 영향을 끼칠 수 있고, 판단이 바뀔 지도 모를 경우 'Moderate'로 등급화한다. 향후 연구결과들이 효과에 대한 판단에 있어서 우리의 확신에 중요한 영향을 끼칠 가능성이 매우 높고 판단이 바뀔 것 같지 않다면 'Low', 효과에 대한 어떤 판정도 불확실하다면 'Very low'로 근거를 등급화한다.

2.6.3 근거표 작성

근거표는 모든 개별연구들의 내용과 질을 종합하여 일목요연하게 평가할 수 있도록 정리한 것이다. 근거표는 연구에 따라 다양할 수 있는데, 일반적으로 연구의 일반정보, 연구 특성, 대상자 특성, 중재, 비교중재, 중재결과, 효과측정치, 문헌의 질 평가결과, 평가자 코멘트 등을 기록한다. 작성자는 2명이 독립적으로 진행하는 것이 원칙이나, 1인이 작성하고 다른 1인이 확인할 수 있다. 근거표 양식을 만들 때는 가급적 예비조사를 진행하여 최종양식을 확정하도록 한다. 임상연구에서 최종결과인 생존율이나 삶의 질 등 자료가 없어 대리지표로 대신하기도 하는데, 이 지표가 최종결과와 얼마나 긴밀한 연관이 있는 지도 검토하여야 한다.

2.7 권고안 작성

2.7.1 GRADE 그룹이 제시하는 권고등급화

권고사항에 대한 판단을 내리는 과정은 전체 개발과정에서 가장 어려운 단계이며, 방법론에 대한 지식과 경험에 의존한 판단에 대한 훈련이 필요하다. 또한 권고사항에 대한 강도를 등급화하는 체계가 각 임상진료지침을 만드는 그룹마다 달라 혼동을 줄 수 있다. 같은 사항에 대해서도 지침을 만드는 그룹에 따라 II−2, B; C+, 1와 같이 달리 표현되어 혼란을 초래하고 있어서 이를 표준화하려는 움직임이 있으며, 여기에서는 2000년부터 각국의 전문가들이 협력하여 보건의료분야에서 등급에 대한 표현을 표준화하려는 GRADE[6] 그룹의 체계를 소개한다.

---

6 The Grades of Recommendation, Assessment, Development, and Evaluation, GRADE

GRADE 과정은 크게 질문의 정의와 근거의 수집, 근거수준의 결정, 권고등급 결정 단계가 있으며, 이 장에서는 권고등급을 기술한다(GRADE Working Group, 2004).

근거표를 작성하여 평가된 결과가 집약되고 나면, 임상진료지침 개발그룹은 이 전체 근거에 대한 사려깊은 판단을 통해서 권고안을 개발하게 된다. GRADE 그룹은 이와 같은 판단과 정에서는 각 중요한 결과에 대한 임상연구 전체적인 근거의 질, 어떤 결과가 결정에 중요한 요소인가, 이러한 중요한 요소인 결과들에 대한 전반적인 근거의 질, 이득과 해로움 사이의 균형, 권고의 강도를 고려하여 판단한다고 제시한다.

2.7.1.1 권고등급의 결정

권고는 이해득실을 판단하는 과정을 거치게 된다. 이러한 판단은 비용을 고려하는 것에 앞서 이루어진다. 어떠한 중재가 위해보다는 이익을 가져다 줄 지에 대해 판단하는 데 있어서는 상황이나 환자 특성에 따라 차이가 있는 지 살펴보아야 한다. 이렇게 이해득실을 따져본 후 다음과 같이 정리할 수 있다.

- 순편익: 명백하게 중재의 편익이 위해보다 많다.
- 상충관계: 편익과 위해간의 우열을 가리기 어렵다.
- 우열이 불확실한 상충관계: 편익과 위해간의 우열이 확실하지 않다.
- 순편익 없음: 명백하게 중재의 편익보다 위해가 심하다.

위와 같이 편익과 위해를 교환하여 순편익에 대한 결정이 내려지면 이에 따라서 다음과 같이 권고안 표현을 구분해야 한다고 제안하고 있다.

- '하는 것이 좋다' 또는 '하지 않는 것이 좋다'
  해당 중재에 대해 정보를 잘 제공받는 사람의 대부분은 권고안의 내용을 행한다는 것을 의미하고 있다. 순편익이 크다는 것이 명확한 경우에는 이렇게 표현할 수 있다.
- '하는 것이 좋을 수 있다' 또는 '하지 않는 것이 좋을 수 있다'
  해당 중재에 대한 정보를 잘 알고 있는 대다수는 중재를 하지만, 일부의 경우는 하지 않을 수 있는 경우이다. 위와는 반대로 편익과 위해의 우열이 없는 경우나 명확하지 않은 경우가 해당된다. 어떤 중재의 편익이 위해에 비교해서 차이를 발견할 수 없거나 다른 중재와 비교하여 편익의 상대적 크기가 작은 경우가 해당된다.

2.7.1.2 비용의 고려

권고안에서 비용을 지불할 가치가 있는 지를 고려한다. 어떤 중재를 사용한다는 것은 다른 중재를 적게 사용하거나 사용하지 않는다는 것을 의미한다. 권고안은 어떤 중재를 함으로써 증가하는 순편익에 대한 증가하는 비용이 부담할 만한 가치가 있는 지에 대한 판단도 포함하고 있다. 소요되는 비용에 대한 고려는 권고안을 만드는 과정에서 중요한 의미가 있다. 하지만 비용적 함의는 사회적 맥락에서 찾아지는 것이며, 시간에 따라서 변화할 수 있고, 그 가치를 평가하는 것이 쉽지 않다. 정확한 비용을 측정하는 것이 어려우며 이를 고려하여 증가하는 편익에 드는 증가하는 비용을 고려하는 것도 좋은 방법이다.

2.7.2 권고안 도출

GRADE의 권고는 방향성과 강도를 토대로 크게 4개의 범주로 구분될 수 있다. 권고등급은 다양한 방법으로 나타낼 수 있으며, 다양한 용어로 표현될 수 있다.

2.7.2.1 권고의 방향성

권고의 방향성은 중재의 원하는 효과(편익)와 원하지 않는 효과(위해)의 크기 중, 더 큰 쪽으로 결정된다. 원하는 효과가 원하지 않는 효과보다 클 때, 해당 중재를 시행하도록('for') 권고할 것이고, 이와 반대로 원하지 않는 효과가 원하는 효과보다 클 때 해당 중재를 시행하지 않도록('against') 권고할 것이다. 일반적으로 원하는/원하지 않는 효과의 비교시 각 효과의 상대적 중요성에 대한 고려가 필요하다.

2.7.2.2 권고의 강도

권고의 강도는 중재의 원하는 효과와 원하지 않는 효과를 비교하여 결정되며, 얼마나 확신할 수 있는 지의 정도를 반영한다. 권고강도는 연속적으로 개념화할 수도 있으나, 단순하게 4개의 범주로 제시하고 있다. 원하는 효과와 원하지 않는 효과의 차이가 커서 강하게 확신하는 경우, 강한 권고가 될 것이고, 이와 반대로 원하는 효과와 원하지 않는 효과의 차이가 적어 확신이 부족한 경우 약한 권고를 내릴 가능성이 커진다. GRADE의 권고강도는 다음과 같이 4가지로 분류된다.

가. 강한 권고

중재의 원하는 효과가 원하지 않는 효과보다 훨씬 크거나, 또는 반대로 원하지 않는 효과가 원하는 효과보다 훨씬 크다. 주의할 점은 강한 권고가 반드시 높은 우선순위를 가지는 권고는 아니다. 해당 중재에 적용을 받는 대부분 혹은 모든 사람들에게 우선적으로 적용할 수 있다는 의미이다.

나. 약한 권고

중재의 원하는 효과가 원하지 않는 효과보다 약간 큰 경우 또는 반대로 원하지 않는 효과가 원하는 효과보다 약간 큰 경우를 의미한다. 이는 모든 사람들에게 해당 중재를 최선으로 적용할 수 있다는 의미는 아니다. 다른 유사표현은 다음과 같다.

- 조건부(환자 선호도, 가용자원이나 환경에 의해)
- 재량에 의해(환자 또는 의사의 의견)
- 충분할 때(결정을 내릴 수 있는 상황에 대한 설명에 의해)

다. 연구에서만 권고

유망하거나 혹은 신개발 중재의 경우 위해 또는 근거가 불충분한 경우가 있다. 이 표현은 다음의 세 가지 조건을 모두 충족할 때 적용된다.

- 해당 중재를 지지하거나 반대할 수 있는 근거가 불충분할 때
- 추가연구를 통해서 해당 중재효과의 불확실성을 상당 부분 줄일 수 있는 가능성이 있을 때
- 추가연구가 소요되는 비용에 해당하는 가치가 있다고 생각될 때

라. 권고하지 않음

권고를 내리지 못하는 다음의 3가지 이유 중 한 가지에 해당되고, 권고하는 것이 부적절할 때 적용할 수 있다.

- 효과추정치의 신뢰도가 너무 낮아서 권고의 추측성이 너무 클 때
- 효과추정치의 신뢰도와 관계없이, 효과크기의 저울질에서 차이가 거의 없으며, 가치와 선호도 및 자원이용이 알려져 있지 않거나 다양성이 너무 커서 권고의 방향성을 결정하는 데에 큰 어려움이 있을 때
- 두 가지 선택대안이 결과의 정도가 너무 다르고, 개별환자의 해당 결과에 대한 반응 역시 너무 달라서 일반적인 가치와 선호도 관점에서 결론을 내릴 수 없을 때

성인 지중해빈혈환자에서 조혈모세포 이식을 고려하는데 대한 권고를 개정한 예를 들자면 이식시술은 치료가능성은 있으나 조기사망률 위험이 33%이다. 반면 수혈이나 철분요법 등 일반적인 치료법을 쓰면 질병은 계속되며, 예후도 불확실하다. 이럴 때는 환자선호도에 대한 환자와 의사간의 논의가 필요하다. 실제 진료현장에서 개인 담당의사는 문헌을 포괄적으로 검색하거나 임상진료지침 패널과 같은 수준으로 효과에 대한 저울질을 하거나 대중의 선호도

와 가치를 분석하지는 않는다. 특이한 상황에서 지침 패널은 '권고하지 않음'을 선택할 수 있고, 결정에 대한 사유를 충분히 구체적으로 기술해야 한다. 이상 GRADE 그룹의 권고등급화의 체계를 요약하면 〈그림 7-1〉과 같다.

● 그림 7-1 **GRADE 그룹의 권고등급화의 체계**

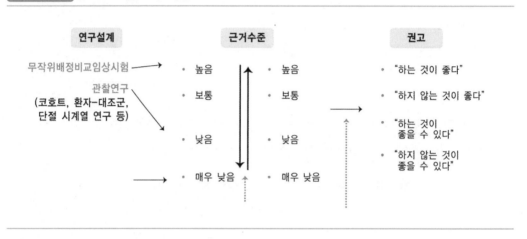

2.8 외부검토

임상진료지침 초안이 완성되면 해당분야 전문가나 영향을 받을 수 있는 이해당사자에게 초안을 보내고 그에 대한 의견을 받게 된다. 이러한 과정을 외부검토라고 하는데, 이해당사자에는 정책결정자, 의사결정자, 기구 대표 및 관리자 등이 포함될 수 있다. 외부검토를 동료검토, 이해당사자의 의견수렴, 사용자 사전조사로 구분하기도 하며, 이에는 공청회, 웹 게시 후 의견수렴 등 다양한 방법이 있다. 전문가 심사와 이해당사자 의견수렴은 구분되어 시행되기도 하고 동시에 진행되기도 한다.

2.9 공표

개발된 임상진료지침에 대해 해당 주제와 관련이 있는 전문가 단체의 공식적 승인을 받도록 한다. 관련 전문가 단체의 공식적 승인을 거치며 단체의 구성원들이 임상진료지침을 수용할 가능성이 높아진다. 공식적 승인은 관련 임상진료지침의 존재를 인정하며 개발된 임상진료지침이 단체가 정책으로써 실행되기 위한 공식적 과정일 수도 있다.

3 임상진료지침 평가도구

3.1 AGREE 도구의 목적

AGREE[7] 도구의 목적은 임상진료지침의 질을 평가하는 것이다. 임상진료지침의 질은 지침개발과정에 생길 수 있는 편견을 적절히 처리했는 지의 여부, 지침의 외적, 내적 타당도, 임상상황에 이용할 수 있는 정도 등을 말한다. 지침개발과정에는 권고의 편익과 위해, 비용뿐만 아니라 결부되어 있는 실제적 문제를 고려하게 된다. 따라서 지침 개발에 사용된 방법에 대한 판단, 최종 권고의 내용, 수용과 관련된 요인 등을 통해 지침을 평가하게 된다.

AGREE는 지침출판물의 질과 권고 중 특정 측면의 질을 평가한다. 이 도구는 지침의 예측 타당도, 즉 지침을 따랐을 때 의도한 결과가 나타날 가능성을 평가한다. 그러나 임상진료지침이 환자의 진료결과에 미칠 영향에 대해서는 평가하지는 않는다. AGREE 도구는 임상지침에 대한 지식과 경험을 가지고 있는 연구자들 간의 논의를 통해 개발되었다.

3.2 AGREE 도구로 평가할 수 있는 지침

AGREE 도구는 소지역, 지역, 국가 혹은 국제단체나 관련 정부기관들에 의해 개발된 지침들을 평가하기 위해 고안되었다. 다양한 지침의 원래 판본과 개정판을 포함한다.

AGREE 도구는 건강증진, 공중보건, 분류검사, 진단이나 중재를 포함하여, 보건의료의 각 단계에서 개발된 다양한 질병영역의 지침에 적용될 수 있는 포괄적인 것이다. 종이 혹은 전자파일 형태로 제시되는 지침들에도 적합하다. 다만 AGREE 도구는 보건의료의 조직적 이슈를 다루는 문헌들의 질을 평가하기 위한 것은 아니다. 보건의료기술평가들에 대한 문헌에 대해서는 아직 검토된 바 없다.

3.3 AGREE 도구의 사용자

AGREE 도구는 다음과 같은 이해당사자 집단들이 활용하도록 고안되었다.

• 보건의료제공자가 임상진료지침의 권고들을 자신의 진료에 적용하기 전에 스스로 평가

---

7 Appraisal of guidelines for research and evaluation, AGREE

하고자 할 때

- 임상진료지침개발자가 구조화되고 엄밀한 개발방법론을 따르고, 자신이 개발한 임상진료지침이 타당하다는 것을 보장하기 위해 내부적 평가를 시행하며, 다른 집단이 개발한 지침을 본인들의 상황에 적용할 때
- 정책결정자가 여러 지침을 현장에서 사용하기 위해 권고할 수 있는 지 결정하는데 도움을 주거나, 정책 결정에 정보를 주고자 할 때
- 교육자나 보건전문가들에게 비판적 평가기술을 교육하고 임상진료지침 개발, 보고에서 핵심역량을 가르칠 때

3.4 AGREE 도구의 구성과 내용

AGREE 도구는 최근 개정과정을 거쳐 AGREE Ⅱ 도구가 발표되었다. AGREE Ⅱ 도구는 6개 영역, 23개 문항으로 구성되어 있으며, 각 영역은 각각의 문항을 평가하도록 고안되었고 그 내용은 〈표 7-3〉과 같다.

표 7-3 AGREE Ⅱ 도구의 구성과 내용

영역	문항
1. 범위와 목적	• 지침의 전반적 목표가 구체적으로 기술되어 있다 • 임상진료지침이 다루는 보건문제가 구체적으로 기술되어 있다 • 임상진료지침이 적용되어야 할 인구집단(환자, 대중 등)이 구체적으로 기술되어 있다
2. 이해당사자 참여	• 임상진료지침 개발그룹은 관련된 모든 전문가 집단에 속한 개인들을 포함한다 • 대상 인구집단(환자, 대중 등)의 관점과 선호도를 추구하였다 • 임상진료지침의 목표 사용자가 분명하게 정의되어 있다 • 근거 탐색을 위해 체계적 방법이 쓰였다
3. 개발의 엄격성	• 근거 채택기준이 분명하게 기술되어 있다 • 근거 전체의 장점과 단점들이 분명하게 기술되어 있다 • 권고를 공식적으로 도출하는 방법이 분명하게 기술되어 있다 • 권고를 공식적으로 도출할 때 건강, 편익, 부작용, 위험들이 고려되었다
3. 개발의 엄격성	• 권고와 지지 근거 사이에 분명한 연관이 있다 • 임상진료지침을 출판하기 전에 전문가들에 의한 외부평가를 거쳤다 • 임상진료지침의 갱신과정이 제공된다
4. 명확성과 표현	• 권고들이 구체적이고 모호하지 않다 • 상황이나 건강문제 관리의 다른 선택지들이 분명하게 기술되어 있다 • 핵심권고들을 쉽게 확인할 수 있다 • 임상진료지침을 적용할 때 촉진요인이나 장벽을 기술한다

영역	문항
5. 적용성	• 임상진료지침은 권고가 어떻게 진료에 적용될 수 있는 지 조언이나 수단과 함께 제공된다 • 권고 적용에 따른 잠재적 관련 자원이 고려되었다 • 임상진료지침은 모니터링과 감사기준을 제시한다
6. 편집의 독립성	• 기금지원기구의 관점이 임상진료지침 내용에 영향을 미치지 않았다 • 임상진료지침 개발그룹 구성원들의 이해상충이 기록되고 언급되었다

3.5 AGREE 도구의 점수 부여

AGREE Ⅱ 도구의 6개 영역 각각에 대해 질 점수가 계산된다. 6개 영역점수는 서로 독립적이며, 단일한 질 점수로 합산을 해서는 안된다.

3.5.1 영역점수의 계산

영역점수는 해당 영역에서 개별항목들의 점수를 모두 합하고, 그 총점을 해당 영역에서 가능한 최고점에 대한 백분율로 변환하여 계산한다.

3.5.2 영역점수의 해석

영역점수들은 임상진료지침을 비교하는데 유용하고 지침의 사용을 권고해야할 지 정보를 줄 수 있지만, 개발자는 양질과 저질의 지침을 분별할 수 있는 최저영역점수나 영역별 점수유형을 정하지 않았다. 이러한 결정은 사용자가 내려야 하며, AGREE Ⅱ 도구가 활용되는 맥락에 따라 안내되어야 한다.

3.5.3 전반적 평가

23개 항목에 대한 평가를 마치면, AGREE Ⅱ 도구의 사용자는 2개의 전반적 임상진료지침 평가결과를 제시한다. 전반적 평가는 사용자로 하여금 평가과정에서 고려된 기준들을 감안하여, 임상진료지침의 질에 대해 평가를 내릴 수 있도록 한다. 사용자는 또한 지침의 사용을 권고할 지에 대해서도 답해야 한다.

3.6 AGREE 도구 사용지침

3.6.1 문서화

평가자는 사전에 지침 개발과정에 대한 모든 정보를 확인하여야 한다. 이러한 정보는 지침 자체에 있을 수도 있고 기술보고서나 논문 혹은 정책보고서 등의 형태로 출판된 경우도 있다. 지침 평가를 시작하기 전에 해당 지침과 수반된 모든 문서를 세밀하게 검토하여야 한다.

3.6.2 평가자의 수

모든 지침은 최소한 2명이 평가하여야 한다. 평가의 신뢰성을 높일 수 있기 때문에 4명의 평가가 더 선호된다.

3.6.3 문항의 평가척도

각 문항은 '매우 동의함', '동의함', '동의하지 않음', '전혀 동의하지 않음'의 4점으로 평가한다. 이러한 척도를 통해 어느 정도 기준을 만족하였는 지를 평가한다.

3.6.4 이용자가이드의 활용

문항에 대한 추가적인 정보를 주기 위해 이용자가이드가 각 문항마다 있다. 이것은 각 문항에서 다루어야 하는 이슈와 개념에 대한 이해를 돕기 위한 것이다. 응답을 하기 전에 가이드 내용을 주의 깊게 읽어보아야 한다.

3.6.5 의견

각 문항 밑에는 응답선택이유를 기술할 수 있는 공란이 있다. 이곳에 해당 응답을 선택한 이유를 기록해야 한다. 예를 들어서 '전혀 동의하지 않음'을 선택했으면 그 이유가 정보가 없는 것인 지, 문항이 적용가능하지 않은 것인 지, 기술한 방법론에 대한 정보가 불충분한지 기록한다. 도구 마지막 부분에 추가적 의견을 기록할 공간이 있다.

④ 임상진료지침의 보급과 실행

임상진료지침은 실제로 임상현장에서 적용되었을 때 그 의미가 있으며, 지침의 성공여부는 궁극적으로 실행여부를 통하여 판정된다고 할 수 있다. 이 장에서는 그동안 지침의 보급과 실행에 관한 연구성과를 기술한다.

4.1 연구의 개관

지침의 실행에 관한 연구의 대부분은 임상진료가 일어나는 제공자–환자의 관계를 다루고 있다. 이는 제공자와 환자의 단위가 실행의 최접점이며 다른 수준의 중재들 예를 들어 정책이나 진료환경의 변화라 하더라도 실행은 제공자–환자 단위에서 일어나기 때문이라고 할 수 있다. 이처럼 제공자 행태는 임상진료지침 실행을 위한 중요한 대상이며 목적이라고 할 수 있다.

지금껏 적지 않은 수의 문헌들이 이를 다루어 왔고, 개별연구결과를 종합한 체계적 문헌고찰도 수 십여개에 이르는 등 적지 않게 되어 왔다. 이러한 노력 중 특이할 만한 것은 코크란연합에 소속되어 있는 EPOC[8]그룹이다. 이 모임은 진료수준의 향상을 위하여 여러 가지 중재의 효과에 대한 체계적 검토를 시행하여 수록하고 있다. 체계적 검토에 포함된 중재에는 전문가 대상의 중재, 재정적 중재, 조직대상의 중재, 규제 등이 포함되어 있다. 현재 EPOC에는 2,500개의 일차연구들이 등록되어 있고 27개의 체계적 문헌고찰과 21개의 프로토콜이 등록되어 있다.

4.2 주요 전략

지금껏 주로 사용되어온 임상진료지침 실행의 전략은 주로 다음의 방법이 다루어졌다.

- 교육자료 배부: 임상진료지침과 같이 진료에 필요한 권고사항을 출판, 인쇄물로 보내는 것
- 교육집담회: 강의, 워크숍, 회의 등에 의료서비스제공자들이 참석하는 것
- 합의도출과정: 임상진료지침에 중요성과 타당성에 대한 합의를 도출하기 위해서 제공자들을 참석하게 하는 것
- 교육자 방문: 훈련받은 사람이 실제 진료현장을 방문하여 의료서비스제공자를 만나 지식을 보급하는 방법
- 의견지도자: 동료들로부터 학문적, 교육적 영향력이 있는 사람을 통한 접근
- 환자매개전략: 환자들로부터 직접 수집된 임상정보를 사용하여 의사들에게 정보 제공
- 감사와 피드백: 임상수행평가 지표 등의 사용
- 상기도구: 환자의 특정한 정보를 특정 환자에게 필요한 정보를 말, 문자, 컴퓨터 스크린을 사용하여 정보를 기억나게 하는 것
- 마케팅: 의료소비자를 목표로 장애요인을 구별하여 이를 제거하려고 노력함

---

8 Cochrane Effective Practice and Organization of Care, EPOC

4.3 기존 연구의 질적 수준

그동안 진료행태의 변화 등에 대한 연구는 다른 분야에 비하여 양적이거나 질적인 면에서 많은 양에 달하지는 않는다. EPOC을 주도하는 그룹에서는 이들 연구를 평가하였는데 다음과 같은 문제점을 지적하였다.

4.3.1 연구전반 및 설계

- 연구상황, 장애요인, 중재의 내용 및 배경에 대한 기술이 빈약하다.
- 연구의 이론적, 가설적 배경을 사용한 연구가 적다(1/4 정도만 사용함).
- 연구설계가 무작위배정비교임상시험 등의 정교한 설계 보다 전후 비교연구 등 단순비교연구가 많다.
- 교란변수로 인한 결과해석의 오류 가능성 등으로 연구의 일반화 가능성도 불확실하다.

4.3.2 연구 내용과 방법

- 중재에 대한 기술이 불충분하다. 어떤 방법을 구체적으로 사용하였는 지, 어떤 중재범주에 속하는지 등이 불명확한 경우가 많다.
- 사용된 중재방법이 연구의 상황에 효과가 있을 것 같은 것만 선택적으로 채택되었을 가능성이 높기에 해석상의 문제점이 있을 수 있다.
- 경제적 자료를 제시한 경우가 1/3 정도에 불과하다.

4.3.3 자료의 분석

- 통계적 유의성에 대한 정보가 명확하지 않거나 없다.
- 분석단위의 오류가 있는 경우가 있다.
- 효과의 크기에 대한 정보를 주지 않았다.
- 개별연구를 종합한 체계적 연구의 경우 각 연구의 질적인 측면에 대한 고려를 하지 않은 경우도 있다.

4.4 연구의 결과

지금까지 이루어진 연구의 결과는 대체적으로 다음과 같이 정리할 수 있다.

CHAPTER 7 임상진료지침   **327**

4.4.1 효과적인 것

• 교육자방문: 영향력있는 교육자가 병원이나 지역 등을 직접 방문하여 토론하는 경우, 특히 의약품 처방 등에 효과가 있음
• 리마인더: 컴퓨터나 포스터 등
• 두 개 이상의 중재방법의 조합, 다음의 조합, 감사, 피드백, 리마인더, 마케팅, 지역내 합의과정 등
• 피교육자가 적극적으로 참여하는 토론이나 실습 등

4.4.2 연구에 따라 효과가 상이한 것

• 감사와 피드백
• 오피니온리더: 동료가 지명한 리더의 경우에 효과적임
• 지역내합의과정: 참석자가 의제의 중요성과 접근방법의 타당성에 동의한 경우 효과적
• 환자를 매개로 한 중재: 의사들에게 주고자하는 임상진료지침의 중요한 내용이 환자를 통해서 얻어지거나 환자에게 주어진 경우 효과적임

4.4.3 효과가 없는 것

• 교육자료의 배부(임상진료지침 책자, 오디오 및 비디오, 전자출판물 등)
• 단순강의 등 설교적인 모임

한편 연구자들은 체계적 분석의 개념을 진료행태의 변화를 위한 문헌의 분석에도 도입하여 비교적 정교한 설계를 한 연구들을 대상으로 분석을 시행하였다(Grimshaw, 1993). 즉 연구결과, 연구설계를 무작위배정비교임상시험이나 전후비교 임상시험 혹은 시계열 분석 등으로 제한하여 84개의 논문을 분석한 결과도 이와 크게 다르지는 않았다. 즉 이들 문헌 중 전체 비교의 86%에서 효과가 있었고, 그중 리마인더나 교육방문은 효과가 있었다. 교육자료의 보급이 제한적이지만 가능성있다는 결과가 나와 비용을 생각한다면 고려할만하였고, 단일한 방법의 중재보다는 여러 방법을 같이 사용한 것이 효과는 있었지만 항상 그렇지는 않았다는 결과가 나왔다.

이상의 결과를 보면 임상진료지침의 단순보급은 큰 효과가 없고 적극적 접근이 효과적이지만 비용이 많이 소요된다는 것을 알 수 있다. 아울러 각 상황의 장애요인을 파악하고 이를 변화시키려는 중재가 보다 효과적이었으며, 임상진료지침의 보급에 대해서는 효율성이나 비

용에 대해서는 알려진 것이 없다고 할 수 있다.

4.5 NICE의 임상진료지침 보급의 예

NICE[9]는 SIGN과 더불어 영국에서 임상진료지침의 개발과 보급을 주도하는 주요 조직이다. NICE는 임상진료지침 실행과 보급에 있어서도 기술지원팀을 구성하여 임상현장의 보급에 적극적이고 직접적인 방식으로 개입한다. 다른 국가들에서는 NICE의 보급전략을 그대로 적용하기엔 다를 수 있으나 실행 및 보급의 접근방법은 참고할만하다.

4.5.1 실행전략

NICE에서는 권고안의 현장적용을 격려하고 증진시키기 위해 포괄적인 실행지원전략을 제안하고 있으며, 이 전략의 주요 목표는 다음과 같다.

- 실행을 지원하고 격려할 수 있는 다른 조직과의 작업을 통하여 조직과 개인들에게 동기 부여
- 일반적 또는 주제에 특성화된 도움 등과 같은 실제적인 지원 제공
- 임상진료지침의 실행정도와 실행지원활동의 유용성 평가 및 피드백

실행지원팀은 관리경험자, 임상진료지침 실행자문경력자, 임상자문, 임상조사전문가, 코디네이터 등으로 구성된다. 이들은 임상진료지침 실행을 활성화하기 위하여 실행전략지침을 충실히 수행하는 임무를 갖는다.

4.5.2 실행지원도구

임상진료지침들은 다음의 도구들을 복합적으로 활용하여 실행한다.

- 슬라이드세트
- 실행자문
- 맞춤도구
- 조사지원도구
- 비용사정도구

---

9 National Institute for Health and Clinical Excellence, NICE

- 온라인교육도구
- 수행가이드

4.5.3 효과적인 실행 원칙

4.5.3.1 NICE 내부

실행조언자는 임상진료지침에 대한 긍정적인 이해를 이끌어내고 실행과정에서 지원을 촉진시키기 위해 임상진료지침 개발자와 밀접하게 작업할 필요가 있으며, 임상진료지침 실행을 위해 각 팀들이 원활히 연계되어야 한다. 예를 들어, 온라인교육도구와 관련된 임상진료지침 개발에 대한 정보제공을 위해 시스템팀과 연계하여 진행하는 등, 내부팀들간의 연계작업을 통해 실행과정을 지원한다.

4.5.3.2 외부

영향을 주는 주요 이해당사자들과 연계하는 것은 임상진료지침의 수용성을 원활히 하는 데 중요한 요소이다. 실행을 위한 사전계획 수립과정에서 주요 조직들이 규명되며 임상진료지침 컨설팅기간 동안 개최되는 계획수립회의에 그들이 참석함으로써 외부와의 연계가 이루어지게 된다. 이후 실행지원을 위한 관리자, 실행 자문, 실행관리자, 선임실행자문가 등의 조언활동이 계속해서 수행된다. 지침의 수용도를 높이고 임상의사들의 요구에 맞는 도구를 개발하기 위해서는 조언자와 코디네이터가 관련 임상분야와 네트워크를 가져야 하고, 특정 주제를 가지고 개최되는 지역포럼에 관심을 가져야 한다.

4.5.4 임상진료지침 발표 후 검토작업

4.5.4.1 임상진료지침 발표 후 지원

실행지원 계획활동에는 다음의 사항들이 포함된다.

- 실행지원과 관련된 주제에 중점을 둔 컨퍼런스 등에서의 연설
- 관련 주제 전문가가 컨퍼런스 등에서 연설을 하도록 임상진료지침 개발자 격려
- 저널에 논문 게재
- 워크숍 지원
- 실행 컨설턴트와 작업
- 피드백 제공과 교육참여 격려
- 온라인교육도구 개발지원

• 시스템 팀의 작업지원

실행지원도구들을 게시한 후 4주 이내에 실행지원을 위한 관리자, 실행 자문, 코디네이터는 실행지원계획을 검토하고 추가적으로 필요한 사항들을 검토하기 위한 회의를 진행한다.

4.5.4.2 임상진료지침 발표 후 검토

실행지원팀은 체계적인 방법으로 도구들이 유용하고 효과적인지 평가하기 위해 현장의 피드백을 수집하는 내용을 포함한 평가계획을 개발하고, 그 계획은 다음의 사항들을 포함한다.

• 웹사이트에 게재된 실행지원도구의 방문 횟수
• 도구를 사용한 이후에 피드백 평가
• NICE 실행 근거 데이터베이스의 평가와 검토과정에서 관련 자료 수집
• 특정 주제와 관련된 뉴스 기사
• 실행 이메일로 받은 비평에 대한 분석
• 가능하다면 워크숍 및 주요 임상의사들로부터의 피드백

4.5.5 도구 갱신 및 수정

도구 갱신을 위한 기초정보로서 다양한 피드백 정보가 수집되어야 하며, 지원도구의 갱신과정에는 다음의 내용들이 고려되어야 한다.

• 시스템팀의 새로운 정보 이용가능성
• 임상진료지침의 갱신
• 실행도구에서 반복되는 유의한 오류 또는 누락에 대한 수정작업 필요

4.6 우리나라에서 임상진료지침의 보급 과제

4.6.1 인쇄매체 제작과 배포

인쇄매체에 대한 의존도는 과거와 비교하여 감소하였으나, 여전히 필수 정보원으로서 인쇄매체의 의미를 지니고 있다. 임상진료지침 보급에 있어서도 디지털매체의 중요성이 강조되고 있지만, 기본적 보급매체인 인쇄매체로 개발하여 배포하는 것이 중요하다.

4.6.2 컨퍼런스와 집담회를 통한 홍보

단순하게 인쇄본을 배포하는 방식보다는 임상의사에 대한 직접적인 홍보가 임상진료지침의 인지와 활용도를 높일 것이다. 임상의사에 대한 접근의 일차단계로서 학술행사와 집담회 기회를 활용하는 방안이 효과적일 것이다.

4.6.3 온라인정보센터를 통한 정보지원

인쇄매체가 갖는 속도의 제한성을 보완해줄 수 있는 방법이 온라인정보센터라고 할 수 있다. 온라인정보센터는 시간적, 공간적 제약을 저렴한 비용으로 해결하면서 임상진료지침을 보급하는 통로가 될 수 있기 때문에 많은 국가들에서도 정보센터를 만들어 운영하고 있다. 정보센터는 정보가 필요한 사용자들이 임상진료지침의 내용을 편리하게 접근할 수 있는 통로의 역할을 하며 임상진료지침에 대한 각종 동향과 기본적인 방법론 정보 및 내용에 대한 다양한 검색기능을 추가할 경우 생산적인 정보원으로 활용될 수도 있다.

4.6.4 질향상 활동과의 연계

임상의사가 진료하는 진료현장의 환경개선이 임상진료지침 내용에 부합하도록 개선하고 의료기관평가제도 등 정부 질평가정책에서 임상진료지침을 현장에 접목시키는 노력이 필요하다.

4.6.5 의견선도자에 대한 공론화

임상진료지침의 발전과정에서 의사 중 의견선도자의 활용은 중요한 전략적 방법으로 외국의 사례에서 지적되어 왔으며 의견선도자들을 임상진료지침의 적극적 후원집단으로 설득해가는 노력이 중요한 과제가 되고 있다. 국내의 경우, 임상진료지침에 대한 올바른 이해와 발전모형을 고민하고 주도할 수 있는 의견선도자 그룹을 형성하는 것은 주요 당면과제이다. 이를 위해선 이미 임상진료지침 개발경험이 있는 학회 전문가들과 국내에서 임상진료지침의 발전을 도모하려는 전문가들간 워크숍 등을 통해 지속적으로 논의해가는 마당이 필요하다.

4.6.6 병원 정보시스템과의 연계

임상의사들의 행태교정에 있어 효과적인 방법이 일상적인 진료과정에서 임상진료지침에 대한 정보를 일깨우고 실행하도록 병원정보체계내 리마인더시스템을 구축하는 것이다. 진료과정의 다양한 처치나 검사의 결정을 내릴 때, 임상진료지침과의 연계성에 대한 정보가 지원된다면 임상의사들의 의사결정이 보다 신중해지는 효과를 거둘 수 있다.

참고문헌

- Browman GP, Snider A, Ellis P. Negotiating for change. The healthcare manager as catalyst for evidence-based practice: changing the healthcare environment and sharing experience. Healthc Pap. 2003;3:10-22.
- Committee to Advise the Public Health Service on Clinical Practice Guidelines IoM. Clinical practice guidelines: directions for a new program. Washington, DC: National Academy Press: 1990.
- Grade Working Group. Grading quality of evidence and strength of recommendations. BMJ. 2004;328:1-8.
- Grimshaw JM, Russell IT. Achieving health gain through clinical guidelines II : ensuring guidelines change medical practice. Qual Health Care. 1994;3:45-52.
- Woolf SH, Grol R, Hutchinson A, et al. Clinical guidelines: potential benefits, limitations, and harms of clinical guidelines. BMJ. 1999;318:527-30.

CHAPTER **8**

근거기반의사결정의 실제

① 외국의 근거기반의사결정

    보건의료분야에서의 의사결정은 다양한 이해당사자들이 상존하고 그 결정의 파급이 임상진료와 환자들에게 직결되므로 논란의 대상이 될 여지가 많아 공적 혹 사적 의료보장체계에서의 급여범위를 설정하는 과정에서 객관성과 투명성이 보장되지 않을 때 많은 사회적 갈등을 초래할 수 있다. 근거기반의학의 개념이 도입되면서 이러한 의사결정체계에서 환영받고 활용되어 온 것은 자연스러운 일이다. 하지만 기존의 전통적인 전문가들의 의견에 따른 의사결정에 익숙해 있는 의료계에서 이러한 움직임은 큰 도전이었고 나라마다 상황은 다르지만 미국의 경우 이러한 제도가 안착되는 데는 상당히 많은 갈등과 시간을 필요로 했다.

    미국은 노인과 빈곤층을 위한 Medicare와 Medicaid를 중심으로 한 공적 의료보장체계와 다수의 사적보험으로 구성된 분절된 형태의 의료보장체계를 갖고 있다. 1972년 OTA[1]라는 의료기술평가조직이 미연방정부에 의해 설립되었지만 의료계와 산업계의 반대에 직면하면서 폐지되었다. 그 이후 또 다른 형태의 조직이 생겼다 다시 폐지되면서 현재의 AHRQ로 FDA와 같은 수준의 연방정부조직으로 조직화되는 우여곡절을 겪었다. 지금은 13개의 EPC[2]와 협력하여 어떠한 의료가 효과적인지 연구를 수행하는 effective healthcare program과 성과연구의 질적 향상에 대한 연구 및 투자, 근거기반에 입각한 임상진료지침의 확산 등의 활동을 하고 있으며 특히 Medicare/Medicaid의 행정수반역할을 하는 CMS[3]에서 연방 차원의 급여기준에

---

1 Office of Technology Assessment, OTA

2 Evidence-based Practice Center, EPC

3 The Centers for Medicare & Medicaid Services, CMS

해당하는 NCD[4]를 결정하는 과정에서 필요시 AHRQ에 의뢰하여 Technology assessment program하에 체계적 문헌고찰을 중심으로 한 의료기술평가를 수행하여 그 결과를 활용하여 의사결정을 하기도 한다. 대표적 사보험인 BCBSA[5]는 산하에 TEC[6]를 운영하며 근거기반의사결정을 지원하고 있으며 카이저 퍼머넨테(Kaiser Permanente)의 경우도 ECRI Institute, Hayes Inc. 등 사적 의료기술평가조직과 협력 하에 의사결정에 필요한 근거들을 활용하기도 하였다 (IOM, 2008).

호주의 경우 약제는 PBAC[7]을 통해 그리고 약제를 제외한 신의료기술의 경우 MSAC[8]을 통해 신의료의 사회적 수용과정에 근거기반의사결정을 하고 있다. 약제의 경우 의료기술평가에 대한 제약사가 제출한 자료를 대학의 연구진들과 정부가 계약을 통해 평가하여 호주의 PBS[9]에 추가할지 고려하며 그 외 신의료기술 역시 정부와 계약을 맺은 주로 대학의 연구진들에 의해 체계적 문헌고찰을 중심으로 한 의료기술평가를 수행하여 인정 및 MBS[10]에 추가할지 결정한다.

영국은 세금을 통해 재원을 조달하는 국가보건서비스(NHS[11])를 통해 의료를 보장하는 국가로서 보건의료분야 종사자는 공교육의 교사들처럼 일종의 공공서비스를 제공하는 사람들로 보아왔다. 지역별 PCT[12]를 통해 보장성결정을 했던 결과로 지역간에 의료의 질적 차이와 보장되는 의료기술이 차이가 나 심지어 우편번호처방이라는 오명이 붙기도 하여 지역간 의료의 질적 차이를 줄이고자 1991년 NHS의 R&D 차원에서 정부기구로 탄생한 NICE는 이후 비영리독립기구로 발전하였고 technology appraisal과 임상진료지침을 중심축으로 하여 근거기반의사결정의 활동들을 해왔고 최근에는 이러한 축적된 근거기반정보를 기초로 하여 의료의 성과를 평가하여 보상체계와 연결시키는 QS[13] 프로그램을 운영하고 있다. 근거의 생성에서 임상진료의 질향상에 이르는 파이프라인의 구성이 돋보이는 몇몇 나라 중 하나가 영국이다(《표 8-1》).

---

4 National Coverage Decision, NCD
5 Blue Cross Blue Shield Association, BCBSA
6 Technology Evaluating Center, TEC
7 Pharmaceutical Benefits Advisory Committee, PBAC
8 Medical Services Advisory Committee, MSAC
9 Pharmaceutical Benefits Scheme, PBS
10 Medical Benefit Schedule, MBS
11 National Health Service, NHS
12 Primary Care Trust, PCT
13 Quality Standard, QS

표 8-1 근거활용의 파이프라인

근거의 생성	근거의 합성	근거기반의사결정	질평가 및 향상활동
MRC NIHR	NIHR-NETSCC	NICE: TA, CPG	NICE: QS

※ MRC:Medical Research Council, NIHR: National Institute of Health Research

그 외 여러 국가들의 의료기술평가조직을 보면 캐나다의 CADTH,[14] 프랑스의 HAS,[15] 독일의 IQWiG,[16] 스웨덴의 SBU[17] 등을 들 수 있는데 이러한 조직과 기관들은 INAHTA[18]를 통한 세계적인 협력을 하고 있고 유럽에는 EUnetHTA,[19] 아시아에는 한국과 태국을 중심으로 한 HTAsiaLlink, 아메리카에는 RedETSA[20]와 같은 네트워크를 활용한 지역간 연대활동도 이루어지고 있다.

② 우리나라의 근거기반의사결정과 장애요인

의료법에 근거한 신의료기술평가제도가 2007년도에 도입되면서 근거기반의료제도가 우리나라에도 본격적으로 시작되었다.[21] 아울러 신약등재에 경제성 평가를 통한 선별등재제도도 이루어졌다(안, 2017).

공익적 임상연구에 대한 정부지원연구사업은 2004년부터 시작되어 2009년까지 11개 질환별 임상연구센터를 지원하였다. 2010년부터 2014년 사이에는 '근거창출임상연구국가사업단'으로 사업명칭이 전환되었고, 2015년 이후부터 2017년 현재까지 '국민건강임상연구사업'으로 운영되고 있다. 10여 년간 총 1,062억원의 국가연구비가 지원되어, 임상연구를 수행하였고, 임상자료 등 그 성과물에 근거하여 임상진료지침을 발표하였다.

---

14 Canadian Agency for Drugs and Technologies in Health, CADTH
15 Haute Autorité de Santé, HAS
16 Institute for Quality and Efficiency in Healthcare, IQWiG
17 Swedish Agency for Health Technology Assessment and Assessment of Social Services, SBU
18 the International Network of Agencies for Health Technology Assessment, INAHTA
19 the European network of HTA, EUnetHTA
20 Red Andina de Evaluacion de Tecnologias Sanitarias, RedETSA
21 의료법: 제4장 신의료기술평가, 제 53조-55조

2009년에 설립된 한국보건의료연구원(NECA[22])은 근거기반의료제도를 위한 보건복지부 산하기관이다. 한국보건의료연구원은 보건의료기술진흥법[23]에 근거하여 보건의료 근거창출을 선도하는 전문기관으로 출발하였으며, 과학적 근거제시를 통해 의료자원을 효율적으로 이용하도록 도와, 국민의 건강 향상에 기여하는 것을 설립목적으로 한다.

한국보건의료연구원은 ① 안전하고 유효한 신의료기술의 도입, ② 의료기술평가를 통한 효율적 자원 활용, ③ 합리적인 정책의사결정 지원, ④ 지식, 정보 네트워크 강화를 주요 사업으로 선정하여 연구를 수행하고 있으며, 그 성과물을 보고서 등으로 발표하여 의료정책입안자와 국민에게 알리고 있다.

그러나 이렇게 정부차원의 많은 노력이 있었음에도 불구하고, 그 성과물이 정책에 반영되어 의료의 질을 개선하는 성과는 선진국에 비해 아직 미흡하다. 우리나라에서 근거기반보건의료제도 확립을 방해하는 장애원인을 제도적 요인, 의료적 요인, 사회적 요인에서 찾아서 분석하고 해결하는 노력이 지속적으로 이루어져야 한다.

2.1 제도적 요인

2.1.1 보건의료정책이 근거기반으로 이루어지지 않는다

2.1.1.1 줄기세포 품목허가

줄기세포가 만병통치약이라며 환자를 현혹해 거액을 받은 뒤 외국 의료기관에서 시술을 받게 하고는 나중에 문제가 생기면 소개만 시켜줬다며 법을 피해가는 수법에 환자들이 거액의 치료비와 건강까지 잃는 일이 수년간 계속되었지만 제재받지 않았다. 2012년 일본 신문에 이런 사실이 대서특필되어 국제적 망신을 당하고, 피해를 입고도 아무런 법적 보호를 받지 못한 환자들의 거센 항의를 받고서야 보건복지부는 2013년 1월 "안전성과 효과에 대한 확증이 이뤄지지 않은 허가받지 않은 줄기세포치료제를 시술받지 않도록 유의해야 한다"고 대국민공지문을 발표했다.

이런 와중에, 2011년 세계최초로 줄기세포치료제 품목허가를 내준 한국은 총 4건에 대해 시판허가까지 내주었다. 1~2가지의 1/2상 임상시험을 기준으로 판단하고 있어, 근거수준이 낮아 어느 품목도 해외에서는 인정받지 못하고 있다(Won, 2012). 심지어, 부작용을 평가하기 위한 1상 임상시험을 보건산업진흥을 방해하는 규제로 정의하고, 면제해주자는 행정적인 시

---

22 National Evidence-based Healthcare Collaborating Agency, NECA
23 보건의료기술진흥법: 제4장 한국보건의료연구원 제19조-28조

도 등이 이루어지고 있어 우려된다.[24]

표 8-2 한국에서 품목허가를 받은 줄기세포치료제의 근거수준

줄기세포치료제(허가연도)	임상시험	환자수	근거수준 (GRADE기준)[25]	참고문헌
하티셀그램-AMI(2011)	2상(cohort)	40	Grade C(low)[26]	Lee, 2014
카티스템(2012)	2상(cohort)	50	Grade C(low)	Park, 2017
큐피스템(2012)	2상(cohort)	43	Grade C(low)	Cho, 2013 Lee, 2014
뉴로타나-알주(2014)	1/2상	41	Grade C(low)	Oh, 2015

2.1.1.2 글로코사민

영국의 NICE,[27] 한국보건의료연구원 등에서 글루코사민이 골관절염에 효능이 있는 지 체계적 문헌고찰을 통해 과학적 근거가 있는 지 평가하여 보고서를 발표한 바 있는데, 글로코사민이 골관절염에 효능이 있다는 근거를 발견하지 못하였다(한국보건의료연구원, 2010).

근거가 없다는 사실이 여러 연구결과에서 입증되었으면 전문의약품에서 퇴출되어야 함에도 글루코사민은 전문의약품이자 건강기능식품으로 한국에서 여전히 판매되고 있다. 유일한 변화는 건강보험급여 대상에서는 제외되었다는 점이다.

글루코사민을 대만, 태국은 전문의약품으로 분류했고, 일본, 독일, 스웨덴, 아일랜드 등은 일반의약품으로 등재했다. 이와 달리, 미국, 캐나다, 오스트리아, 말레이시아, 싱가포르 등은 건강기능식품으로 관리하고 있다. 한국은 glucosamine sulfate를 전문의약품 및 건강기능식품으로 동시에 등재하고 있다. 동일한 근거자료에 기초하여 품목허가 방식이 나라마다 천차만별이다.

2.1.1.3 고가항암제의 보험급여

최근 개발되어 품목허가를 받은 고가항암제중 보험급여여부에 대한 국가 간 편차가 큰 13개 항암제를 선정하여, 치료효과를 보이는 것으로 알려진 19개 부문의 적응증을 대상으로 조

---

24 http://blog.naver.com/dsheokr/221101473477

25 The Grades of Recommendation, Assessment, Development, and Evaluation, GRADE

26 One or more studies with severe limitations

27 NICE Clinical guideline. Osteoarthritis: care and management. 12 February 2014, nice.org.uk/guidance/cg177

사한 결과, 동일한 임상시험자료로 국가기관으로부터 품목허가를 받은 항암제임에도 불구하고, 보험급여여부는 국가 간에 큰 차이를 보였다(Lim, 2014).

미국은 19개 적응증이 모두 보험급여대상인 반면, 스웨덴은 5개 적응증에 대하여만 지원하고 있었다. 단순비교 결과, 미국, 프랑스, 일본, 캐나다, 호주, 독일, 한국, 대만, 영국, 스웨덴 순으로 급여항목이 많았다. 10개 국가의 고가 항암제 적응증에 대한 급여여부에 영향을 미치는 요인들을 조사한 결과, 개별 항암제의 적응증별 점증적 비교효과비가 가장 높은 상관관계를 나타내었다.

고가항암제의 경제성을 분석했을 때 적은 비용으로 높은 효과를 얻을 수 있는 약제일수록 많은 국가에서 보험급여로 인정되고, 비슷한 효과를 얻기 위한 비용이 높을수록 약제는 급여로 인정되는 비율이 낮았으나, 한국에서는 급여를 결정하는 일관된 원칙을 발견할 수 없었다. 왜냐하면, 한국은 경제성 분석자료가 공개되어 있지 않았기 때문이다. 어떤 신약은 급여를 인정받는 반면, 다른 신약은 보험급여 대상이 되지 않는 이유를 설명할 수 있는 원칙과 근거자료에 대한 자료공개를 통해 정책의 투명성을 높여야 한다.

2.1.2 보건의료정책 결정을 전문가가 하지 않는다

전문가들의 연구와 합의를 통해 채택된 결정을 행정관리들이 집행하는 것이 근거기반의료정책이다. 그러나 한국의 보건의료정책은 '의료관리'의 틀에서 결정되고 있다. 의료관리 위주의 정책결정은 회의를 통해 빠른 결정이 가능하여 단기간의 성과를 기대할 수 있는 반면, 근거기반의료정책은 연구와 전문가간의 합의를 전제로 하므로 긴 시간을 필요로 하기 때문이다.

의료관리제도는 전문가의 자문을 받아 의사결정은 행정관리가 한다. 우리나라 의료관리제도를 뒷받침해온 대표적인 조직이 '건강보험정책심의위원회(건정심)'이다.

2000년 1월 건강보험법상 건강보험심의조정위원회로 출발한 이 조직은 처음에는 명칭대로 심의기능만 가지고 있었다. 그러나 건강보험재정적자를 해소한다는 취지로 공포된 국민건강보험재정건전화 특별법이 2002년 1월 시행되면서 의결기능까지 가지게 되었다.[28]

건강보험의 중요한 결정은 모두 건정심의 의결을 받도록 건강보험법에 명시되어 있다. 원가에도 미치지 못하는 필수의료수가에 대해서는 관심이 없으나, 근거가 부족하여 다른 나라에서는 급여를 인정해주지 않는 다국적기업의 고가약에 대해 수백억원을 투입하여 급여하라고 수시로 결의하고 있는 곳도 건정심이다. 그렇다면 건정심에서 이렇게 중요한 결정을 하는 위원들은 어떤 사람들일까?

건정심 위원은 공급자 대표, 가입자대표, 공익위원 각 8명씩 24명과 위원장으로 구성되어 있는데, 공급자 대표는 의사협회 2명, 병원협회, 치과의사협회, 한의사협회, 간호협회, 약사회, 제약협회 각 1명으로 구성된다. 가입자대표 및 공익위원으로는 근로자단체 2명, 한국경영자총협회, 중소기업중앙회, 바른사회시민회의, 소비자단체, 한국농업경영인중앙연합회, 한국외식업중앙회가 각 1명이고, 나머지는 공무원과 공무원이 추천한 사람들이다.

건정심의 가장 중요한 기능인 건강보험급여의 기준을 결정할 수 있는 의학적 전문성을 가진 사람은 총 25명의 위원 중 3~4인밖에 없다. 보건복지부차관이 위원장을 맡고 공무원, 공무원이 추천한 위원, 정부의 통제나 보조금을 받는 단체대표들로 대부분의 위원이 구성되어 있어, 정부가 원하는 방향으로 의사결정이 이루어질 수밖에 없는 구조임을 쉽게 알 수 있다.

독일의 건정심에 해당하는 '의사질병금고연방위원회'의 구성은 의사대표 9명, 가입자대표 9명, 중립위원 3인으로 운영되고 있으며 중립위원은 공정한 판단을 위해 양쪽에서 다 찬성하는 사람으로 구성된다. 일본의 건정심인 '중앙사회보험의료협의회'의 구성도 진료측 대표 8명, 피보험자 및 보험자대표 8명, 공익단체 4명으로 구성되어 있다.

의료의 공공성을 중요하게 생각하는 영국조차도 요양급여의 기준을 정하는 NICE[29]의 의결기구 구성원 16명 중 8명을 의사 출신으로 전문성을 강조하고 있다. 이와는 대조적으로 매년 60조원 규모의 의료자원분배의 원칙을 결정하는 우리나라의 건정심은 근거기반보건의료를 구현하기에 부적합한 조직이다.

2.2 의료적 요인

사회가 의사에게 의료행위에 관한 독점적 권한을 부여한 면허제도의 전제조건은 전문가들의 자율성이다. 의료기술은 방대한 전문지식과 오랜 경험을 바탕으로 하기 때문에, 해당분야의 전문가가 아니면 그 적절성을 판단하기 어렵기 때문이다. 그러나 우리나라의 의사집단은 스스로 문제를 파악하고 해결해 나가는 자정기능이 부족하다.

한때 사회적 사건이 되었던 심장질환자에 대한 카바수술,[30] 눈미백수술 등도 그 수술법을 개발한 의료인은 효능이 우수하다고 주장하였으나, 다른 연구자들이 검증한 결과 효과는 명

---

29 National Institute for Health & Care Excellence, NICE
30 한국보건의료연구원. 종합적 대동맥근부 및 판막성형술의 후향적 수술성적 평가연구. 2010

확하지 않고 심각한 부작용이 발생하여 금지되었다. 미용 및 노화방지 목적으로 처방되고 있는 태반주사도 그런 효능은 어디에도 입증되지 않았고, 백옥주사 등 주사치료법도 마찬가지 문제를 가지고 있었다.

획기적인 난치병 치료약이나 의료기술이 세계 최초로 개발되었다고 언론에 수시로 보도되지만, 사실이 아닌 하나의 주장인 경우가 많다. 주장이 사실로 인정받아 진료현장에서 보편적으로 적용될 수 있는 단계에 이르기까지는 수많은 검증이 필요하고 대부분의 주장들이 이 과정에서 사라졌다. 과학적 근거 없이 개인적 경험에 의해 많은 진료가 여전히 이루어지고 있다.

의료인은 근거있는 의료행위가 진료현장에 이루어져 의료의 질이 보장된다는 것을 국민들에게 보여줄 의무가 있다. 어떤 의사나 의료기관을 찾는가에 따라 의학적 결정이 달라지고 그 결과도 상이하다면 의료인에 대한 사회의 신뢰는 떨어질 위험이 높다. 이런 문제를 해결하기 위하여, 의료인들이 모여 과학적 근거에 기반한 임상진료지침을 만들고, 의료인들은 지침을 성실히 준수하여야 한다. 한국에서도 임상진료지침을 전문학회를 중심으로 많이 제작하였으나, 대한의사협회를 비롯하여 대부분의 의사는 임상진료지침을 일종의 규제로 보고, 보편적으로 수용하는 것을 거부하고 있다.

전문가 집단으로서의 권위와 사회의 신뢰를 바탕으로 의료정책을 적극적으로 이끌어 나가야할 의료인들이 그 역할을 제대로 하지 못하고 있는 관계로, 의료관련 사건이나 사고로 문제가 발생하면, 의료에 대한 전문지식이 부족한 제3자가 개입하여 처벌하고 단속하는 일이 반복되고 있으며, 건강보험심사평가원에서 행정적으로 설정한 급여기준이 의료현실과 맞지 않은 것이 많음에도 불구하고 제대로 대처하지 못하고 있다.

또한 국민건강에 긴박한 상황이 발생하면, 의사단체가 과학적 자료에 근거하여 정보를 분석하고, 관련 전문가들이 모여 합의점을 찾고 한 목소리로 문제해결방향을 제시하여야 하는데, 그동안 발생했던 상황은 정반대였다. 언론매체에는 비전문가들이 나와서 근거가 부족하거나 전혀 없는 이야기를 퍼뜨리고, 의사들은 개별적으로 나서서 일관성 없는 의견을 제시하여 더 큰 혼란을 야기했다.

2.3 사회적 요인

광우병사태, 신종플루, 가습기사건 등 의료와 관련된 문제로 국민들이 큰 혼란에 빠지는 일이 반복해서 발생하고 있다. 잘못된 정보들이 인터넷을 통해 급속도로 확산되고, 언론까지 공포심을 부채질하여 국가 전체를 공황상태로 만들기도 한다.

광우병사태 등의 진전상황을 보면, 객관적인 근거가 아니라, 언론을 통한 선동적인 흑색 선전에 많은 국민이 공포에 빠졌고, 이로 인해 불필요한 사회적 혼란이 발생했었다. 과학적 근거에 기반한 객관적인 사실에 바탕하여 국민들에게 정보를 제공해야할 의무가 있는 언론의 무책임한 보도가 야기한 사태였다.

면역항암제가 일부 종양에서 효과가 있음이 알려지면서, 진행기 혹은 말기 암환자들이 면역항암제를 무분별하게 투약받는 상황이 발생하고 있다. 미국 FDA, 유럽 EMA, 한국 식품의약품안전처에서 품목허가를 받은 적응증은 악성흑색종, 비소세포폐암, 호지킨 림프종, 두경부암, 신세포암, 방광암, 대장암 등 7가지 종양이다. 품목허가를 받은 암질환에서도 '보편적'인 허가가 아니고, 특정 조건을 만족한 경우에 한하여 효능이 밝혀졌다.[31]

그래서 정부가 면역항암제를 품목허가 범위 내에서만 사용이 가능하다고 발표하자, 허가외(off-label) 상황에서 투여받고 있던 암환자들이 계속 투약이 가능하게 해달라고 시위를 벌였다. '내 몸이 증거다'라고 하는 과학적인 측면에서 근거를 찾을 수 없는 주장에 보건복지부가 이를 한시적으로 허용해주는 결정을 내렸다.

다른 암질환에서 품목허가를 받지 못한 이유는 근거가 없거나 부족하기 때문인데, 근거에 기반한 정책이 아니라, 일부 환자들의 요구에 따라 정책이 결정되는 사태가 발생한 것이다. 다른 선진국들에 비해 이성보다는 감성이 앞서는 우리 사회의 분위기는 우리나라의 근거기반 의사결정의 큰 장애요인이다.

③ 우리나라에서 임상진료지침 활성화를 위한 과제

임상진료지침 활성화 방안을 수립하기 위해서 그동안 국내에서는 임상진료지침 개발이 활성화되지 못한 배경과 임상진료지침의 현재 상황을 짚어볼 필요가 있다.

3.1 의료계와 정부의 역할

3.1.1 의료계의 입장

의료계에서는 그동안 학회를 중심으로 임상진료지침 개발은 활발하였으나, 이를 활용하

---

31 http://www.medicaltimes.com/Users4/News/newsView.html?ID=1113700

는데 소극적이었다. 이는 임상진료지침이 의사의 창의성과 진료의 다양성을 해칠 수 있으며, 궁극적으로는 평가 및 심사기준으로 활용될 것이라는 부담을 갖고 있기 때문인 것으로 생각된다. 이외에도 의사들은 임상진료지침이 법적 소송의 근거로 활용될 가능성에 대해서도 우려하고 있는 것으로 보인다. 최근에 의료계의 태도가 약간은 변화하고 있는 조짐을 엿볼 수 있다. 근거기반의학이 확산되어, 의료의 질을 향상하고 국민건강 향상에 도움이 된다는 것은 누구나 다 인정하는 사실이다. 또한 임상진료지침은 근거기반의학을 구현하는 하나의 도구이다. 임상진료지침 개발 및 활용에 임상의사가 참여하여 현재 상황에서 가능한 최선의 보건의료서비스가 보다 명료해지는 효과를 낳는다. 임상진료지침 개발 및 활용이 활성화되기 위해서는 임상진료지침에 대한 올바른 인식을 갖도록 하는 것이 중요할 것이다.

3.1.2 정부 및 보험자의 역할

정부의 임상진료지침과 관련된 사업은 임상진료지침 활용에 대한 체계적 정책으로 보기는 어렵다. 의약분업 이후에 건강보험재정이 악화되어 의료비 억제 필요성이 증가되면서, 보험자를 중심으로 의약품의 적정사용과 관련하여 임상진료지침에 대한 관심이 증가하고 있는 것으로 보인다. 건강보험심사평가원 등 보험자단체도 임상진료지침 개발을 지원할 수 있는 가능성이 있다고 할 수 있다.

선진국에서는 90년대 초반서부터 임상진료지침에 대한 국가적 정책을 수립하여 지침의 개발, 보급과 질 관리 활동에 대한 정책을 수립하였다. 국내에서도 의료서비스의 질 관리체계 수립이라는 장기적 전망을 가지고 임상진료지침을 사고할 필요가 있으며, 이를 개발하고 확산하고 실행하는 체계를 어떻게 가져갈 것인 지에 대한 정책이 수립되어야 한다. 외국의 사례를 볼 때, 임상진료지침과 관련해서 정부 역할은 다음과 같은 내용이 있을 수 있다.

- 임상진료지침 개발에 필요한 과학적인 근거자료들을 체계적으로 정리·보급한다.
- 정부가 전문가단체, 소비자단체, 보험자 등이 연합하여 임상진료지침을 개발하는 독립적인 전문기구를 운영한다(예: SIGN, HAS). 또한 상당수의 공공의료체계를 갖춘 국가에서는 정부기관을 설립하여 임상진료지침을 개발한다.
- 임상진료지침의 보급을 위해 Guideline clearing house 운영을 통해서 다양한 지침들을 평가, 관리하고 보급하는 역할을 한다.

임상진료지침은 보건의료서비스의 과정을 바꾸는 효과적인 수단이지만, 양질의 임상진료지침이 개발되지 못한다면 오히려 의료서비스의 질을 떨어트릴 수 있으며, 보건의료체계의 효율성이 훼손되어 자원이 낭비될 수 있다. 만일 정부가 포괄적 질 관리체계에 대한 전망을 가지고 있다면, 임상진료지침 개발 및 실행에 적극적으로 참여해야 한다고 생각된다. 지금까지 하던 대로 임상진료지침 개발에 대한 연구용역을 지원하는 형태로만 가져간다면 설사 임상진료지침 개발 전문기구가 설립된다고 해도, 임상진료지침이 의료의 질 관리나 보건의료체계의 효율성 개선에 적절히 활용되기는 어렵다고 본다.

정부는 양질의 임상진료지침 개발을 위해서는 전문인력과 충분한 예산이 뒷받침하고 있는 조직화된 임상진료지침 프로그램이 수립되는데 지렛대 역할을 할 수 있다. 또한 이러한 프로그램에서 정부는 의료계, 보험자, 소비자단체 등과 함께 임상진료지침 개발의 우선순위 설정은 물론 임상진료지침의 질 평가나 효과를 모니터링하는 과정에서 중요한 역할을 수행해야 한다.

3.1.3 임상진료지침 개발기관

임상진료지침 개발을 위한 전문기관 설립의 장점은 풍부한 인력 및 재원을 갖추게 되므로, 양질의 지침을 생산할 수 있다는 것이다. NICE, SIGN 같은 전문기구는 임상진료지침 개발은 물론 근거기반방법론에 대해서 선도적 역할을 하고 있다. 또한 전문기관은 임상학회, 보험자, 소비자 간 네트워크 구성을 용이하게 되어, 다학제적 개발그룹 구성하는데 유리한 점이 있다.

전문기관은 지침의 주제를 선택하는 기준을 제시하고, 데이터베이스를 제공하며, 방법론을 지원하는 등의 활동을 통해서 전체 지침개발과 관련된 업무의 조화를 꾀할 수 있다.

3.2 외국에서 생성된 문헌과 근거의 해석

3.2.1 임상진료지침 자체 개발과 외국 지침 수용

임상진료지침 개발의 근거가 되는 임상연구의 대부분이 외국에서 시행된 것이라면 굳이 임상진료지침을 자체 개발할 필요가 있는 지에 대한 의문이 제기될 수 있다. 장기적으로는 국내 임상연구가 활성화되면, 이를 근거로 임상진료지침을 개발하는 것이 타당하지만, 단기적으로는 외국에서 개발된 기존 임상진료지침의 질을 평가하여 양질의 임상진료지침을 수용하는 것이 보다 효율적이라는 주장도 가능하다.

뉴질랜드 임상진료지침 개발그룹은 임상진료지침을 개발과 외부지침 수용의 장단점을 다음과 같이 설명하고 있다. 고유한 임상진료지침을 개발하기 위해 요구되는 조건 및 고려사항에서 중요한 것은 많은 양의 자원을 투자해야 한다는 것이다. 또한 개발주체가 임상진료지침 개발과 관련된 전문성을 가지고 있는 사람을 훈련시키거나 고용할 수 있는 능력이 요구된다.

일반적으로 임상진료지침 개발을 위해서 필요한 능력은 ① 방법론에 대한 전문성, ② 학술논문을 탐색하고 평가할 수 있는 기술, ③ 소규모 그룹회의를 진행하는 기술, ④ 정보관리에 대한 것이다.

직접 임상진료지침 개발을 하는 것은 외부에서 개발된 임상진료지침을 수용하는 것보다 확산 및 실행을 촉진하고, 임상진료에서 근거중심적 문화를 구축하며, 임상의사의 참여 및 개입을 증진할 수 있고, 지역상황에 맞게 적용시키는 것과 개정이 용이한 점과 같은 긍정적 측면을 갖고 있다고 한다. 외부에서 개발된 임상진료지침을 평가하고 수용하는 것의 장점은 자원의 투자가 적게 요구된다는 점을 들 수 있다. 물론 외부에서 개발된 지침을 수용하는 것에도 ① 임상진료지침을 평가할 수 있고, ② 이를 위한 소규모 그룹회의 진행이 필요하고, ③ 정보관리능력도 필요하다. 또한 원 임상진료지침에 대한 접근과 정기적 개정을 위해서, 외부기관과의 관계를 맺어야 한다고 하였다. 이와 같이 임상진료지침 개발에는 개발주체의 역량을 갖추어야 하고, 많은 자원이 요구되는 작업이나 여러 가지 장점을 갖고 있다. 또한 외부지침을 수용한다고 해도, 이를 단순번역해서 사용하는 것이 아니므로 제대로 된 지역개작방법을 통해서 수용하는 것도 많은 노력이 필요하다. 이는 기존 임상진료지침에 있는 임상적 질문에서 국내에 필요한 문제가 누락된 것이 있는 지, 임상진료지침이 개발된 이후에 권고안을 수정할 수 있는 새로운 연구가 있는 지, 임상적 불확실성이 있는 주제에 대해서는 직접 검토해야 하는 등의 작업이 필요하기 때문이다.

3.2.2 국외 문헌의 해석문제

아울러 다룰 문제는 문헌의 이해와 관련된 점이다. 임상진료지침 등 제공자의 행태변화와 관련된 문헌은 다른 분야와 마찬가지로 국외의 문헌이 많다. 이런 문헌을 참조할 때에는 의료제도와 환경, 관행이 다른 외국의 결과를 어느 정도까지 원용할 것인 지에 대한 의문이 당연히 제기된다. 국내의 연구가 잘 갖추어져 있다면 좋겠으나, 이를 탓할 수만은 없고 보다 넓게 생각하면 의사의 진료행태와 지침의 보급이라는 방대한 분야에 대하여 어느 나라에서도 완결된 문헌을 갖기는 어려운 점도 고려하여야 한다. 다른 나라의 문헌을 참조하고 적용하는 것은 우리만이 아닌 모든 나라의 과제이기도 한 점이다. 외국의 결과를 우리 현실에 맞지 않게 무리하게 적용하는 것도 경계되어야겠으나, 단지 외국의 것이라고 이루어진 중요한 결과를 제대로 검토하지 않는 것도 우를 범하는 것이다. 문제는 외국의 결과를 충분히 검토하여 우리의 실정에 맞도록 적용하는 점이다.

3.3 임상진료지침 활성화에 필요한 기반 구축

양질의 임상진료지침 개발 원칙으로 제시한 것이 다학제적 개발그룹 구성, 체계적 고찰, 권고안과 근거의 긴밀한 연결성이며, 이를 위해서는 임상진료지침 개발에 많은 인적, 물적 자원 투입이 요구되고 있다. 현재까지 임상진료지침 개발을 위해서 많은 자원이 투입되고 있지 않으면서 기본적 인프라가 부족한 상황이다. 따라서 국내에서 양질의 임상진료지침이 개발되기 위해서 어떠한 인프라가 필요한지 파악할 필요가 있다.

3.3.1 근거에 기반한 개발방법 정립

우선 임상진료지침과 관련된 연구가 부족한 실정이며, 다음과 같은 내용의 연구가 필요하다. 첫째, 외국에서는 임상진료지침 개발을 담당하는 전문기관 혹은 단체에서 임상진료지침 개발방법론을 정리해놓은 매뉴얼 등을 국내 현실에 맞게 정리하여 보급할 필요가 있다. 외국 임상진료지침을 수용할 때는 어떠한 내용을 검토하고 어떤 과정을 거쳐야 하는 지에 대한 내용도 정립할 필요가 있다. 둘째, 임상진료지침 개발의 우선순위를 설정 및 임상진료지침 개발 혹은 수용을 결정하는 기준 혹은 절차에 대한 내용도 정립될 필요가 있다.

3.3.2 인적 자원 확보

근거생성을 위한 연구방법론, 즉 체계적 문헌고찰은 임상진료지침 개발의 핵심적 원리이다. 그러나 아직 국내에서는 체계적 문헌고찰 연구방법론에 대한 경험을 갖고 있는 사람이 적다. 특히 임상진료지침 개발에 있어서 사용하는 체계적 문헌고찰은 어떤 단일한 주제에 대해서 행해지는 체계적 문헌고찰과는 다른 측면이 존재하고 있는데 이러한 경험을 가진 사람은 더욱 적은 형편이다.

방법론 전문가는 문헌검색부터 평가 및 근거의 종합에서 권고안 도출까지 개발과정이 진행될 수 있도록 개발그룹을 지원하는 역할을 수행한다. 또한 정보전문가의 양성이 필요하다. 정보전문가는 의학문헌 검색에 대한 전문적 지식을 가지고 있는 사람을 말한다. 문헌검색전문가가 있어야 검색어 설정, 검색의 민감도와 특이도를 높일 수 있으며, 이는 포괄적 문헌검색을 보장하는데 중요하다.

3.3.3 데이터베이스 구축

임상진료지침 개발 시 체계적 문헌고찰을 위해서 문헌검색을 하다보면 외국의 임상연구는 Pubmed, Embase, Cochrane library 등의 데이터베이스를 통해서 포괄적 문헌검색이 가능하지만, 국내 문헌인 경우에는 어떤 데이터베이스를 검색해도 검색이 완전하게 이루어지기 어려운 현실이므로 대부분 수기검색이 동반되어야 한다. 그러나 모든 문헌을 수기검색 한다는 것은 불가능하다. 장기적으로 국내 문헌을 완전하게 보유하고 있으면서, 검색이 용이한 데이터베이스를 구축하는 작업이 요구되고 있다.

3.3.4 국내 임상연구의 활성화

임상진료지침 개발 시 부닥치는 문제점 중 하나가 국내 현실의 반영이다. 근거로 하고 있는 임상연구들이 대부분 외국에서 수행된 것이므로, 이들 연구결과를 국내에 적용하는 것이 타당한지 검토하게 된다. 국내 현실을 반영하는 것은 두 가지 측면이 있는데, 질병의 역학적 특성을 파악하는 것과, 다른 하나는 국내 보건의료환경에서 진단 및 치료방법 효과를 검토하는 것이다. 그러나 진단 및 치료방법에 대한 효과에 대한 검증은 국내 임상연구가 매우 적어서 하기 어려운 상황이다.

임상진료지침 개발과정에서 질병관리를 위해서 어떠한 문제에 대한 근거가 부족하므로 향후 연구가 필요한 영역을 파악할 수 있다는 점도 임상진료지침 개발이 가져다 줄 수 있는 편익이다. 진단 및 치료방법의 효과를 측정하는 무작위배정비교임상시험이나 질병의 역학적 특성, 위험요인, 부작용을 예측할 수 있는 관찰연구 모두 활성화될 필요가 있다. 임상진료지침의 적용은 개발과 다른 접근이 필요한 분야로써, 진료자의 행동을 이해하고 이를 교정할 수 있는 다양한 수준의 노력이 필요하다. 지금까지의 외국의 연구결과는 비록 불완전하기는 하나 대체적으로 진료자의 행동을 바꿀 수 있다는 근거가 제시되어 있다. 최근 들어 지침의 개발이 활발해지는 우리나라에도 이런 결과를 일반화시킬 수는 없으나 충분히 참조하여 우리 실정에 맞는 보급과 실행방안을 찾아야 할 것이다. 이를 위하여서는 정책적인 지원이 필요하며, 정부와 의료계의 협력과 노력이 요구되는 시점이다. 아직 초기단계에 있는 우리나라의 지침과 관련된 움직임이 개발 후에 실제로 적용할 수 있는 활동이 활발해지기를 기대한다.

4 경제성 평가에 기반한 정책결정

4.1 해외의 경제성 평가의 정책활용

의료기술평가(HTA[32])제도를 가지고 있는 대부분의 나라들은 의료기술에 대한 경제성 평

---

32 Health Technology Assessment, HTA

가를 급여결정이나 보건의료정책 결정에 중요하게 사용하고 있다. 다만 경제성 평가연구를 의사결정단계(technology appraisal)에서 필수적으로 검토하는 영국과 같은 나라가 있는가 하면 유럽의 많은 국가들은 연구에 시간이 걸리는 경제성 평가연구를 필요시에만 수행하는 체계를 갖추고 있다. 경제성 평가와 관련된 해외체계를 이해하는데 가장 중요한 것 중 하나는 근거(evidence)를 만드는 과정(assessment)에서 경제성 평가연구를 수행하는 것과 의사결정에서 경제성을 검토하는 위원회 논의과정(appraisal)의 구분이다. 한국어와 일본어에서는 assessment와 appraisal을 모두 평가로 번역하면서 해외제도를 잘못 이해하는 경우들이 많이 생기고 있는 반면 중국어로는 評估(평고)와 評議(평의)로 구분하여 사용하고 있다. 국내에서는 2007년 선별등재제도의 도입으로 신약결정에 경제성 평가결과를 활용하기 시작하면서 경제성 평가가 제도화되었는데 이는 사실상 assessment는 제약회사에게 맡기고 appraisal만 건강보험심사평가원의 약제급여평가위원회에서 검토하는 형식이라 해외의 많은 공적 의료기술평가기관들에서 필수적으로 혹은 선별적으로 수행하는 경제성 평가연구가 빠져있는 형태였다. 이는 2009년 한국보건의료연구원이 생기면서 공적인 관점의 경제성 평가연구들이 시작되면서 보완이 되고 있으나 2018년 현재까지 신약등재결정은 최초 설계대로 제약사의 경제성 평가연구결과 위주로 검토가 이루어지고 있다.

4.2 국내 경제성 평가 기반 정책결정 사례들

4.2.1 신약의 선별등재제도

2007년에 시작된 신약에 대한 선별등재제도는 고가 신약들의 가치를 대조약과 비교한 경제성 평가결과와 연계함으로써 높은 가격의 가치가 정당화될 수 있는 지 보기 시작하면서 우리나라에서 경제성 평가결과가 급여결정이라는 정책결정에 사용되기 시작한 최초의 사례이다. 기존의 우리나라에서 보건의료정책결정에 사용된 경제성 평가는 경제성분석 혹은 비용편익분석(cost benefit analysis)이란 이름으로 정부의 예산타당성검토에 사용되는 방법이 보건의료사업에도 그대로 적용되었으나 해외에서 보건의료기술의 경제성 평가에 주로 사용되는 비용효용분석이나 비용효과분석이 정책결정에 이용되기 시작한 것은 선별등재제도의 도입 이후라고 볼 수 있다. 이 제도는 신약을 만든 제약회사에서 경제성 평가연구를 수행하고 그 결과를 건강보험심사평가원의 약제등재부에 제출하면 내부검토절차를 거쳐 약제급여평가위원회에 보고하여 급여결정에 경제성 평가결과가 이용될 수 있도록 하는 방식으로 되어 있다. 이 제도의 도입이후 기존에 경제성 평가 없이 국민건강보험에 등재되어 있던 기등재약들에 대한 평가의 필요성이 생기게 되었고 배은영(2010)에서 설명되어 있는 바와 같이 기등재약제 목록정비사업이 건강보험심사평가원에서 수행되었으나 많은 약제를 단시간에 평가하려다 보니 의료기술평가의 합리적 사용과 괴리가 있는 방법으로 진행될 수밖에 없었다. 동 논문에서 기등재약제 목록정비사업의 문제점으로 지적하고 있는 바와 같이 과학적인 의료기술평가연구(assessment)와 이를 근거로 한 판단의 과정(appraisal)을 명확한 역할분담을 통해 제도화되어 있지 못한 문제가 현재도 여전히 신약의 등재제도에 남아있는데, 이는 과학적인 경제성 평가 연구결과를 이용하여 의사결정을 하기 보다는 의사결정에 맞추어 경제성 평가 연구결과를 비공개적으로 수정하도록 요구한다는 비판으로 연결되고 있어 현재 제도에서 과학적 검토기관과 의사결정 위원회를 담당하는 기관이 역할분담을 보다 명확히 하던지 아니면 해외의 선진제도들과 같이 검토과정의 수정요구사항들을 공개하고 필요성을 설명하는 절차가 필요하다.

4.2.2 전립선암검사 국가암검진 도입의 타당성 연구

전립선 특이항원검사(PSA test)는 전립선암을 선별할 수 있는 혈액검사로 현재 우리나라에서는 건강검진시 장년층 이상의 남성환자들은 회사 혹은 본인부담으로 검사받고 있다. 이 검사를 현재 5개 암에 대해 국민건강보험공단의 부담으로 시행되고 있는 국가암검진프로그램에 추가해달라는 민원이 대한비뇨기과학회 등을 중심으로 지속적으로 제기되어 왔고 이에 대해 반대하는 측도 과잉진단(overdiagnosis)의 대표적인 사례라서 무증상환자들에 대한 무분별한 수술(특히 로봇수술)의 증가 및 불필요한 삶의 질 감소가 우려된다고 비판하고 있다. 이러한 상황 속에서 한국보건의료연구원이 경제성 평가를 포함한 도입의 타당성 연구를 수행하였고 그 결과는 한국보건의료연구원(2011)에 정리되어 있다. 이 연구보고서의 결과 중 현재의 자발적 검진 대비 국가 암 검진 도입시의 경제성 평가 부분은 Shin 등(2014)에 출간되었는데 연구에 사용된 50세 이상 75세 미만 남성 10만명 당 85명 수준의 전립선암 발생률에서는 현재의 자발적 검진 대비 국가검진의 점증적 비용효과비가 1QALY당 약 94백만원으로 경제성이 거의 없고 다양한 민감도분석에서도 일치된 결과를 보여준다고 보고하고 있다. 한 가지 흥미로운 결과는 전립선암 발생률에 대한 민감도분석에서 전립선암 발생률이 50세 이상 75세 미만 남성 10만명당 223.5명 이상으로 증가할 경우 경제성이 생길 수 있다는 결과이다. 이 결과도 다른 조건 예를 들어 검진율이 100%일 때의 결과로 검진율이 50%밖에 되지 않으면 경제성이 생기는 전립선암 발생률은 50세 이상 75세 미만 남성 10만명당 593.8명 이상이 된다고 한다. 이 연구결과를 바탕으로 현재까지 전립선 특이항원 검사는 국가암검진프로그램에 도입되어 있지 않고 향후 전립선암 발생률 등의 변화가 있을 경우 새롭게 검토해 볼 수 있는 문제이다.

4.2.3 자궁경부암백신의 국가예방접종사업 도입의 비용효과성 연구

2016년 하반기부터 질병관리본부는 건강여성 첫걸음 클리닉 사업을 실시하여 만 12세 여학생들에게 사람유두종바이러스 예방접종을 2회 무료로 제공하고 있다. 이 예방접종은 자궁경부암을 일으키는 바이러스를 예방하기에 자궁경부암백신(HPV Vaccine)으로도 불리는데 이 사업이 시작되기 전까지는 본인부담으로 접종받아야 하고 가격도 1회 접종에 15만원 이상의 고가로 해당백신의 예방접종을 국가에서 부담해야 한다는 요구가 많았다. 이러한 요구들이 한국보건의료연구원의 연구로 이어져 2013년에 만 12세 소녀 대상 국가예방접종 도입시의 경제성 평가결과가 출간되었다(한국보건의료연구원, 2013). 이 연구에서는 3회 접종 기준으로 점증적 비용효과비가 1QALY당 약 32백만원 수준으로 국내에서 경제성이 있다고 볼 수 있는 2,000~3,000만원 수준보다 약간 높게 나왔었다. 하지만 경제성 기준선과 차이가 적어 백신비용 등이 회당 9만원선으로 낮아지거나 2회 접종으로 면역효과 확보가 가능할 때는 점증적 비용효과비가 1QALY당 2천만원 미만으로 내려간다는 추후 민감도분석결과에 따라 질병관리본부의 사람유두종바이러스 2회 예방접종사업 예산확보에 근거로 사용될 수 있었다.

⑤ 근거기반의사결정의 도전적 측면

증가하는 의료비와 비효율적 의료자원 낭비, 고가 신의료기술 도입의 불확실한 가치, 방대한 의료기술관련 정보, 전문가들 사이의 합의 부족, 특정 의료기술 이용률의 큰 변이 및 불확실성이 존재하는 의료기술의 궁극적 폐해와 같은 문제점들은 전 세계적으로 보건의료분야에서 공통적인 이슈가 되어 왔다. 근거기반의학은 의료전문가의 전문가적 견해에 현존하는 비평적으로 평가된 임상연구를 통해 알려진 근거를 통합적으로 사용하면서 환자의 선호를 고려하여 최선의 의사결정을 한다는 개념으로 기존의 전문가 의견에 기반을 둔 의사결정과 차별성을 가지고 1970~80년대에 걸쳐 개념이 발전되어 오다 1990년대 초반부터 본격적으로 소개되어 임상현장에서 환자를 위한 최선의 의사결정에 사용되어질 필요성이 대두되었고(Smith, 2014) 여러 형태의 보건의료분야의 의사결정에 이러한 개념과 원칙의 도입의 필요성이 급속도로 공감대를 형성해갔다. 이 과정에서 근거기반의학이 요리책과 같은 일률적인 조리법을 강요하는 것과 같은 오해와 반론을 가져오기도 하였다.

본 장에서는 근거기반의학의 개념이 어떻게 보건의료분야에 적용되어 왔고 이에 대한 비판과 도전적 이슈들에 대해 논하고 어떻게 발전시켜 나갈 지에 대해 기술하도록 한다.

5.1 EBM에 대한 도전적 이슈

5.1.1 근거기반의학에 대한 도전

근거기반의학에 대한 지적 중의 하나는 근거기반의학에 사용되는 중요 연구방법론이 이 차문헌 연구인 체계적 문헌고찰의 한계점과 연관된 것이다. 체계적 문헌고찰의 특성상 연구에 포함된 일차연구의 제한점이 그대로 반영될 수밖에 없게 되는데 포함된 일차문헌의 문제점이 이를 토대로 합성된 근거의 정보에 흠결을 주게 됨으로써 야기되는 문제들이다. 일예로 유령저자(ghostwriting, ghost authorship)의 문제를 들어보면(Langdon-Neuner, 2008) 제약사 주도 연구 중에는 논문을 쓰거나 통계하는 사람을 고용하되 문헌에는 이들이 나오지도 않고 반면 유명한 임상의사가 연구진으로 초빙되었으나 그들은 거의 아무 것도 하지 않았고 그들 이름 으로 연구결과는 신뢰성 있게 포장되는 일이 발생할 수 있다(Le Noury, 2015). 그 외에도 치우쳐 진 일차 임상연구, 일차 연구데이터의 코딩 오류 및 임상적으로는 별 의미가 없는 적은 차이 의 통계적 의미있는 과검정력(overpowered)이 있는 문제들이(van Akkooi, 2013; Sox, 2008) 체계적 문헌고찰의 규범에 벗어나지 않으면 고스란히 녹아들어와 영향을 줄 수 있다는 지적이다.

두 번째 범주의 지적은 근거기반의학에서 강조하는 근거수준의 계층의 최상위에 있는 무 작위배정비교임상시험에 관한 것인데 이러한 임상연구를 수행할 능력을 갖춘 집단은 산업체 이고 그러다 보니 산업체는 돈 하나 들이지 않고 자기의 결과를 국가차원 혹은 공적인 근거기 반의학 관련 기관이나 조직에 의해 홍보되는 효과를 준다는 비판이 있다. 즉 NICE의 임상진 료지침이나 Cochrane review가 제약회사들의 마케팅에 역으로 이용될 수 있다는 지적이다.

세 번째 범주의 지적은 발간되지 않은 많은 연구들의 데이터가 반영되지 않는 데서 오는 문제점에 대한 지적이다(Erick, 2008). 이 문제를 해결하기 위해 체계적 문헌고찰 과정에서 회 색문헌(gray literature)을 찾는 노력을 기울이도록 권하고 있지만 현실적으로 연구자들이 이러 한 문헌의 결과에 접근하기 어렵고 해당 연구자들에게 요청하여도 결과를 받기 어려운 경우 가 현실적으로 흔히 일어나는 일이다.

네 번째는 포함된 일차연구들의 임상연구재원에 관련된 문제에 대해 아직까지 국제적 표 준은 COI에 관한 부분을 문헌의 질과 직접 연관시키 지는 않고 있어 결과 해석에 있어 주의를 기울여야 한다는 지적이다.

마지막으로 근거기반의학 자체의 문제보다는 근거기반의학의 정신을 오해하여 생기는 문 제들로써 근거수준에 대한 경직된 이해, 근거기반의학적 결과물에 대한 기계적인 해석과 관련된 논란들이 있으며 그 외에도 과도한 체계적 문헌고찰의 생성, 체계적 문헌고찰의 질적 문제, 근거기반의학과 대비한 정밀의학적 접근의 필요성 등의 논란들이 있다.

5.1.2. 임상진료지침에 대한 도전

2013년 BMJ에 의학연구전문 저널리스트 렌저는 '왜 우리는 임상진료지침을 믿지 못하는가?'라는(Lenzer, 2013) 도전적 제목의 글을 기고하였다. 급성 척추손상환자에 대한 고용량 스테로이드 사용에 관한 이야기로 그의 논지가 펼쳐지는데 긴 이야기를 짧게 요약하면 다음과 같다. 브라켄이란 의학자가 NIH[33]의 연구비로 진행된 연구에서 별다른 치료법이 없던 급성척추손상환자에서 스테로이드투여가 좋은 결과를 보인다고 보고하면서 NIH는 미국 내 의료인들에게 획기적인 결과에 대해 긴급 통지를 내리게 된다. 하지만 일부 신경외과의사들은 이 결과에 대해 의아해하였는데 의료현장에서는 스테로이드치료를 받은 사람들이 감염이나 출혈로 사망하는 것을 관찰하기 때문이다. 더군다나 브라켄의 연구결과가 NEJM에 1990년에 발표되나(Bracken, 1990) 전체에 대한 결과가 아닌 부분 군에 대한 분석결과만 제시되어 일부 학자들은 연구데이터공개를 요청하게 된다. 하지만 연구진은 이를 거부하고 자신의 연구를 주축으로 하여 코크란에 체계적 문헌고찰 결과를 보고하게 된다. 당시 신경외과의사들은 이에 대해 신뢰하지 못하는데 1,000명의 신경외과의사 대상 투표에서 11%만 스테로이드 투약이 안전하고 효과적이라는데 동의하고 6%만 표준치료로 동의하나 그럼에도 불고하고 의료과오로 취급될 것이 두려움으로 60%가 '투약할 것이다'라고 답변하게 된다. 그 이후 많은 찬반 격론이 있으나 연이은 연구에서 스테로이드 치료의 유익을 입증하지 못하고 2013년 신경외과학회의 새로운 임상진료지침이 나오면서(Hulbert, 2013) 급성척추손상 치료에 스테로이드의 유익을 지지하는 양질의 근거는 없다고 권고문이 작성되면서 뒤집어지게 된다. 렌저는 브라켄이 스테로이드 제조업체인 업존과 파마시아에 때때로 자문을 하고 있어 이해상충이 있음을 지적하고 있다. 이외에도 이와 유사한 일들이 뇌경색에서 혈전용해제 사용하는 문제, 만성신질환에서 적혈구형성 촉진물질인 에리스로포이에틴 사용에 대한 문제들이 있음을 예로 들며 임상진료지침 제작에 이해상충에 관한 문제들을 지적하고 있다(Collier, 2011).

더 나아가 임상진료지침이 직면한 도전적 측면들을 살펴보자. 하버드대학의 츄드리 교수(Choudhry, 2002)는 압도적 다수의 임상진료지침제작에 참여한 전문가들이 산업체와 관계를 갖고 있다고 지적한다. 심지어 어떤 임상진료지침들은 제약사의 재정적 지원으로 만들어지기도 한다. 그의 2002 JAMA 발표 논문에 의하면 지침제작전문가의 87%가 제약사와 관계가 있었고

---

[33] National Institute of Health, NIH

지침 당 평균 81%의 전문가들이 제약사와 관계가 있었고 59%의 전문가들이 해당 지침에서 관계되었던 제약사의 약제를 포함시켰다.

또 다른 측면의 비평은 임상진료지침간 일치하지 않는 권고들에 있다. 일례로 Woolf의 주장에 따르면(Woolf, 1999) 뇌동맥 내에 응고된 혈액덩어리인 혈전으로 막혀 발생하는 뇌졸중 치료에 있어 질병 발생 후 3~4.5시간에 혈전을 녹이는 약제(alteplase)를 권하는 것에 대하여 보면 강한 등급으로 권한다는 학회가 미국 심장 및 뇌졸중 학회지침 포함 9개의 지침이 있고 약한 등급으로 권한다는 것은 미국 흉부내과학회 지침 포함 3개의 지침, 약한 등급으로 반대 한다는 캐나다 응급의사학회 지침, 강한 등급으로 반대한다는 미국 응급의학지침 포함 4개 지 침이 있다. 같은 질환의 동일한 치료에 대해 권고에 대해 이렇게 큰 차이가 존재하게 될 때 임 상진료의들은 물론 환자들 역시 매우 혼란에 빠지게 된다(Alper, 2015).

그 외에도 임상진료지침의 질적 수준 차가 천차만별이라는 비평도 있는데 샤니펠트는 (Shaneyfelt, 1999) 1985년에서 1997년까지 총 279개의 임상진료지침을 대상으로 제작의 질적 수준을 평가하였는데 질적 표준을 만족하는 지침이 25%정도 밖에 되지 않았고 2010년 발간 된 626개의 임상진료지침에 대한 알론소의 연구결과에서는 지침의 범위와 목적에 대해서는 64%, 명확성 항목에는 60%로 비교적 이전보다 개선된 것으로 보였으나 제작의 엄격성에 대 해서는 43%, 이해당사자 참여는 35% 편집의 독립성은 30%로 상당히 낮은 수준을 보여주고 있었다. 일부 질 높은 지침들도 있지만 다수의 임상진료지침의 질적 수준이 높지 않은 것이 현실이었다(Alonso—Coello, 2010).

5.2 결론의 말

수많은 정보의 홍수 속에서 포괄적이고 비평적인 평가를 거친 옥석을 가린 정련된 가치 있는 의학적 정보가 의료현장에 쓰일 수 있게 되어 의료인들이 현장에서 환자를 위한 최선의 의사결정을 할 수 있도록 하는 것은 가치있는 일들이며 이러한 노력들이 근거기반의학에서 이루어져왔다. 또한 보건의료분야의 국가 차원의 혹은 공적이거나 사적인 보장체계에서의 의 사결정들 역시 이러한 근거기반의학의 원칙을 수용하여 합리적인 의사결정을 할 수 있도록 발전해왔다. 그러나 근거기반의학이 갖는 제한점으로 문헌에 대한 비평적 평가에서 걸러질 수 없는 일차연구들의 결함은 그대로 유전되어 들어 올 수밖에 없다는 점과 임상진료지침의 경우 특히 이해상충 관련 문제점, 제작의 질적 부분이 취약한 점 등 근거기반의학활동에 여러 건강한 비평들이 있어왔으며 이러한 점들에 대한 보건의료 전 분야에 걸친 발전적 해결법들 이 종합적으로 진행될 필요가 있다. 일차연구결과물의 공개, 불확실성 해결을 위한 조건부 의

사결정과 전향적 연구의 병행, 공적 기관 주도 임상진료지침 플랫폼 구성 등과 같은 방법들이
그 해결을 위한 노력들의 일환이 되어야 할 것이다.

참고문헌

• 배은영. 의료기술평가를 통한 급여결정의 한계와 극복방안: 기등재의약품목록정비 사업에 대한 평가를 중심으로. 보건경제와 정책연구. 2010;16:163-87.
• 안정훈. 의료기술평가를 이용한 근거중심 의사결정제도. 보건경제와 정책연구. 2017;23:1-16.
• 이상무. 의학과 비평: 국가임상진료지침제작, 이제는 논할 때가 되었다. [accessed February 2, 2018] Available from http://light.re.kr/220765237969.
• 배상철, 김수영, 성윤경 등. 골관절염 환자에서 글루코사민과 콘드로이틴의 효과. 서울: 한국보건의료연구원: 2010.
• 김윤희, 안정훈, 김윤정 등. 인유두종 바이러스(HPV) 백신의 경제성 분석. 서울: 한국보건의료연구원: 2013.
• 이상무, 김수영, 이유경 등. 집단검진으로서의 전립샘암 검진 도입의 타당성 검토. 서울: 한국보건의료연구원: 2011.
• 허대석. 의료시스템, 신뢰회복을 위한 길. 근거와 가치. 2016;2:87-9.

• Alonso-Coello P, Irfan A, Solà I, et al. The quality of clinical practice guidelines over the last two decades: a systematic review of guideline appraisal studies. Qual Saf Health Care. 2010;19:e58.
• Alper BS, Malone-Moses M, McLellan JS, et al. Thrombolysis in acute ischaemic stroke: time for a rethink? BMJ. 2015;350:h1075.
• Bracken M, Shepard MJ, Collins WF, et al. A randomized, controlled trial of methylprednisolone or naloxone in the treatment of acute spinal-cord injury. N Engl J Med. 1990;323:1207-9.
• Cho YB, Lee WY, Park KJ, et al. Autologous adipose tissue-derived stem cells for the treatment of Crohn's fistula: a phase I clinical study. Cell Transplant. 2013;22:279-85.
• Choudhry NK, Stelfox HT, Detsky AS. Relationships Between Authors of Clinical Practice Guidelines and the Pharmaceutical Industry. JAMA. 2002;287:612-7.
• Collier R. Clinical guideline writers often conflicted. CMAJ. 2011;183:E139-40.
• Hulbert JR, Hadley MN, Walters BC, et al. Pharmacological Therapy for Acute Spinal Cord Injury. Neurosurgery. 2013;72:93-105.
• Institution of Medicine. Knowing what works in health care: A Roadmap for Nation. Washington, DC: The National Academies Press: 2008.
• Langdon-Neuner E. Medical Ghost-Writing. Mens Sana Monogr. 2008;6:257-73.
• Lee JW, Lee SH, Youn YJ, et al. A randomized, open-label, multicenter trial for the safety and

efficacy of adult mesenchymal stem cells after acute myocardial infarction. J Korean Med Sci. 2014;29:23-31.

- Lee WY, Park KJ, Cho YB, et al. Autologous adipose tissue-derived stem cells treatment demonstrated favorable and sustainable therapeutic effect for Crohn's fistula. Stem Cells. 2013;31:2575-81.

- Lenzer J. Why we can't trust clinical guidelines. BMJ. 2013;346:f3830.

- Le Noury J, Nardo JM, Healy D, et al. Restoring study 329: efficacy and harms of paroxetine and imipramine in treatment of major depression in adolescence. BMJ. 2015;351:h4320.

- Lim CS, Lee YG, Koh Y, et al. International comparison of the factors influencing reimbursement of targeted anti-cancer drugs. BMC Health Serv Res. 2014;14:595.

- Oh KW, Moon C, Kim HY, et al. Phase I trial of repeated intrathecal autologous bone marrow-derived mesenchymal stromal cells in amyotrophic lateral sclerosis. Stem Cells Transl Med. 2015;4:590-7.

- Park YB, Ha CW, Lee CH, et al. Cartilage Regeneration in Osteoarthritic Patients by a Composite of Allogeneic Umbilical Cord Blood-Derived Mesenchymal Stem Cells and Hyaluronate Hydrogel: Results from a Clinical Trial for Safety and Proof-of-Concept with 7 Years of Extended Follow-Up. Stem Cells Transl Med. 2017;6:613-21.

- Shaneyfelt TM. Are guidelines following guidelines? JAMA. 1999;281:1900-5.

- Shin S, Kim YH, Hwang JS, et al. Economic evaluation of prostate cancer screening test as a national cancer screening program in South Korea. APJCP. 2014;15:3383-9.

- Smith R, Rennie D. Evidence based medicine-an oral history. BMJ. 2014;348:g371.

- Sox HC. Seeding Trials: Just Say "No" Ann Intern Med. 2008;149:279-80.

- Turner EH, Matthews AM, Linardatos E, et al. Selective Publication of Antidepressant Trials and Its Influence on Apparent Efficacy. N Engl J Med. 2008;358:252-60.

- Van Akkooi, A. C. J., Nijsten, T. A Costly Revolution for a Subgroup of Patients With Metastatic Melanoma. Br J Dermatol. 2013;168:467-70.

- Woolf SH, Grol R, Hutchinson A, et al. Clinical guidelines: potential benefits, limitations, and harms of clinical guidelines. BMJ. 1999;318:527-30.

- Wohn DY. Korea okays stem cell therapies despite limited peer-reviewed data. Nat Med. 2012; 18:329.

저자 소개

저자명	주요 약력
박병주	예방의학전문의이자 의학박사이다. 서울대학교 의과대학을 졸업하고 서울대보건대학원에서 보건학석사, 동대학원에서 의학박사학위를 취득하였다. 현재 서울대학교 의과대학에 교수로 재직 중이며, 대한보건협회 회장, 대한예방의학회장, 대한환자안전학회 회장, 대한민국의학한림원 정책개발위원장, 서울의대/서울대학교병원 IRB위원장 및 IRB정책조정위원장을 맡고 있으며, 2012~2015년에는 식약처 산하 한국의약품안전관리원 초대 원장을 맡았다.
허대석	서울대학교 의과대학에서 의학박사를 취득하고, 서울대학교병원에서 종양내과 교수로 일하고 있다. 서울대학교병원 암센터 소장, 대한종양내과학회 회장, 한국의료윤리학회 회장, 한국호스피스-완화의료학회 회장을 역임하였으며, 2008-2011년에는 한국보건의료연구원 초대 원장을 맡았다.
이상무	내과전문의이며 의학박사이다. 순천향대학교 의과대학을 졸업하고, 동대학원에서 석사와 박사학위를 받았다. 순천향대학교 전임강사, 을지의과대학교 조교수, Harbor UCLA research fellow, 건강보험심사평가원 심사위원, 한국보건의료연구원 신의료기술평가사업본부장, 의약품안전관리원 수석연구원, 한국보건의료연구원 연구기획실장을 거쳐 현재 건강보험심사평가원 기준위원으로 재직중이다.
안형식	고려대학교 의과대학 예방의학교실 교수로 재직중이며, 근거중심의학과 보건관리를 전공하였다. 2009년부터 코크란연합 한국지부를 설립하여 공동지부장을 맡고 있고 아울러 고려대학교 근거중심의학연구소 소장으로 활동하고 있다. 체계적 문헌고찰, 근거중심의학 및 건강보험 자료 등을 활용하여 100여편의 SCI 논문을 등재하였다.
지선하	연세대학교 보건과학대학(구 원주의과대학 보건학과)을 졸업하고 연세대학교 대학원에서 보건학 박사를 취득하였다. 현재 연세대학교 보건대학원 교수, 연세대학교 국민건강증진연구소 소장, 대한금연학회 회장, 국립중앙인체자원은행 분양위원회 위원장을 맡고 있다.
배은영	보건학박사이다. 서울대학교 약학대학을 졸업하고, 서울대학교 보건대학원에서 보건학 석사와 보건학 박사 학위를 취득하였다. 현재 경상대학교 약학대학에 부교수로 재직중이며, 한국보건경제정책학회 감사, 한국보건의료기술평가학회 이사 등을 맡고 있으며, 약제급여평가위원회 산하 경제성평가소위원회 위원장을 맡고 있다.
한서경	의학통계학 박사이며 현재 서울대학교 의과대학에서 교수로 재직 중이다. 이화여자대학교에서 수학 및 통계학으로 학사와 석사 취득 후, Manchester 대학교에서 박사학위를 취득하였다. Liverpool 대학교에서 NHS training fellowship 박사후 연구원, Reading 대학교 의약학통계연구소 연구원을 거쳐, York 대학교 보건학과 조교수로 재직하던 중 2004년 서울대병원 의학연구협력센터 설립과 함께 의학통계학전문가 및 총괄팀장으로 귀국하였다. NHS Local Research Ethics Committee 위원, 한국의료기술평가학회 학술이사 및 교육이사, 한국보건정보통계학회 학술위원장 등을 역임하였다.

김수영	가정의학 전문의이며 의학박사이다. 서울대학교 의과대학을 졸업하고, 서울대 보건대학원에서 보건학 석사, 고려대학교 대학원에서 의학박사학위를 취득하였다. 현재 한림대학교 의과대학에서 교수로 재직중이며, 대한가정의학회 영문간행이사, 강동성심병원 건강증진개발원 IRB 위원장, 약제급여평가위원, 한국보건의료기술평가학회 이사 등을 맡고 있다.
장은진	통계학박사이며 현재 안동대학교 정보통계학과에 조교수로 재직 중이다. 경북대학교 통계학과를 졸업하였고, 동대학원에서 통계학 석사와 박사학위를 취득하였다. 뉴저지 주립대학 약학대학에서 박사후과정을 마치고 한국보건의료연구원에서 연구위원으로 근무하였다.
박동아	연세대학교 간호학과를 졸업하고 동대학원에서 간호학 박사 학위를 취득하였다. 건강보험심사평가원에서 신의료기술평가 및 EBH 관련 업무 등을 수행하였다. 현재 한국보건의료연구원에 재직 중이며, 한국보건의료기술평가학회 교육이사, 한국근거기반간호학회 논문심사위원, 대한화학요법학회 무임소이사 등을 맡고 있다.
이유경	진단검사의학전문의이며 의학박사이다. 순천향대학교 의과대학을 졸업하고, 동대학원에서 석사와 박사학위를 취득하였다. 현재 순천향대학교 의과대학 교수로 재직 중이며, 대한진단검사의학회 이사, 대한의학회 임상진료지침전문위원 등을 맡고 있다.
신승수	아주대학교 의과대학을 졸업하고 예방의학과 내과학 전공의 과정을 마쳤다. 예방의학 수련중에는 역학을 공부하였으며 내과의 세부전공은 호흡기내과학이다. 현재 아주대학교 의과대학 호흡기내과 교수로 재직중이다.
조민우	예방의학 전문의이며 의학박사이다. 울산대학교 의과대학을 졸업하였고, 동대학원에서 석사와 박사학위를 취득하였다. 현재 울산대학교 의과대학에 부교수로 재직 중이며, 한국보건의료기술평가학회 총무이사, 한국의료질향상학회 총무이사, 한국보건행정학회 이사, 건강정책학회 이사 등을 맡고 있다.
김선영	보건정책학 박사이다. 서울대학교 약학대학을 졸업하고, 서울대 보건대학원에서 보건학 석사, 하버드대학교에서 보건정책학(의사결정학) 박사학위를 취득하였다. 현재 서울대학교 보건대학원에 조교수로 재직 중이며, 한국국제보건의료학회 이사, 한국보건경제정책학회 집행이사 등을 맡고 있다.
안정훈	경제학박사이며 현재 이화여자대학교 융합보건학과 부교수이다. 서울대학교 국제경제학과에서 학사와 석사, University of Southern California (USC)에서 박사학위를 취득하였다. 메릴랜드대학 약학대학에서 박사후과정을 마치고 2002년부터 USC 약물경제학 및 정책학과 조교수로 재직하다 2009년 한국보건의료연구원 출범으로 귀국하여 2016년까지 선임연구위원으로 일하였다. 현재 약제급여평가위원이며 한국보건의료기술평가학회와 한국보건경제정책학회의 감사이다. 2011년 HTAsiaLink 창설멤버이며 HTAi(2014-7)와 INAHTA(2012-4, 2014-6)의 이사로 선출되었고 ISPOR 한국챕터의 회장을 역임하였다(2012-4).
이중엽	가정의학, 예방의학 전문의이며 의학박사이다. 서울대학교 의과대학을 졸업하고 동대학원에서 의학 석사와 박사학위를 취득하였다. 현재 인하대병원 예방관리과 조교수로 재직 중이다. 한국역학회 교육이사, 대한예방의학회 임상예방의료위원회 부위원장을 맡고 있다.

근거기반 보건의료

초판발행   2018년 3월 30일
중판발행   2019년 11월 30일

편저자   박병주
펴낸이   안종만

편 집   한두희
기획/마케팅 조성호
표지디자인   권효진
제 작   우인도 · 고철민

펴낸곳   (주) **박영사**
           서울특별시 종로구 새문안로3길 36, 1601
           등록 1959. 3. 11. 제300-1959-1호(倫)
전 화   02)733-6771
f a x   02)736-4818
e-mail   pys@pybook.co.kr
homepage   www.pybook.co.kr
ISBN   979-11-303-0488-5   93510

정 가   29,000원